BIBLIOTHÈQUE

DE

CHIRURGIE CONTEMPORAINE

Publiée sous la direction de

A. RICARD   ET   E. ROCHARD

Professeur agrégé à la Faculté de médecine de Paris, | Chirurgien des Hôpitaux
Chirurgien de l'hôpital Saint-Louis | de Paris

1. **Infections, traumatismes et diathèses**, par P. VILLEMIN, Chirurgien des Hôpitaux de Paris.

2. **Les tumeurs**, par le Professeur Simon DUPLAY et Maurice CAZIN, Chef de laboratoire à la Faculté de Médecine de Paris.

3. **Chirurgie générale des muscles, des tendons, des bourses séreuses et de la peau**, par P. MAUCLAIRE, Professeur agrégé à la Faculté de Médecine de Paris, Chirurgien des Hôpitaux.

4. **Chirurgie des artères, des veines, des lymphatiques et des nerfs**, par J. BOUGLÉ, Chirurgien des Hôpitaux de Paris.

5. **Chirurgie générale des os**, par P. RICHE, Chirurgien des Hôpitaux de Paris.

6. —   —   **des articulations**, par MORESTIN, Chirurgien des Hôpitaux de Paris.

7. —   **du crâne**, par A. DEMOULIN, Chirurgien des Hôpitaux de Paris.

8. —   **de la face**, par A. GUINARD, Chirurgien de l'Hôpital d'Ivry.

9. —   **du cou et du rachis**, par P. SÉBILEAU, Professeur agrégé à la Faculté de Médecine de Paris, Chirurgien des Hôpitaux.

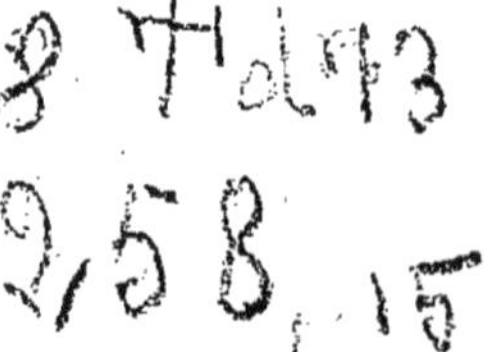

10. **Chirurgie du thorax et des mamelles**, par Walther, Professeur agrégé à la Faculté de Médecine de Paris, Chirurgien de la Maison Municipale de Santé.

11. — **de l'abdomen en général, du pancréas et de la rate**, par P. Michaut, Chirurgien de l'Hôpital Broussais.

12. — **du foie**, par E. Schwartz, Professeur agrégé à la Faculté de Médecine de Paris, Chirurgien de l'Hôpital Cochin.

13. — **de l'estomac et de l'intestin**, par Tuffier, Professeur agrégé à la Faculté de Médecine de Paris, Chirurgien de l'Hôpital Lariboisière.

14. — **du gros intestin, du rectum et de l'anus**, par Gérard-Marchant, Chirurgien de l'Hôpital Boucicaut.

15. — **des hernies**, par E. Rochard, Chirurgien des Hôpitaux de Paris.

16 et 17. — **des voies urinaires**, 2 volumes, par P. Bazy, Chirurgien de l'Hôpital Beaujon.

18. — **de l'appareil génital de l'homme**, par J. Arrou, Chirurgien des Hôpitaux de Paris.

19. — **de l'utérus, du vagin et de la vulve**, par L.-G. Richelot, Professeur agrégé à la Faculté de Médecine de Paris, Chirurgien de l'Hôpital Saint-Louis.

20. — **des annexes de l'utérus**, par J.-L. Faure, Professeur agrégé à la Faculté de Médecine de Paris, Chirurgien des Hôpitaux.

21. — **du membre supérieur**, par Lyot, Chirurgien des Hôpitaux de Paris.

22 et 23. — **du membre inférieur**, par Rieffel, Chef des Travaux anatomiques à la Faculté de Médecine de Paris, Chirurgien des Hôpitaux.

24 et 25. — **Technique chirurgicale**, par A. Ricard, Professeur agrégé à la Faculté de Médecine de Paris, Chirurgien de l'Hôpital Saint-Louis, et Launay, Chirurgien des Hôpitaux de Paris.

VOLUMES PARUS AU 1er OCTOBRE 1903

E. Schwartz. **Chirurgie du Foie.** 1 vol. de 550 pages, avec 58 figures dans le texte. . . . . 7 fr.

P. Villemin. **Infections, Traumatismes et Diathèses.** 1 vol. de 550 pages, avec figures tirées en couleurs dans le texte. 7 fr.

J. Bouglé. **Chirurgie des artères, des veines, des lymphatiques et des nerfs.** 1 vol. de 500 pages, avec 96 figures dans le texte . . . . 6 fr.

P. Mauclaire. **Chirurgie générale des muscles, des tendons, des bourses séreuses et de la peau.** 1 vol. de 425 pages, avec 79 figures dans le texte. . . . . 6 fr.

J. Arrou. **Chirurgie de l'appareil génital de l'homme.** 1 vol. de 350 pages, avec figures dans le texte. . . . . 5 fr.

L.-G. Richelot. **Chirurgie de l'utérus, du vagin et de la vulve.** 1 vol. de 600 pages, avec 160 figures dans le texte. . 7 fr.

J.-L. Faure. **Chirurgie des annexes de l'utérus.** 1 vol. de 475 pages, avec 222 figures dans le texte. . . . . . . 6 fr.

Gérard-Marchant. **Chirurgie du gros intestin, du rectum et de l'anus.** 1 vol. de 450 pages, avec 39 figures dans le texte. 6 fr.

S. Duplay et M. Cazin. **Les tumeurs.** 1 volume de 475 pages, avec 124 figures dans le texte. . . . . 6 fr.

E. Rochard. **Les hernies.** 1 volume de 525 pages, avec 106 fig. dans le texte . . . . 7 fr.

TOUS LES AUTRES VOLUMES DE LA BIBLIOTHÈQUE SONT EN COURS
D'IMPRESSION OU DE RÉDACTION

LES HERNIES

LES
HERNIES

PAR

E. ROCHARD

Chirurgien des hôpitaux de Paris

Avec 106 figures dans le texte

PARIS

OCTAVE DOIN, ÉDITEUR

8, PLACE DE L'ODÉON, 8

1904

A Monsieur le Professeur PAUL BERGER

Mon cher Maître, permettez-moi de vous dédier ce petit volume. L'affection que vous porte votre élève vous devait cet hommage, encore plus que les nombreux emprunts qui ont été faits à vos si importants travaux sur les hernies.

ROCHARD.

AVANT-PROPOS

Cet avant-propos n'a qu'un but, celui d'adresser mes meilleurs remerciements à mon collaborateur et ami le docteur Baudet. Son nom serait à côté du mien sur la couverture si des questions d'un ordre purement administratif ne s'y opposaient pour la première édition. J'espère que ces difficultés n'existeront plus dans la nouvelle impression de cet ouvrage et qu'en le signant avec moi, Baudet aura la place à laquelle son travail lui donne tous les droits.

ROCHARD.

LES HERNIES

PREMIÈRE PARTIE
HERNIES EN GÉNÉRAL

GÉNÉRALITÉS SUR LES HERNIES

DIVISION GÉNÉRALE DES HERNIES

Les viscères contenus dans la cavité abdominale peuvent en sortir de plusieurs façons.

1° Ils peuvent faire issue à travers une plaie pénétrante de la paroi ; il s'agit alors d'une *hernie traumatique*, accident que l'on étudie dans le chapitre des plaies et contusions de l'abdomen.

2° Si cette rupture de la paroi est spontanée, c'est-à-dire survient à la suite d'un violent effort et sans qu'il y ait eu contusion préalable de la paroi, la hernie prend le nom d'*éviscération spontanée*.

3° *Dans l'éventration,* la paroi abdominale amincie, atrophiée, se laisse distendre et repousser par les viscères ; mais aucun de ses divers plans ne se laisse franchir par eux ; ils se retrouvent tous au-devant de l'organe en apparence hernié.

4° Dans l'*ectopie,* les viscères sont congénitalement placés en dehors de la paroi; mais ce qui les distingue des viscères herniés c'est qu'ils n'en sont pas sortis; car à aucun moment, ils n'avaient été enfermés dans l'abdomen.

5° Ce qui caractérise la *hernie,* c'est que les viscères franchissent spontanément la paroi abdominale, en certains points fixes, prévus d'avance, qui prennent le nom d'anneaux her-niaires.

En cela, la hernie spontanée se différencie de la hernie traumatique, et de l'éviscération. Elle s'en distingue encore parce qu'elle reste recouverte par le tégument externe. — Tous les viscères contenus dans l'abdomen peuvent en sortir; et ils sortent par différents points. On conçoit que les variétés herniaires soient très nombreuses et qu'une division s'impose.

Nous les diviserons en deux classes.

La première comprendra les variétés de hernies établies d'après leur siège anatomique ; la deuxième les variétés herniaires établies d'après l'organe hernié.

Dans la première partie nous rangeons :

1° Les *hernies latérales* comprenant : la hernie inguinale, la hernie crurale, la hernie ventrale ou laparocèle, la hernie obturatrice.

2° Les *hernies antérieures* comprenant : la hernie ombilicale, et les hernies de la ligne blanche.

3° Les *hernies postérieures* comprenant : la hernie lombaire, la hernie ischiatique.

4° Une *hernie supérieure*, la hernie diaphragmatique.

5° Les *hernies inférieures* comprenant : la grande classe des hernies périnéales.

6° Les *hernies internes* qui se développent dans les diverticules normaux ou anormaux du péritoine et qui sont connus sous le nom de hernies rétro-péritonéales.

La deuxième classe comprend la hernie de chacun des organes abdominaux.

Hernie de l'intestin grêle ou entérocèle, hernie de l'épiploon ou épiplocèle, hernie du gros intestin, de l'appendice, de la vessie, des organes génitaux de la femme.

Avant d'étudier chacune de ces variétés herniaires, nous exposerons dans un chapitre dit de *généralités* toutes les considérations, anatomiques, cliniques, et thérapeutiques qui leur sont communes.

ANATOMIE PATHOLOGIQUE DE LA HERNIE
ABDOMINALE EN GÉNÉRAL

Dans ce chapitre de généralités, nous bornerons notre étude aux deux points les plus importants.

1° *Les enveloppes de la hernie* et principalement, le *sac herniaire*.

2° *Les complications de la hernie.*

Enveloppes de la hernie. — Pour sortir de la paroi abdominale, les viscères repoussent devant eux un certain nombre de plans anatomiques dont ils se coiffent et qui constituent les enveloppes de la hernie.

Ces plans qui comportent, la peau, le tissu cellulaire sous-cutané, les aponévroses et les muscles varient suivant les régions du corps. Ils varient aussi dans une même région suivant que la hernie est encore engagée dans la paroi ou qu'elle vient faire saillie sous la peau.

Pour s'engager dans la paroi, les viscères sortent du ventre à travers des orifices normaux, inguinaux, cruraux, ombilicaux etc., dont la disposition anatomique nous est connue. Nous les retrouverons du reste en étudiant les hernies inguinale, crurale, etc. Ils constituent l'anneau herniaire. C'est à leur niveau que se trouve le point le plus étroit ou pédicule de la hernie ; c'est à leur niveau que le péritoine constituant le sac herniaire se plisse et forme le *collet.*

Ce sac herniaire formé par le péritoine qui a été refoulé par les viscères est l'enveloppe la plus interne de la hernie. Elle est constante pour toutes les régions et pour tous les organes. Étudions-là.

SAC HERNIAIRE

Disons tout d'abord que quelques rares hernies n'ont pas de sac, ou ont un sac incomplet.

1° Hernies sans sac ; avec sac incomplet. — Les vis-

cères qui sont placés normalement en dehors du péritoine [1],
comme les côlons ascendant et descendant, ou la vessie, s'engagent quelquefois dans les trajets herniaires, non pas en
repoussant la séreuse devant eux, mais en glissant au-dessous
d'elle. Et alors deux cas peuvent se présenter :

1° L'organe n'entraîne pas le péritoine qui le revêt; dans
ce cas la hernie n'a pas de sac ; 2° L'organe entraîne une
partie du péritoine qui le revêt de sorte que dans le trajet
herniaire une de ses faces est revêtue par la séreuse, tandis
que les autres sont libres. La hernie a bien un sac, mais un
sac incomplet.

Du reste on comprendra mieux ces dispositions quand nous
traiterons de la hernie de la vessie et du gros intestin.

2° Le sac peut encore manquer parce que la hernie s'est
produite pendant la vie intra-utérine, avant que le péritoine
se soit formé. C'est ce qui se rencontre par exemple dans la
hernie ombilicale embryonnaire.

3° Enfin le sac fait défaut, quand le péritoine a été divisé
par un traumatisme, mais il s'agit alors de hernie post-trau-
matique, dont l'étude ne peut trouver place ici.

Historique du sac herniaire. — Les anciens méconnaissaient
l'existence du sac herniaire. Ils croyaient que les viscères en
sortant de l'abdomen s'engageaient à travers une déchirure du
péritoine préalablement enflammé.

LÉONIDÈS d'Alexandrie montra le premier que le péritoine
ne se perfore pas toujours, et que dans certain cas il se laisse
distendre et refouler.

L'on admit dès lors deux variétés de hernie :

1° Les hernies sans sac, par rupture du péritoine, dont le
caractère clinique était d'apparaître brusquement et de venir
d'emblée au contact du testicule, dans la hernie inguinale, par
exemple.

2° Les hernies avec sac par élongation péritonéale, hernies

---

[1] Il s'agit bien entendu d'une disposition acquise ; car dans la vie
fœtale, ces organes sont entourés de péritoine.

lentes à se produire et ne pénétrant dans le scrotum que par étapes successives.

Cette distinction subsista jusqu'au xviiie siècle. FABRICE DE HILDEN, VALSALVA, etc., mais surtout MÉRY en 1701, affirmèrent qu'il n'y a pas de hernie par rupture péritonéale et que les hernies ont toujours un sac. Cette opinion basée sur des dissections nombreuses et probantes, et qui de nos jours est acceptée définitivement, ne le fut pas cependant du premier coup. Et DIONIS entre 1707 et 1714, J.-L. PETIT vers 1750, n'osaient encore rompre avec les anciennes doctrines et nier l'existence des hernies dites par rupture péritonéale.

Ces hernies qui se forment par distension et locomotion du péritoine pariétal à travers les orifices de l'abdomen, constituent les *hernies acquises*.

Dans la *hernie congénitale*, au contraire, le sac est préformé ; c'est-à-dire que le péritoine pariétal se prolonge anormalement dans le trajet herniaire, avant que les viscères n'y descendent.

C'est surtout MÉRY et NUCK qui révélèrent l'existence de ces hernies. NUCK montra que chez les petites filles il existe un infundibulum de la séreuse qui les rend sujettes au *bubonocèle*. MÉRY vit la disposition véritable du sac congénital dans la hernie inguinale chez l'homme.

« Il faut admettre, dit-il, une gaine naturelle au péritoine,
« semblable à celle qui se rencontre dans les mâles de plu-
« sieurs espèces d'animaux que j'ai disséqués. Cette gaine,
« naturellement creuse, communique dans la cavité du ventre
« et renferme les vaisseaux spermatiques avec le testicule. »

Pus tard, HALLER et W. HUNTER établirent que cette disposition du péritoine est normale avant la naissance ; qu'elle peut persister après, et que c'est à cette persistance anormale que sont dues les hernies congénitales.

Le sac herniaire est donc congénital ou acquis.

Congénital, il est préformé ; il relève d'un état fœtal qui subsiste anormalement après la naissance.

Acquis, il se produit par le double mécanisme de la locomotion et de la distension, c'est-à-dire qu'il glisse dans les trajets

herniaires, et qu'il s'allonge sous l'influence de la poussée viscérale. La locomotion du péritoine va quelquefois jusqu'à
entraîner à sa suite des organes voisins de l'orifice herniaire ;
c'est ainsi que la vessie peut se montrer dans le canal inguinal
à la suite d'une hernie de l'intestin. C'est la distension péritonéale qui joue le principal rôle dans la constitution du sac de
ces hernies très volumineuses, qui tombent jusqu'au genou. Ces
énormes diverticules sont quelquefois aussi vastes que l'abdomen lui-même, et tout le péritoine abdominal, s'il ne s'étirait
et ne s'allongeait préalablement ne suffirait pas à former leur
sac. Dans les régions où la séreuse adhère fortement à l'anneau
herniaire, à l'ombilic par exemple, le sac se forme surtout par
distension.

Volume du sac. — Le volume du sac est variable. Il y a des
hernies très petites, certaines hernies crurales par exemple qui
ne révèlent leur présence qu'à l'occasion d'un étranglement.
D'autres au contraire descendent jusqu'au genou ; elles forment un diverticule abdominal aussi étendu que l'abdomen
lui-même ; les viscères herniés que l'on réduit dans le ventre
ne peuvent plus s'y maintenir. Ils ont perdu droit de
domicile.

Les hernies les plus longues ne sont pas les plus grosses.
Une hernie qui descend dans les bourses ne contient pas toujours autant d'intestin que certaines hernies dites interstitielles, qui restent dans la paroi.

Forme du sac. — La forme du sac se ressent de ces variations
de volume ; il y a des hernies arrondies, coniques, cylindriques, piriformes, etc. Dans certains cas, ce sont les viscères
qui se moulent sur le sac. Cela existe dans la hernie inguinale congénitale, lorsqu'elle est peu volumineuse. Elle prend
alors la forme cylindrique.

En général, c'est le sac qui se moule sur les plans avoisinants et cela sous l'influence de la poussée viscérale
(fig. 1, 2, 3, 4).

Il est étroit au niveau des orifices : il est large dans les trajets ou en dehors de la paroi, suivant la laxité du tissu con-

jonctif. C'est ainsi que s'expliquent les hernies piriformes ou
arrondies. Les brides fibreuses, les cordons vasculaires qui se
trouvent sur le trajet du sac, l'obligent à se plisser, à se lobu-
ler. Ainsi s'explique la formation de quelques sacs multilobés

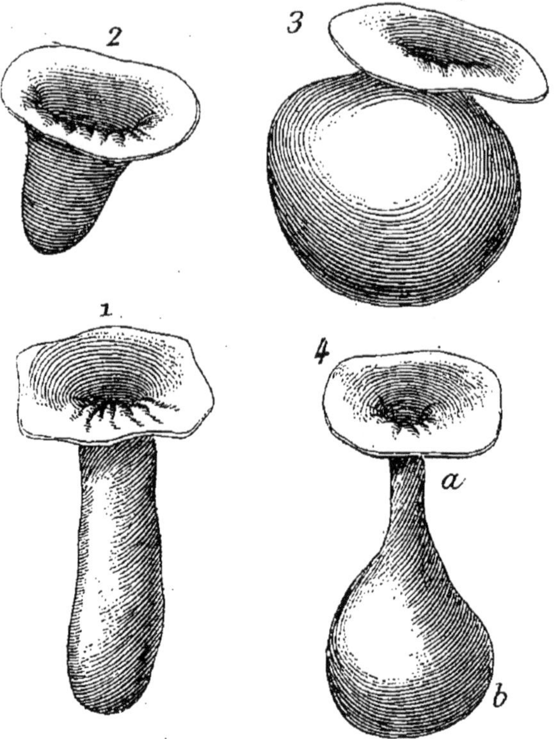

Fig. 1 à 4.
Différents types de sac herniaire, cylindrique, conique, arrondi,
périforme.
a, collet. — *b*, bord du sac.

ou diverticulés; c'est ce que l'on voit dans la hernie ombilicale. D'autres fois, c'est en traversant les défilés étroits d'un
trajet herniaire que le sac se renfle et se rétrécit successivement ; c'est ce que l'on voit dans la hernie inguinale.

Fond du sac. — En général, le point le plus large du sac
porte le nom de *fond du sac*. C'est le point le plus déclive de

la hernie. C'est aussi le point le plus rapproché du tégument externe.

Le point le plus rétréci de la hernie, porte le nom de collet. C'est le point le plus élevé. Il correspond aux orifices sous-péritonéaux des trajets herniaires.

Collet du sac. — Le collet du sac correspond à la partie profonde de l'anneau, et au point le plus rétréci ou pédicule de la hernie.

A ce niveau le péritoine se resserre et se plisse comme une bourse (fig. 5.) D'abord, ces plis ne sont que temporaires ; et dans les cas d'étranglement, lorsqu'on se contentait de débrider l'anneau sans ouvrir le sac, le collet préalablement plissé se dilatait aussitôt que l'anneau était libéré et l'intestin rentrait dans le ventre.

Mais dans les hernies anciennes, les plis du collet sont permanents, et même après l'incision de l'anneau, le collet du sac reste étroit et inextensible, un travail de péritonite chronique[1] ayant soudé les plis les uns aux autres. Les traces de cette soudure se trouvent représentées par des lignes blanchâtres verticales, connues depuis CLOQUET sous le nom de stigmates.

Extérieurement, le collet adhère aux parties qui l'entourent. Ces adhérences sont lâches dans les tumeurs petites et récentes. C'est dans ces cas-là, que l'on réduit la hernie tout entière dans le ventre par le taxis ; cette réduction en masse a été reproduite sur le cadavre par COOPER.

Mais dans les hernies anciennes, le collet devient très adhérent et l'on ne peut le libérer que par la dissection, ou par l'excision même de l'anneau.

On admet que les collets, qui n'adhèrent que faiblement à l'anneau, peuvent se détacher de l'anneau sous l'influence de la poussée viscérale, et descendre dans les trajets herniaires.

Au-dessus de lui se forme un nouveau collet, qui peut des-

---

[1] Ce travail de péritonite serait dû en partie au port des bandages, d'après VIDAL DE CASSIS.

cendre à son tour et ainsi de suite. Ce sont là les hernies dites à *collets multiples*.

Dans ces cas-là, la hernie, paraît bilobée, trilobée, multilobée et quand ses bosselures se succèdent de haut en bas, la hernie est dite en chapelet (fig. 6).

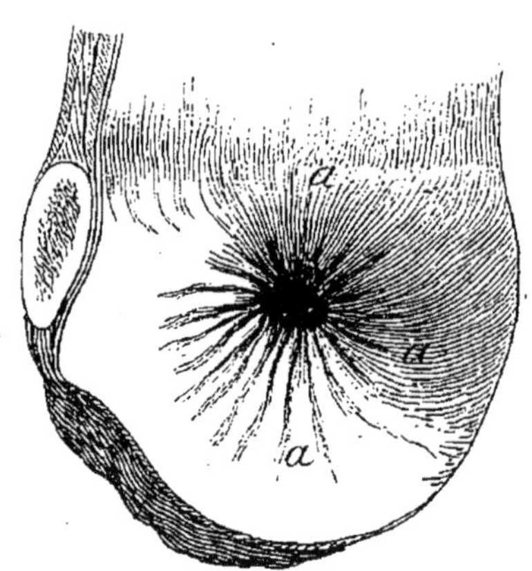

Fig. 5.
Collet du sac vu du côté de l'abdomen.

a, stigmates de Cloquet.

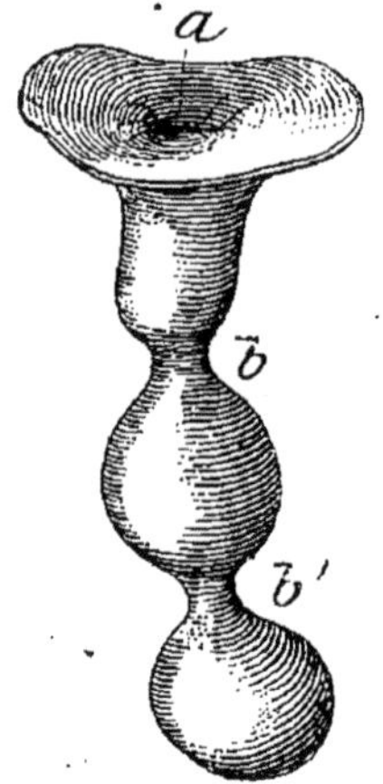

Fig. 6.
Hernie en chapelet.

a, collet récent. — *b*, anciens collets.

Les rétrécissements que l'on trouve dans le sac ne sont pas toujours formés par d'anciens collets ; ils sont déterminés encore par des diaphragmes congénitaux, qui cloisonnent incomplètement la cavité du sac. Nous y reviendrons à propos de la hernie inguinale.

La face externe du sac est entourée d'une mince couche conjonctive qui se moule sur elle et qui appartient au fascia propria du péritoine. Elle est encore recouverte quelquefois par un hygroma, dû le plus souvent à la pression d'un bandage. Enfin on trouve encore au-devant d'elle une accumulation normale de graisse qui constitue le lipome herniaire.

La face interne du sac est lisse et unie comme celle de toutes les séreuses. Parfois, elle est lubréfiée par de la sérosité.

« On peut trouver une cuillerée à café jusqu'à une pinte et

plus de liquide séreux » LAUGIER. Habituellement, quand le sac n'est pas chroniquement enflammé, il ne contient pas de liquide.

Lipomes herniaires, — Ces petites masses qui ont le volume d'une noix, ou d'un petit œuf sont immédiatement adossées à la face externe du sac ; dans certains cas même, la tumeur graisseuse, enveloppe presque complètement le cul-de-sac séreux. Elle lui adhère étroitement si bien qu'en tirant sur la masse graisseuse, on fait descendre le sac.

Le rôle de ces lipomes a été très discuté. Pour A. PARÉ, le lipome herniaire annonçait un processus de guérison, la paroi du sac subissant la transformation graisseuse ; et sous la pression excentrique de cette graisse les viscères seuls, ou bien le sac avec les viscères, étaient réduits dans le ventre et rentraient comme par une sorte de taxis spontané.

D'autres auteurs, VELPEAU, TERRIER, regardent ces lipomes comme des agents de formation de la hernie. Nés dans le tissu cellulaire sous-péritonéal, vis-à-vis l'anneau herniaire, ils s'engagent dans l'anneau en vertu de leur simple accroissement, et entraînent avec eux le péritoine pariétal. C'est ce péritoine invaginé qui constituera le sac herniaire. C'est cette deuxième opinion que l'on admet actuellement.

Sacs multiples. — Le même trajet herniaire renferme quelquefois plusieurs sacs. Cette disposition se retrouve surtout dans la hernie inguinale.

Plusieurs cas peuvent se présenter :

1° Deux sacs sortent côte à côte, séparés qu'ils sont l'un de l'autre par une bride ou par un vaisseau. C'est ce que l'on voit sur la pièce de CLOQUET (fig. 7).

2° Dans un premier sac déjà formé, s'engage, s'invagine la portion du péritoine situé au-dessus. De sorte que lorsqu'on incise les tissus, on trouve : un premier sac vide fermé en haut ; un deuxième sac en dedans de lui, ouvert à sa sortie supérieure dans la grande cavité péritonéale et contenant les viscères, intestin ou épiploon. Dans quelques cas même l'invagination péritonéale est triple, l'on trouve trois sacs emboîtés l'un dans l'autre. Seul le troisième sac, c'est-à-dire l'interne, contient les organes herniés.

Kyste sacculaire. — Le collet du sac tend quelquefois à s'oblitérer. Le travail inflammatoire qui avait formé les stigmates de Cloquet se poursuit et ferme l'orifice péritonéal. Ce sac vide peut se remplir plus tard de sérosité et constituer ce qu'on a appelé un kyste sacculaire. D'autres fois, l'obturation du sac est incomplète. Et lorsque ce sac

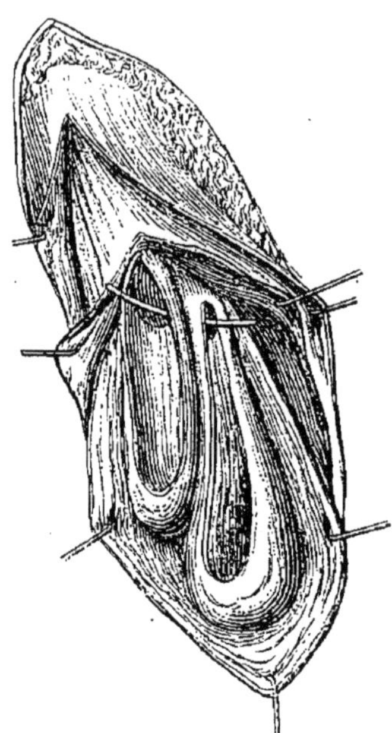

Fig. 7.
Double sac herniaire
(d'après CLOQUET).

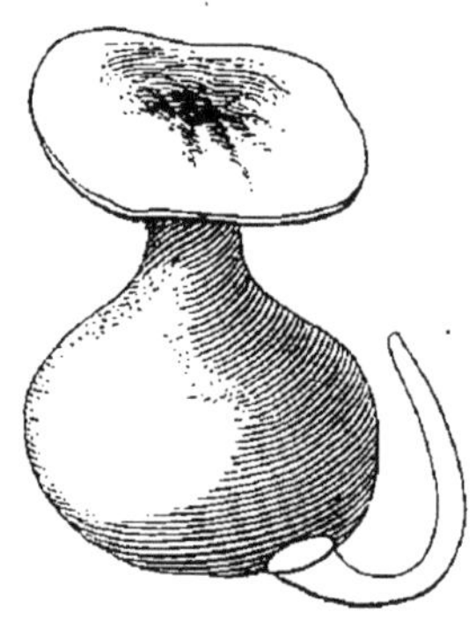

Fig. 8.
Sac à appendice renversé.

renferme du liquide, ce liquide se réduit en partie ou en totalité dans le ventre. Il s'agit alors d'un pseudo-kyste sacculaire (DUPLAY).

Au-dessus de ces sacs déshabités, une hernie peut se produire à nouveau. On trouve alors deux sacs superposés. L'un supérieur contenant les viscères ; l'autre inférieur, vide, communiquant presque toujours avec le premier et accolé à sa paroi. Cette disposition réalise les *sacs à appendice renversé* (fig. 8). Enfin un sac herniaire de nouvelle formation peut faire saillie dans un sac déshabité mais devenu kystique. Il s'agit alors d'une hernie enkystée dans un kyste sacculaire.

DEMOULIN a observé un cas semblable dans la région crurale. Nous reproduisons plus loin le dessin qu'il en a donné.

Sacs propéritonéaux. — Les hernies propéritonéales constituent une variété de hernie à double sac. Un de ces sacs est contenu dans le trajet herniaire ; l'autre est situé dans la paroi abdominale, entre le péritoine pariétal qui est en arrière, et le fascia transversalis qui est en avant. Ces deux sacs qui communiquent entre eux, ont également une communication commune avec la cavité abdominale.

Nous reviendrons sur ce sujet lorsque nous traiterons des variétés rares de la hernie inguinale.

ÉTIOLOGIE

Fréquence générale des hernies. — La hernie est une infirmité très répandue dans l'espèce humaine[1]. En France, la proportion du nombre des hernieux à celui de la population est de 1/22 environ. Aux États-Unis, en Suisse, cette proportion est encore plus élevée. En Belgique, au contraire, le chiffre des hernieux est moins grand.

Cette fréquence s'explique si l'on songe que cet accident est commun aux deux sexes et s'observe à tout âge.

Sexe. — Il est plus fréquent chez l'homme qui se livre en général à des travaux pénibles, que chez la femme. D'après BERGER et MONNIKHOF la hernie est trois fois plus fréquente chez l'homme ; — quatre fois plus pour WERNHER ; cinq fois plus pour MACREADY ; six fois plus pour MALGAIGNE. Ces différences prouvent qu'il est impossible d'établir une proportion exacte, car tous les hernieux, les femmes surtout, ne se

---

[1] Elle existe aussi dans l'espèce animale. SUTTON sur 800 singes l'a rencontrée trois fois. On trouve encore les hernies inguinales, ombilicales et diaphragmatiques chez le cheval et le chien. Chez le cheval, on observe des hernies par rupture du péritoine.

décident pas à montrer leur hernie et à consulter le chirurgien.

Age. — Cette infirmité est une malformation très fréquente déjà à la naissance et au cours de la première année. Après cet âge le nombre des hernieux n'augmente plus. Mais après trente ans, la proportion s'élève de nouveau ; atteint son maximum vers soixante-dix ans. En effet, aux causes qui produisent la hernie à la naissance, s'ajoutent de nouvelles causes dans l'âge adulte. Étudions-les.

C'est presque toujours à la suite d'un effort que la hernie se produit ; presque toujours c'est au travers d'un orifice normal mais anormalement élargi, que les hernies s'engagent. C'est là le double mécanisme de leur formation. Aussi les causes nombreuses que l'on trouve dans l'étiologie ordinaire des hernies peuvent-elles se ranger en deux grandes classes. Les unes tendent à augmenter la pression abdominale ; elles exagèrent la locomotion de l'intestin et le poussent plus violemment contre la paroi. Les autres agissent en affaiblissant cette paroi ; elles rendent sa distension plus facile et ses orifices naturels plus larges.

A. **Causes qui affaiblissent la paroi.** — Il y a deux causes importantes qui interviennent dans l'affaiblissement de la paroi abdominale : l'hérédité et les maladies.

Hérédité. — L'influence de l'hérédité est indéniable. Elle se retrouve dans 1/3 des cas. Sur ce point les statistiques de MALGAIGNE et de BERGER sont non seulement concluantes mais concordantes [1]. Dans certaines familles même ce fâcheux héritage se lègue à plusieurs membres. Il n'est pas rare de rencontrer cinq frères ou sœurs frappés simultanément de hernie. BERGER trouve un total de cent cinquante hernieux dans trente et une familles.

D'après KINGDOM, les hernies de la mère se transmettraient surtout aux filles ; celles du père aux garçons.

[1] Elles donnent toutes deux comme rapport 1/3.6. Ainsi MALGAIGNE trouve 87 cas héréditaires sur 316. BERGER 2079 sur 7342.

Les prédispositions transmises sont d'ordre anatomique. Elles consistent en sacs herniaires préformés (canal vagino-péritonéal ; diverticules péritonéaux engagés dans la paroi ou sacs propéritonéaux ; fossettes péritonéales rétro-cœcales, paraduodénales, etc.); en orifices herniaires volumineux; bassins trop inclinés. Ces malformations des parents peuvent se retrouver chez les descendants au même titre que toute autre malformation de la face (bec-de-lièvre), de la hanche (luxation congénitale); du pied (pied-bot) etc...

Maladies. — Les maladies agissent sur la paroi en troublant sa nutrition.

C'est ainsi que les enfants sevrés trop tard ou trop tôt, rachitiques ou non, mais qui ont un *gros ventre* sont voués à la hernie ombilicale.

Chez l'adulte, la déchéance organique qui prédispose aux hernies se traduit par l'obésité ou la maigreur.

L'obésité intervient de plusieurs façons. La surcharge graisseuse de l'épiploon, du mésentère, des appendices du gros intestin augmente sans doute la pression abdominale. Mais l'accumulation de graisse agit encore en facilitant le glissement du péritoine sur le fascia propria; en rendant les plans fibreux et musculaires plus mous, plus faciles à distendre; ou bien encore en préparant les lipomes herniaires que nous avons signalés plus haut et qui entraînent le péritoine dans les orifices herniaires.

La maigreur intervient au même titre prédisposant que l'obésité, mais son rôle est moins précis. Il existe des sujets dont la paroi abdominale est flasque, et se distend outre mesure au moindre effort. La peau est sèche; les muscles pâles et amincis; les orifices larges. Les viscères, foie, rate, reins, etc., sont petits; ils sont aussi quelquefois déplacés, leurs ligaments étant affaiblis, relâchés : et l'hépatoptose, l'entéroptose, etc., coïncident fréquemment chez ces sujets avec les hernies abdominales.

S'agit-il là d'une maigreur véritable, c'est-à-dire d'une fonte cellulo-graisseuse? Ne s'agit-il pas plutôt d'une transforma-

tion des éléments nobles de l'économie ? transformation
fibreuse des éléments nobles du foie, de la rate, du rein,
aboutissant à l'atrophie scléreuse de ces organes : transformation fibreuse des replis suspenseurs du péritoine, aboutissant
à l'entéroptose, à la néphroptose, à l'hépatoptose : transformation fibreuse des muscles de la paroi aboutissant à l'éventration ? N'y a-t-il pas là une maladie générale, analogue à
l'obésité, dans laquelle le tissu fibreux se substitue, comme le
fait la graisse aux éléments nobles des tissus ? M. Tuffier[1] a
insisté récemment sur des idées de ce genre; et s'il est
prématuré de décrire une maladie générale revêtant les
caractères que nous indiquons, nous pouvons du moins tenir
compte des faits et les signaler.

A côté de ces maladies générales qui retentissent sur tout
l'organisme et agissent, mais très indirectement, sur la formation des hernies, il en est d'autres qui ont une action locale
et plus directe. Ce sont les suivantes.

Déviations de la colonne vertébrale. — Ce sont les déviations
anciennes de la colonne vertébrale. D'après Gourdon et Gri-
mard la hernie s'est rencontrée 20 fois dans 26 de ces déformations. Dans les cas de scoliose, elle siège du même côté que
la convexité lombaire. Il faut admettre que les viscères repoussent plus efficacement le côté de la paroi le plus rétréci
et le moins cintré; et que ce côté résiste d'autant moins que
sa musculature est plus relâchée.

B. **Causes qui augmentent la pression abdominale**. —
Les maladies ont souvent une action complexe dans la production des hernies. Celles que nous avons énumérées affaiblissent surtout la paroi. Il en est d'autres au contraire qui agissent parce qu'elles s'accompagnent d'efforts violents et répétés.

Les rétrécissements de l'urèthre, l'hypertrophie de la
prostate, le phimosis congénital[2] exagèrent les efforts de

1. Aplasie généralisée des tissus.
2. Th. de Berger L.-E. Paris, 1890.

la miction. Les affections chroniques de l'estomac et du rectum exagèrent les efforts de vomissements et de défécation. La coqueluche, l'asthme, l'emphysème, la bronchite chronique, exagèrent les efforts de toux. Dans la statistique de BERGER, la toux est un facteur étiologique relevé dans plus de 800 cas.

Grossesse. — Accouchement. — Tumeurs abdominales. — MACREADY et BERGER ont établi que la proportion des hernies était plus grande chez les multipares que chez les nullipares. Dans la hernie inguinale par exemple, les multipares sont frappées 82 fois, les nullipares 18. Dans la hernie double, le rapport des multipares aux nullipares devient 84/16. Pour la hernie ventrale le rapport devient 100/100.

Les hernies apparaissent plus fréquemment encore après l'accouchement que pendant la grossesse. Dans le tableau de BERGER on voit :

	Grossesse.	Accouchement.
Inguinales simples	14	53
Crurales —	6	62
Ombilicales.	17	92

Dans la grossesse nous retrouvons les deux causes habituelles des hernies; l'affaiblissement de la paroi, par suite de sa distension continue et croissante et l'augmentation de la pression abdominale, par suite de la présence même de la tumeur utérine.

Pendant le travail et l'accouchement, le rôle de l'effort exerce une influence maxima ; ainsi s'explique la plus grande fréquence des hernies au dernier acte de la grossesse.

La grossesse peut encore avoir une action tardive mais efficace sur la formation des hernies. La paroi primitivement distendue ne reprend pas toujours ses dimensions normales et ne retrouve pas toujours son élasticité immédiatement après l'accouchement. Elle subit un arrêt d'involution qui joue un rôle prépondérant dans la production des hernies ombilicales, de la ligne blanche, et surtout des éventrations sous-ombilicales.

Les grosses tumeurs abdominales : les kystes de l'ovaire, les fibromes utérins, l'ascite même qui agissent en augmentant la pression abdominale, mais qui n'entraînent pas de trouble involutif dans la paroi comme la grossesse, ne prédisposent pas aux hernies.

Profession. — C'est dans les professions surtout que l'effort joue un rôle prépondérant. BERGER a dressé un tableau, on peut dire unique, dans lequel le pourcentage des hernies est en regard de chaque profession. Nous voyons dans ce tableau que les professions manuelles exigeant un travail debout causent le plus de hernies ; que les hernies sont plus rares au contraire dans les professions manuelles exigeant un travail assis. Les premières sont aux secondes comme 4403 est à 111. Il faut donc interdire les professions pénibles exigeant un travail debout « aux jeunes sujets dont le ventre est faible et saillant, dont les orifices herniaires sont lâches » (BERGER).

MODE DE PRODUCTION DES HERNIES

Les causes que nous venons d'énumérer ne prennent pas une égale part à la production des hernies.

Hernies de force. — Dans certains cas les efforts violents et répétés ont la part prépondérante. Les efforts développés principalement dans la position demi fléchie (soit que le sujet tombe sous son fardeau, soit qu'il essaie de le soulever) expliquent la formation des hernies antéro-latérales (crurale, inguinale, ombilicale, etc.) 895/1427.

Le rôle de l'effort s'exerce encore à l'occasion d'un faux pas, d'une chute. Dans ces cas, la paroi abdominale est surprise avant même de s'être mise en défense.

Le rôle de l'effort est tellement important que certains auteurs (ARNAULD, SCARPA) n'admettaient que ce seul mécanisme dans la production des hernies et qu'une seule variété de hernies : les hernies de force.

Hernies de faiblesse. — Nous avons vu cependant que d'autres causes interviennent ; qu'il faut tenir compte de la faiblesse congénitale ou acquise de la paroi abdominale ; de l'élargissement congénital ou acquis des anneaux.

Pour certains auteurs, c'était même la cause unique des hernies, qu'ils appelaient hernies de faiblesse.

Il existe en effet un grand nombre de cas où le rôle de l'effort est nul ; où la hernie apparaît spontanément, à la suite d'un mouvement très léger, quelquefois même pendant le sommeil et ces cas seraient assez nombreux puisque MALGAIGNE en a relevé 57 sur 310.

Hernies avec sac préformé. — Quelquefois enfin le sac herniaire est préformé, c'est-à-dire qu'il existe dès la naissance, avant même l'apparition de la hernie. Cette disposition anatomique est assez fréquente. Ce sac préformé est représenté par le canal vagino-péritonéal dans la hernie inguinale ; par les diverticules péritonéaux qui forment le sac des hernies propéritonéales. Il s'agit là d'expansions de la séreuse communiquant largement avec la grande cavité abdominale.

Élongation du mésentère. — D'après ROST, et BÉNÉVOLI, MALGAINE et TRÈVES, plus récemment encore pour DEBIERRE [1], le mésentère est normalement trop court pour laisser sortir l'intestin de l'abdomen. Cette opinion est discutable. LOCKWOOD, après de nombreuses mensurations faites sur le cadavre, conclut que le mésentère est toujours assez long pour que l'intestin puisse se hernier.

Il a vu de plus, que chez les hernieux, l'insertion du mésentère à la colonne vertébrale se fait plus bas que normalement c'est-à-dire au-dessous de la symphyse sacro-iliaque droite. Mais s'agit-il d'une malformation primitive qui permet la chute de l'intestin, ou bien d'une disposition acquise consécutive à la hernie ? C'est ce que nous ignorons.

Ces préliminaires sur les hernies de force, de faiblesse, avec sac préformé, sur l'élongation du mésentère, nous permettent de comprendre qu'on ne saurait assigner un mécanisme unique

[1] Leçons sur le péritoine, 1900

et commun à toutes les hernies ; que ce mécanisme varie suivant qu'elles sont congénitales ou acquises.

Mécanisme de la hernie congénitale. — Il existe un sac herniaire préformé. Ce sac forme un diverticule de la cavité abdominale, diverticule insuffisamment isolé, et dans lequel l'intestin a droit de domicile. Si l'orifice de communication est étroit, la pénétration est moins facile et plus tardive. Elle nécessite des efforts violents et répétés : et la hernie ne se montre souvent que dans le cours de l'adolescence (quoique le sac existait dès la naissance). Si l'orifice de sortie est large, la hernie se montre dès les premiers jours de la vie ; elle se produit dès les premiers cris de l'enfant.

Mécanisme de la hernie acquise. — Le mécanisme de la hernie acquise est plus compliqué. Il faut pour que la hernie se réalise :

1° *Que l'orifice herniaire soit large.* — Cet élargissement étant congénital, c'est-à-dire transmis héréditairement, ou acquis, c'est-à-dire créé par des grossesses antérieures ou par des maladies de la nutrition.

2° *Il faut que la paroi abdominale soit relâchée.* — Ce relâchement peut être momentané. Il se produit alors pendant que le sujet est accroupi, qu'il fait un faux pas ou une chute. Le relâchement peut être encore permanent. Il tient alors aux diverses maladies qui atrophient la musculature de la paroi abdominale.

3° *Il faut des efforts violents et surtout répétés.* — Quand la paroi est relâchée et l'orifice abdominal élargi, l'effort intervient alors et pousse les viscères dans le trajet pariétal. Cet effort s'exerce d'autant mieux que la cavité abdominale est devenue moins spacieuse (déformation de la colonne vertébrale) ou qu'elle est déjà occupée par une tumeur (grossesse).

Mais quelle que soit l'intensité de l'effort et la largeur des orifices, la hernie ne se produit pas instantanément comme dans la variété congénitale, et cela parce que le sac n'est pas préformé, et qu'il ne se forme pas d'un seul coup. Il faut, pour que la hernie puisse se réaliser, que le péritoine se décolle d'abord de la paroi. Dans certaines régions, ce décollement du péritoine est facile, car la séreuse glisse sur l'aponévrose profonde à l'aide d'un tissu celluleux lâche. D'autres fois, il est facilité par l'amaigrissement du sujet, la fonte graisseuse du fascia propria rendant la séreuse flottante et plus mobilisable. Il est facilité encore, dans certains cas, par l'existence de lipomes qui entraînent le péritoine dans le trajet herniaire.

Les efforts répétés, les efforts professionnels surtout, poussent incessamment l'intestin contre le péritoine pariétal, ils décollent le péritoine de la paroi, ils le font entrer dans les trajets ou dans les orifices naturels que nous avons décrits. Ils font subir au sac un mouvement de progression ou de locomotion, ils lui font subir une distension, qui expliquent son développement.

Dans la hernie congénitale, le sac est formé d'avance ; l'intestin ne s'introduit qu'après ; quoique il puisse s'y introduire du premier coup. Le sac et la hernie donc apparaissent successivement.

Dans la hernie acquise, le sac ne se forme que par étapes. Mais aussi petit qu'il soit, il contient déjà de l'intestin ; la hernie et le sac sont contemporains. Ces deux variétés herniaires ont donc une pathogénie très différente.

SYMPTOMES ET DIAGNOSTIC DES HERNIES

Le premier symptôme qui marque l'existence d'une hernie c'est la constatation d'une tumeur petite d'abord, qui devient plus tard volumineuse. Il est rare en effet qu'elle le soit dès son apparition. Cela se voit cependant dans certaines variétés congénitales. Et encore, n'est-on pas sûr qu'elle n'existait pas déjà à l'état de pointe de hernie.

Plus rarement, c'est à l'occasion d'accidents douloureux, à l'occasion de coliques, de tiraillements que l'attention est attirée sur l'existence de la hernie. Nous laissons volontairement de côté les cas où le diagnostic n'a été posé pour la première fois qu'à l'occasion d'accidents d'étranglement.

Signes physiques. — La tumeur, une fois constituée, quel que soit son volume, a pour caractère principal de siéger au niveau d'une région herniaire (inguinale, crurale, ligne blanche, etc.)

Elle se voit facilement et augmente de volume quand le malade se tient debout, quand il marche, qu'il tousse, qu'il fait un effort vif ou prolongé. On dit dans ces cas que *la hernie subit une impulsion au moment d'un effort.*

Quand le malade se couche, il est commun de voir la tumeur diminuer ou disparaître. On dit alors qu'elle est *spontanément réductible.*

La palpation permet de bien apprécier ses contours : c'est une tumeur assez nettement limitée.

Sa consistance varie suivant son degré de tension. Elle est molle et très dépressible si le collet est peu serré et qu'il y a peu d'intestin dans le sac. Elle est franchement élastique dans les cas contraires.

La peau glisse à la surface de la tumeur. La tumeur est mobile sur la paroi grâce à son pédicule plus ou moins allongé. Lorsqu'elle est petite, elle est incluse dans la paroi et perd toute mobilité lorsqu'on fait contracter les muscles de l'abdomen.

La tumeur est sonore à la percussion. Cette sonorité n'existe que lorsqu'il existe une entérocèle. Du reste, le degré de sonorité varie avec le volume et la distension de la hernie.

La hernie se réduit dans le ventre, par la simple pression de la main : *on dit alors qu'elle est réductible.* Cette réductibilité se fait plus ou moins facilement. Cela dépend de l'abondance des viscères contenus dans le sac et des dimensions de l'anneau. C'est ainsi qu'il suffit parfois de poser la main à plat sur la tumeur pour la faire rentrer : que parfois il faut au contraire exercer des pressions prolongées et méthodiques, pratiquer un *véritable taxis.*

Cette réduction s'accompagne de *gargouillement;* c'est une

sensation perçue par l'oreille et par la main qui est pathogno-
monique de l'entérocèle.

La hernie en se réduisant rentre dans l'abdomen par un
orifice à travers lequel le doigt la suit et dont il reconnaît les
contours. Cet anneau est large ou étroit, dépressible ou résistant. Il correspond à un orifice anatomique connu ou à un
orifice de nouvelle formation.

Lorsque le doigt maintenu en place obture cet anneau, on
peut faire tousser le malade, la hernie ne se reproduit pas,
mais le doigt sent l'impulsion des viscères abdominaux qui
viennent buter contre lui. Si, au contraire, on retire le doigt
lorsque le malade tousse, l'intestin sort aussitôt.

Ce sont là des caractères cliniques bien connus sur lesquels
nous ne voulons pas trop insister. Nous les retrouverons du
reste à propos de chaque hernie étudiée en particulier.

Ces caractères ne sont difficiles à reconnaître que lorsque
la hernie est petite ou qu'elle est masquée par l'embonpoint
du sujet. Il faut alors prendre quelques précautions dans son
examen. Il faut faire placer le malade debout : regarder de
profil la région suspecte, qui ne se tend et ne bombe qu'au
moment d'un effort.

Certaines tumeurs sont difficilement réductibles : il est rare
néanmoins qu'en dehors de certaines complications, on ne
puisse les réduire partiellement; or cette réduction partielle
a autant de valeur symptomatique que la réduction totale.

Nous voyons donc que le symptôme le plus variable c'est la
facilité plus ou moins grande que la hernie a, soit pour sortir,
soit pour rentrer. A ne considérer que ce symptôme — le plus
important — on peut, avec.GOSSELIN distinguer quatre variétés
herniaires :

1° Hernie qui ne sort que lorsque le malade est debout et
qu'il toussse.

2° Hernie qui sort aussitôt que le malade est debout.

3° Hernie qui ne sort, lorsque le malade est couché, que
lorsqu'il tousse.

4° Hernie qui sort spontanément même lorsque le malade
est couché. Dans ces cas-là, le bandage ne peut générale-

ment pas contenir l'intestin qui passe au-dessous de lui. On dit alors que la hernie est incoercible.

Symptômes fonctionnels. — Les hernies, qui évoluent normalement sans accidents, sont habituellement indolentes. C'est là un fait sur lequel Gosselin attirait fréquemment l'attention.

Néanmoins on peut voir survenir dans certains cas, des tiraillements, des douleurs plus ou moins vives, des crises de colique, des troubles dyspeptiques même chez certains malades.

Ces troubles fonctionnels surviennent surtout dans les petites hernies : la hernie crurale, celle de la ligne blanche, hernies qui sont généralement serrées au niveau de leur pédicule. Les hernies anciennes, volumineuses, non adhérentes présentent très rarement ces accidents.

Les écarts de régime, les troubles gastro-intestinaux, les efforts répétés de toux ou ceux de la miction, peuvent rendre momentanément une hernie douloureuse. Mais lorsque ces indispositions cessent la hernie redevient tolérable [1].

Tous ces symptômes généraux permettent lorsqu'ils ont été bien observés et bien interprétés, d'établir très aisément le diagnostic de hernie. Aussi croyons-nous inutile d'exposer ici un diagnostic différentiel. Nous l'exposerons avec plus de profit, lorsque nous traiterons le diagnostic de chaque hernie en particulier.

Marche. — Cette infirmité a tendance à s'accroître. Cette tendance est encore plus marquée lorsque le malade a une affection chronique du poumon, et qu'il est *un tousseur*, ou lorsqu'il a une affection uréthro-prostatique qui le rend dysurique. Les progrès de l'âge, l'obésité, en affaiblissant encore les anneaux et la paroi aident à cet accroissement. Les professions fatigantes dont nous avons déjà dit un mot et qui sont

---

[1] On dit même que la hernie est douloureuse lorsque le temps est à la pluie.

considérées comme une cause prédisposante très marquée aggravent encore cette infirmité.

La hernie peut-elle guérir spontanément? L'expérience permet de l'affirmer catégoriquement, mais on ignore dans quelles proportions. Il n'y a pas non plus de signe clinique permettant de prévoir à l'avance et d'annoncer la guérison spontanée de telle ou telle hernie.

Cette guérison spontanée se retrouve principalement dans la hernie inguinale et dans la hernie ombilicale du nouveau-né. Dans la hernie inguinale, on peut admettre que le canal vagino-péritonéal subit tardivement une régression spontanée analogue à celle qui se produit normalement à la naissance. Il s'agit en somme d'un simple retard dans la régression de ce canal.

Il faut reconnaître du reste que non seulement la guérison des hernies congénitales est possible mais aussi celle des hernies acquises. On constate en effet dans les autopsies ou au cours de certaines opérations des sacs herniaires vides, déshabités.

Pourquoi l'intestin a-t-il cessé de revenir dans le sac? On ne peut émettre sur ce point que des hypothèses sans grand intérêt. Contentons-nous pour le moment d'enregistrer ces faits sans commentaires.

ÉTRANGLEMENT HERNIAIRE

L'étranglement est dû à la constriction brusque et permanente de l'intestin hernié. A la suite de cet accident, l'anse intestinale devient irréductible, se ferme au cours des matières et des gaz et ne tarde pas à se gangréner.

Les causes de cette constriction, c'est-à-dire les agents de l'étranglement, sont multiples. On a incriminé tour à tour l'anneau herniaire, le tissu conjonctif péri-herniaire ou anneau accidentel, le collet du sac, les coudures de l'intestin dans le sac. Examinons quel est exactement le rôle de ces divers agents de l'étranglement.

1° Étranglement par l'anneau. — C'est Riolan qui montra l'importance des anneaux herniaires (anneau crural, ombilical, orifice profond du canal inguinal); et l'on admit après lui que c'étaient eux les agents réels et constants de l'étranglement. Et la conviction était telle que dans la kélotomie, on n'ouvrait même pas le sac, pour lever l'étranglement; on se contentait de débrider l'anneau. Il faut reconnaître que parfois après cette manœuvre l'étranglement disparaissait.

A cette théorie se rattachent encore les noms de Dionis, de Saviard, de J.-L. Petit, etc.

2° Étranglement par le collet. — Il est des cas cependant où l'anneau ne joue aucun rôle : ce sont ceux par exemple où après débridement de l'anneau herniaire et réduction des viscères, les accidents d'étranglement persistent. Dans ces cas, l'expérience montre que l'étranglement est maintenu par le collet.

De semblables exemples ont été rapportés anciennement par Saviard et par Arnaud. Ils furent contestés par Louis. Mais les faits plus récents de Scarpa et de Dupuytren rendent un pareil mécanisme indiscutable. Aussi une conclusion pratique s'impose-t-elle, on ne doit jamais débrider une hernie sans avoir ouvert le sac [1].

3° Étranglement par les anneaux accidentels. — Certains auteurs, Gosselin entre autres, considèrent que les anneaux fibreux naturels, dépourvus d'élasticité et incessamment dilatés par les viscères qui entrent et sortent, ne jouent qu'un rôle médiocre dans l'étranglement. Mais le tissu conjonctif qui les double et qui leur est adhérent, s'indure à la longue, se fusionne avec eux et les renforce. Ce tissu celluleux condensé est susceptible de rétraction. C'est lui qui donne aux anneaux la force suffisante pour résister à la dilatation excentrique

---

[1] Demeaux avait décrit à la face externe du sac, un tissu dartoïque contractile et élastique capable de jouer un rôle dans l'étranglement. Ce tissu n'existe pas.

qu'exerce la hernie. C'est lui qui est l'agent principal de l'étranglement. C'est donc le véritable anneau de la hernie, mais un *anneau* de formation nouvelle, un *anneau accidentel*.

C'est ainsi que dans la hernie inguinale, ce n'est pas l'anneau inguinal profond seul qui étrangle, c'est surtout le fascia propria descendu avec la hernie, condensé, fibreux et rétractile.

Mais il y a une deuxième variété d'anneaux accidentels.

Lorsque la hernie traverse un orifice aponévrotique mince et celluleux, cet orifice chroniquement irrité s'indure et devient fibreux. Il jouit d'une résistance et d'une élasticité égales à celle des anneaux naturels. et comme eux peut jouer un rôle dans l'étranglement. C'est ainsi que l'on voit dans la hernie crurale l'étranglement se produire non pas au niveau du ligament de Gimbernat, mais par l'un des orifices du fascia cribriformis.

A côté de ces agents habituels de l'étranglement, il en est d'autres moins communs que nous allons rapidement passer en revue.

4° Coudure sur vive arête. — L'anneau n'exerce pas toujours une striction circulaire. Il n'agit quelquefois que sur un des côtés de l'intestin qu'il coude; il détermine alors dans l'intérieur du tube intestinal une sorte d'éperon.

C'est là l'étranglement sur vive arête décrit par Chassaignac; on le retrouve principalement dans la hernie crurale, où il est déterminé par le bord interne du ligament de Gimbernat. Il rappelle l'étranglement par bride de l'occlusion intestinale.

5° Étranglement dans un sac propéritonéal. — Nous avons déjà parlé de ces sacs rétro-péritonéaux. dont le collet se trouve situé au-dessus du collet du sac inguinal ou superficiel. Dans ces cas complexes, c'est presque toujours au niveau de cet orifice propéritonéal que l'intestin s'étrangle. Et comme le sac inguinal contient un intestin facilement réductible, et qu'on ne soupçonne pas l'existence d'un second sac profondément caché, l'étranglement est très souvent méconnu.

6° Étranglement par bride extérieure au sac. — L'agent d'étranglement siège au-dessous du collet. C'est un vaisseau, une bride conjonctive devenue fibreuse qui rétrécit le sac.

7° Étranglement par brides et valvules dans l'intérieur du sac. — *a.* On trouve dans la hernie inguinale congénitale des valvules ou des diaphragmes qui obstruent incomplètement le sac. A leur niveau, la paroi est peu extensible; elle est donc capable d'étrangler l'intestin. Nous en reparlerons en traitant la hernie inguinale.

b. Il existe d'autres variétés d'agents d'étranglement dans l'intérieur du sac. Ce sont les adhérences qui existent entre les parois du sac, entre l'épiploon et la paroi, entre l'intestin et l'épiploon, etc. Ces brides de nouvelle formation, étranglent l'intestin, soit que ce dernier s'engage entre la bride et la paroi, soit qu'il se coude sur elle [1].

c. Enfin l'intestin peut se tordre sur son mésentère et constituer un volvulus dans le sac, comme il le fait dans la cavité abdominale.

8° Étranglement au fond du sac. — L'étranglement par le fond du sac peut être réalisé de deux façons.

a. Tantôt il existe un diverticule herniaire communiquant avec le sac; l'intestin s'engage à travers l'orifice de communication et s'étrangle (Hernie ombilicale).

b. D'autres fois, le fond du sac peut se perforer; et c'est à travers cette déchirure que se fait l'étranglement. C'est ce que l'on voit dans certaines hernies ombilicales et dans la hernie enkystée de la tunique vaginale.

9° Étranglement par l'épiploon. — L'épiploon peut déterminer l'étranglement de l'intestin de plusieurs façons :

1° Il peut agir comme bride adhérente à la paroi du sac;

---

[1] On voit quelquefois une de ces brides située au niveau du collet, et le diviser en deux. L'étranglement peut se faire en ce point, voir hernie obturatrice.

l'intestin s'enroule autour de l'épiploon comme autour d'une bride fibreuse;

2º L'intestin s'engage entre l'épiploon et la paroi et s'étrangle;

3º Il peut s'engager à travers une perforation de l'épiploon (CALLISEN);

4º Enfin l'épiploon peut former un nouveau sac situé à l'intérieur du sac ordinaire. Ces sacs épiploïques vus par LEDRAN et décrits surtout par PRESCOTT-HERWETT, révèlent habituellement leur présence à l'occasion d'un étranglement. Nous y reviendrons.

Lésions de l'intestin étranglé. — Les lésions macroscopiques de l'intestin ont été soigneusement étudiées soit dans les autopsies, soit au cours des diverses kélotomies. Elles ont été reproduites expérimentalement sur les animaux par JOBERT, LABBÉ, SCHWENINGER, NICAISE, etc. Les lésions histologiques ont été décrites par CORNIL et TTCHISTOVITCH; plus récemment par BOSC et BLANC. Ces derniers auteurs revenant sur les travaux de CLADO, sur ceux de SCHLOFFER et de BRENTANO nous ont montré le rôle des microbes dans l'infection herniaire.

Les lésions intestinales présentent des degrés variables qui dépendent du degré de la striction et de la durée de l'étranglement.

1º *Degré.* — Dans un premier degré, l'anse intestinale[1] engagée sur une longueur variable, présente deux points resserrés à ses deux extrémités, c'est-à-dire au niveau du pédicule de la hernie. La partie intermédiaire de l'intestin a une coloration uniforme rouge vineuse, puis noirâtre. Cette coloration indique une congestion intense, mais non pas la gangrène. Les parois œdématiées sont épaisses; elles ont perdu toute

---

[1] L'anse intestinale peut être double et appartenir à un segment continu d'intestin. Dans ce cas, les deux anses herniées sont réunies entre elles par une anse située dans l'abdomen, qui participe aux mêmes lésions congestives, c'est ce que Peyrot désigne sous le nom d'étranglement rétrograde ou sous-annulaire (voir fig. 9).

souplesse. La face extérieure présente déjà un état poisseux, indice de l'inflammation péritonéale au début.

Si la striction a été forte, on trouve sur l'intestin, au niveau du pédicule de la hernie, un sillon circulaire plus ou moins profond. C'est la trace de la striction exercée par l'agent de l'étranglement sur les deux extrémités de l'anse herniée.

Dans les cas graves, ce sillon est permanent. Il ne disparaît ni lorsqu'on lève l'agent de l'étranglement, ni lorsqu'on pratique à l'autopsie l'insufflation de l'intestin étranglé.

Il est plus marqué sur le bout supérieur que sur le bout inférieur ou rectal. Il est plus marqué aussi au niveau du bord libre que sur le bord mésentérique.

C'est au niveau de ce sillon que la paroi est le plus altérée. Examinée par transparence, elle paraît

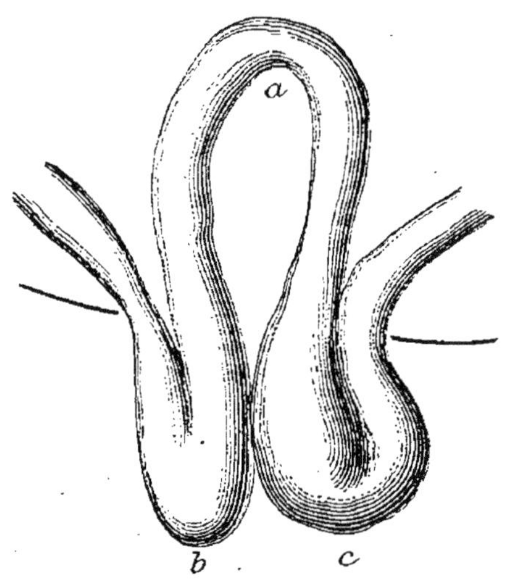

Fig. 9.

Étranglement rétrograde de PEYROT. Il y a trois anses continues entre elles. L'anse intermédiaire *a* est dans l'abdomen, *b* et *c* sont dans le sac.

très amincie ; c'est en ce point que la gangrène et les perforations s'installeront tout d'abord.

2ᵉ degré. — GANGRÈNE HERNIAIRE. — La paroi de l'anse intestinale qui est sur le point de se gangréner est terne et sur un fond de coloration brune, se détachent des points jaunâtres. Elle se recouvre de pseudo-membranes grises fibrineuses. Cet aspect subsiste même lorsqu'on l'a irriguée avec de l'eau tiède. En certains points et notamment au niveau du sillon, on pourrait constater des fissures de la séreuse mettant à nu les filtres musculaires.

Telle est la phase préparatoire de la gangrène, si ce n'est pas déjà son premier degré.

A la période de mortification confirmée, les escarres sont circonscrites ou diffuses ; il en sera de même des perforations qui suivent leur chute.

Dans la forme circonscrite, l'escarre est unique le plus souvent : elle peut être double ou triple ; mais ces 2 ou 3 escarres sont bien limitées et séparées les unes des autres par des parties d'intestin non mortifiées.

Elles siègent au niveau du collet presque toujours ; quelquefois en un point quelconque de l'anse étranglée.

Au niveau du collet, le sillon qui avait une coloration violacée, ecchymotique, prend une teinte feuille morte ou jaune sale, couleur de matières intestinales ; ces deux aspects sont assez caractéristiques. La plaque mortifiée peut occuper les 2/3 ou la totalité du sillon [1].

Sur le reste de l'anse intestinale, au-dessous du sillon, on peut trouver une ou deux plaques de même coloration, tranchant sur le fond violacé du reste de la paroi. Ces plaques sont ou très petites ou très larges et peuvent atteindre 2 cm et jusqu'à 9 cm de diamètre (GUINARD).

Quand la gangrène est disséminée, il existe une série de taches jaunâtres nombreuses et très rapprochées les unes des autres qui donnent à l'anse intestinale un aspect tigré.

3° *degré*. — PERFORATIONS INTESTINALES. — Les perforations qui suivent la chute des escarres sont également uniques ou multiples.

Circonscrites, elles occupent le fond du sillon ; diffuses, elles donnent à l'anse une apparence de véritable écumoire.

Tantôt elles présentent l'aspect de trous punctiformes, très difficiles à voir même sur le cadavre. Il faut alors pour les déceler, insuffler l'anse et la mettre dans l'eau, on voit alors sortir de petites bulles, indices de la perforation [2].

---

[1] Obs. Vignard, in Th. Arin, 1899.

[2] Comme pour une chambre à air qui a crevé.

D'autres fois ces perforations sont plus larges : elles s'étendent le long du sillon, elles peuvent même en faire le tour. Dans ce cas extrême, l'anse se détache complètement et tombe au fond du sac.

Les perforations se retrouvent encore sur les deux branches de l'anse et sur le fond ; circonstance plus grave, elles peuvent même siéger au-dessus du collet (BEURNIER) [1].

Quand les perforations sont multiples, le boyau transformé en écumoire est vide et affaissé. Quand on le presse entre les doigts, il laisse échapper de toutes parts des matières fécales.

Lésions du sac herniaire et du mésentère. — Le sac est globuleux, tendu, fluctuant, il contient du liquide transsudé. Sa face externe œdématiée, se laisse mieux disséquer qu'à l'ordinaire. Sa face interne rougeâtre violacée se couvre d'exsudats floconneux et quelquefois de caillots. Le liquide est citrin d'abord ; il peut être hématique ; il devient enfin louche et tient en suspension des fausses membranes.

Quand l'anse est gangrenée, l'odeur du liquide devient fécaloïde, alors même que l'intestin n'est pas perforé.

Quand la perforation existe, la paroi du sac est ardoisée ; elle se distingue mal des tissus voisins. Le sac renferme un liquide couleur bouillon sale, ou bien une bouillie puriforme mêlée à des matières intestinales et à des gaz.

Quelquefois le sac ne contient pas de liquide. On dit alors que la hernie est sèche et dans ce cas, l'intestin se met en contact direct avec la paroi et lui adhère. Dans ces cas, l'ouverture du sac devient dangereuse, car on risque d'ouvrir l'intestin.

Le mésentère de l'anse étranglée est épais, raide, ecchymotique. Les vaisseaux sont gorgés de sang ; parfois même thrombosés. Il se revêt d'exsudats fibrineux qui plus tard s'organiseront, deviendront fibreux et inextensibles, si bien que les deux anses ne pourront plus s'écarter et resteront accolées comme deux canons de fusil.

[1] In Thèse Arin, Paris, 1899.

Enfin, à un degré extrême, le mésentère se gangrène et se détache complètement (Sappey).

Lésions anatomiques de la gangrène intestinale. — La gangrène intestinale survient d'autant plus vite que l'anse est plus petite, et surtout que l'anneau d'étranglement est plus serré. Il est rare cependant que les perforations aient lieu au bout de 24 heures. Cependant de pareils faits existent. Macready a signalé un cas de gangrène après 5 heures d'étranglement ; Richter après 8 heures ; Lawrence après 24 heures.

Il est rare aussi que la perforation ne se montre qu'après le troisième ou le quatrième jour ; bien plus rare encore lorsqu'elle n'existe pas après le huitième, après le vingt-cinquième (Gosselin).

Il n'y a donc pas de règle précise qui puisse nous renseigner sur le moment exact où se produit la mortification. En pratique on doit craindre toujours la perforation, et se hâter d'opérer ; en opérant, examiner l'anse avec soin comme si on s'attendait à la trouver perforée. Dans les cas seuls où l'anneau est large, où il existe de l'épiploon avec l'intestin, la gangrène est peut-être plus tardive. Elle n'est pas pour cela inévitable. Au niveau du sillon d'étranglement, la paroi intestinale présente les lésions suivantes. L'épithélium, la couche glandulaire, la muscularis mucosæ, la couche des fibres circulaires disparaissent en premier lieu ; puis les fibres musculaires longitudinales, la celluleuse et le chorion muqueux qui avaient d'abord résisté, cèdent à leur tour. La séreuse n'est pas encore entamée. Aussi, on peut voir au cours de l'opération les gaz intestinaux courir sous la tunique péritonéale soulevée mais non perforée.

On conçoit que lorsqu'elle crève, son orifice peut être très petit et l'ulcération de la muqueuse très large ; on conçoit encore que des anses qui, au premier abord, ne sont pas perforées puissent, si on les réduit dans le ventre, déterminer une péritonite par perforation.

Ces perforations se font donc habituellement de dedans en

dehors. Cependant elles se produisent quelquefois de dehors en dedans. SCARPA, LARREY, LABBÉ en ont signalé quelques cas. Mais ce sont alors des perforations qui ont une étiologie spéciale.

Elles succèdent à de petits épanchements sanguins qui soulèvent la séreuse sous forme de vésicule séro-sanguinolente. Lorsque cette vésicule se vide, elle laisse apparaître la muqueuse herniée (GOSSELIN), ou bien il se forme encore de petits abcès miliaires qui, en se vidant, ouvrent la paroi intestinale (ROBERT, GOSSELIN).

La striction mécanique de l'anneau, la pression prolongée du taxis, déterminent encore des déchirures de la séreuse avec hernie de la musculeuse. C'est même en se basant sur ces derniers faits, aussi bien que sur l'aspect des perforations, dont les bords sont quelquefois nets et comme taillés à l'emporte-pièce ou en coup d'ongle, que GOSSELIN attribuait à la striction purement mécanique de l'anneau l'origine de toutes les perforations. Cela peut exister sans doute mais très rarement. Toujours pour ainsi dire, la perforation relève de la gangrène et succède à une escarre.

Bosc et BLANC ont étudié récemment, sur des pièces pathologiques et expérimentales, les altérations de la paroi intestinale étranglée qui conduisent à la gangrène et à la perforation. On peut suivre sur la figure ci-après (fig. 10) la diapédèse excessive que l'on trouve dans les villosités, autour des glandes, dans l'interstice des fibres musculaires, jusque sous la séreuse qui résiste encore : la thrombose des vaisseaux et les hémorragies interstitielles marquées surtout dans la tunique musculaire. On peut voir l'épithélium desquamé, les villosités abrasées, les glandes étouffées ou réduites à leurs cul-de-sac; les assises musculaires dissociées, les fibres ayant subi par place la dégénérescence hyaline ; bref, l'ensemble d'un processus à la fois inflammatoire et ulcératif, qui conduit à la gangrène.

Bactériologie de la hernie étranglée. — Le liquide herniaire est septique ; sa pénétration dans le péritoine détermine diverses formes de péritonite; son absorption par les voies

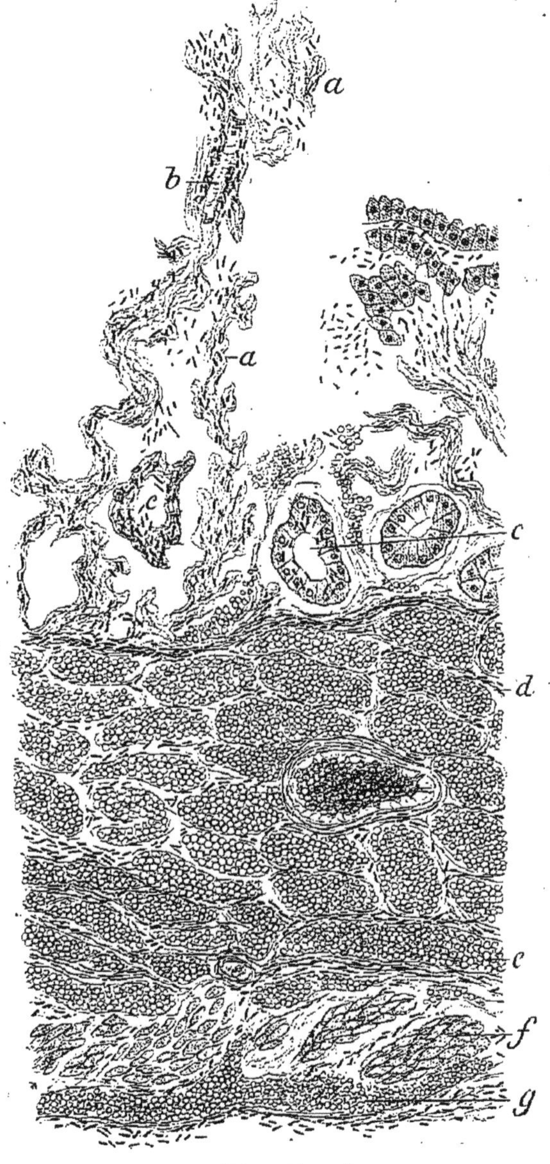

Fig. 10.

a, villosité nécrosée. — *b*, chylifère central. — *c*, glandes. — *e*, *f*, sous-muqueuse et musculeuse. — *g*, sous-séreuse (d'après Blanc).

circulatoires fait éclater à distance les complications infectieuses que l'on observe dans différents organes.

Ces propriétés septiques tiennent à la présence de microbes dont le plus fréquent est le colibacille. On trouve encore le streptocoque, le staphylocoque blanc et doré, le bactérium lactis aérogène, le diplocoque de FRÆNKEL [1]. NEPVEU [2] a constaté le premier l'existence de bactéries dans le liquide herniaire, et cela à plusieurs reprises. Mais c'est CLADO [3] qui fit faire le pas décisif à la question. Il isola un microbe spécial, auquel il donna le nom « *bactérie de l'infection herniaire* ». Ce microbe n'était autre que le bactérium coli. Il montra que ces diverses bactéries ne se rencontrent pas seulement dans le liquide herniaire, mais encore dans la muqueuse et les autres tuniques de l'intestin et qu'elles traversent ces tuniques pour pénétrer dans le sac. Il constata de plus la présence de ces microbes dans le poumon, le foie, la rate, etc., et, se basant sur ce fait, attribua à l'infection les complications viscérales, bronchopneumonies, congestion pulmonaire, etc., jusque-là mal expliquées. Nous pouvons dire enfin qu'il a édifié dans ses grandes lignes la physiologie pathologique de l'étranglement herniaire.

Mais ses résultats furent contestés. Des histologistes de valeur RITTER, ROVSING ne purent déceler le moindre microbe dans le liquide du sac. Devant ces contradictions de nouvelles recherches s'imposaient. Elles ont confirmé les travaux de CLADO, tout en complétant et en précisant ses premiers résultats. BRENTANO [4], sur 31 examens, rencontra 20 fois des microbes dans le liquide herniaire. Il trouva soit : des microcoques purs le plus souvent, soit le colibacille pur, soit le colibacille associé aux microcoques (fig. 11 et 12, 13, 14, 15).

L'examen microbien, d'après BRENTANO, peut rester négatif, si l'on puise le liquide trop tôt, c'est-à-dire avant la vingt-cinquième heure ; ou bien encore, si on le recueille trop tard.

[1] BARBACCI. *Centralbl. f. allg. Path. und path. Anat.*, 1893.
[2] NEPVEU. *Comptes rendus de la Soc. de biol.*, 1875-83.
[3] CLADO. Congrès français de Chir., 1889.
[4] BRENTANO. *Deutsch. Zeit. für Chir.*, 1896, t. XLIII, p. 288.

Il admet que dans ce dernier cas le liquide devient nocif pour

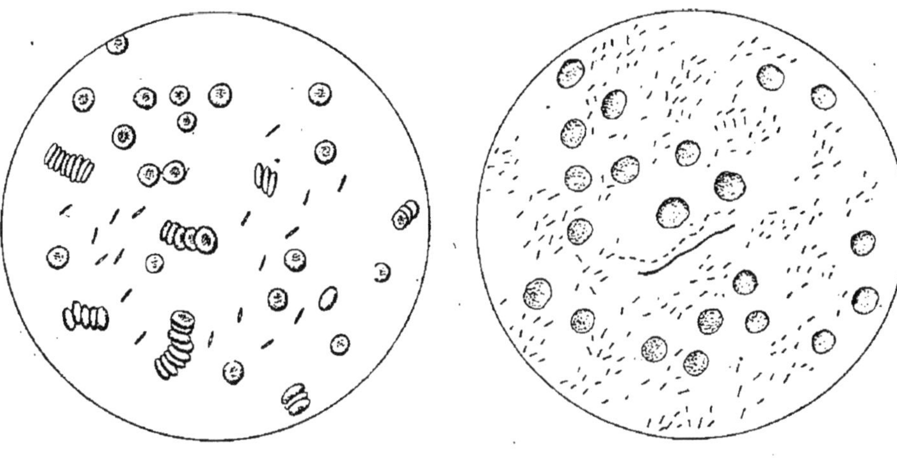

Fig. 11.
Liquide du sac herniaire.
(d'après CLADO).

Fig. 12.
Liquide péritonéal.

les micro-organismes, qui meurent tués par leurs excréta.

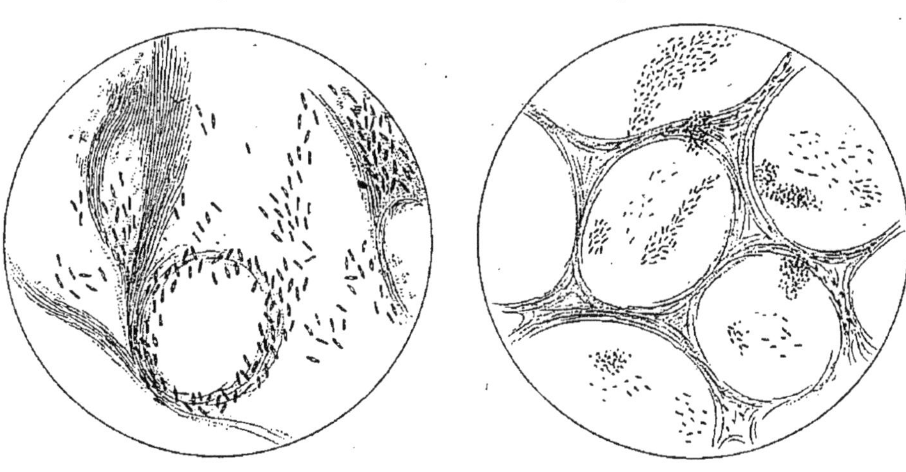

Fig. 13.
Coupe de la rate.

Fig. 14.
Coupe du poumon.

Ces microbes viennent de l'intestin et traversent ses parois.
GARRÉ prétend qu'ils ne traversent pas les parois saines. Mais

dans l'étranglement, les tuniques de l'intestin ont toujours quelque altération légère ou grave. Ces lésions, localisées d'abord à la muqueuse, n'atteignent et n'entament la séreuse qu'assez tard; et ce ne serait qu'à ce moment que les microbes traverseraient la paroi et pénétreraient dans le sac (BÖNNECKEN[1]).

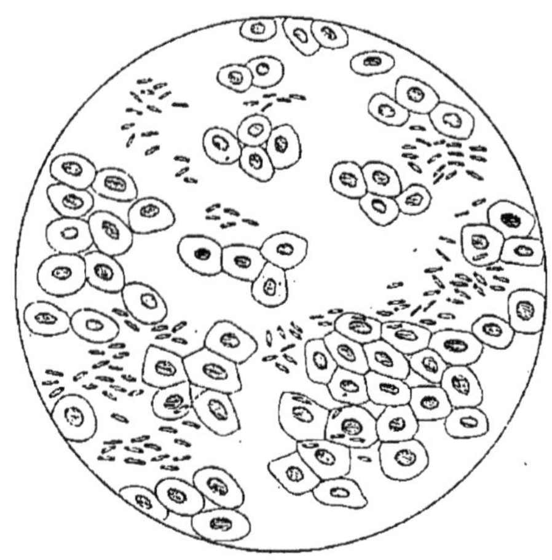

Fig. 15.
Coupe du foie.

On a pu observer les diverses étapes de cette migration. D'après BÖNNECKEN, elle s'accomplit le long du chylifère central; d'après KLECKI, le long et dans l'intérieur des vaisseaux sanguins.

On peut voir sur la coupe d'intestin, que nous empruntons aux travaux de Bosc et BLANC[2], comment cette pénétration s'accomplit (fig. 10). On remarque que la barrière épithéliale est détruite; que les villosités sont disloquées; que de petites hémorrhagies occupent la sous-muqueuse et les interstices conjonctifs des fibres musculaires. On observe en outre des traînées microbiennes le long et dans l'intérieur du chylifère central, dans les culs-de-sac glandulaires. Ils existent nombreux

[1] BÖNNECKEN. *Arch. de Virchow*, vol. CXX.
[2] Bosc et BLANC. *Arch. méd. Exp.*, 1896.

dans l'interstice conjonctif des fibres musculaires, et notamment au voisinage des petits foyers hémorragiques que nous avons signalés ; enfin, ils sont encore très abondants dans la sous-séreuse.

Aussi, l'intégrité apparente de l'anse intestinale que le chirurgien attire hors du sac, et qu'il examine avant de la laisser rentrer dans le ventre, jure avec les lésions histologiques avancées et l'efflorescence microbienne que le microscope révèle.

L'action microbienne, localisée d'abord à la paroi intestinale, ne tarde pas à se généraliser.

Dans le sac herniaire, les microbes se diffusent avec le liquide du sac et pénètrent avec lui dans la grande cavité péritonéale qu'ils inoculent et dont ils déterminent l'infection, partielle ou étendue.

Il pénètrent, en outre, dans la circulation générale par les vaisseaux de l'intestin ou du mésentère et vont coloniser dans les viscères en créant les broncho-pneumonies, les congestions hépatiques ou rénales.

Ou bien encore, empoisonnant l'organisme tout entier par leurs toxines, ils déterminent un état septicémique qui explique les symptômes généraux graves de l'étranglement.

Lésions diverses qui accompagnent l'étranglement herniaire. — L'intestin, situé dans la cavité abdominale, participe quelque peu aux lésions de l'anse herniée. Le segment intestinal qui précède le bout supérieur est distendu par les gaz et par les matières intestinales qui s'accumulent derrière l'obstacle ; et enfin par un liquide de transsudation sanguinolent, noirâtre et d'odeur fétide. Les parois sont œdémateuses, violacées ; elles ont perdu leur souplesse, et cela sur une assez grande étendue. On peut enfin rencontrer des lésions ulcératives analogues à celles de l'anse herniée (CORNIL).

Par contre le segment qui fait suite au bout inférieur conserve son aspect normal ; il est aplati et flasque. Ses parois sont minces, et ne renferment ni liquide, ni gaz.

Le péritoine peut rester sain. Dans quelques cas, il présente une légère réaction inflammatoire ; et l'on trouve une petite quantité de liquide séreux, légèrement teinté en rose. D'autres fois, il est plus gravement atteint, et présente, suivant les cas, les diverses formes de péritonite sur lesquelles nous n'insisterons pas.

On trouve encore des complications inflammatoires dans le rein, le poumon, le foie, la rate.

VERNEUIL les avait constatées et avait insisté surtout sur les diverses altérations pulmonaires, les congestions hypostatiques, la pleuro-pneumonie, les broncho-pneumonies. Mais on s'expliquait mal la genèse de ces complications à distance.

ROUX pensait qu'il s'agissait de congestion pulmonaire due à un acte réflexe transmis par le pneumo-gastrique et le sympathique. Les animaux sur lesquels il expérimentait ne présentaient plus ces complications, lorsqu'il coupait préalablement le grand sympathique.

GUSSENBAUER attribuait à ces complications une origine embolique. L'embolus partait des vaisseaux de l'intestin ou du mésentère généralement thrombosés, et déterminait, suivant les organes où il s'arrêtait, des infarctus pulmonaires, hépatiques, etc.

Pour LESHAFT, les broncho-pneumonies étaient dues à l'introduction dans la trachée des matières vomies ; elles étaient analogues aux pneumonies dites par déglutition.

Pour HUMBERT, les phénomènes généraux graves s'expliquaient par le passage dans le sang des matières toxiques retenues dans l'intestin. Toutes ces théories s'effacent devant les recherches bactériologiques sur lesquelles nous avons insisté en montrant comment l'infection herniaire primitivement locale arrive à se généraliser.

Il faut, pour que cette généralisation viscérale se produise, deux conditions capitales : 1° La présence de microbes pathogènes dans l'intestin, dans le sac herniaire ou le péritoine ; 2° une atténuation du nombre ou de la virulence de ces microbes telle que la péritonite ne puisse se déclarer. La nécessité de cette deuxième condition a été démontrée par GRAWITZ et WEGNER. Ces auteurs injectaient en petite quantité des cultures pures de staphylocoques dans la cavité abdominale sans déterminer de péritonite. Mais les lymphatiques de la séreuse pariétale, diaphragmatique et intestinale étaient remplis de cocci, que l'on retrouvait encore dans le rein, le cœur et dans le sang.

Suites éloignées de l'étranglement herniaire. — *Rétrécissement tardif de l'intestin.* — Les altérations pariétales, que nous avons signalées soit sur l'anse herniée soit encore sur le segment supérieur de cette anse, peuvent déterminer des rétrécissements permanents de l'intestin. GARRÉ [1] et MAAS [2] en ont rassemblé un certain nombre de cas qu'en France PELLETAN [3], TESSIER [4] et GUIGNARD [5] avaient déjà observés.

Occlusions intestinales après la kélotomie. — L'inflammation péritonéale de l'anse étranglée et réduite dans le ventre peut persister très atténuée, et laisser à sa suite des adhérences qui seront plus tard l'origine de nouveaux accidents ; étranglements internes par brides (BERGER), par coudure (NICAISE), etc. — L'étude de ces occlusions intestinales consécutives à l'étranglement a été faite par F. TRÈVES [6] et par ANSEL [7].

Ce ne sont pas les seuls cas d'occlusion que l'on observe après la kélotomie. Il en est d'autres en effet où l'anse réduite paraissait peu altérée et cependant les phénomènes d'étranglement ont persisté.

Les recherches que nous avons faites à ce sujet nous montrent qu'il s'agit alors dans ces cas-là d'occlusion par brides ou d'agglutinement par adhérences.

Dans le premier cas on trouve une anse intestinale coudée sur une bride péritonéale ou accolée à la paroi (LUCAS-CHAMPION-

---

[1] *Beitrage z. k. Ch.*, 1892, t. IX, p. 187.
[2] *Berl. Klin. Woch.*, 1895, p. 60, n° 3.
[3] *Clin. chir.*
[4] *Arch. g. méd.*, 1838.
[5] Th. Paris, 1846.
[6] *The Lancet*, 1884.
[7] De l'étranglement secondaire après la kélotomie. Paris, 1899.

NIÈRE); dans le second, les anses intestinales agglutinées sont rassemblées dans l'intérieur du tablier épiploïque. L'épiploon réséqué et lié dans une opération antérieure est transformé en une hotte ouverte en haut, et fermée en bas par le fil à ligature (RICHE).

Le mécanisme de ces occlusions est simple : il s'agit toujours d'infection péritonéale limitée. Dans l'étranglement herniaire, cette infection localisée de l'anse est la règle. Après la cure radicale, cette infection, toujours exceptionnelle, survient cependant dans quelques cas, quelle que soit la raison qui l'explique. Et alors, l'anse manipulée et réduite se soude à la paroi ; ou bien c'est l'épiploon qui adhère par sa face cruentée, etc... Mais quel que soit l'organe qui adhère, cet organe ne peut adhérer que s'il a été infecté.

Pincement latéral. — Il nous reste un mot à dire d'une variété particulière d'étranglement, du pincement latéral.

Observé par F. de HILDEN, LAVATER, etc., il a été bien décrit pour la première fois par RICHTER qui le distingua de la hernie étranglée habituelle, et surtout de l'étranglement des diverticules intestinaux. Il a été contesté et nié par ROSER ; or non seulement il existe réellement, mais ainsi que l'a montré H. SACHS, on peut le reproduire expérimentalement.

Dans le cas de pincement, il n'y a qu'un segment de la paroi qui soit étranglée. Aussi l'anse pincée, n'est-elle ni coudée ni oblitérée ; et la lumière intestinale est diminuée mais non pas abolie. A la rigueur, les gaz et les matières peuvent circuler.

Le segment pariétal pincé présente un sillon circulaire au niveau de l'anneau, et au-dessous une dilatation plus volumineuse parfois que l'anse intestinale elle-même. Si bien qu'elle ne semble pas appartenir à cette anse, qu'elle paraît être un ancien diverticule de l'intestin. Aussi, avant RICHTER, confondait-on le pincement avec les hernies diverticulaires.

Les lésions intestinales sont les mêmes que celles de l'étranglement ordinaire. RICHTER et LOUIS pensaient qu'elles évoluaient plus rapidement dans le cas de pincement que dans les autres variétés d'étranglement. Ce qui rendait très plausible cette opinion, c'est que le pincement porte sur le bord libre de l'intestin, c'est-à-dire sur le bord le moins vasculaire en apparence, le plus éloigné de la dernière arcade mésentérique. Les vaisseaux du reste à ce niveau sont plus superficiels que ceux du mésentère et par conséquent plus vite obturés. En réalité cette marche plus rapide des lésions dans le cas de pincement n'éxiste pas. GOSSELIN et BERGER ont publié des observations de pincement latéral qui avaient évolué très longuement et qui ne s'étaient pas accompagnées de gangrène.

Étiologie de l'étranglement herniaire.

Fréquence générale. — La fréquence générale des hernies étranglées est de 3.31 p. 100 d'après BERGER. Ce chiffre du reste est très approximatif; il est au-dessous de la réalité.

Femmes. — Cet accident est deux fois plus fréquent chez la femme que chez l'homme. Cela tient d'abord à ce que la hernie crurale est celle qui s'étrangle le plus souvent; et en effet tandis qu'il y a 1 1/2 p. 100 de hernies inguinales étranglées, il y en a 6 1/2 pour 100 de crurales; et ensuite, à ce que la hernie crurale est bien plus répandue chez la femme que chez l'homme.

Age. — Cet accident est très rare dans les premiers temps de la vie. Cependant tous les chirurgiens d'enfants que nous connaissons ont opéré des hernies étranglées [1]. Après MARSH et FÉRÉ, TARIEL rassemblant tous les cas parus, a pu réunir 128 observations dans sa thèse, et CARL STERN prétend que l'étranglement de l'enfance est à celui de l'âge adulte dans la proportion de 1 p. 108.

C'est vers 40 ans que la hernie étranglée atteindrait son maximum de fréquence chez l'homme, et vers 50 ans chez la femme.

---

[1] HOLMES et de SAINT-GERMAIN n'auraient cependant jamais opéré de hernie étranglée chez les enfants.

Causes prédisposantes. — Certaines conditions anatomiques et pathologiques prédisposent à ces accidents.

Causes pathologiques. — C'est d'abord les bronchites chroniques qui exagèrent les efforts de toux, les diarrhées chroniques qui multiplient les défécations et qui, troublant la vitalité de l'intestin, rendent sa paroi moins souple et sa congestion plus facile. La grossesse et l'accouchement ne paraissent pas avoir grande influence, quoiqu'on ait vu survenir des hernies à la fin et à la suite de la parturition.

Conditions anatomiques. — Les hernies qui s'étranglent le plus souvent sont :

1º Les hernies qui ont un anneau étroit ; la hernie crurale en est le type.

2º Les hernies, qui s'étranglent dès leur apparition, et qui ne révèlent leur apparition qu'en s'étranglant, entrent pour 1/5 dans la totalité des hernies étranglées.

3º Dans les hernies anciennes, l'étranglement se rencontre fréquemment.

a. Dans les petites hernies.

b. Dans les hernies traitées par le bandage. Dans plus de la moitié de cas, les malades étaient porteurs de bandages.

c. Dans les hernies volumineuses qui ne se réduisaient jamais parfaitement.

Mécanisme de l'étranglement herniaire. — L'étude des lésions anatomiques nous a montré les suites de l'étranglement abandonné à lui-même mais ne nous éclaire pas encore sur son mécanisme.

C'est qu'en effet ces lésions ne constituent pas l'étranglement qui existe avant elles et qui les crée. L'étranglement est quelque chose de plus simple ; c'est une constriction étroite qui rend l'intestin irréductible spontanément.

Mais pourquoi l'anneau herniaire (anneau ou collet) devient-il trop étroit, pourquoi l'intestin est-il si serré qu'il ne puisse rentrer dans le ventre spontanément...? C'est là le problème de l'étranglement.

Ce problème, l'expérience très classique de O' Beirn ne le résout pas ; mais elle a le mérite de le poser d'une façon tangible, et de le réduire à ses éléments les plus simples. Voici cette expérience.

On fait dans un carton un trou qui a la largeur d'une pièce de 50 centimes. On introduit par ce trou une anse d'intestin ; la courbure de l'anse est d'un côté du carton ; les deux bouts de l'anse de l'autre côté. On souffle dans l'un de ces bouts avec un instrument spécial. Si l'insufflation est lente, l'air circule librement dans le boyau. Si l'insufflation est brusque, l'anse insufflée se distend ; les gaz s'accumulent et cessent de circuler ; de plus, l'anse s'allonge aux dépens des segments intestinaux qui sont de l'autre côté du carton.

M. Berger a répété cette expérience en choisissant une anse d'intestin préalablement placée dans un sac herniaire, c'est-à-dire en se plaçant dans des conditions très rapprochées de la réalité.

« Nous avons fait passer le collet du sac herniaire ainsi disséqué par un trou percé dans une plaque de liège ou de carton dans un anneau de fil de fer et après avoir introduit dans le sac une anse intestinale nous l'avons subitement insufflée. Nous avons vu le sac se distendre d'abord par l'ampliation de l'anse puis par la pénétration dans le sac de nouvelles portions d'intestin, et après avoir poussé la distension du sac jusqu'à ses extrêmes limites, nous avons pu constater... que dans l'intérieur d'un sac herniaire l'occlusion se produisait comme lorsqu'une anse d'intestin était librement passée dans un anneau. »

Dans l'expérience de O'Beirn et dans celle de Berger, qu'est-ce qui empêche les gaz de s'échapper de l'anse intestinale distendue, qu'est-ce qui empêche la réduction de cette anse ?

Voici les explications que l'on a données.

Étranglement élastique. Richter. — L'anneau élastique se laisse forcer sous l'influence de l'effort exercé par l'intestin ; il revient sur lui-même en vertu de son élasticité et étreint l'anse intestinale qui est descendue dans la hernie sur une plus grande longueur.

Théorie de la coudure. Scarpa, Chassaignac, Budd. — L'anse intestinale étranglée présente deux portions : une portion intrasacculaire, une portion intraabdominale. Le segment abdominal fait avec le segment intrasacculaire, au niveau du collet, une coudure brusque qui se traduit par la formation d'un éperon dans le canal intestinal. C'est cette inflexion angulaire, qui empêche les matières liquides ou gazeuses de sortir de l'anse herniée. Cette théorie a servi à Chassaignac pour expliquer l'étranglement par vive arête (fig. 16).

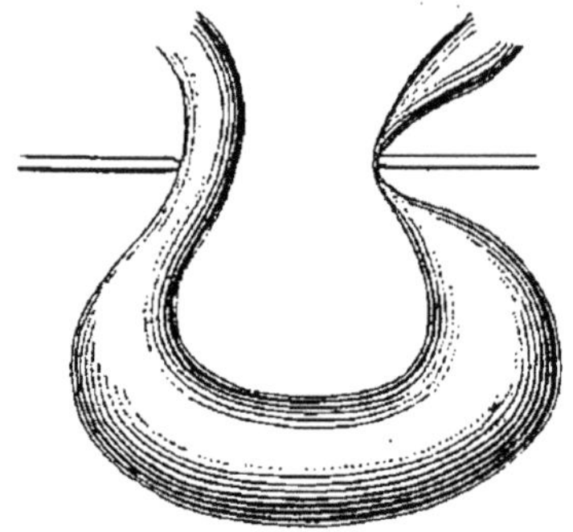

Fig. 16.

Étranglement sur vive arête.

Théorie de l'occlusion valvulaire. Biddert. Linhart. — L'occlusion peut encore se faire dans l'intérieur de l'intestin soit par intrication des valvules soit encore par une sorte de prolapsus de la muqueuse produit sous l'influence des mouvements péristaltiques (Kocher).

Théorie du coin mésentérique. Lossen. Berger. — Lossen pense que les matières intestinales s'accumulent grâce à la pression que le bout supérieur dilaté exerce sur le bout inférieur (fig. 17). Mais il faut au préalable que l'arrêt des matières ait eu lieu dans le bout supérieur. Cet arrêt serait pour Lossen déterminé par le mésentère qui s'enfonce et s'enclave entre les deux bouts d'intestin. Il forme un coin dont la base est tournée vers l'abdomen et dont le sommet s'engage entre les deux segments de l'anse étranglée.

D'après Berger, le coin mésentérique a une forme différente (fig. 18). Son sommet est bien au pédicule de la hernie, mais sa base repose sur le bord adhérent de l'anse herniée. De sorte que la traction que le mésentère exerce en vertu de son élasticité, et qui tend à le faire rentrer dans l'abdomen, a pour but d'engager de plus en plus le coin mésentérique entre les extrémités de l'anse étranglée.

3.

C'est ce coin mésentérique qui est la cause la plus efficace de l'occlusion. En effet, si dans l'expérience de BERGER [1], on vide les deux bouts supérieur et inférieur de l'intestin, l'anse formée reste encore distendue et les gaz ne circulent pas ; mais si l'on relâche la corde mésentérique tendue entre l'anse et

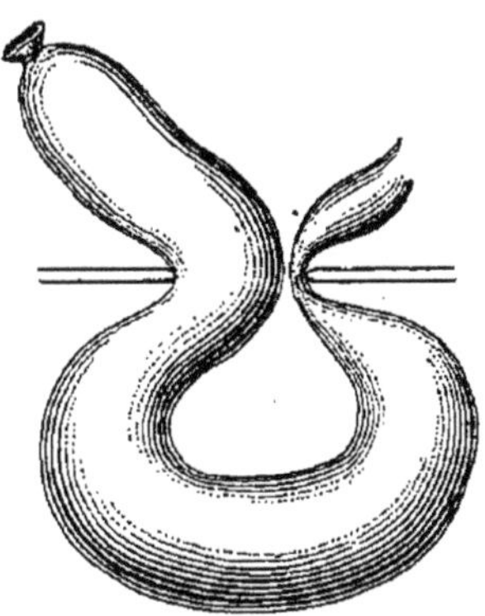

Fig. 17.
Compression du bout inférieur
par le supérieur dilaté.

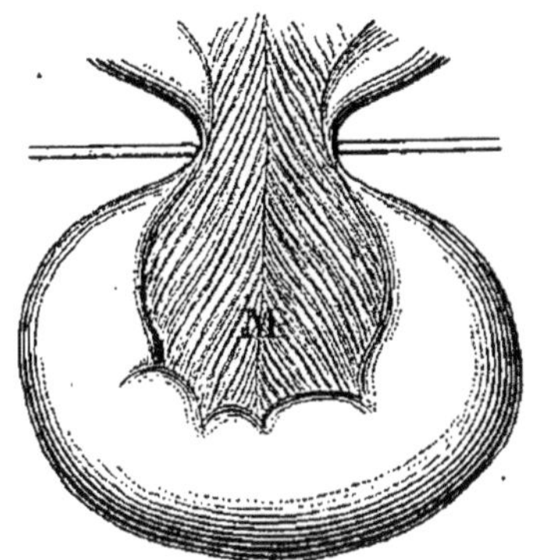

Fig. 18.
Théorie du coin.
M, coin mésentérique.

son insertion vertébrale « on voit, sous l'influence des pressions exercées sur l'anse, le contenu de celle-ci se vider par le bout supérieur, le bout inférieur ou les deux à la fois ».

Voici maintenant quelle est l'idée générale que l'on peut se faire du mécanisme de l'étranglement herniaire.

Les causes qui déterminent l'étranglement sont les mêmes qui produisent la hernie ; c'est l'effort, c'est le relâchement de la paroi ou de l'anneau. Ces deux causes se complètent. Plus l'anneau est étroit, plus l'effort devra être puissant et inversement. Aussi la condition la plus favorable pour produire l'étranglement est celle d'un individu qui soulève un fardeau, c'est-à-dire qui exerce un violent effort au moment où sa paroi est sans défense et ses anneaux relâchés par suite de la flexion du corps.

[1] Citée plus haut.

A la suite de cet effort qui distend l'anneau et force son ouverture, l'intestin pénètre en plus grande quantité dans le sac ; les gaz pénètrent en plus grande quantité dans l'intestin et s'y accumulent.

Allongement et distension de l'intestin, tel est le premier acte de l'étranglement. La distension nous explique la coudure du segment supérieur, la compression du bout inférieur par le supérieur, la striction exercée par l'anneau sur un intestin plus volumineux qu'à l'état normal.

Quant à l'accroissement en longueur de l'anse herniée, il ne se fait que grâce à l'allongement brusque de son mésentère, qui revient ensuite sur lui-même en vertu de son élasticité, s'encoince entre les deux bouts intestinaux, les aplatit et les obture, ainsi que l'a démontré BERGER.

A. C'est de cette façon que s'explique l'étranglement de presque toutes les hernies ; particulièrement de cette variété de hernie inguinale congénitale qui s'étrangle dès qu'elle apparaît.

Dans ces cas-là, il suffit d'opérer le taxis de bonne heure, ou de donner quelques gouttes de chloroforme pour lever l'étranglement. Il suffit en somme de forcer une seconde fois la striction de l'anneau d'une façon directe ou indirecte.

B. Dans quelques cas plus rares, où la hernie est volumineuse et l'anneau large, par exemple dans certaines hernies ombilicales, l'inflammation paraît jouer le premier rôle, et l'on écrit à ce sujet que la tuméfaction inflammatoire de la paroi intestinale, la rend plus épaisse et moins souple. C'est là ce qu'on appelle les *étranglements consécutifs inflammatoires* de MALGAIGNE et de BROCA.

Mais à cette inflammation, à cette gêne circulatoire, il faut une cause. Il faut pour expliquer la stase sanguine, un certain degré de striction préalable. Il faut que la hernie soit sortie plus grosse ou que son contenu ait augmenté de volume pour que le collet ou l'anneau cesse d'être assez large et devienne un obstacle au cours des matières. Aussi nous semble-t-il que le mécanisme de l'étranglement n'a pas changé. Son action est plus lente, c'est la seule différence.

Toutes les causes qui amènent l'augmentation de volume de l'intestin hernié et l'épaississement de ses parois prédisposent à l'étranglement. La tuberculose, le cancer agissent ainsi. L'inflammation simple agit de même.

Nous ne repoussons pas le rôle de l'inflammation comme cause d'étranglement, mais nous ne l'admettons que dans quelques cas exceptionnels.

Il est enfin des hernies anciennes qui restent longtemps sans s'étrangler, malgré les efforts, les travaux pénibles auxquels le malade se livre habituellement. Un jour l'étranglement a lieu. Pourquoi se produit-il ce jour-là? C'est que probablement il y a eu de l'entérite, de l'infection coli-bacillaire, atténuée dans ses symptômes, mais qui a suffi à altérer préalablement la paroi de l'intestin. C'est ce qui se passe en effet dans les cas où la diarrhée chronique entre dans les commémoratifs du malade.

Nous croyons en effet que dans certains cas, alors que les conditions mécaniques de la hernie restent les mêmes, un certain degré d'infection de la paroi intestinale prépare l'étranglement et nous explique son apparition. Mais, même dans ce cas-là, c'est l'anneau devenu indirectement trop étroit qui arrête les gaz et détermine l'étranglement.

Cela est d'une importance thérapeutique capitale. C'est qu'en effet, en n'admettant que des étranglements mécaniques, nous sommes logiquement conduits à l'intervention, et à l'intervention hâtive. Admettre, au contraire, l'existence d'étranglements inflammatoires, c'est admettre la possibilité de guérir son malade sans l'opérer, par la seule application de traitements médicaux. C'est préparer un désastre.

Mécanisme du pincement latéral. — On admet que la simple poussée viscérale puisse faire pénétrer dans un orifice étroit (l'anneau crural presque toujours) un segment d'intestin. L'anneau distendu revient sur lui-même et retient l'intestin, par la simple mise en jeu de son élasticité.

Il n'est pas nécessaire que l'intestin soit préalablement fixé au pourtour de l'anneau par des adhérences. Du reste, si par exception ces adhérences existent, elles sont secondaires.

Symptômes de l'étranglement herniaire. — L'étranglement est un accident qui, dans la grande majorité des cas, a un début brusque. Sous l'influence d'un effort, une hernie contenue par un bandage ou sans bandage sort soudainement et fait irruption hors du ventre en déterminant une douleur aiguë. Le malade porte la main à l'anneau et constate que la tumeur herniaire réductible autrefois ne peut plus rentrer, puis il ne tarde pas à éprouver un grand malaise suivi bientôt de vomissements.

Quelquefois les vomissements apparaissent en même temps que l'irréductibilité et chez certains hernieux, porteurs d'une toute petite hernie, ce sont ces troubles fonctionnels qui attirent d'abord l'attention.

Quand la hernie ne rentre jamais dans le ventre ou que son irréductibilité est seulement partielle, ce sont encore le malaise, les nausées, les faux besoins d'aller à la selle et plus tard les vomissements qui avertissent ce malade des accidents de l'étranglement, et en même temps il constate que le volume, la sensibilité et la tension de sa hernie ont augmenté.

Cette période de début passée, on entre dans la période de l'étranglement confirmé et cet étranglement se reconnaît aux signes suivants :

La tumeur est *irréductible,* dure, tendue, ayant perdu toute souplesse ; elle est fixée sur le plan profond et n'a plus sa mobilité ordinaire. Quand la hernie est toute petite, on a de la peine à contrôler ces sensations de consistance, et dans les hernies cachées (obturatrices, ischiatiques, etc.), il est impossible de les percevoir, mais c'est la grande exception.

Les *vomissements* sont pour ainsi dire constants. Ils se montrent dès le début et sont presque toujours continus. Il faut savoir pourtant qu'ils peuvent disparaître momentanément pour réapparaître ensuite. Ils changent de nature avec l'âge de l'étranglement, et suivent la gravité des symptômes. Alimentaires au début, ils ne tardent pas à devenir bilieux puis *féca-*

loïdes, c'est-à-dire d'une couleur jaune sale et d'une odeur fécale qui ne laisse aucun doute.

La suppression des garde-robes et des gaz a aussi la plus grande importance. Il existe des cas où on peut avoir une petite évacuation du bout inférieur de l'intestin ; mais c'est la grande exception et en général cette évacuation est provoquée par un lavement. Aussi faudra-t-il s'enquérir avec beaucoup de soin auprès du malade lui-même, s'il a rendu des gaz *par l'anus*, en insistant sur ce dernier mot, car il a des éructations fréquentes et il arrive qu'il puisse y avoir confusion.

Il existe pourtant des cas d'étranglement dans lesquels il y a de la diarrhée. On peut, dans ces conditions, faire le diagnostic de pincement latéral. Nous avons opéré un malade qui venait d'avoir sous nos yeux une selle diarrhéique excessivement copieuse, il avait un pincement latéral dans une hernie inguinale. Ces faits sont la grande exception ; la règle est l'arrêt complet des gaz et des matières.

Voici les symptômes capitaux ; il en existe d'autres. L'état général ne tarde pas à se ressentir des accidents terribles de l'étranglement. Le facies devient caractéristique ; la face est pâle, les yeux sont caves, le malade est anxieux, il a des tendances à la syncope et quelquefois un peu d'agitation. Le pouls est petit, fréquent. Puis les extrémités se refroidissent en même temps que la température rectale descend au-dessous de la normale, le ventre se ballonne, les urines deviennent rares, puis se suppriment ; la voix s'éteint et la mort ne tarde pas à arriver.

Les douleurs abdominales sont très violentes ; ce sont des coliques qui, d'abord vives et fréquentes, deviennent ultérieurement plus sourdes. La paroi du ventre est soulevée par les anses intestinales, elles-mêmes distendues par les gaz. La moindre pression détermine de la douleur.

Enfin, du côté de la tumeur herniaire, on constate de la matité quelquefois, mais rarement, des gargouillements, et si on fait tousser le malade on constate que l'impulsion a disparu.

Terminaison. — On a parlé de réduction spontanée de l'intestin étranglé ; ce sont là des cas dans lesquels on avait certainement affaire à de petites poussées de péritonite herniaire ; car, il faut le savoir, la terminaison ordinaire des accidents de la hernie étranglée, c'est la mort.

La seule façon de guérir pour le malade atteint d'étranglement herniaire qui n'a pas été opéré, c'est la formation spontanée d'un anus contre nature par gangrène herniaire et phlegmon stercoral. Par suite du sphacèle qui détruit les parois intestinales, les matières se répandent dans le sac, l'infectent, l'inflammation gagne progressivement la peau ; celle-ci s'ulcère et le pus, les gaz et les matières stercorales font irruption au dehors, la grande séreuse péritonéale ayant échappé à la propagation de l'infection. Ces différentes étapes de la guérison naturelle de l'étranglement mettent plusieurs jours à se produire, et dans la très grande majorité des cas les malades n'ont pas la résistance suffisante pour leur permettre d'attendre cette création spontanée d'un anus contre nature, mais il en existe des exemples et il fallait en parler.

La mort survient donc presque toujours pour ne pas dire toujours quand on n'opère pas.

Elle est produite soit par péritonite, soit par infection générale.

La mort par péritonite est facile à comprendre, soit que l'inflammation de l'anse herniée se propage directement à la grande séreuse péritonéale, soit que celle-ci soit infectée par les lésions qui siègent, comme nous l'avons dit, au-dessus de l'étranglement, soit même que l'intestin se sectionne par gangrène et se réduise dans l'abdomen attiré par son mésentère.

Mais ce n'est pas de péritonite que meurent le plus souvent les malades atteints de hernie étranglée, c'est d'infection générale. Nous avons dit en étudiant la bactériologie herniaire ce qu'il fallait penser des microbes pathogènes qui, partant de l'anse étranglée, vont se répandre dans l'économie tout entière. Cette infection est tellement rapide que l'intervention, même quand elle n'est pas très précoce, ne sauve pas les malades qui sont littéralement empoisonnés. On les voit devenir anxieux, chercher leur respiration qui est courte et précipitée. Le pouls devient de plus en plus petit et filant sous le doigt. Le facies est bronzé, le visage et les extrémités sont en même temps cyanosés ; la langue est sèche, l'urine est rare et contient de l'albumine. C'est que les reins et les poumons sont pris.

La *néphrite aiguë* est la règle dans les cas d'étranglement grave, elle est due, comme les altérations du poumon, à la présence des bactéries signalées par CLADO. ENGLISCH, FRANK et KLOPSTOCK ont étudié les relations qui existaient entre l'abondance de l'albumine dans les urines et le degré de constriction de l'étranglement.

Les *lésions de l'appareil pulmonaire* sont les complications les plus fréquentes de l'étranglement herniaire. VERNEUIL, en 1869, attirait sur elles l'attention du public médical et depuis de nombreux travaux ont élucidé la question. Ce sont ou des congestions hypostatiques ou des noyaux de pneumonie et de broncho-pneumonie qui se manifestent d'une façon médiocre au début par des troubles respiratoires, par de la dyspnée et qui bientôt se distinguent par l'auscultation et par l'ascension de la température.

Aujourd'hui, l'explication de ces complications pulmonaires est trouvée ; nous avons dit plus haut qu'elles étaient dues à une infection microbienne dont le point de départ est l'anse étranglée.

Nous ne reviendrons pas sur ces différents faits étudiés déjà ; les complications de l'étranglement deviennent du reste de plus en plus rares depuis que les hernies atteintes d'accidents sont opérées le plus rapidement possible.

Diagnostic de l'étranglement. — Dans la grande majorité des cas, le diagnostic de la hernie étranglée est facile en analysant les symptômes que nous venons d'énumérer.

Mais si la hernie est toute petite ou si elle est cachée (hernie propéritonéale) on peut confondre l'étranglement interne avec l'étranglement herniaire, c'est pourquoi on recommande de bien visiter tous les orifices de l'abdomen, quand on se trouve en présence d'un sujet atteint d'occlusion intestinale.

Il n'est pas impossible non plus qu'un hernieux soit atteint d'un arrêt dans le cours des matières et des gaz par un obstacle siégeant dans le ventre, et il sera nécessaire de faire le départ de ce qui appartient à l'occlusion et de ce qui a trait à la hernie, qui dans ce cas ne sera pas tendue, pas douloureuse et manquera de tous les signes objectifs de l'étranglement.

On fait dans les traités de pathologie externe le diagnostic différentiel entre la hernie étranglée et une adénite crurale aiguë. Ces erreurs sont possibles et il nous a été donné pour notre part de rester quelques heures hésitant : il s'agissait d'une petite adénite crurale placée à l'anneau crural, formant une tumeur douloureuse à la pression, tendue et coïncidant avec des vomissements; de l'anxiété respiratoire, de l'arrêt des gaz et des matières. Il suffit de suivre le malade pour voir la non-aggravation et même la cessation des symptômes généraux pour être fixé ; mais néanmoins le clinicien devra être prévenu de la confusion possible pour l'éviter.

L'orchite dans un testicule ectopique présente tous les caractères d'une hernie inguinale congénitale étranglée : tumeur dans la région herniaire, symptômes généraux se manifestant par des nausées, des vomissements, de l'occlusion intestinale, tout y est ; mais il suffira d'examiner les bourses pour voir qu'un testicule manque, le canal, pour vérifier la présence d'un écoulement et enfin, ici comme dans l'adénite, l'arrêt du cours des gaz et des matières n'est pas aussi complet et ne se montre que passagèrement.

Est-il possible maintenant de distinguer l'engouement ou la péritonite herniaire de l'étranglement vrai ? oui dans la très grande majorité des cas. La hernie tout en ayant plus de tension que d'habitude, ne présente pas la rénitence qu'elle montre dans l'étranglement. Elle est plutôt empâtée que franchement enflammée. Il y a le plus souvent quelques gaz qui ont été évacués par l'anus et quelquefois même une garde-robe plus ou moins récente. L'aspect général du patient n'est pas aussi altéré, son facies n'est pas impressionnant.

l'anxiété respiratoire est quelquefois nulle ; le pouls est moins fréquent, plus ferme que dans l'étranglement vrai. On rencontre cependant des cas dans lesquels les signes sont aussi tranchés que dans la striction d'une anse herniée. La question a du reste peu d'importance puisqu'il est de règle à l'heure actuelle d'opérer toutes les hernies qui présentent des accidents, sauf bien entendu chez les vieillards ou chez les sujets atteints d'une tare sérieuse. Chez ces derniers un traitement approprié (application glacée et même un léger purgatif) lèvera les doutes en faisant disparaître les accidents s'ils sont dus à la péritonite herniaire, en ne les empêchant pas de s'aggraver s'ils sont sous la dépendance d'un étranglement véritable.

Enfin nous verrons à propos de la hernie de l'appendice que les cas d'appendicite herniaire sont bien difficiles à différencier de la hernie étranglée. Toutefois il faut savoir que l'occlusion intestinale n'est pas complète, que le malade peut même présenter de la diarrhée, que la tumeur est moins tendue et que parfois dans l'étude des commémoratifs on peut trouver des attaques antérieures mais qui pourront être prises pour des poussées de péritonite herniaire, affection avec laquelle l'appendicite du même nom sera le plus souvent confondue, ce qui n'est pas étonnant parce qu'elles ne marchent pas l'une sans l'autre.

Il nous faut aussi dire un mot de l'annexite herniaire qui présente le tableau de l'étranglement. Il est impossible de faire le diagnostic car les symptômes sont les mêmes et on ne peut savoir si c'est l'ovaire qui est contenu dans la hernie, l'opération seule montre la nature des accidents. Il nous est arrivé d'opérer une malade que nous croyons atteinte d'une hernie inguinale étranglée et chez laquelle nous découvrîmes un ovaire enflammé occupant un sac herniaire dépourvu d'intestin. Dans la hernie inguinale chez la femme, il faudra se souvenir qu'on peut être en présence d'une inflammation annexielle.

Péritonite herniaire. — C'est l'inflammation de la séreuse sacculaire et de la séreuse intestinale [1]. Elle constituait pour Malgaigne la grande cause de l'étranglement. Gosselin a fait justice de cette théorie. L'inflammation herniaire aiguë, à marche rapide, rappelant cliniquement les symptômes de la hernie étranglée, est très rare.

Elle survient tantôt à l'occasion d'un traumatisme violent ou de traumatismes répétés. A. Cooper et Flaubert ont incriminé les froissements habituels de la hernie par le bandage.

D'autres fois, les corps étrangers contenus dans l'intestin déterminent une péritonite par perforation ; c'est tantôt des pieds d'alouette (J.-L. Petit) ; un amas de métacarpiens de grenouille (Stocker) ; des lombrics. Enfin et très souvent la cause reste méconnue (Pott, Tédenat, etc.).

Les lésions sont celles que l'on trouve dans les différentes formes de la péritonite. Nous n'avons pas à les exposer ici.

Deux cas très différents peuvent se produire.

1° L'inflammation du sac se propage au péritoine ; l'abcès intrasacculaire se complique alors de péritonite généralisée, c'est la règle ; ou d'abcès enkystés intrapéritonéaux. Quelquefois même l'extension inflammatoire est encore plus limitée. On a vu par exemple l'intestin enflammé et réduit dans un autre sac herniaire déterminer exclusivement une péritonite de ce second sac (Berger).

2° L'inflammation herniaire peut résulter au contraire de la propagation au sac d'une péritonite généralisée : Benno Schmidt l'a constaté chez une femme dans la période de la puerpéralité.

La péritonite herniaire ne détermine pas l'arrêt mécanique des matières. L'anse n'est pas irréductible ni tendue. L'orifice herniaire n'exerce pas de striction.

Les terminaisons habituelles de la péritonite herniaire sont : 1° la péritonite généralisée ; 2° le phlegmon herniaire qui s'ouvre à la peau et laisse après lui une fistule intestinale ou un anus contre nature, s'il y a eu au préalable perforation ; 3° la résolution ; il s'agit alors dans ce dernier cas

---

[1] Nous traiterons de l'épiploïte au chapitre des épiplocèles.

d'une inflammation subaiguë; cela se rencontre surtout au cours de l'épiploïte herniaire, et dans certaines hernies ombilicales volumineuses.

Engouement herniaire. — C'est là un chapitre des hernies que l'on réduira de plus en plus, comme on a réduit du reste celui de la péritonite herniaire. GOURSAUD avait rendu à l'engouement une partie de sa vogue perdue au moment où RIOLAN et FRANCO avaient précisé le mécanisme de l'étranglement. Mais, les cas que GOURSAUD attribuait à l'engouement, MALGAIGNE les lui enleva pour les donner à la péritonite herniaire. Cet acte de justice était du reste incomplet et GOSSELIN eut ce grand mérite de rendre à l'étranglement tout ce qu'on mettait sur le compte de l'engouement et de la péritonite.

Il est certain cependant que l'engouement existe quelquefois. BERGER a signalé dans les hernies du gros intestin, des cas persistants d'obstruction stercorale.

Mais il est bien rare [1], si tant est que cela existe, que les cas d'engouement s'accompagnent de symptômes graves rappelant ceux de l'étranglement avec lequel on l'a confondu.

HERNIES IRRÉDUCTIBLES

Les hernies cessent d'être réductibles, en dehors de l'étranglement, 1° lorsqu'elles sont trop volumineuses ou incoercibles; 2° lorsqu'elles sont adhérentes.

HERNIES INCOERCIBLES

Il existe des hernies si volumineuses qu'il est impossible de les réduire dans le ventre ou de les maintenir réduites.

Elles forment un diverticule extra-abdominal contenant la

---

[1] PÉAN avait prétendu que l'engouement pouvait engendrer l'étranglement et la péritonite.

plus grande partie de la masse intestinale. L'historien GIBBON, cité par A. COOPER, avait une tumeur qui descendait jusqu'au genou. Tout le canal intestinal, sauf le duodénum et le cæcum, était dans la hernie.

Ces hernies sont presque toujours irréductibles ; d'abord parce qu'elles sont souvent adhérentes, ensuite parce que l'anneau est tellement large et les anses nombreuses que lorsqu'on presse sur l'une, l'autre ressort aussitôt. Ce sont des hernies incoercibles.

On dit encore qu'elles ont perdu droit de domicile. En effet, « la cavité de l'abdomen est tellement diminuée par suite de la sortie permanente de l'intestin et de l'épiploon déplacés qu'elle conserve à peine assez de capacité pour les recevoir à nouveau. Si dans de telles conditions on tente la réduction — même à ciel ouvert — la force que l'on est obligé d'employer pour l'effectuer peut déterminer la rupture de l'intestin. C'est ce qui est arrivé à l'hôpital Saint-Thomas ». A. COOPER.

Symptômes. — Le caractère clinique de ces hernies c'est de ne pouvoir rentrer dans l'abdomen, quand on essaye de les réduire. Il faut les distinguer cliniquement d'une autre variété de hernie très volumineuse qui se réduit quand le malade est couché et se reproduit lorsqu'il est debout. Ces hernies-là ne sont pas à proprement parler incoercibles.

Les essais de réduction partielle s'accompagnent parfois de gêne, de tension dans le ventre, de coliques et de vomissements ; quelquefois même, d'étouffements et de syncope.

C'est donc une infirmité qu'il faut respecter et qui n'est pas curable par la kélotomie.

Étiologie. — Ces hernies sont assez fréquentes, 122 sur 10.000 cas (BERGER). Elles sont un peu plus fréquentes chez la femme.

Chez l'homme, on les trouve dans la région inguinale ; chez la femme, dans les régions inguinale et de la ligne blanche.

HERNIES ADHÉRENTES

Les adhérences sont récentes ou anciennes[1]. Récentes, elles sont molles et glutineuses, faciles à détacher. Anciennes elles sont dures, fibreuses, quelquefois vasculaires ; elles nécessitent l'emploi des ciseaux ou du bistouri pour les libérer.

La désignation de *calleuses, sarcomateuses, tuberculeuses,* qu'on trouve dans les vieux livres, indiquent la variété de consistance de ces adhérences sans spécifier leur nature.

Elles sont tantôt courtes et longues, nombreuses ou rares. Aussi l'anse d'intestin est tantôt fusionnée à la paroi du sac comme par une véritable symphyse ; tantôt au contraire, elle est mobile et flottante.

Ces adhérences siègent entre l'intestin et la paroi ; entre l'intestin et l'intestin ; entre deux points opposés de la paroi ; elles relient l'intestin à l'épiploon ou au testicule.

Dans certains cas, l'anse intestinale est maintenue coudée, et forme un double canon de fusil ; la circulation des matières est très difficile. C'est l'adhérence en U. JOBERT et TRÉLAT en ont publié des exemples.

Les adhérences peuvent constituer encore une bride sur laquelle l'intestin se coude (BERGER) ou s'enroule en réalisant un volvulus. D'autrefois l'intestin se tord sur lui-même et reste fixé dans cette position (LAUGIER, MAUNOURY). Enfin on a prétendu que ces adhérences favorisaient le pincement latéral. Mais il existe, on le sait, des cas de pincement latéral sans adhérences.

Ces adhérences donnent lieu à deux sortes d'accident. d'abord à l'irréductibilité qui peut-être partielle ou totale, suivant qu'une partie de l'intestin seulement est fixée dans le sac, ou qu'il est fixé en totalité. Ensuite, à l'occlusion intestinale dans le sac. Nous en avons cité déjà quelques variétés.

Ces adhérences sont d'origine inflammatoire. Elles sont dues

---

[1] NICAISE distingue quatre variétés d'adhérences : récentes, jeunes, anciennes et en U.

aux froissements répétés du sac et des viscères, et particulièrement au port du bandage dans les hernies mal contenues. On les trouve dans les hernies volumineuses ; dans les hernies contenant de l'épiploon ; dans les hernies dont l'anneau est étroit.

Hernies avec adhérences charnues naturelles. — A côté de ces adhérences inflammatoires, il existe des adhérences charnues naturelles ; elles sont réalisées par les mésos du gros intestin, qui sont descendus avec lui, dans le sac herniaire. Nous les retrouverons en traitant de la hernie du gros intestin.

NÉOPLASMES HERNIAIRES

L'évolution de la hernie peut être troublée par l'apparition d'un néoplasme qui siège tantôt sur l'organe hernié tantôt sur le sac.

ARNAUD avait déjà vu cette complication et signalé les *excroissances fongueuses* qui étranglent l'intestin et dégénèrent en carcinome. Mais c'est à BENNO SCHMIDT [1] et à LEJARS [2] que nous devons les premières études d'ensemble sur les néoplasmes herniaires.

Nous les diviserons, avec LEJARS, en tumeurs périsacculaires et intrasacculaires. Nous exclurons toutefois de notre description la tuberculose herniaire qui nous paraît mériter un chapitre à part.

Tumeurs périsacculaires. — Ces tumeurs ne font pas partie de la hernie : elles ne modifient pas son évolution clinique, aussi nous n'ajouterons rien de plus à ce que nous avons

[1] BENNO SCHMIDT, in Traité de Pitha et Billroth. consacre un chapitre spécial aux néoplasmes dans les hernies.

[2] LEJARS. Néoplasmes herniaires et péri-herniaires. (*Gaz. des hôpitaux*, 1889.)

déjà dit [1]. Nous rappellerons seulement que l'on trouve au-devant du sac, des lipomes et des kystes.

TUMEURS HERNIAIRES PROPREMENT DITES

LEJARS les divise en tumeurs des organes herniés et en tumeurs du sac.

A. **Tumeurs des organes herniés**. — Nous parlerons des néoplasmes de l'ovaire, de l'utérus, etc., quand nous étudierons la hernie de ces organes. Nous n'avons en vue pour le moment que les néoplasmes de l'intestin et de l'épiploon.

Ces néoplasmes sont malins ou bénins.

Néoplasmes malins. — Ce sont des sarcomes [2] ou des carcinomes [3]. Ils augmentent le volume de la hernie ; ils la rendent irréductible et déterminent des accidents d'étranglement passagers ou continus.

L'augmentation de volume est due non seulement à la tumeur surajoutée, mais aussi au liquide contenu dans le sac, liquide séro-sanguinolent, louche, communiquant avec la grande cavité abdominale et expliquant ainsi la formation possible d'une péritonite généralisée.

La tumeur développée sur la paroi de l'intestin adhère au sac. Cette adhérence est tantôt limitée au collet (LEJARS) ; tantôt elle se généralise et crée une symphyse complète entre l'intestin et la séreuse (CHAUFFARD).

Enfin dans le cas unique de SONNENBURG, la tumeur était contenue dans la cavité même de l'intestin. Et ce n'est qu'après avoir déchiré par mégarde l'intestin adhérent qu'on put voir un petit polype implanté sur la muqueuse.

Le cancer de l'épiploon [4], constitue une tumeur noueuse,

[1] Voir Anat. pathologique des hernies en général.
[2] Cas de LEJARS. *Loc. cit.*
[3] Cas de CHAUFFARD. *Soc. anal.*, 1882.
[4] Obs. de CADET, CANUET, LE DENTU, BERGER.

dure, à bosselures multiples. L'épiploon rougeâtre adhère à la face interne du sac ; il n'est quelquefois dégénéré que dans sa portion intrasacculaire (CANUET). D'autrefois l'extension néoplasique a gagné tout le péritoine, et même le foie.

Tumeurs bénignes. — On trouve encore sur l'intestin ou sur l'épiploon, des lipomes et des kystes.

Lipomes. — Ils siègent sur le gros intestin et se développent aux dépens de ses franges épiploïques. Ils constituent des lipomes pédiculés dont l'existence avait été signalée par CORNIL et RANVIER.

De pareilles observations sont relativement fréquentes. HARTMANN présenta à la Société d'anatomie une tumeur graisseuse du gros intestin, affectant la forme d'une poire de 10 centimètres de long sur 6 de large.

PEYROT rencontra une anse de gros intestin qui portait sur son bord convexe huit à dix masses graisseuses ayant le volume d'un abricot. A la suite de cette communication, BOUILLY, L. CHAMPIONNIÈRE, SCHWARTZ, TERRIER, PRENGRUEBER, NICAISE, rapportèrent des faits analogues.

Lorsque le lipome siège sur l'épiploon, il constitue une tumeur arrondie, bien circonscrite, capsulée. Dans le cas cité par DELAGENIÈRE (*Soc. An.*, 1888) la tumeur bosselée, grosse comme une orange s'était développée entre les deux lames du grand épiploon.

Kystes. — Les kystes sont rares. Nous devons en effet considérer comme douteux plusieurs cas justement critiqués par DUPLAY se rapportant probablement à des hydrocèles sacculaires.

Cependant l'observation de KIRMISSON (*Soc. Anat.*, 1874) est indiscutable. On trouva dans l'épiploon hernié deux kystes à parois épaisses, dont l'un avait été révélé par la ponction.

Ils étaient dus probablement à une péritonite chronique entre les lames du grand épiploon.

Mésentère. — Les tumeurs du mésentère sont plus rares

encore. Dupuy qui étudia, dans le *Progrès médical,* 1878, les diverses lésions que cet organe présente dans le cours des hernies, ne signale pas l'existence de tumeurs. Cependant Arnaud observa dans un cas un développement anormal des ganglions mésentériques ; et Morton eut à enlever, au cours d'une cure radicale, un kyste du mésentère qui avait rendu la hernie irréductible,

B. **Néoplasmes du sac.** —Les néoplasmes primitifs de la paroi du sac sont rares. S. Lewis [1] a observé une tumeur maligne développée dans un vieux sac herniaire ; et Munaron [2] rapporte un cas de fibrosarcome développé primitivement dans un sac de hernie inguinale.

Reverdin a vu un sac crural, cloisonné, contenant dans ses aréoles un liquide jaunâtre, gélatiniforme, résultat probable d'une ancienne péritonite herniaire chronique, comme le fit observer Hayem.

Symptômes. — Ces tumeurs modifient les caractères habituels de la hernie et lui donnent une allure clinique spéciale. L'observation de Delagénière peut servir de type à notre description.

Il s'agit d'un malade qui avait depuis plusieurs années une hernie réductible. Un jour en faisant rentrer sa hernie pour mettre son bandage, il sentit un noyau dur, qui rentra du reste dans le ventre.

Ce noyau augmenta peu à peu de volume ; en même temps la réduction de la hernie devint moins facile, puis impossible. Le port du bandage fut si douloureux que le malade le supprima et le remplaça par un suspensoir. Enfin les phénomènes douloureux s'aggravèrent, accompagnés de troubles dyspeptiques (coliques, vomissements) qui décidèrent le malade à se faire opérer.

[1] Lewis. *Soc. méd. New-York,* 1887.
[2] Munaron. *Gaz. med. Ital di prov. Venete,* 1882.

Dans ce cas, on le voit, certains accidents se surajoutent à la hernie : noyau induré ou tumeur, irréductibilité anormale, douleurs. Mais les accidents n'apparaissent qu'assez lentement. Il s'agit en effet de l'évolution d'une tumeur bénigne.

Dans le cas de tumeur maligne, ils se précipitent et sont graves très rapidement. Ils se caractérisent surtout par des crises d'étranglement ou de pseudo-étranglement. La hernie devient plus volumineuse qu'elle n'était habituellement ; elle est irréductible en totalité, ou partiellement. Elle est douloureuse ; les douleurs affectent la forme de coliques très vives et s'accompagnent de vomissements, de ballonnement du ventre, de défense musculaire de la paroi.

D'autrefois, il s'agit d'un véritable étranglement qui emporte le malade. La terminaison peut encore se faire par obstruction (il était dû dans le cas de DUPUYTREN à un rétrécissement squirrheux de l'anse herniée) ; ou bien par péritonite généralisée (BRISSAUD, CHAUFFARD, CODET).

Diagnostic. — Les tumeurs herniaires seront souvent confondues avec l'épiploïte, la péritonite ou l'étranglement herniaire.

Si les symptômes inflammatoires sont peu marqués, si le malade affirme nettement l'existence d'une grosseur qui n'existait pas autrefois, qu'on puisse palper cette tumeur, apprécier sa consistance dure, ses bosselures ; si cette tumeur est douloureuse et rend la hernie irréductible, partiellement ou totalement, on pourra penser qu'il s'agit là d'un néoplasme développé dans l'intérieur du sac. Ce diagnostic a pu être fait par CODET et par BERGER.

MONOD put même dans un autre cas reconnaître la nature de la tumeur herniaire, en se basant sur les caractères physiques de cette tumeur dont la palpation était très facile. Il s'agissait d'un lipome.

Ce sont les cas les plus favorables. Le plus souvent le malade n'aura pas senti sa tumeur ; il viendra consulter pour des accidents d'étranglement ; et le néoplasme encore peu développé, masqué par le liquide herniaire, passera inaperçu cliniquement et ne sera découvert que par la kélotomie.

TUBERCULOSE HERNIAIRE

Les premiers cas de tuberculose herniaire ont été observés par CRUVEILHIER, HAYEM, etc., les premiers travaux d'ensemble sur cette question, nous les devons à LEJARS[1] et à JONNESCO[2].

Dès lors, observations et études se sont multipliées. Nous citerons particulièrement les communications de PHOCAS[3], A. BROCA[4]; la monographie de A. PETIT[5]; la revue de BAROZZI[6] et la thèse de NURDIN[7], inspirée par BROCA. Nous pouvons ajouter aux 34 observations rapportées par NURDIN, celles de BRUNS[8], HOEGLER[9], REMEDI[10], SOUTHAM[11], BELLEFRAGE[12], TENDERICH[13], BRACKEL[14], STERNBERG[15], RECLUS[16], FAGUET[17].

Les observations de tuberculose herniaire sont assez fréquentes, on le voit, pour mériter un chapitre spécial parmi les complications des hernies.

[1] LEJARS. *Gaz. hôp.*, 1889.
[2] JONNESCO. Tub. herniaire. *Rev. chir.*, 1891.
[3] PHOCAS. *Congr. chir.*, 1891.
[4] BROCA. In R. PETIT et NURDIN et *Bull. Soc. An.*, 1894.
[5] *Revue de la tub.*, 1897.
[6] *Arch. gén. méd.*, 1897.
[7] Th. Paris, 1897.
[8] *Beitrage z. kl. ch.*, 1892.
[9] *Corresp. f. Schw Aert.*, 1892.
[10] *Centralb.*, 1892.
[11] *Med. chir.*, 1892.
[12] *Goterborgk lakaeres.* 1893, t. I.
[13] TENDERICH (30 obs.). *Deut. Zeit. f. Ch.*, 1895.
[14] BRACKEL. *Saint-Peterb. Med. Woch.*, 1897.
[15] STERNBERG. *Wiener klin. Woch.*, 1898.
[16] RECLUS. In thèse de LEVI SIRUGUE. Paris. 1898.
[17] FAGUET. *Gaz. hebd.*, 1899.

ANATOMIE PATHOLOGIQUE

Ces lésions tuberculeuses se localisent sur le sac, ou sur les viscères contenus dans le sac, ou bien à la fois sur le sac et sur les viscères.

La tuberculose simultanée du sac et des viscères est la forme anatomique qui nous paraît la plus fréquente. Il est de règle en effet que lorsque les tubercules se montrent sur le sac, ils existent en même temps sur les viscères contenus dans le sac. On l'observe chez l'adulte dans la proportion de 17/22. Chez l'enfant, la tuberculose se retrouve moins souvent au niveau du péritoine viscéral et sur 16 observations rapportées dans la thèse de Nurdin (observations de Broca), il y en a 5 seulement qui signalent l'existence simultanée de lésions sacculaires et viscérales. Et encore, ces lésions viscérales sont toutes des lésions de la glande génitale.

La tuberculose isolée du sac herniaire constitue donc la règle chez l'enfant.

On en a observé quelques cas chez l'homme ; ce sont ceux de Cruveilhier, Hayem, Guinon, Reverdin et Lejars. La plupart de ces cas se rapportent à des hernies guéries, à des sacs déshabités (cas de Cruveilhier, Hayem, Reverdin). Dans le cas de Lejars, l'intestin ne présentait pas à l'œil nu de tubercules, mais il était étranglé, c'est-à-dire rouge et fortement vascularisé.

Ainsi donc en pratique, lorsqu'on se trouvera chez l'adulte en présence d'un cas de tuberculose herniaire, on pourra affirmer que s'il y a des lésions tuberculeuses sur le sac, il y en a également sur les viscères. Par contre, chez l'enfant, en dehors des cas de tuberculose génitale, on pourra affirmer qu'il s'agit presque toujours d'une tuberculose exclusivement sacculaire.

Nous avons cherché dans les observations s'il existait des cas de tuberculose viscérale, sans lésion tuberculeuse du sac ; nous n'en avons pas trouvé. Aussi n'admettons-nous pas la division proposée par Jonnesco et reproduite par Nurdin.

4.

Et si l'on voulait en conserver une, il faudrait d'après nous distinguer seulement deux grandes variétés de tuberculose herniaire :

1.º Tuberculose simultanée du sac et des viscères.

2° Tuberculose isolée du sac [1].

Néanmoins nous étudierons dans un chapitre commun les lésions tuberculeuses du sac et celles des viscères.

Dans presque tous les cas, il s'agit de hernies inguinales, d'une fréquence à peu près égale à gauche et à droite. Dans quelques cas, la hernie était double (CRUVEILHIER, ROTH, BROCA, STERNBERG). Dans celui de JONNESCO, la hernie était bilatérale; mais la tuberculisation n'existait que d'un côté [1].

La tuberculose de la hernie crurale est spéciale à l'adulte. (Obs. de CRUVEILHIER, BERGER, LEJARS, SANTUCCI, TENDERICH).

A. **Tuberculose du sac.** — Les lésions tuberculeuses sont habituellement diffuses; elles ne sont circonscrites que très rarement.

a. *Tuberculose circonscrite.* — Les tubercules sont limités au collet du sac, ou au fond du sac. Dans le cas de BRISSAUD (opéré par POLAILLON), « l'anse intestinale herniée et le collet du sac étaient le siège d'une infiltration tuberculeuse confluente ». Dans celui de JONNESCO, « le sac avait l'aspect normal; mince, lisse, uni partout sauf au niveau de son fond, où on constate une plaque indurée, grisâtre, ovalaire, ayant 2 centimètres et demi dans son plus grand diamètre, 1 centimètre et demi dans son plus petit et environ 3 millimètres d'épaisseur. »

b. *Tuberculose diffuse.* — C'est la règle; et le sac présente diverses altérations.

Tantôt il s'agit d'une éruption de fines granulations, grisâtres, dures comme un grain de millet, sans que la paroi elle-même soit épaissie ou tomenteuse. (Le cas de LEJARS est un exemple de cette variété.)

[1] JONNESCO distingue en effet une autre variété : la tuberculose isolée des viscères. Elle ne nous paraît pas exister indépendamment de la tuberculose du sac.

D'autres fois, les tubercules sont à un état plus avancé de caséification. Dans le cas de Santucci, la paroi du sac, normale en apparence, présentait sur sa face interne des tubercules les uns miliaires, les autres caséeux réunis en grappe.

Mais en général les lésions du sac sont plus avancées. Il est épaissi, induré, lardacé. Dans un cas de Broca, il avait un demi centimètre d'épaisseur. Dans un de Berger, il était tellement adhérent à la veine fémorale que l'on fut obligé de l'exciser partiellement et de le laisser adhérent à la veine ; dans un deuxième cas de Broca, il était adhérent au cordon et il fut impossible de l'en détacher. Sa face interne conserve quelquefois son aspect normal ; elle est à peine soulevée par de fines granulations. D'autres fois, elle est villeuse, tomenteuse, et hérissée de tubercules.

Ces tubercules sont petits ou bien gros comme un pois, ils sont grisâtres ou caséeux comme une noisette. L'aspect tomenteux du sac est dû à de fines villosités, à des fongosités en miniature qui le plus souvent avortent ; mais qui quelquefois acquièrent un grand développement (Broca).

Le contenu du sac est variable. C'est qu'en effet, la péritonite herniaire, peut affecter, comme la péritonite ordinaire trois grandes formes : ascitique, fibreuse, ulcéro-caséeuse.

Forme ascitique. — Le liquide est presque toujours séreux ; cette sérosité est quelquefois trouble, ou sanguinolente ; c'est l'exception.

Dans le cas de Cruveilhier, il s'agissait d'un sac crural déshabité, sans communication avec le péritoine : c'était un vrai kyste sacculaire tuberculeux.

Le liquide herniaire communique avec la cavité péritonéale ; il arrive même qu'au moment de l'opération, le liquide se trouve réduit dans le ventre ; et qu'on soit obligé de presser sur l'abdomen pour le faire écouler.

Forme sèche. — C'est la forme la plus rare. Tout à fait au début, elle créée des adhérences entre les viscères et le sac :

ces adhérences peuvent être si étendues qu'il est impossible d'isoler l'intestin.

Dans les cas de REVERDIN et d'HAYEM, les sacs étaient déshabités; ils étaient cloisonnés par des tractus fibreux très serrés qui lui donnaient un aspect aréolaire.

Forme ulcéro-caséeuse. — Elle se caractérise par la présence d'anses intestinales agglutinées par des adhérences et limitant entre elle des abcès. Cette forme est rare : nous retrouverons les quelques cas qui la concernent en traitant des lésions viscérales.

B. **Lésions viscérales.** — Les viscères contenus dans le sac sont représentés par l'intestin grêle, l'épiploon, les organes génitaux de l'homme ou de la femme (cas de PUECH et BROCA).

Dans le cas de PUECH, il existait un noyau caséeux dans l'ovaire; dans celui de BROCA, il y avait des granulations confluentes autour de la trompe. — Ce sont deux exemples de tuberculose du canal vagino-péritonéal chez la femme.

Chez l'homme, la tuberculose se limite à l'épididyme (BROCA) ou envahit le testicule et l'épididyme et nécessite la castration (TENDERICH, BROCA).

D'autres fois, les organes génitaux peuvent être frappés de tuberculose, sans que ces organes soient dans le sac herniaire, c'est-à-dire sans que la vaginale communique avec le sac herniaire. Dans un cas de BROCA, il existait un gros noyau caséeux dans le canal déférent qui était en dehors du sac herniaire, et qui ne put être détaché.

Il existe en effet une tuberculose vagino-péritonéale dans laquelle, les cloisements normaux du canal ont déjà commencé à se faire. Et sans insister plus sur ce sujet nous dirons que dans un cas de BROCA, il existait une tumeur complexe du scrotum constituée par : 1º en bas, une hydrocèle ; 2º au-dessus, un kyste du cordon, gros comme une amande ; 3º à deux ou 3 centimètres au-dessus, un sac herniaire tuberculeux sans communication avec le kyste, et sans cordon fibreux intermédiaire :

L'épiploon est parsemé tantôt de granulations fines comme du tapioca (LARGEAU) ; tantôt il présente une petite cavité kystique, comme une noix', remplie d'un liquide séro-sanguin, noirâtre (BÉRGER).

Tantôt enfin, l'épiploon est simplement adhérent à la paroi du sac sans présenter d'autres lésions.

Les lésions de l'intestin sont les plus fréquentes ; elles consistent en granulations tuberculeuses ; adhérences de l'intestin avec le sac ; abcès siégeant au milieu des anses intestinales.

Les adhérences sont quelquefois tellement étendues, qu'on ne peut songer à réduire l'intestin (ROTH). Dans les cas de ROTH et de JORDAN, il y avait des abcès au milieu des anses intestinales.

Il n'existe qu'un seul cas de tuberculose isolée du mésentère de l'anse herniée (CRUVEILHER)

Péritoine abdominal. — L'état du péritoine abdominal n'est pas toujours signalé. Cependant, il y a des cas très nets où il était altéré. On a pu constater en effet, que les granulations s'étendaient jusque dans le ventre ; ou bien qu'il existait de l'ascite concomitante. Dans un cas même, le liquide ascitique était purulent (ROTH).

Histologie et bactériologie.

L'examen histologique révèle les lésions habituelles de la tuberculose des séreuses. Dans l'observation de PILLIET (in Jonnesco) on pouvait suivre sur une série de coupes tous les degrés de la formation du tubercule.

Ce tubercule se montre suivant ses types habituels ; il est caséeux ou fibreux ; le tubercule fibreux est fréquent.

L'examen bactériologique reste très souvent négatif ; dans plusieurs cas (R. PETIT) il fut impossible de déceler la présence du bacille de KOCH. Et sur 14 cas, la coloration ne fut positive qu'une seule fois dans l'observation de RECLUS. LEVI SIRUGUE ne trouva que de très rares bacilles, qui prenaient mal les colorants.

Cependant dans tous les cas où l'inoculation fut faite, elle affirma la nature tuberculeuse du mal : C'est ainsi que Colzi injectant le liquide du sac, R. Petit, injectant des granulations firent mourir leur cobaye de tuberculose,

Symptômes. — Les signes de tuberculisation qui se surajoutent aux symptômes habituels de la hernie sont : la douleur ; les modifications de consistance de la tumeur ; l'irréductibilité.

Douleurs. — Dans quelques cas très nets, la hernie devient douloureuse ; et ce changement dans les symptômes doit donner l'éveil au clinicien. Le cas de Jonnesco est, à ce sujet, très instructif. Il s'agit d'un homme qui avait une double hernie inguinale. La droite se mit à augmenter de volume et à devenir douloureuse au point de rendre tout travail impossible. Or la hernie droite était seule tuberculeuse.

Modifications physiques de la tumeur. — *a*. La hernie peut devenir volumineuse par accumulation de liquide dans le sac. Dans deux cas, elle atteignait les dimensions d'une tête d'adulte.

La palpation permet de déceler des irrégularités dans la consistance et dans la forme de la hernie : elles tiennent à la confluence des noyaux tuberculeux qui ne sont jamais assez considérables pour former de véritables tumeurs.

Ces productions anormales ont frappé divers observateurs, (Berger, Roth, Broca) : dans le cas de Belefrage, les bosselures éveillèrent l'idée de tuberculose herniaire.

Irréductibilité. — C'est le symptôme le plus net et le plus constant. L'irréductibilité peut être partielle ou totale ; elle a une grande valeur, lorsque la tumeur réductible jusqu'alors cesse de l'être sans cause apparente.

Chez l'enfant, les douleurs, les bosselures l'irréductibilité même sont des symptômes rares. La seule modification importante de la hernie consiste dans la présence de liquide dans le sac. Aussi le diagnostic de tuberculose est-il dans presque tous les cas impossible.

Nous ne croyons pas qu'il soit utile de décrire des variétés cliniques de tuberculose herniaire (forme douloureuse, forme latente, forme inflammatoire[1]). Il faut se rappeler que les symptômes que nous avons décrits peuvent se dissocier; ou que l'un d'eux peut être prédominant.

Diagnostic. — Le diagnostic sera toujours très difficile, très souvent impossible.

A. Lorsqu'une hernie devient douloureuse et irréductible, sans cause occasionnelle apparente (bandage, traumatisme etc.), il faudra penser à la tuberculose et rechercher dans les antécédents du malade s'il n'y a pas quelque tare tuberculeuse. Il faudra rechercher s'il n'y a pas d'ascite, ou de troubles digestifs qu'on puisse rattacher à une entérite chronique.

B. Le diagnostic sera plus facile, si aux symptômes précédemment énumérés se joint quelque modification physique du sac (épaississement, noyaux, liquide).

C. Chez l'enfant, la présence de liquide dans un sac herniaire devra faire soupçonner la tuberculose.

Complications. — Les complications les plus sérieuses sont : les adhérences et l'étranglement herniaire.

Adhérences. — Les adhérences herniaires sont quelquefois si étendues qu'il est inutile de songer au cours de l'opération à pouvoir réduire la hernie (JORDAN). En général, elles sont cependant très limitées.

Étranglement. — Les signes de l'étranglement sont quelquefois les premiers symptômes de la tuberculose herniaire (Obs. LEJARS).

L'étranglement est parfois peu serré; les symptômes sont alors atténués. Ils se caractérisent par des douleurs avec quelques vomissements, du ballonnement, de l'irréductibilité avec tension de la hernie; mais dans ces cas, il y a issue de gaz par l'anus. — Cette forme caractérise les cas très rares

---

[1] JONNESCO, R. PETIT, NURDIN.

que JONNESCO décrivait sous le nom *forme inflammatoire aiguë*.

D'autrefois l'étranglement est complet (LEJARS, TENDERICH).

RUPTURE DES HERNIES

Les enveloppes de la hernie peuvent se rompre tantôt sous l'influence d'efforts violents; tantôt d'une façon presque spontanée.

Ce sont les hernies anciennes, volumineuses, habituellement mal contenues, celles dont la peau est affaiblie par la cicatrice d'une kélotomie antérieure, qui sont prédisposées à cet accident. Il faut en effet que les enveloppes soient bien amincies et usées, pour ne pas résister à la brusque impulsion des viscères.

Dans d'autres cas, la rupture est pathologique. Elle est préparée par des excoriations, des ulcérations de la peau qui sont dues à la pression du bandage ou des vêtements, et entretenues par la malpropreté.

Les érythèmes, les lymphangites en effet se retrouvent chez les hernieux; ces accidents rendent le port du bandage insupportable. Mais quelquefois la complication est plus grave. La peau s'ulcère et prépare une issue à la hernie. Dans les cas de MARSENNE et d'ERSKINE MASON, c'était le simple frottement des habits qui avait amené la rupture des enveloppes herniaires [1].

La rupture des enveloppes est complète ou incomplète [2].

Rupture complète. — Dans les cas de rupture complète, la solution de continuité intéresse le sac et les enveloppes extérieures. C'est la variété de rupture la plus connue. BERGER après LLOYD [3], en rapporte 9 observations.

---

[1] Dans un cas de GOSSELIN, la pelote herniaire avait produit une escarre qui s'accompagna de tétanos mortel.

[2] C'est une division que les auteurs n'ont pas assez précisée.

[3] *The Lancet*, 1890.

C'est presque toujours l'intestin grêle qui sort par la plaie extérieure ; dans un cas, il s'agissait du côlon transverse, dans d'autres de l'épiploon.

La longueur d'intestin ainsi prolabé peut être très grande (16 pouces Lloyd) (45 cm Faïrbank).

Cet accident n'est pas aussi grave qu'il le paraît tout d'abord, puisqu'on ne compte que 2 morts sur 9 opérés. Et cependant quelques malades avaient leur intestin couvert de terre (Jones) ; d'autres l'avaient eu à l'air pendant dix-huit heures (Mac Kone) ; toute une nuit (Fairbank). Il se pourrait que la séreuse intestinale, habituée à des froissements herniaires continus, fût moins fragile et moins absorbante que le reste du péritoine. Cela expliquerait l'innocuité relative de cet accident. — Nous émettons cette opinion sous toute réserve.

Rupture incomplète. — Dans cette variété, les enveloppes extérieures résistent ; seul le sac se rompt. Il y a quelques observations très nettes de ce genre d'accident (fig. 19).

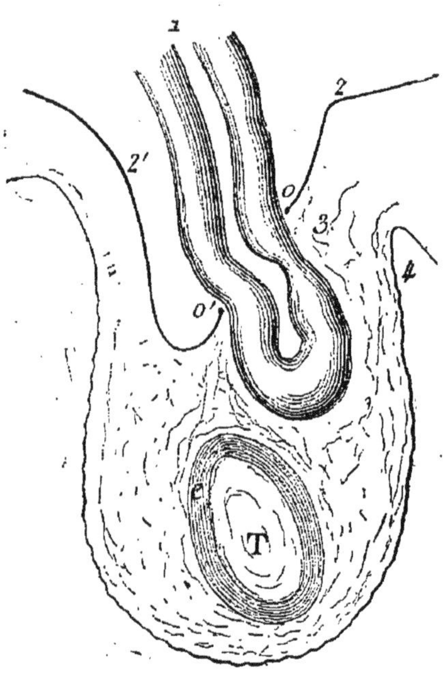

Fig. 19.

Rupture incomplète (Schéma).

1, anse. — 2, sac. — O O', rupture du sac. — 3, tissu conjonctif péri-herniaire. — 4, scrotum. — 5, testicule.

Dans une observation de hernie inguinale, citée par A. Cooper[1] « les viscères avaient pénétré sous la peau du scrotum, à travers une ouverture située à la partie antérieure du sac, et la réduction de la hernie ne put être effectuée qu'après qu'on les eut ramenés dans leur cavité ».

[1] *Loc. cit.*, p. 206.

Dans un deuxième cas, cité par Sick [1], un homme porteur d'une hernie inguinale, en soulevant un fardeau très lourd, éprouva une douleur très violente à l'aine. Sa tumeur augmenta brusquement, et 14 jours après l'accident se déclarèrent des symptômes d'étranglement.

« Après incision de la peau, on tomba sur une enveloppe fibreuse qui formait un sac contenant des anses d'intestin grêle. Ce sac était un feuillet conjonctif qui descendait jusqu'au contact de la vaginale. Derrière la masse intestinale, se trouvait le sac séreux véritable, renfermant aussi des anses d'intestin grêle. Sur la paroi antérieure du sac se voyait une ouverture circulaire. C'est là que le sac s'était rompu et avait chassé dans les bourses une partie de son contenu.

« Le tout fut réduit et la cure radicale effectuée. »

Remarquons que dans ces deux cas, la rupture avait eu lieu à la partie antérieure du sac.

PLAIES ET CONTUSIONS DE L'INTESTIN HERNIÉ

A. — PLAIES HERNIAIRES

Les plaies qui atteignent l'intestin hernié, après avoir blessé ses diverses enveloppes, donnent lieu à une perte de sang plus ou moins abondante et à l'issue de matières et de gaz. Presque toujours ces deux accidents se passent sous l'œil de l'observateur, ce qui facilite le diagnostic.

Mais dans quelques cas (S. Dennis) l'intestin blessé rentre dans le ventre. Il ne s'agit plus alors d'une plaie herniaire, mais d'une plaie pénétrante de l'abdomen. Le pronostic est beaucoup plus grave. L'hémorrhagie peut être méconnue ; et la péritonite à peu près inévitable. Cependant Dennis put dans

---

[1] *Deutsch. Zeils für Chir.*, 1897, XLVII, p. 265.

un cas semblable, en faisant une laparotomie précoce, sauver son malade.

« Les blessures de l'épiploon hernié ne sont dangereuses que par l'hémorrhagie à laquelle elles donnent lieu, surtout lorsque l'épiploon s'est retiré dans l'abdomen. » BERGER.

B. — CONTUSION HERNIAIRE

Les différents traumatismes de l'abdomen peuvent prendre place dans l'étiologie de la contusion herniaire. Mais il en est un qu'il faut connaître, pour l'éviter, c'est le taxis. Ce sont les pressions maladroites et exagérées, exercées sur une hernie qui ne veut pas rentrer et qu'on veut faire rentrer de force, qui sont la cause la plus fréquente des plaies contuses de l'intestin hernié.

Elles donnent lieu à l'hémorrhagie et à la perforation.

Hémorrhagie. — Le cas cité par A. COOPER [1] peut servir de type clinique et anat. pathologique.

Un homme porteur depuis longtemps d'une hernie inguinale non contenue par un bandage, reçut dans la région du collet un violent coup de timon d'une voiture.

« Je le vis une heure après ; il était expirant, le pouls était fréquent et faible ; il y avait des vomissements fréquents et le malade accusait une vive douleur dans tout l'abdomen. La tumeur était beaucoup plus volumineuse qu'auparavant, mais elle ne présentait pas la tension qui caractérise habituellement l'étranglement de l'intestin. Je n'éprouvai aucune difficulté à opérer la réduction qui n'amena aucun soulagement. Aussitôt que la pression exercée par la main eut cessé, la tumeur reparut aussi volumineuse qu'auparavant.

« A l'autopsie la tumeur herniaire était entièrement remplie de sang. L'abdomen contenait au moins trois pintes de sang qui provenaient d'une déchirure du mésentère et de l'iléon. L'intestin avait été détaché du mésentère dans une étendue de

[1] A. COOPER. *Loc. cit.*, p. 231.

5 pouces. — Il est probable qu'il avait existé entre ces parties
et le sac des adhérences qui furent détruites au moment de
l'accident. »

Perforation intestinale. — Cet accident est plus fréquent
que l'hémorrhagie. Il donne lieu à de la péritonite herniaire,
limitée, circonscrite, se terminant par phlegmon stercoral.

Il donne lieu encore à de la péritonite généralisée si l'intestin rentre spontanément dans le ventre [1] ; s'il est refoulé dans
le ventre par le taxis (Thiéry [2]) ; ou si la péritonite herniaire
d'abord circonscrite, se généralise (J. Rochard [3]).

Les symptômes qui accompagnent cet accident ne doivent
pas nous arrêter. L'état syncopal, la douleur très vive, les vomissements, la défaillance du pouls se retrouvent ici comme
dans les contusions habituelles de l'abdomen.

Mais il est un examen clinique dont il faut être sobre, c'est
l'examen même de la hernie. Il ne faut pas presser sur la tumeur et essayer de la réduire. Sans doute cette manœuvre révèle quelques signes cliniques intéressants. C'est ainsi que
Cooper put constater qu'on réduisait facilement la tumeur,
mais qu'elle se reproduisait aussitôt ; et il put s'assurer qu'elle
était exclusivement formée par du liquide. Que Thiéry put déceler un bruit de clapotement caractéristique d'une perforation. Mais grâce à ces manœuvres, on dissémine les liquides
et les gaz dans tout l'abdomen ; on fait rentrer dans le ventre
l'anse perforée. On enlève au malade son unique chance de
salut.

[1] A. Cooper. Il s'agit d'un homme qui se heurta avec force contre
un poteau et qui mourut le lendemain. L'iléum avait une perforation
dans laquelle on passait aisément le doigt, p. 232.

[2] Thiéry. *Soc. An.*, 1892.

[3] J. Rochard. *Gaz. hôpit.*, 1861.

TRAITEMENT DES HERNIES
SANS ACCIDENTS

Les hernies sont non seulement une infirmité, mais encore un danger constant quand elles ne sont pas soumises à une réduction constante. C'est à maintenir la hernie réduite que s'applique le traitement chirurgical. Il y arrive par deux moyens, par les bandages qui ne sont qu'un palliatif, et par l'intervention sanglante dite cure radicale.

Traitement par les bandages. — Les bandages sont des appareils mécaniques destinés à contenir la hernie réduite. Leur construction est du domaine des fabricants d'instruments, mais leur choix, leur application, leur surveillance regardent absolument le chirurgien.

Ce dernier se désintéresse trop souvent de ce côté de sa profession, et quoique le nombre des hernieux portant des bandages ait considérablement diminué depuis l'opération appelée cure radicale, l'homme de l'art doit d'autant plus s'attacher à la bonne confection de ces appareils mécaniques que les cas dans lesquels ils sont aujourd'hui employés sont en général des cas compliqués pour lesquels l'opération devrait présenter quelques risques soit par l'âge, l'état de santé du sujet, soit par le volume ou la disposition anatomique de la tumeur herniaire.

Sans faire l'historique de la question des bandages, il faut savoir que les Phéniciens en connaissaient probablement l'emploi, que GALIEN se servait d'une ceinture en toile ou en cuir pour maintenir les hernies et que c'est GORDON le premier qui, en 1306, eut l'idée de remplacer les ceintures molles par une ceinture en fer. Mais c'est FABRICE DE HILDEN qui perfectionna le bandage en fer en le rendant souple et en le moulant sur les contours du bassin. Enfin c'est NICOLAS LEQUIN qui substitua l'acier au fer et utilisa aussi la pression élastique de ce métal.

Le bandage communément employé en France dit *bandage*

français, se compose d'un ressort en acier dont la forme en spirale a été heureusement comparée à celle d'une côte. Ce ressort embrasse la demi-circonférence du corps qui correspond à la hernie et se termine par une pelote qu'il maintient appliquée sur l'orifice herniaire.

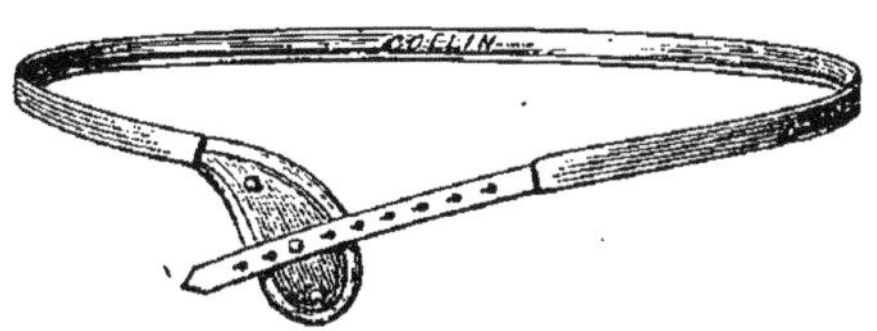

Fig. 20.
Bandage français.

Cette pelote se compose d'une partie métallique dite écusson, qui fait corps avec le ressort qui peut être articulé sur ce dernier. Cet écusson est rembourré avec du crin ou des rondelles de molleton et le tout est recouvert de toile qui elle-même est recouverte de peau.

Telle est la pelotte molle. Il en existe de dures qui sont faites en buis, en caoutchouc durci ou en celluloïde. On en a même fabriqué des pelotes à insufflation mais qui n'ont qu'un usage restreint.

La forme de la pelote peut varier suivant les indications fournies par la hernie.

Il en existe d'elliptiques, de rondes, d'ovalaires, de triangulaires, d'autres sont dites à bec de corbin parce qu'elles portent un prolongement recourbé destiné à s'opposer à la sortie de la hernie sous ce bandage. Enfin il en existe d'échancrées en croissant ou en fer à cheval, ou bien encore portant un prolongement digitiforme destiné à pénétrer dans le trajet herniaire.

Le ressort formé d'acier trempé est, comme la pelote, garni de cuir et entouré de peau, et se termine à une extrémité par un collet qui se rive sur l'écusson et à l'autre extrémité par une patte percée de trous qui vient se fixer à un bouton placé sur la pelote.

Le bandage français pour être efficace, doit épouser la ceinture pelvienne et être en contact avec celle-ci. De plus, la pelote doit exercer une pression s'exerçant normalement sur l'orifice herniaire.

Le bandage dans les premiers jours de son application a des tendances à se déplacer et principalement à remonter. C'est pourquoi on lui adjoint des sous-cuisse destinés à le maintenir en position. Ceux-ci peuvent être supprimés dès que la pression du ressort a fait une loge à la pelote qui, dès lors, n'a plus de tendance à quitter l'orifice herniaire. Tel est le bandage français qui dans les hernies doubles se transforme en bandage double.

Le *bandage anglais* diffère du bandage français en ce qu'il occupe la demi-circonférence du corps opposée à la hernie et ne se moule pas sur la ceinture du bassin, il passe donc au-dessus du pubis (fig. 21) pour se terminer par une pelote mobile à articulation. Il n'est pour ainsi dire pas employé actuellement en France.

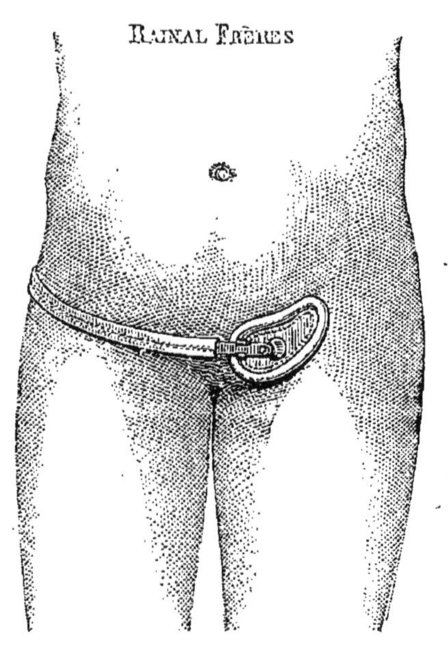

Fig. 21.
Bandage anglais.

On donne le nom de bandages mixtes à des appareils qui ne sont qu'un mélange des bandages français et anglais et qui, en général, n'en ont que les inconvénients. Aussi sont-ils délaissés.

Le bandage à pression rigide dont le bandage de DUPRÉ (fig. 22) est le type, est destiné à maintenir les hernies difficiles à réduire et qui forcent la résistance du ressort si vigoureux qu'il soit.

Quand on a affaire à des hernies partiellement irréductibles chez des sujets pour lesquels la cure radicale sanglante est contre-indiquée, on emploie un bandage à pelote concave qui ménage la partie non réduite tout en essayant de s'opposer à la sortie des organes qui ont pu rentrer dans le ventre.

Enfin lorsque la hernie est par ses adhérences complètement irréductible, qu'elle a perdu droit de domicile et que le sujet ne peut pas être opéré, on lui fait porter un suspensoir qui vient s'attacher sur une ceinture solidement fixée, appareil qui soulage le hernieux.

Nous n'avons pu dans ce chapitre qu'énumérer les principales formes de bandages herniaires; car leur modèle varie presque à l'infini. Chaque cas comporte souvent un dispositif spécial et le chirurgien, quand il ne pourra avoir recours à l'instrument tranchant devra s'ingénier à trouver l'appareil qui maintient le mieux la réduction de la hernie. Il se trouvera quelquefois bien de l'application sur les orifices herniaires de pelotes en caoutchouc dans lesquelles on insuffle de l'air.

Application des bandages. — Le bandage devra être fait sur mesure et c'est le chirurgien qui apprendra au malade à l'appliquer et qui s'assurera s'il remplit les conditions nécessaires.

Pour cela le sujet étant couché et la hernie réduite on appliquera la main sur l'orifice herniaire pendant qu'on passera la ceinture du bandage autour du corps, au niveau où elle doit être appliquée. On placera alors la pelote sur l'orifice herniaire et on fixera le bandage en serrant plus ou moins la courroie, après quoi on mettra le sous-cuisse.

On commandera alors au malade de se lever, on le fera marcher, tousser, se courber en avant et en arrière, prendre surtout la position accroupie et on s'assurera que dans ces différentes positions, la hernie ne passe pas.

En général on permet au hernieux d'enlever son bandage la nuit. Ce dernier ne devra être porté constamment que lorsque chez un jeune sujet, on cherche la guérison complète, ou lorsque sous l'influence d'une bronchite la hernie risque de sortir au moment des efforts de la toux.

Les exercices de corps, tels que l'escrime, l'équitation, la natation, la bicyclette peuvent être permis quand la hernie est bien maintenue par un bandage. Mais des soins de propreté méticuleux seront nécessaires pour empêcher la pelote par son frottement de produire des irritations de la peau ; les poudrements au moment des chaleurs sont d'un bon emploi pour éviter les érythèmes.

Si par hasard il survenait de l'eczéma ou des excoriations trop tenaces pour céder à l'emploi de poudres à l'oxyde de zinc ou de bismuth, on se verrait dans la nécessité de faire garder pendant quelques jours le lit au malade afin de supprimer le port du bandage.

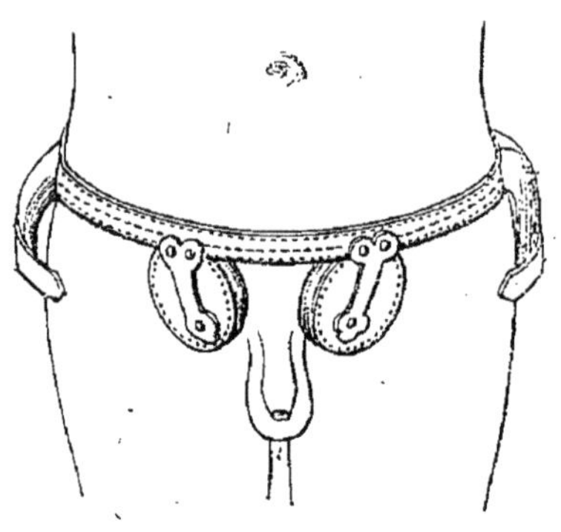

Fig. 22.
Bandage de Dupré.

Disons en terminant que le bandage le mieux fait ne met pas toujours le malade à l'abri de l'étranglement.

Guérison des hernies par les bandages. — Il est incontestable qu'un grand nombre de hernies guérissent par le simple port d'un bandage. Chez le tout jeune enfant atteint de hernie congénitale c'est la règle ; mais au fur et à mesure que la croissance approche de sa fin, les succès deviennent plus rares et chez l'adulte on peut dire que les bandages sont impuissants à obtenir la cure radicale de la hernie. Certes il y a des exceptions et on cite des observations probantes mais d'une façon générale un adulte atteint de hernie ne peut trouver qu'un palliatif dans le port d'un appareil mécanique.

MALGAIGNE, LEFORT ont insisté sur la conduite à tenir pour tenter la guérison chez l'adulte et recommandent expressément de ne plus permettre à la hernie de sortir une fois qu'elle a été réduite. Nous empruntons au professeur BERGER quelques chiffres tirés d'une statistique faite par DE GARMO à la polyclinique de New-York. Sur 1 203 cas traités et suivis dans cet établissement, 336, plus du quart par conséquent, furent guéris par les bandages. C'est là un chiffre bien important et qui cadre peu avec ce que nous observons dans la pratique hospitalière de Paris. M. De Garmo nous dit bien que tous les malades qu'il donne comme guéris ont été revus six mois après avoir abandonné leur appareil; mais au bout d'un an et plus la hernie n'est-elle pas revenue ? il est permis de se le demander.

On a cherché à fixer l'âge jusqu'auquel la guérison pouvait être obtenue par le traitement que nous indiquons. On cite un homme de soixante-dix ans et un autre de quatre-vingt-six ans guéris par le seul repos. Malgaigne donne l'âge de trente-cinq ans comme limite, mais tout le monde s'accorde pour reconnaître que les guérisons vont en diminuant au fur et à mesure que le nombre des années augmente.

Nous reviendrons à propos de la hernie inguinale chez l'enfant sur cette intéressante question de la guérison par le bandage. Mais nous finissons ce chapitre en disant que chez l'adulte le seul traitement de la hernie, quand le sujet ne présente pas de contre-indication est la cure radicale sanglante, la cure opératoire.

Cure radicale opératoire. — La cure radicale par les injections péri-herniaires ont été surtout expérimentées et employées dans les hernies inguinales et nous nous en occuperons à ce propos.

Pour le moment nous ne voulons parler que des principales étapes par lesquelles a passé cette importante question de la cure radicale des hernies. Il y a à peine quinze ans, cette opération était encore considérée comme une curiosité chirurgicale; à l'heure actuelle elle s'est définitivement implantée dans la pratique et est devenue la règle.

Loin de nous de vouloir faire ici l'historique de la question; nous renvoyons le lecteur à l'excellente thèse d'agrégation de Segond pour tous les renseignements désirables sur ce sujet. Bornons-nous à dire que Celse pratiquait l'extirpation du sac, ce qui était comme on le voit une thérapeutique déjà bien comprise ; mais plus tard afin d'éviter les difficultés de la dissection du sac, de l'isolement du cordon, on trouva plus simple d'enlever le tout et de faire en même temps la castration, pratique qui jeta un tel discrédit sur l'opération sanglante qu'elle ne fut plus tolérée. Les Arabes la réprirent toutefois et toujours avec la mutilation génitale.

Enfin il faut arriver à GERDY au commencement du XIXᵉ siècle pour revoir mettre en honneur la suture sous-cutanée du trajet herniaire, méthode dérivée elle-même du point doré et de la suture royale.

De nos jours c'est WOOD qui reprit la question de la cure radicale. Il faisait une petite incision, introduisait le doigt dans le trajet inguinal et sur ce doigt qui servait de guide faisait passer et repasser une anse de fil qui resserrée rapprochait les piliers de l'orifice inguinal. WOOD pratiqua beaucoup de ces opérations et sur 339 cas de hernies inguinales traitées par ce procédé il n'eut que 7 morts et encore sont-elles survenues avant la période antiseptique.

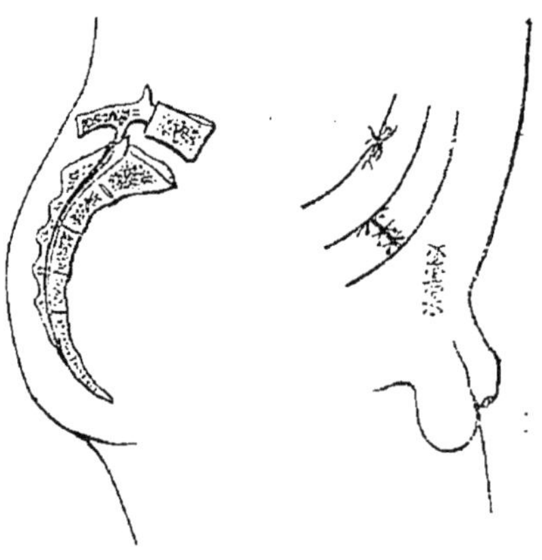

Fig. 23.
Fermeture des trois plaies de la paroi à des niveaux différents (d'après CHAMPIONNIÈRE).

De nombreux procédés ont été concurremment employés et la cure radicale avec les nouvelles méthodes chirurgicales a définitivement depuis WOOD pris place dans la chirurgie journalière.

Nous décrirons les nombreux procédés imaginés par les chirurgiens à propos de chaque variété de hernie, en particulier pour ne pas nous exposer à des redites. Pour toutes les variétés de hernies les principes sont les mêmes : détruire le sac et consolider la paroi ; mais la technique opératoire varie bien entendu pour chaque région.

Appréciation de la cure radicale opératoire. — La question est aujourd'hui jugée et l'opération sanglante pour la cure de la hernie est à l'heure actuelle acceptée par tout le monde. Mais il est cependant nécessaire de légitimer cette intervention par quelques chiffres ayant trait et à la mortalité de l'opération et au nombre des récidives.

Si on examine les nombreuses statistiques données par différents chirurgiens, on constate que la mortalité va en décroissant au fur et à mesure que cette opération est de plus en plus faite et que sa mortalité peut être aujourd'hui à peu près considérée comme nulle.

En 1879 Tilanus avait une mortalité de 11 p. 100; en 1886, Socin n'avait plus que 3,6 p. 100 de décès. Kocher qui dans une première statistique avait une mortalité de 9,5 p. 100; dans une seconde série en 1893 arrive à 0 mort sur 106 opérés. Bassini accuse un seul décès sur 216 cas. Championnière qui a un des plus gros chiffres d'opérés en 1897, à l'Académie de médecine, sur 650 opérations ne trouvait que 5 morts. Mon maître le professeur Berger [1] n'a eu que 2 cas de mort sur 1200 cures radicales inguinales et pour ma part sur environ 400 opérations de ce genre je n'ai jamais eu un seul décès quoiqu'une fois j'aie perforé l'intestin en passant le fil sur le collet du sac et quoiqu'une autre fois dans une hernie par glissement j'aie déchiré le gros intestin.

Comme on le voit on peut dire qu'aujourd'hui la léthalité est réduite à rien. Il y a cependant des contre-indications que nous examinerons après avoir parlé des récidives.

Les *récidives*, comme la mortalité, deviennent de plus en plus rares, et cela parce que les procédés et la technique opératoire se perfectionnent. A Paris, il est très difficile dans ce grand centre, de suivre les malades opérés et pour ma part je ne peux donner de chiffres montrant l'efficacité ou la non efficacité de l'opération, mais à voir le nombre des hernieux qui envahissent les hôpitaux on peut juger de l'efficacité de l'opération.

Si on veut quelques chiffres voici ceux de Bassini qui sur

____

[1] Communication verbale.

251 cas a pu contrôler 108 guérisons après plus d'un an ; voici ceux de CHAMPIONNIÈRE qui sur 650 opérés n'a observé que 21 récidives ; mais nous venons de dire qu'à Paris les opérés récidivés peuvent s'adresser à un autre chirurgien ; enfin M. BERGER nous dit dans son ouvrage si souvent cité que sur 350 cures radicales opérées il n'a relevé qu'une dizaine de récidives et presque toutes avaient été prévues avant l'intervention.

On peut donc conclure en disant : que, quand l'opération est bien menée, la méthode choisie efficace et quand il y a une réunion sans infection, la guérison est complète : que les récidives peuvent se montrer et se montrent dans bien des cas ; mais chez des malades à parois faibles, âgés, porteurs de grosses hernies ou qui ont eu la plaie opératoire infectée.

Le port du bandage après l'opération a donné lieu à bien des discussions ; mais sur ce point encore la cause est entendue.

Après l'intervention on ne doit pas prescrire le port d'un bandage dans les cas simples où tout s'est bien passé.

Il n'en est pas de même quand on a affaire a de grosses hernies adhérentes ou récidivées dans lesquelles la réfection complète et durable de la paroi a été impossible. Ici on ne pratique l'opération que pour permettre le port d'un bandage au hernieux et ainsi faire diminuer les chances de l'étranglement, mais ces cas sont la grande exception.

On devra encore recommander le bandage à tous les opérés qui au bout d'un temps plus ou moins long voient une légère saillie se manifester sous l'influence des efforts. Ici il faut soutenir l'anneau et empêcher la récidive par le port d'un appareil mécanique.

Contre-indications de la cure opératoire. — Nous ne parlons pas des indications puisque tout malade qui porte une hernie doit être opéré si une des contre-indications que nous allons indiquer ne s'oppose pas à l'intervention.

Les contre-indications ont trait à l'état général et à l'état local du hernieux.

La question de l'âge a son intérêt, mais au fur et à mesure

qu'on opère davantage, la limite fixée autrefois se recule. On a opéré avec succès des malades ayant dépassé soixante-dix ans et on se demande pourquoi M. Poncet a placé la limite de la cure radicale à cinquante ans.

J'ai opéré bien des hernieux ayant dépassé la soixantaine et avec succès; il faut donc se fier plutôt à l'aspect du sujet, à sa résistance qu'à son nombre d'années.

Voilà pour l'âge avancé. Pour le tout jeune âge et pour le nourrisson nous étudierons la question en traitant de la hernie inguinale chez l'enfant.

Toutes les diathèses, toutes les cachexies, les maladies organiques et en particulier les lésions de l'appareil respiratoire doivent faire écarter l'intervention. Aussi devra-t-on avant d'opérer faire analyser les urines et bien examiner les différents systèmes organiques : poumons, cœur, foie, etc.

Les hernieux obèses sont plus sujets à des complications opératoires que les autres. Aussi y a-t-il des chirurgiens qui essaient de faire maigrir leur malade avant l'intervention.

Les contre-indications tirées de l'état local sont d'abord, le volume excessif de la hernie qui a perdu tout droit de domicile et qui ne peut être rentrée qu'après une entérectomie.

Il faudra aussi avant de décider l'intervention se bien rendre compte de l'état de la paroi abdominale surtout dans les hernies de faiblesse et si on opère prévenir le malade qu'on ne peut pas lui certifier qu'il n'y aura pas de récidive.

Il sera encore prudent de s'abstenir quand on se trouvera en présence d'un sujet porteur de plusieurs hernies car la multiplicité des tumeurs herniaires sont une preuve de la mauvaise qualité des tissus qui forment les parois de l'abdomen.

TRAITEMENT DES HERNIES
AVEC ACCIDENTS

Toute hernie qui, pour une raison quelconque, ne rentre pas, est devenue irréductible, doit être considérée comme offrant des dangers, comme compliquée d'accidents et, d'une manière générale, doit être opérée.

Mais l'irréductibilité se comporte différemment, suivant les cas, ou bien elle ne donne aucun retentissement sur l'état du malade ou, au contraire, elle s'accompagne d'étranglement. Le traitement est le même, il faut opérer, sauf contre-indication; seulement, dans le premier cas, on peut attendre, choisir son moment, tandis que dans le cas d'étranglement, chaque heure perdue est un danger de plus qu'on fait courir au malade.

Les hernies irréductibles sans symptôme d'étranglement doivent être traitées par la cure radicale. Ce sont en général des hernies adhérentes, soit de l'épiploon (épiplocèles), soit de l'intestin, soit de ces deux organes contenus dans le sac. L'irréductibilité peut encore tenir à d'autres causes, que nous étudierons dans les autres chapitres et notamment dans celui de la cure radicale de la hernie inguinale.

Parfois, une légère poussée de péritonite herniaire rend la hernie irréductible d'une façon passagère. Mais, nous le répétons, la hernie qui ne rentre pas est un danger, car cette irréductibilité est la première menace d'étranglement et, quand il n'existe pas de contre-indications, tirées de l'âge du sujet, de sa constitution, du volume extraordinaire de la hernie, il faut opérer.

Si, au contraire, on a affaire à un vieillard, à un homme débilité, toussant, à un hémiplégique, à un sujet, en un mot, se trouvant dans de mauvaises conditions pour supporter un acte opératoire, il faudra se contenter des moyens médicaux : mettre son malade au lit, dans l'immobilité, lui appliquer constamment de la glace sur la tumeur herniaire. TRELAT conseillait de plus, d'administrer quelques petits purgatifs et au bout de quelques jours de traitement, la hernie s'est détendue et si elle ne rentre pas seule, une simple pression, mais qui ne peut même pas s'appeler du taxis, fait rentrer le contenu du sac et permet d'appliquer un bandage.

Si la hernie irréductible présente des symptômes d'étranglement, il faut se comporter tout autrement.

Traitement de l'étranglement. — Le seul traitement de la hernie étranglée est l'opération sanglante de la *kélotomie*. Il n'y a pas encore longtemps avant les nouveaux principes de chirurgie, comme toute opération était à juste raison jugée dangereuse, on essayait par des manipulations de réduire la hernie. A ces manipulations on a donné le nom de taxis ; voyons ce qu'il faut en penser.

Le *taxis* qu'on trouve déjà décrit dans GUILLAUME DE SALICET, doit être proscrit à l'heure actuelle, nous n'hésitons pas à le dire. Il est non seulement le plus souvent inutile, mais encore dangereux : inutile puisque le plus souvent il ne fait pas rentrer la hernie et que même y arrivât-il cette dernière n'en subsisterait pas moins, prête à s'étrangler de nouveau : dangereux parce qu'il compromet les chances de guérison.

Le pétrissage de la tumeur herniaire produit des hémorrhagies autour du sac, dans le sac, dans l'épiploon, dans les tuniques intestinales ; il favorise la gangrène de l'intestin, sa déchirure, la péritonite septique généralisée et cause la mort ou complique l'intervention ; il faut donc respecter une hernie étranglée et la laisser arriver intacte au chirurgien.

Voilà la règle générale, souffre-t-elle des exceptions? oui, comme toutes les règles, mais ces exceptions sont bien peu nombreuses.

Il est évident que si vous êtes tout seul, sans instruments, loin de tout centre où on pourrait en trouver, il vaut mieux pratiquer le taxis que d'abandonner son malade à une mort certaine ; mais ces conditions sont heureusement fort rares et le praticien de campagne doit pouvoir pratiquer une kélotomie sans confrère en se faisant aider par les gens dont il peut disposer.

Quand on se trouve en présence d'un vieillard cachectique incapable de faire les frais d'une opération sanglante, on doit encore essayer le taxis comme toutes les fois que pour une cause quelconque l'intervention par elle-même doit être mortelle, mais, nous le répétons, ces contre-indications à la kélotomie sont excessivement rares et nous voilà bien loin du *taxis forcé* à 4 et à 6 mains dans lequel on employait les extrêmes violences.

Comment doit donc se faire le taxis ? Toujours le malade anesthésié, si on veut le rendre efficace. Le chirurgien se met à droite, embrasse le pédicule de la hernie de la main gauche, et à l'aide des doigts de l'autre main, commence à agir par des pressions sur les parties les plus voisines de l'orifice herniaire en cherchant à les refouler dans le ventre. On agit ainsi successivement sur les différentes parties contenues dans le sac en se servant de la pulpe des doigts.

Toutes ces manœuvres seront faites avec modération sans employer la violence et ne devront pas être continuées plus de quelques minutes sous peine de déterminer les accidents les plus graves.

Nous avons énuméré plus haut les dangers du taxis impuissant à réduire une hernie ; il en est d'autres qui résultent de la réduction forcée et aveugle de l'anse étranglée dans l'abdomen.

Il faut les connaître car le chirurgien peut être appelé à intervenir sur un malade auquel on aura pratiqué le taxis et chez lequel les symptômes de l'étranglement continuent.

Les fausses réductions doivent être d'abord énumérées. Ce sont des réductions incomplètes dans lesquelles tout l'intestin n'aura pas été rentré par le taxis, variété rare de réduction, il est vrai, ou des réductions en masse.

La *réduction en masse* a été l'objet de bien des travaux depuis SAVIARD, LE DRAN, ARNAUD, jusqu'à SCARPA et DUPUYTREN. Elle est caractérisée par ce fait que les premières manipulations sur la tumeur herniaire ont fait rentrer le sac avec son contenu étranglé, dans le tissu cellulaire sous-péritonéal au voisinage de l'orifice profond du trajet de la hernie. Le collet du sac est donc toujours en contact avec l'étranglement et les accidents continuent. Ce sont les hernies inguinales internes et crurales qui sont principalement le siège de cette réduction en masse et on comprend qu'elle s'observe le plus souvent dans les hernies qui ont un grand anneau, un sac peu adhérent et chez les individus qui ont l'habitude d'essayer de réduire le sac herniaire après en avoir réduit le contenu.

La réduction peut encore s'opérer, mais ce sont là des cas exceptionnels, dans l'intervalle des plans musculaires qui forment la paroi abdominale ou bien encore dans un diverticule du sac herniaire, nous parlerons de ces faits en traitant des hernies inguinales propéritonéales.

Le sac peut s'être déchiré sous les pressions du taxis et le contenu de la hernie a pu passer par la déchirure. Enfin il existe des observations très rares mais très curieuses dans lesquelles le taxis détermina un détachement circulaire du collet du sac. Le contenu de la hernie avait donc été réduit dans l'abdomen avec une bague qui continuait l'étranglement.

Citons encore la possibilité d'un étranglement latéral consécutif à l'étranglement d'une anse totale due à une réduction incomplète par le taxis[1]. Nous avons observé une réduction incomplète à laquelle il est possible que cette pathogénie soit applicable.

Enfin une anse coudée par des adhérences a pu être réduite et constitue dès lors une occlusion intestinale.

De quelque façon que le refoulement se soit opéré, les symptômes sont toujours les mêmes ; les accidents d'étranglement continuent, les vomissements sont constants ; il n'a pas été émis de gaz par l'anus et pourtant si on explore le trajet herniaire on constate qu'il est libre et c'est à peine si le doigt dans la profondeur du canal sent une tuméfaction douloureuse. Quelquefois par la palpation de l'abdomen, on peut trouver une tumeur plus ou moins tendue sensible à la pression et que le doigt introduit dans le trajet herniaire permet de définir ; mais souvent on ne trouve rien et il faut faire le diagnostic avec les seuls symptômes généraux. Dans la majorité des cas on aura affaire à une réduction en masse, peu importe du reste le diagnostic anatomique, le point important est que la thérapeutique est toujours la même et qu'il faut opérer.

L'intervention consiste à ouvrir l'abdomen pour rechercher la cause persistante de l'étranglement et on peut suivre deux voies pour arriver à ce but : la voie latérale en pratiquant

---

[1] Germa. Thèse de Montpellier, 1887. — Adam. Du pincement latéral de l'intestin. Steinhel, 1895.

une *herniolaparotomie*, la voie médiane en faisant une *laparotomie médiane*.

La *herniolaparotomie* est l'opération de choix quand on a un diagnostic et qu'on se trouve en présence d'accidents consécutifs à un taxis ayant amené une réduction.

Cette opération consiste à faire l'incision de la kélotomie, à ouvrir le sac, à le suivre jusqu'à son orifice profond en constatant au fur et à mesure son intégrité, puis à continuer son incision sur la paroi de l'abdomen, le long du bord externe du grand droit, quand il s'agit d'une hernie inguinale, et c'est le cas le plus fréquent, et de ne pas craindre de se donner beaucoup de jour. On pourra même dans ces cas faire prendre au malade la position de Trendelenburg. Arrivé sur l'orifice profond, on débridera celui-ci à ciel ouvert en voyant bien ce qu'on fait pour ne pas s'exposer en allant à l'aveugle, à blesser l'intestin et l'orifice débridé. Le ventre ouvert on verra facilement à quoi tient l'étranglement; on libérera l'anse si elle est étranglée, on détruira la bride péritonéale qui peut déterminer une coudure, on rompra les adhérences qui peuvent fusionner deux anses en les coudant et, cela fait, on se mettra en demeure de refaire avec soin la paroi afin d'éviter une éventration ultérieure.

La *laparotomie médiane* s'adresse aux cas où le diagnostic ne peut être posé d'une façon ferme ; or l'occlusion intestinale peut être discutée comme dans le cas suivant qui nous appartient. Un homme arrive à l'hôpital Lariboisière avec des vomissements opiniâtres mais non fécaloïdes. Je palpe ses orifices herniaires et les trajets inguinaux ; ils sont libres, rien n'est senti à la pression du ventre déjà ballonné. Cependant il raconte que trois jours auparavant une hernie inguinale qu'il portait maintenue par un bandage était sortie à la suite de violents efforts de toux et ne put être rentrée par lui. Il alla le lendemain à la consultation de Saint-Louis où après quelques minutes de taxis on lui réduisit sa hernie.

Dans la journée il rendit quelques gaz par l'anus mais eut des nausées et des vomissements. Le troisième jour les vomissements continuant il se fit transporter à Lariboisière. Je fus

appelé comme chirurgien de garde et malgré une selle copieuse
en diarrhée qu'il eut devant moi, je l'opérai. Ne trouvant rien
dans son trajet inguinal et n'ayant pas très confiance dans la
réduction de la hernie dont il me parlait, j'ouvris l'abdomen
sur la ligne médiane au-dessus de l'ombilic afin de pouvoir
faire le nécessaire, si je me trouvais en face d'une occlusion
intestinale. Le péritoine ouvert, je me mis immédiatement à
explorer l'orifice profond du canal inguinal et trouvai une
anse qui y adhérait ; avec beaucoup de précaution je fis une
traction douce sur cette anse qui vint facilement à moi et je
constatai très nettement un pincement latéral par l'orifice
péritonéal du canal inguinal, pincement latéral qui expliquait
l'émission des gaz, la selle que le malade avait eue devant moi
et aussi les vomissements. Je pus réduire l'anse partiellement
étranglée et les accidents cessèrent.

La laparotomie médiane peut donc être efficace même dans
les cas où on a affaire à une fausse réduction, mais elle est surtout applicable chez les malades pour lesquels le diagnostic
reste dans le doute.

Elle permet de plus de traiter directement la péritonite
septique consécutive à certains cas de taxis et donne plus de
jour quand on se trouve en présence d'une déchirure intestinale produite par le taxis ou d'un intestin perforé et gangrené
qu'il faut opérer comme nous le dirons au chapitre du traitement de la gangrène herniaire.

Nous en avons dit assez sur le taxis qui disparaîtra de la
thérapeutique chirurgicale et nous en arrivons au véritable
traitement de l'étranglement qui est la kélotomie.

De la kélotomie ou opération de la hernie étranglée. —
La kélotomie est cette opération chirurgicale qui a pour but d'aller
lever l'étranglement d'une hernie. De très souvent mortelle
qu'elle était autrefois, elle est devenue une intervention sans
danger depuis l'antisepsie et l'asepsie, et elle donne de jour en
jour de meilleurs résultats depuis que les malades sont immédiatement opérés sans attendre les terribles accidents d'infection causés par l'étranglement de l'anse intestinale.

Elle doit être pratiquée sous l'anesthésie, que celle-ci soit obtenue avec le chloroforme ou l'éther, et il est inutile d'ajouter que les accidents pulmonaires qu'on attribuait autrefois à la narcose étaient simplement produits par l'infection. On s'abstiendra pourtant de tout anesthésique général chez les malades dont les accidents sont déjà anciens et qui sont dans le collapsus. Pour ces malades-là on se servira de la cocaïne, ou même quand le collapsus est profond, on ne perdra pas son temps à insensibiliser des parties qui ne sont plus très sensibles, et on opérera sans aucun anesthésique; cela nous est arrivé maintes fois.

On endormira donc le patient tout en ayant bien soin de veiller à ce que les vomissements amenés par la péritonite infectieuse et stimulés par le chloroforme ne pénètrent pas dans la trachée et ne viennent causer une asphyxie contre laquelle la trachéotomie doit être immédiatement pratiquée. Cette question de l'anesthésie vidée, passons à la description de l'opération, elle comprend plusieurs temps :

1° *Incision des parties molles*. — Après avoir pris toutes les précautions nécessaires, c'est-à-dire avoir rasé et asepsié la région, l'incision sera menée en général suivant le grand axe de la hernie (nous indiquerons sa direction pour chacune des hernies en particulier). Elle sera toujours très longue, dépassant les limite de la tuméfaction afin d'avoir du jour et de voir bien tout ce qu'on fait. Le bistouri incisera couche par couche la peau, les parties molles, l'aponévrose, presqu'au voisinage du sac. Le doigt explorera alors les parties et le chirurgien se mettra en demeure d'ouvrir le sac.

2° *Ouverture du sac*. — C'est là un des temps les plus difficiles de la kélotomie, on arrive en effet, en disséquant couche par couche, sur une tumeur globuleuse et de coloration particulière. Elle est plus ou moins grise, plus ou moins ecchymotique et a une certaine ressemblance avec l'intestin, ce qui donne des inquiétudes au débutant; mais d'une façon générale, on doit se rappeler qu'on n'arrive sur l'anse intestinale que lorsqu'il s'est échappé du sac une certaine quantité de liquide et que, comme le dit Duplay, tant qu'on hésite on n'est pas sur l'intestin. Mais il existe des hernies, dites sèches, dans lesquelles il n'y a pas le moindre liquide et qui présente l'anse étranglée immédiatement en rapport avec la paroi du sac. Il faudra donc pour l'ouverture de ce dernier, prendre les plus grandes précautions. Il ne faut donc jamais à ce moment inciser les parties perpendiculairement, il ne faut pas autant que possible se servir du bistouri, mais bien à l'aide d'une paire de ciseaux et d'une pince à griffes, il faut faire un petit pli qu'on sectionne à petits coups avec les ciseaux mis à plat, et bientôt on voit apparaître un petit jet de liquide ou bien on se trouve en face d'une surface séreuse facile à reconnaître.

On agrandit alors la brèche, on introduit l'index gauche dans le sac, et sur cet index gauche comme guide on le débride avec les ciseaux dans toute son étendue. On voit alors de l'intestin et de l'épiploon plus ou moins modifiés. L'intestin est congestionné, noirâtre, on a comparé son aspect à celui du boudin. Il peut être même très altéré, et nous étudierons cette particularité au chapitre de la gangrène herniaire.

Quand on s'est assuré du contenu de la hernie, il faut repérer le sac avec des pinces à forcipressure et se mettre de suite à laver le sac et les organes qu'il renferme à l'aide d'une solution de sublimé, de formol, ou avec de l'eau bouillie, car toutes ces parties sont infectées et ne peuvent être réduites dans l'abdomen qu'après avoir été bien détergées.

3° *Débridement.* — Dans tous les auteurs classiques, l'étude du débridement a toujours joué un très grand rôle à cause de la blessure possible de l'intestin, à cause de la section possible d'un vaisseau artériel voisin du collet du sac et aussi parce qu'on craignait l'ouverture large de l'agent de l'étranglement qui ouvrait en même temps la grande séreuse péritonéale. A l'heure actuelle on ne craint plus d'infecter le péritoine et on a à inciser largement le collet du sac. On n'attache plus d'importance au débridement de dedans en dehors suivant la méthode ancienne ou de dehors en dedans comme le voulait Malgaigne. On ne cite plus que pour mémoire la sonde ailée de

MERY, la spatule cannelée de VIDAL, la sonde en bateau d'HU-
GUIER; toutefois l'arsenal de la chirurgie a conservé le bistouri
herniaire de COOPER qui rend encore des services.

On débridera donc d'une façon générale au grand jour en
ayant eu soin de prolonger l'incision cutanée au-dessus de
l'étranglement et avec le bistouri et les ciseaux on sectionnera
à petits coups toutes les parties qui enserrent l'anse jusqu'à
ce que le doigt puisse être introduit librement dans l'abdomen.

Si on a affaire à un étranglement profond et très serré, on
pourra avoir recours au bistouri de COOPER manié comme l'indique la figure ci-jointe et si on craint de blesser un vaisseau,

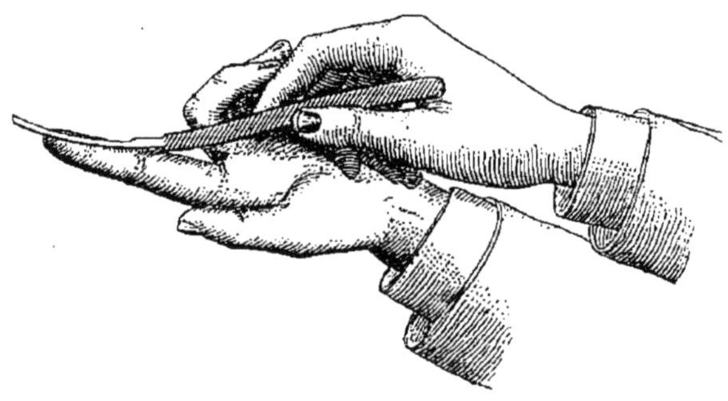

Fig. 24.

on pourra employer la méthode des débridements multiples,
c'est-à-dire faire avec ce même bistouri herniaire de toutes
petites entailles à l'agent de l'étranglement tout autour de
celui-ci.

La direction à donner au débridement varie avec chaque
hernie, nous en parlerons à propos de chaque variété.

4º *Examen du contenu herniaire. Réduction.* — Le débridement fait, on attire à soi l'anse étranglée et on vérifie l'état de
l'intestin; c'est au niveau de l'étranglement que se trouvent en
général les lésions les plus graves. L'anse enserrée présente
deux rétrécissements circulaires au point même de la striction

et une encoche plus profonde sur la portion des parois de l'intestin en rapport avec le collet du sac.

Nous nous plaçons dans le cas d'une hernie étranglée simple; il existe donc de la rougeur, quelques taches ecchymotiques, mais aucun des caractères que nous étudierons dans la gangrène herniaire. L'anse va donc pouvoir être rentrée après avoir été soigneusement désinfectée à l'aide d'une solution antiseptique (sublimé au 1000e par exemple) ou de l'eau bouillie. Si on trouve de l'épiploon, celui-ci ne sera pas réduit, car sa résection est sans aucun inconvénient et il y aurait du danger à rentrer dans l'abdomen une masse épiploïque enflammée. On libérera donc l'épiploon de ses adhérences s'il en a contracté avec le sac, on ligaturera au catgut son pédicule comme nous l'indiquerons plus haut (voir cure radicale inguinale) et ce pédicule ayant été désinfecté avec une solution de sublimé, on le réduira ainsi que l'intestin.

L'anse intestinale et le pédicule épiploïque rentrent facilement dans le ventre quand le débridement a été assez large. Mais si l'anse est longue, dilatée par les gaz, on peut éprouver quelques difficultés. Le point capital est de procéder avec beaucoup de ménagement, afin de ne pas, par des pressions trop vigoureuses, faire des lésions importantes à un intestin affaibli par l'étranglement.

Il faudra donc faire des pressions douces qui auront pour but d'évacuer les gaz ; puis l'index ou plusieurs doigts refouleront peu à peu dans le ventre l'anse étranglée en s'adressant de préférence à son bord postérieur si on peut le reconnaître. Sous ces manipulations prudemment conduites, on sentira la masse diminuer et tout d'un coup disparaître ; la réduction est opérée.

On voit que des pressions sont quelquefois nécessaires pour rentrer l'intestin; il en est quelquefois de même pour l'épiploon, lorsque le pédicule formé par la section de ce dernier est d'un volume important. Il est donc nécessaire de faire des ligatures très solides qui ne glissent pas sous l'effort fait par les doigts pour faire franchir au pédicule le canal étroit de l'étranglement.

La réduction faite, l'index doit être introduit dans l'abdomen pour vérifier si l'orifice intérieur est absolument libre, s'il ne reste pas un diverticule péritonéal ou une bride ou un obstacle quelconque susceptible de continuer à étrangler l'intestin.

5° *Oblitération du sac. Cure radicale.* — Autrefois on se bornait à réunir plus ou moins la plaie ou à la tamponner ; à l'heure actuelle, le complément indispensable de toute kélotomie est la cure radicale. Il n'y a que dans le cas où l'état général du malade est tellement grave qu'il faut finir vite, qu'on s'abstient de cette pratique ; mais il faut le dire, on ne rencontre de malades aussi affaiblis que lorsque la hernie est gangrenée et nous verrons à ce chapitre quelle est la conduite à tenir.

On commencera donc par mettre un tampon aseptique, supporté par une pince, dans l'orifice débridé de façon à s'opposer à la sortie de l'intestin réduit, et cela fait on se mettra en demeure d'isoler le sac herniaire.

Ce temps de l'opération est quelquefois délicat dans les hernies étranglées, car l'inflammation, l'infection ont produit des épaississements des tissus et des adhérences difficiles à libérer en épargnant les organes qu'il faut respecter tels que le cordon. Aussi songera-t-on toujours à ce dernier et à l'isoler du sac.

Quand le sac aura été complètement libéré, il faudra jeter une ligature sur son pédicule à l'aide d'une aiguille de REVERDIN et d'un catgut qui traverse le pédicule à sa base et qui est noué en avant et en arrière. Mais il est des cas où ce pédicule déchire, où la séreuse péritonéale s'éraille, se fend ; ou la ligature glisse. Il faut recommencer, rechercher à nouveau le péritoine, le réparer et le fermer à tout prix. Si une ligature ne peut être placée à cause du manque de longueur de la séreuse et à cause de la largeur de l'anneau ; il faudra avec du catgut fin faire des sutures séro-séreuses à points séparés ou une suture en bourse suivant l'étoffe séreuse dont on dispose.

Le sac sectionné, le pédicule rentre. On procède alors à la

cure radicale qu'on pratiquera suivant la technique que nous décrivons à propos de chaque hernie en particulier.

Traitement de la gangrène herniaire. — La gangrène herniaire se reconnaît aux caractères que nous avons indiqués plus haut. La *coloration* bronzée, violacée, feuille morte, se manifestant par des plaques plus ou moins étendues; la *consistance* toute spéciale de l'intestin dont les parois, au lieu d'être souples et élastiques, présentent une dureté particulière qu'on a comparée à du carton mouillé; enfin dans certains cas l'odeur toute particulière sont des signes suffisants pour déterminer la conduite du chirurgien.

Ce dernier doit d'abord voir si l'anse est suspecte, c'est-à-dire si sa vitalité est assez douteuse pour empêcher de la réduire telle quelle. Avant de se prononcer, il devra faire sur cette anse des affusions d'eau chaude stérilisée qui auront pour but d'activer la circulation et de changer au bout de quelque temps sa coloration. Si malgré ces irrigations chaudes, l'anse étranglée conserve des points douteux plus ou moins violacés; si elle reste d'un brun noirâtre, la prudence commande de ne pas opérer la réduction.

Voilà donc le premier cas; *l'anse est suspecte et ne peut être réduite.* Que faut-il faire? Il faut débrider largement pour assurer la libre circulation des matières intestinales dans l'anse et aussi son irrigation sanguine.

Puis on recouvrira cette anse de compresses aseptiques qui l'entourent complètement, après avoir rétréci un peu la plaie cutanée par quelques points de suture. Le tout sera protégé par un bandage ouaté.

Au bout de quelques jours, la question sera jugée : ou bien la vitalité de l'anse sera conservée, et on la verra rentrer progressivement si elle n'est pas trop longue. Si elle ne rentrait pas on opérerait sa réduction ou bien une perforation se sera produite et un anus contre nature se sera établi sans danger d'infection péritonéale à cause des adhérences contractées par l'anse herniée à l'orifice intérieur du trajet herniaire.

Un second cas qui se présente est le suivant : il existe *une*

petite plaque de sphacèle bien circonscrite ou une petite perfora-
tion. Ni l'une ni l'autre n'intéressent l'intestin dans une assez
grande étendue pour que leur réparation rétrécisse dans de
trop grandes proportions le calibre de l'intestin. La conduite
du chirurgien est ici toute tracée. Il devra pratiquer l'enfouissement comme l'a fait le Dr MARTINET de Sainte-Foy-la-Grande
et comme l'a recommandé GUINARD (Congrès de chirurgie, 1895).

Cette invagination partielle qu'on a encore appelée le « tout
à l'égout » se fait comme l'indique la figure ci-jointe à l'aide

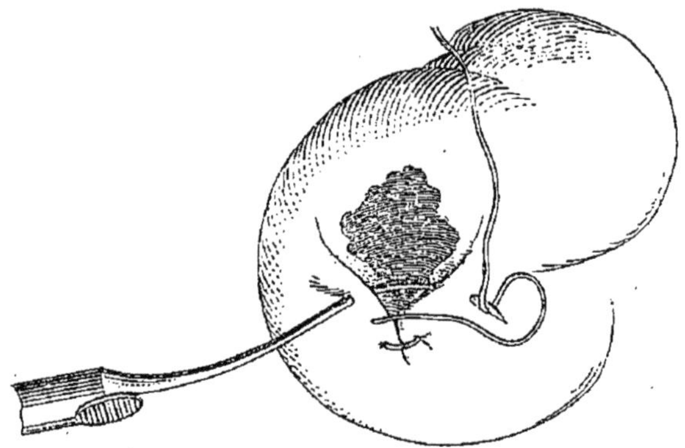

Fig. 25.
Invagination d'une plaque de sphacèle circonscrite.
(LEJARS, *Chirurgie d'urgence.*)

d'un surjet séro-séreux qui enfouit la partie malade. Un second
surjet peut être fait par-dessus le premier quand cela paraît
nécessaire et ne compromet pas le calibre de l'intestin.

Ce procédé de suture peut être répété sur plusieurs points
de l'anse si les plaques suspectes sont assez éloignées les unes
des autres. Si elles sont multiples et trop rapprochées, il sera
nécessaire de faire l'opération recommandée par CHAPUT, l'excision losangique de la surface intestinale compromise. Cette
excision sera pratiquée après avoir placé des pinces destinées
à empêcher le cours des matières intestinales et la réunion des
bords du losange sera faite suivant une ligne perpendiculaire
à l'axe de l'intestin à l'aide d'un ou de deux plans de sutures
séro-séreuses (surjet).

Dans un troisième cas *l'anse est sphacélée dans sa totalité ou bien les plaques de gangrène ou les perforations sont tellement multiples qu'elles équivalent à une gangrène en masse de l'intestin étranglé.* Ici le chirurgien se trouve en présence de deux grandes méthodes : faire l'anus contre nature ; ou réséquer l'anse étranglée et rétablir ensuite la continuité de l'intestin. Ces deux grandes questions en discussion depuis longtemps sont encore à l'étude. Bien des éléments entrent dans la décision à prendre : résistance du malade, milieu dans lequel on opère, outillage pratique de l'entérorraphie et c'est pour cela qu'il est difficile d'établir, d'après les chiffres, d'après les statistiques des différents opérateurs, la conduite qu'on doit tenir. Nous nous expliquerons sur ce point tout à l'heure, mais disons d'abord que quand l'enfouissement pourra être pratiqué, quand on pourra faire l'invagination totale, il faudra ne pas hésiter à adopter cette méthode qui permet de remédier à la gangrène de l'intestin, sans ouvrir ce dernier et supprime de ce fait des chances multiples d'infection.

Notre collègue et ami GUINARD s'est fait le défenseur, au Congrès de chirurgie de 1895, de cette manière de faire qui lui a donné de beaux succès, et nous ne pouvons mieux faire que de reproduire sa description : « Je commence, dit-il, par faire une antisepsie aussi complète que possible du sac et cela bien entendu avant de pratiquer le débridement. Dans un deuxième temps je débride l'anneau et j'attire l'intestin au dehors, de façon à bien mettre en évidence les limites du mal. Avec les ciseaux, je désinsère le mésentère au niveau du bord adhérent de l'intestin malade et je résèque le V mésentérique à sommet postérieur correspondant. Il s'agit ensuite d'invaginer toute l'anse gangrenée et cela sans l'ouvrir dans le bord inférieur de l'intestin. Ce dernier est facile à distinguer du bout supérieur dont il diffère considérablement : il est en effet rétracté au lieu d'être aminci et distendu. Saisissant donc le bout inférieur avec la main droite au niveau de sa continuité avec l'anse malade, je me sers de la main gauche pour invaginer soit avec le doigt, soit avec un instrument mousse toutes les parties sphacélées dans le bout inférieur. Lorsque l'anse malade a disparu en totalité dans la cavité du bout inférieur, j'unis le péritoine sain de ce dernier à celui du bout supérieur en faisant une couronne de sutures séro-séreuses à points séparés. Pour plus de sûreté, j'invagine cette couronne de sutures ainsi qu'un centimètre d'intestin sain et je place de nouvelles sutures semblables aux premières. Il reste pour terminer à placer quelques points de suture sur le mésentère et à réduire le tout dans la cavité abdominale. J'insiste sur ce point qu'il faut avoir soin de faire un débridement très large pour que pendant la réduction, l'intestin ne subisse au niveau des sutures ni pression, ni tiraillements. »

Cette opération est ingénieuse et devra être appliquée toutes les fois qu'on le pourra ; mais malheureusement elle n'est plus praticable si l'étendue du sphacèle est trop grande, si elle dépasse 10 à 12 centimètres. Si de plus l'état des parois ne permet pas leur invagination à cause de leur fragilité, de leur œdème, de leur épaississement ou de leur rigidité.

Lorsque l'invagination totale, l'enfouissement n'est pas possible, deux méthodes, nous le répétons, sont à la disposition du chirurgien : 1° l'entérectomie avec rétablissement de la continuité de l'intestin ; 2° l'anus contre nature.

1° De l'entérectomie. — Cette opération a pour but de réséquer toute la partie altérée de l'intestin afin de permettre ensuite de rétablir sa continuité et de le réduire dans l'abdomen.

On commencera donc par faire un débridement large de l'anneau, siège de l'étranglement, car il faudra tout à l'heure réduire l'intestin réparé sans tirailler les moyens de réunion. Le débridement fait, l'anse herniée sera attirée hors du sac de façon à ce que l'on puisse agir facilement sur une partie saine du canal intestinal et qu'on ne soit pas gêné dans les manœuvres qui auront pour but de rétablir sa continuité.

On placera bien au-dessus des limites du sphacèle deux pinces à pression douce garnie ou non de caoutchouc, suivant le modèle qu'on a à sa disposition. Ces pinces auront pour but d'arrêter le cours des matières et d'isoler l'anse

6.

qu'on va réséquer. Si on n'a pas de pinces à sa disposition les doigts d'un aide pourront remplir le même office.

Le mésentère est alors décollé de toute la partie de l'intestin qui doit être réséquée et excisée suivant la forme d'un coin ; des ligatures sont faites pour arrêter l'hémorrhagie provenant de la section des vaisseaux mésentériques ; puis après avoir bien garni de compresses aseptiques le champ opératoire, l'intestin est réséqué aux ciseaux et les deux segments qui doivent être réunis sont nettoyés à l'aide de compresses stérilisées avec beaucoup de soins. Le champ opératoire ayant été de nouveau rapproprié, il reste à faire la réparation. Celle-ci peut être pratiquée soit à l'aide du bouton de Murphy, soit à l'aide d'une entérorraphie circulaire, soit à l'aide d'une bouche latérale.

Entérectomie et réunion par le bouton de Murphy. — Que ce soit le bouton de Murphy, celui modifié par Villard, celui de Chaput, la manœuvre est toujours à peu près la même ; elle est rapide et c'est là son avantage : l'entérectomie faite on placera avec un fil de soie une suture en bourse sur un des bouts sectionnés de l'intestin. Un des deux boutons dont on aura vérifié le calibre tenu par une pince hémostatique sera introduit dans le bout de l'intestin choisi, puis le fil en bourse sera serré et noué solidement sur le cylindre. On fera de même pour l'autre extrémité intestinale, on réséquera aux ciseaux la tranche intestinale qui dépasse, puis on introduira le bouton mâle dans le demi-bouton femelle avec assez de force pour obtenir un contact hermétique sur tout le pourtour de l'intestin.

Il faut se méfier des boutons de Murphy dont les bords sont un peu anguleux, ne sont pas très arrondis, car ils sectionnent la séreuse au ras même de leur circonférence et il n'y a pas d'espace suffisant pour permettre un accolement séroséreux solide capable d'empêcher lors de la chute du bouton, l'épanchement des liquides intestinaux dans l'intestin.

Certains chirurgiens font volontiers quelques points de Lembert par-dessus le bouton de Murphy. Cette conduite est prudente, mais elle a le tort d'allonger l'opération et de diminuer le mérite du bouton anastomotique qui est de permettre de faire vite.

L'anastomose faite, on fermera l'ouverture mésentérique avec un surjet de catgut et on réduira l'anse intestinale avec beaucoup de douceur. C'est à cause du volume du bouton que nous avons recommandé un débridement large qui laisse passer les parties réunies sans les offenser.

Entérectomie et entérorraphie circulaire. — C'est à l'aide d'une suture à la soie fine que dans ce procédé on réunit les deux bouts sectionnés de l'intestin. Un premier surjet sera d'abord pratiqué rapidement, il comprendra la muqueuse et la musculeuse ou même toute l'épaisseur de la paroi intestinale (comme on a fait la section intestinale un peu obliquement le rétrécissement du calibre de l'intestin n'est pas à redouter). Ce surjet commencera à côté de l'insertion mésentérique et viendra se terminer au point de départ. Un second surjet séro-séreux pratiqué par-dessus sera destiné à enfouir le premier. Ce second surjet sera fait avec beaucoup de soin de façon à adosser intimement la séreuse péritonéale et on le soignera spécialement au niveau de l'attache mésentérique, point où la coaptation est la plus délicate. Quelques points séparés seront même placés à cet endroit si on le juge nécessaire.

Cela fait on réunira par une suture en surjet l'attache mésentérique de façon à éviter tout orifice où ultérieurement une anse intestinale pourrait s'étrangler. On nettoiera à l'aide d'une solution antiseptique l'anse réparée, on enlèvera les pinces qui barrent l'intestin et on réduira avec beaucoup de précaution pour ne pas faire déchirer les sutures.

Entérectomie avec abouchement latéral. — L'entérorraphie circulaire n'est pas toujours commode. Par le fait de l'étranglement, il peut y avoir inégalité de calibre du bout inférieur diminué et du bout supérieur dilaté, ce qui rend la suture circulaire difficile et peut compromettre son étanchéité. De plus, on a remarqué que c'était du côté de l'insertion mésen-

térique que la suture circulaire avait des tendances à lâcher ;
la séreuse manque à ce niveau et l'aiguille est plus difficile à
manœuvrer. C'est pour ces raisons que certains chirurgiens
préfèrent obturer complètement le bout supérieur, et au-
dessus de cette fermeture aboucher le bout inférieur dans le
bout supérieur.

La fermeture du bout supérieur devra être menée rapidement à l'aide d'un surjet à la soie comprenant toute l'épaisseur de la paroi intestinale et ne ménageant pas l'étoffe,
second surjet séro-séreux par-dessus le premier.

A trois ou quatre centimètres au-dessus du cul-de-sac ainsi
formé, on incisera l'intestin suivant son axe, au pôle opposé
à l'insertion mésentérique, et suivant une longueur égale à
celle que donnent les deux parois du bout inférieur appliquées
l'une contre l'autre. Cela fait, un aide rapprochera le bout
inférieur de façon à mettre en rapport les deux orifices et le
chirurgien fera un premier surjet à la soie ne comprenant
que la muqueuse, ou la muqueuse et la musculeuse, et il
commencera bien entendu par la lèvre postérieure de la
bouche anastomotique.

Ce premier surjet circulaire achevé, il pratiquera avec
beaucoup de soin un second surjet séro-séreux adossant bien
la séreuse sur tout le pourtour de l'orifice. Il ne restera plus
alors qu'à nettoyer l'anse réparée et à réduire après avoir
enlevé les pinces qui font le barrage de l'intestin et réparé la
brèche faite au mésentère.

Cette manœuvre de l'abouchement latéral paraît à première
vue plus longue que l'entérorraphie circulaire ; il n'en est cependant rien et ses résultats paraissent plus sûrs ; aussi est-
elle préférée par un certain nombre de chirurgiens.

On pourrait encore obturer les deux bouts et réunir les deux
segments intestinaux par une entéro-anastomose, mais cette
opération est forcément un peu plus longue et ne présente
véritablement pas d'avantages.

Citons à ce propos la pratique d'HELFERICH (de Greniswald),
proposée dans le cas d'une anse suspecte pour rétablir le
cours des matières sans faire l'entérectomie. Pour ce faire, on

attire au dehors les deux bouts de l'anse, et au-dessus de la partie altérée on établit une entéro-anastomose voisine de l'insertion mésentérique. On réduit alors les deux bouts sains qui communiquent par l'orifice qu'on vient de créer et on laisse l'anse suspecte au dehors. S'il y a gangrène, la guérison se fait rapidement, grâce au libre passage des matières intestinales par l'anastomose placée au-dessus, et si l'anse garde sa vitalité on la réduit au bout de quelques jours.

Cette conduite a été tenue deux fois par son auteur avec un succès ; mais il a eu peu d'imitateurs. C'est en effet une opération compliquée, qui fait courir des chances au malade pour un résultat médiocre, puisque lorsqu'elle est nécessaire elle aboutit à un anus contre nature et, si elle ne doit pas avoir cette conséquence, elle est inutile.

Il est bien entendu que quel que soit le procédé de réunion employé, bouton anastomotique, entérorraphie circulaire, abouchement latéral, on aura toujours bien soin de ne rentrer l'intestin dans l'abdomen qu'après s'être assuré qu'aucun vaisseau ne saignait, qu'après avoir fait l'hémostase la plus soignée, surtout au niveau du mésentère, et qu'on aura commencé par faire disparaître les chances d'infection provenant du sac ou de l'épiploon en enlevant le premier et en réséquant l'autre.

Il est fort difficile de dire quelle est la méthode de réunion qu'il faudra choisir. Ceci dépend des aptitudes du chirurgien et de sa plus ou moins grande habitude des sutures intestinales. On pourrait citer des chiffres, ce que nous ferons tout à l'heure quand il s'agira de comparer l'entérectomie à l'anus contre nature, mais les statistiques, en l'espèce, ne prouvent pas grand'chose. Ce qu'il y a de certain, c'est qu'entre des mains qui ne sont pas rompues à la pratique de la suture intestinale, le bouton de Murphy a l'avantage de la simplicité, de la facilité et de la rapidité. En France, il est tombé, depuis les deux dernières années, en désuétude, on se demande pourquoi. Ce qu'il y a de certain, c'est qu'en Amérique il donne d'excellents résultats, ce qui pourrait ne pas surprendre, puisque c'est la patrie de son auteur ; mais il en est de même en

Allemagne où nous voyons les chirurgiens le préférer, dans la majorité des cas, à la suture adoptée, semble-t-il, par les chirurgiens français.

2° De l'anus contre nature. — On a à l'établir dans deux conditions : ou bien lorsqu'il y a un phlegmon stercoral avec perforation intestinale et que l'anus contre nature se trouve pour ainsi dire tout fait ; ou bien lorsque l'état du malade ne permet qu'une intervention dont le shock ne sera pas mortel et qu'il existe des plaques de gangrène qui vont se détacher :

Dans tous les cas, on devra s'efforcer de donner un libre écoulement aux matières, tout en mettant l'intestin dans les meilleures conditions possibles pour se fermer seul ou pour se prêter à une intervention réparatrice la moins dangereuse possible. Si on a affaire à une petite anse étranglée comme dans les hernies inguinale ou crurale, on se gardera autant que possible, par des tractions, de détruire les adhérences qui se sont formées pour réduire au minimum les chances d'infection de la cavité péritonéale, on fera une incision aux ciseaux ou au bistouri en plein sphacèle et on aura soin de fixer l'anse par quelques points de suture faits aux bords de la solution de continuité du sac et à la peau. Cela fait, on introduira le doigt pour vérifier si le passage est bien libre ; s'il ne l'est pas suffisamment, ou on l'agrandira en le dilatant avec l'index ou on fera de petits débridements prudents en se gardant bien d'ouvrir la grande séreuse péritonéale. Le bistouri boutonné, le bistouri herniaire peut rendre de grands services dans ces circonstances.

Il faut toutefois savoir que la débâcle ne va pas être immédiatement considérable, que ce sont principalement des gaz qui vont sortir les premiers, qu'il existe un peu de paralysie intestinale produite par l'étranglement, que l'intestin va mettre quelque temps à reprendre du tonus et que ce n'est que quelques heures plus tard qu'il se videra véritablement.

Si au contraire l'anse gangrenée est longue, comme cela se rencontre dans les hernies ombilicales étranglées, il ne suffit pas de l'ouvrir, mais il faut préserver le malade de l'infection causée par le sphacèle d'une grande étendue d'intestin gangrené qui va mettre un temps fort long à s'éliminer. Dans ces cas, il faut aider la nature en supprimant tout ce qui va tomber de soi-même. Pour ce faire, on excisera aux ciseaux toute l'anse gangrenée et ce qu'il faudra du mésentère, en ayant bien soin de faire une hémostase soignée et on pourra fixer les deux bouts de l'intestin à la peau soit par des points de suture, soit par des pinces à forcipressure laissées à demeure, si l'état du malade commande d'aller vite.

S'il existe un phlegmon stercoral, la conduite du chirurgien est encore plus simple. Comme sac et intestin ne forment plus qu'une masse composée de sanie, de gaz et de matières infectes, l'anus contre nature seul est applicable et pour le faire il suffira, la plupart du temps, d'inciser d'un seul coup la tumeur herniaire. Il faudra pratiquer une incision large, et après lavage du sac grandement ouvert s'assurer que le débridement est suffisant, que l'écoulement des matières fécales se fait bien et panser le tout à plat, après gros drainage à l'aide de compresses humides.

S'il y avait un passage trop étroit pour le libre écoulement des produits de l'intestin, on élargirait la brèche soit avec le doigt, soit avec le bistouri boutonné.

Parallèle de l'entérectomie et de l'anus contre nature. — Nous le répétons, il y a des cas où l'anus contre nature s'impose : d'abord lorsque le grand âge du malade, son état d'épuisement causé par l'infection stercorémique, la longue durée de l'étranglement, l'ont mis dans un état tel qu'il est incapable de supporter une intervention de durée même moyenne. Ensuite, il faut le dire, l'entérectomie suivie de la réunion intestinale nécessite un outillage que le praticien n'a pas toujours à sa disposition.

Mais en dehors de ces cas, quand on se trouve en présence d'un sujet dont les premiers accidents ne remontent pas trop loin et qu'on estime capable de supporter une opération un peu compliquée, quelle est la conduite que doit tenir le chirurgien ? La réponse est difficile à faire ; car en France, en Allemagne, en Angleterre, les différentes sociétés savantes ont discuté cette question et les avis se sont trouvés partagés ; cela se comprend, car on peut avoir avec les deux méthodes des succès qui peuvent influencer le jugement. Aussi les chiffres ne prouvent-ils pas grand'chose ; nous allons cependant en donner quelques-uns qui se rapportent à l'opération à laquelle on a pu donner le nom d'idéale, c'est-à-dire à l'entérectomie suivie de l'entérorraphie circulaire ou du bouton de Murphy. M. Berger, dans son savant article du Traité de Chirurgie, nous dit que Budberg-Boeninghausen et W. Kock ont pratiqué 4 entérectomies suivies de guérison, dans lesquelles la longueur de l'intestin réséqué variait de 60 centimètres à plus de 1^m 25. Dayot fils (de Rennes), sur 3 résections intestinales pour hernies gangrenées a obtenu 3 succès. Villard (de Lyon) avec son bouton, nous cite, au Congrès de chirurgie de 1895, 4 guérisons sur 4 cas. A. Wiener (de Chicago) affirme, sans donner de détails, avoir pratiqué 10 entérectomies avec le bouton de Murphy et n'avoir perdu aucun malade.

Certes, tous ces chiffres sont encourageants ; mais avec les statistiques c'est toujours de même, on s'empresse de publier les séries heureuses et chacun garde pour soi les cas isolés suivis d'insuccès qui, s'ils étaient relevés en masse, viendraient probablement réduire à bien peu de chose les guérisons mentionnées plus haut.

Quoi qu'il en soit, de nombreux chirurgiens qui autrefois étaient partisans de l'entérectomie sont revenus à l'anus contre nature et, avec Berger, nous citerons pour ne parler que des étrangers Wolfler, Sonnenburg, Korte, Trendelenburg, Julliard ; c'est que l'anus contre nature, quand il est bien placé et ne nuit pas à la nutrition du malade, peut guérir tout seul et peut être réparé à l'heure actuelle dans de bonnes conditions. Il a malheureusement contre lui d'être aveugle et de pouvoir aussi bien tomber sur le commencement de l'intestin grêle que sur la fin de l'iléon. Encore connaît-on des observations dans lesquelles on a pu alimenter le malade en lui injectant des liquides dans le bout inférieur et arriver ainsi à le soutenir jusqu'au moment d'une intervention définitivement curative.

Pour notre part, nous n'avons jamais pratiqué l'entérectomie et nous ne prenons pas parti dans le débat. Il est du reste probable que cette question perdra de plus en plus de son intérêt, car l'idéal est d'arriver d'abord à ne pas attendre les accidents de l'étranglement pour débarrasser les hernieux de leur hernie, et ensuite si les accidents éclatent à opérer le plus vite possible de façon à ne pas se trouver en face d'un intestin menacé de gangrène. Quand ce double but aura été atteint, les rencontres de sphacèle herniaire seront tellement rares qu'il ne vaudra presque plus la peine de discuter leur mode de traitement.

Résultats de la kélotomie. — L'opération de la kélotomie, comme toutes les interventions du reste, a grandement bénéficié des nouvelles méthodes de la chirurgie. De plus, cette opération est devenue tellement courante et les praticiens savent si bien que plus elle est hâtive plus les chances de guérison augmentent, qu'à l'heure actuelle la hernie gangrenée est une exception. Aussi les guérisons augmentent-elles toujours et pour le prouver nous allons citer quelques chiffres que nous empruntons encore à l'article si documenté de notre maître le professeur BERGER :

La statistique de HUSSON pour les opérations faites dans les hôpitaux de Paris en 1861, 1862, 1863 et 1864 donne 75,8 p. 100 de mortalité; celle de GOSSELIN qui opérait plutôt que ses collègues est meilleure ; le chirurgien de la Charité n'avait une léthalité que de 46,9 p. 100 seulement.

MACREADY sur un relevé de 1063 kélotomies pratiquées en Angleterre de 1869 à 1888 n'arrive qu'à une mortalité de 36 p. 100.

En 1896 HENGGELER sur un chiffre important de 276 opérations de ce genre pratiquées à une clinique de ZURICH ne trouve qu'une mortalité de 24/13 p. 100. On pourrait multiplier les chiffres et tous prouveraient ce que nous avons vu au commencement de ce chapitre : que les statistiques vont toujours en s'améliorant.

Il est bien certain que les chiffres aussi démontrent ce que
nous nous sommes efforcé de répéter, que plus l'opération était hâtive, plus les chances de guérison étaient
grandes.

Suivant Luke la mortalité de la kélotomie serait de 17,6 p. 100
lorsqu'elle est pratiquée dans les quarante-huit premières
heures de l'étranglement, de 40 p. 100 après cette limite (Berger). Warrington Haward dans un relevé d'interventions pour
hernie inguinale étranglée nous montre que les opérés le premier jour ont donné 16 p. 100 de mortalité ; les opérés le
deuxième jour 40 p. 100 et les opérés le troisième jour
62 p. 100 (Berger).

Ces chiffres sont assez éloquents par eux-mêmes et nous
permettent de terminer cette question de la kélotomie en
disant : *pas de taxis et opérez le plus vite possible.*

Traitement des néoplasmes herniaires. — Il est difficile
de passer en revue tous les cas si variés qui peuvent se présenter
et nous ne pouvons qu'indiquer les grandes lignes du traitement.

Il est bien entendu que lorsqu'on se trouvera en présence
d'une tumeur bénigne soit des organes herniés, soit du sac,
il faudra l'enlever en faisant la cure radicale ; c'est ce qui arrive
couramment quand on se trouve en face des lipomes herniaires,
c'est ce qui se fait avec la plus grande facilité quand on a
affaire à des franges graisseuses très hypertrophiées du gros
intestin.

Dans les tumeurs malignes, la conduite du chirurgien est bien
plus embarrassante ; mais la plupart du temps, il aura la main
forcée par les accidents d'étranglement ou simulant un étranglement. Il commencera donc par ouvrir la hernie et en véri-
fiant son contenu se trouvera en face d'un néoplasme malin
de l'intestin. Ce néoplasme par son extension a envahi la circonférence de l'organe et a presque bouché son calibre. Si la
tumeur ainsi formée est bien limitée, bien mobile, il ne faudra
pas hésiter à pratiquer l'entérectomie de toute la partie
malade et rétablir ensuite la continuité du tube intestinal.

Mais si l'intestin est envahi sur une trop grande étendue, si la tumeur présente des adhérences et qu'il soit impossible de songer à son ablation, il faut laisser les lésions herniaires sans les toucher et parer aux accidents d'occlusion qui se montreront par l'établissement d'un anus contre nature en la meilleure place possible ou bien d'une entéro-anastomose.

Enfin si le néoplasme malin a seulement envahi le sac et si les lésions ne sont pas trop étendues il sera facile par la cure radicale de supprimer et le sac et la tumeur qu'il porte. On n'hésitera même pas à sacrifier le cordon si ses éléments sont déjà envahis ou si sa résection est nécessaire pour faire une ablation large de la tumeur sacculaire.

Enfin si le néoplasme a envahi et le sac et les organes qui y sont contenus, il faudra se borner à parer aux accidents d'occlusion qui pourront se produire sans se lancer dans une opération qu'il serait bien délicat de terminer dans de bonnes conditions.

Traitement de la tuberculose herniaire. — La cure radicale d'une herniè tuberculeuse n'est jamais une opération simple. Dans quelques cas même, les lésions étaient si étendues que le chirurgien fut obligé deux fois de refermer le ventre et une fois d'établir un anus contre nature.

Dans le cas de Jordan, les adhérences intestinales étaient si serrées, qu'on laissa le paquet intestinal dans la hernie ; on le lava au sublimé et on le recouvrit de gaze iodoformée. Le malade revu un an après était bien portant ; il avait deux fistules scrotales et, fait très important, *la hernie était devenue entièrement réductible.*

Dans le cas de Roth, le chirurgien fut obligé de refermer la plaie sans pouvoir réduire. Un an après, l'état général était bon, mais la hernie continuait à être irréductible.

Dans le cas de Tenderich, il s'agissait d'une hernie étranglée et gangrénée : on établit un anus contre nature ; et quelques jours après on fit la résection de l'intestin suivie d'une entérorraphie circulaire. Le malade guérit. Lorsque les adhérences portent sur l'épiploon, le chirurgien le libère et le résèque. Ce temps spécial n'a jamais présenté de difficulté. Les adhérences du sac aux organes voisins empêchent quelquefois sa dissection. Ainsi BERGER fut obligé d'en laisser une partie adhérente à la veine fémorale ; et BROCA de faire la castration dans un cas où le canal déférent caséeux adhérait à la hernie [1].

Cette castration, on la fait encore lorsque les lésions tuberculeuses sont très étendues dans la glande génitale.

C'est ce que firent BROCA (2 fois), BRUNS et SOUTHAM. Mais lorsqu'elles sont circonscrites à l'épididyme, on imitera la conduite de BROCA qui se contenta d'évacuer un abcès épididymaire.

Lorsque la tuberculose péritonéale coexiste avec la tuberculose herniaire, il faudra prolonger l'incision vers le haut, évacuer l'ascite, aussi complètement que possible et s'assurer rapidement, la main introduite dans le ventre, que le diagnostic de tuberculose est certain.

S'il existe seulement de l'ascite, et que les anses intestinales soient libres, on pourra laver le péritoine ; réséquer le sac, refermer la paroi et drainer.

S'il existe de la tuberculose à forme ulcéro-caséeuse, on se comportera comme il est indiqué au traitement de cette affection. Si l'on a méconnu cette lésion, avant la kélotomie, on drainera à la gaze iodoformée, par la plaie inguino-abdominale, comme si l'on avait fait une laparotomie latérale pour tuberculose péritonéale. Nous ne connaissons pas de cas où la kélotomie fut faite dans ces conditions. Toujours, c'est de la forme ascitique qu'il s'agissait. Dans ces cas-là, les résultats post-opératoires furent bons ; et la guérison de quelques malades s'est maintenue.

Les résultats opératoires sont différents chez l'adulte et chez l'enfant.

Chez l'adulte, les complications opératoires sont fréquentes ; les adhérences, par exemple, sont nombreuses. Malgré cela, il

---

[1] C'était plus pour enlever les lésions tuberculeuses que pour faciliter la dissection du sac.

n'y a eu qu'un seul cas de mort sur 22 opérations. (Polaillon, mort par péritonite).

Chez l'enfant, les difficultés opératoires sont rares. Malgré cela, les cas de mort sont nombreux.

Broca a perdu trois malades : deux de broncho-pneumonie. un de granulie. Tenderich en perdit un, six mois après, de tuberculose pulmonaire; Broca un, dix mois après, de méningite.

Le pronostic opératoire est donc sérieux chez l'enfant. Cette gravité ne constitue pas cependant chez l'enfant une contre-indication opératoire. Il faut opérer, parce qu'il y a très souvent de la tuberculose péritonéale latente, et que la cure radicale, en mettant le péritoine à l'air et à la lumière, peut le débarrasser de ses lésions tuberculeuses. Nous ignorons ce qui se passe histologiquement, mais cliniquement, beaucoup de petits malades qui avaient des granulations péritonéales, ont été revus un an après et paraissaient guéris.

Chez l'adulte, la cure radicale est formellement indiquée : d'abord parce qu'il s'agit d'une lésion tuberculeuse, en évolution le plus souvent; ensuite, parce que l'irréductibilité, la douleur, empêchent le port du bandage. Enfin, parce que la hernie est sujette à l'étranglement.

Traitement des traumatismes herniaires. — Le traitement des traumatismes herniaires doit être le même que celui des traumatismes de l'abdomen.

Dans les *ruptures complètes du sac et des enveloppes*, il faut s'inspirer de l'état de l'intestin et de l'épiploon pour les rentrer dans l'abdomen après lavage et les garder en observation si l'infection ne permet pas leur réintégration. S'il y a plaie du tube intestinal, il faudra faire des sutures et attendre pour réduire qu'on soit sûr de ne pas inoculer le péritoine; l'épiploon est-il enflammé, il faudra bien entendu le réséquer.

Mais tout cela fait, la hernie devra être traitée de suite, ou plus tard par la cure radicale, suivant le degré d'infection qui a causé le traumatisme.

Dans les *ruptures isolées du sac*, il n'y a qu'un traitement c'est celui de la cure radicale immédiate. Elle pare à tous les accidents et de plus supprime la hernie. Il est bien entendu qu'elle ne pourra se pratiquer que lorsque la contusion n'aura pas déterminé des accidents qui s'y opposent.

Les plaies herniaires ne seront dangereuses que lorsqu'elles auront intéressé l'intestin. Ici il faut agir comme dans une plaie de l'abdomen, faire l'ouverture du sac, rechercher la solution de continuité, la suturer et garder l'intestin en observation dans le sac largement débridé. La réduction de l'anse blessée se fera petit à petit d'elle-même ou sera faite par le chirurgien trois à quatre jours après la suture. Ces cas-là sont relativement simples, car l'infection se produit dans un diverticule du péritoine et la grande séreuse a beaucoup de chance de ne pas être inoculée. Il n'en est pas toujours ainsi; l'intestin blessé a pu s'être réduit dans l'abdomen et y déterminer rapidement une péritonite. La laparotomie d'urgence s'impose alors et doit être pratiquée le plus rapidement possible. Le ventre ouvert on recherchera la plaie intestinale et on la traitera suivant l'étendue de la lésion.

L'épiploon blessé peut aussi s'être réduit dans l'abdomen et déterminer une hémorrhagie alarmante. La cœliotomie seule pourra permettte encore dans ces cas de rechercher l'épiploon qui saigne, de le lier et de le réséquer.

Les contusions herniaires seront aussi traitées comme les contusions de l'abdomen, si on soupçonne une perforation de l'intestin, soit par rupture, soit par gangrène; il faut immédiatement pratiquer la laparotomie et se conduire suivant les dégâts qu'on rencontre. Ici l'indication d'une résection intestinale se pose. Si l'intestin contus est réduit dans l'abdomen, il faut aller à sa recherche par la laparotomie et suivre les règles thérapeutiques posées pour la contusion de l'abdomen.

DEUXIÈME PARTIE

HERNIES EN PARTICULIER

———

I

ÉTUDE DES HERNIES D'APRÈS LEUR SIÈGE

L'étude des hernies en particulier comprend deux parties distinctes :

1° L'étude des hernies d'après leur siège.

2° L'étude des hernies d'après l'organe hernié.

L'étude des hernies d'après leur siège comprend les chapitres suivants :

I. — Les hernies latérales ;

II. — Les hernies antérieures ;

III. — Les hernies postérieures ;

IV. — Les hernies inférieures ;

V. — Les hernies supérieures ;

VI. — Les hernies internes ou rétropéritonéales.

I. — HERNIES LATÉRALES

Les hernies latérales comprennent :

L'étude des hernies inguinales.

    —   des hernies crurales.

    —   des hernies ventrales.

    —   des hernies obturatrices.

HERNIE INGUINALE

HERNIE INGUINALE CHEZ L'HOMME

Considérations anatomiques. — Nous rappellerons brièvement quelques particularités anatomiques qui ont trait au canal inguinal. Ce canal présente deux orifices et un trajet.

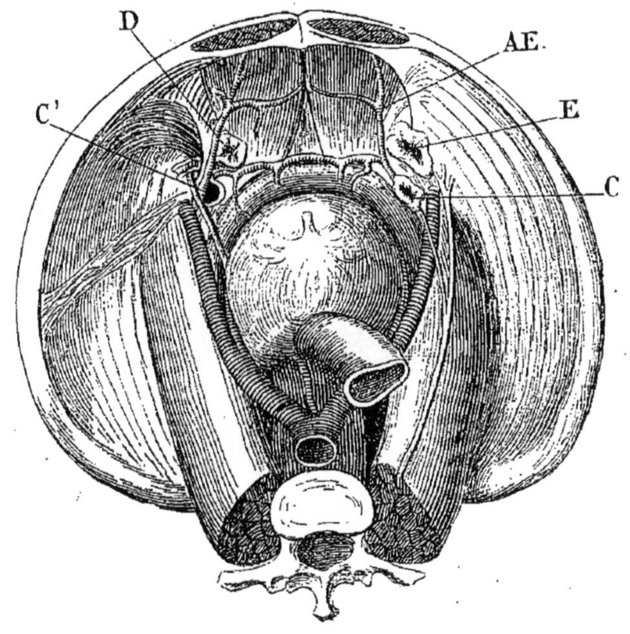

Fig. 26.

Rapports des hernies inguinales directe et oblique externe
(d'après LEFORT).

AE, art. épigastrique. — E, collet de la hernie oblique externe. — D, collet de la hernie directe. — C, collet de la hernie crurale. — C', anneau crural vide.

Orifice profond du canal inguinal. — Le péritoine pariétal forme dans la région inguinale trois dépressions, trois orifices virtuels à travers lesquels la hernie peut s'engager. L'interne est situé en dedans de l'ouraque : le moyen entre l'ouraque et l'artère épigastrique ; l'externe en dehors de l'artère épigastrique. L'issue des viscères par l'orifice externe est la règle : l'issue par les orifices moyen et interne est l'exception.

Les hernies qui sortent par l'orifice externe sont placées en dehors de l'artère épigastrique : ce rapport est capital. En outre, elles s'engagent toujours dans l'intérieur du cordon spermatique, au contact du canal déférent et des vaisseaux, entourées qu'elles sont par la fibreuse commune.

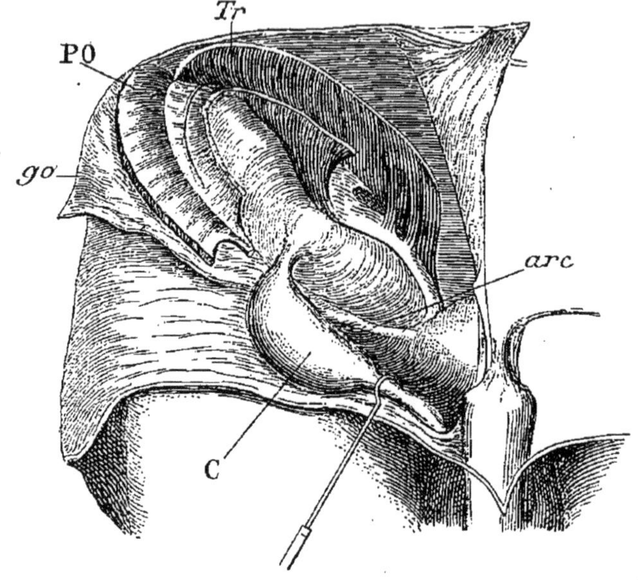

Fig. 27.
Parois du canal inguinal (d'après BLAISE).
C, cordon distendu par la hernie. — go, muscle grand oblique. — PO, petit oblique.
Tr, transverse.

Les hernies qui sortent par les orifices moyen et interne sont placées en dedans de l'artère épigastrique. Elles pénètrent dans le canal inguinal en défonçant sa paroi postérieure ; mais elles ne se placent jamais dans l'intérieur du cordon (fig. 26).

Trajet inguinal. — Il est situé au-dessus de l'arcade crurale, au-dessous des bords réunis du petit oblique et du transverse, en avant du fascia transversalis, en arrière de l'aponévrose du grand oblique.

Ces plans musculaires et aponévrotiques sont écartés d'abord, ils finissent ensuite par s'user et s'atrophier quand la hernie est ancienne et acquiert un volume assez marqué. L'atrophie porte surtout sur les plans musculaires du petit oblique et du transverse.

Orifice externe. — Large quelquefois congénitalement, il s'élargit surtout secondairement, grâce à la distension incessante qu'exerce la hernie.

Il est quelquefois très étroit. Il prépare alors et explique la formation d'une variété herniaire que nous étudierons plus loin, la variété inguino-interstitielle.

Etiologie de la hernie inguinale. — *Fréquence générale.* — La fréquence générale des hernies a été surtout établie par MACRÉADY et par BERGER, qui arrivèrent à peu près aux mêmes chiffres :

Sur 100 hernies en général, 96 sont des hernies inguinales. Pour JABOULAY [1] la proportion est moins élevée, 73 p. 100 seulement. Il est vrai que la statistique de cet auteur ne porte que sur 103 cas ; tandis que celle de BERGER porte sur 10.000 cas ; et celle de MACREADY sur 18.000.

Hernies doubles. — *Hernie droite et gauche.* — Dans $\frac{4,34}{1}$ les hernies inguinales sont doubles ; c'est là ce que BERGER a établi le premier.

La hernie droite est plus fréquente que la gauche ; cette proportion s'élève encore plus chez l'enfant que chez l'adulte.

Chez l'enfant le rapport de la hernie droite à la gauche est $\frac{2,27}{1}$. Chez l'adulte, le rapport devient $\frac{1,13}{1}$.

Cela s'explique par ce fait que le canal vagino-péritonéal subsiste plus fréquemment à droite ; d'où la plus grande fréquence des hernies droites chez l'enfant. Chez l'adulte, le nombre des hernies acquises s'élève et diminue par conséquent

[1] Analyses des années 1888, 89, 90, de la Soc. des bandages de Londres.

[2] Thèse PERRIOLLAT. Lyon, 1896.

la proportion des hernies droites au profit du côté gauche.

C'est en effet le côté gauche chez les droitiers qui sert de point d'appui au corps : c'est lui qui est le plus sollicité par la poussée viscérale au moment de l'effort: c'est lui qui est prédisposé à la hernie.

Ages. — BERGER a tracé des tableaux très instructifs de la hernie aux différents âges.

Ces tableaux montrent :

1° La grande fréquence des hernies aux deux âges extrêmes : à la naissance, et vers 40 à 60 ans.

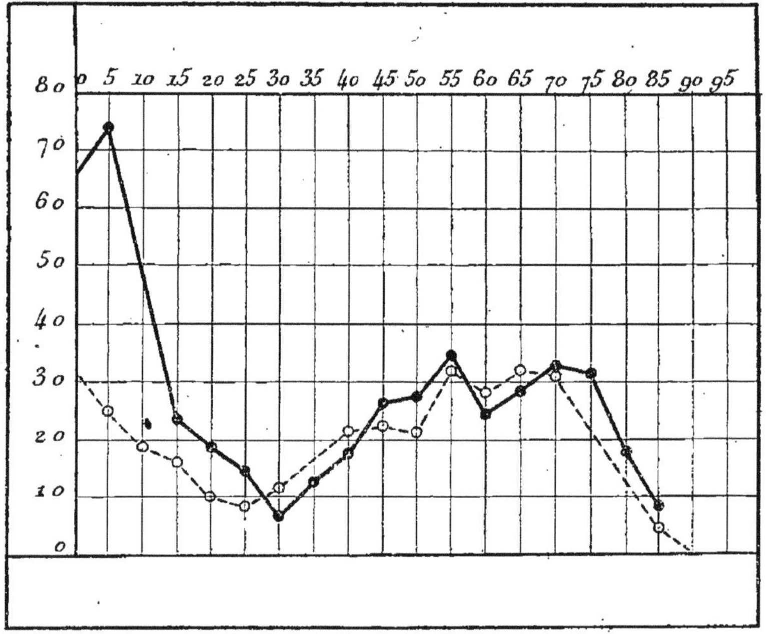

Fig. 28.

Fréquence des hernies inguinales unilatérales aux différents âges
(d'après BERGER).

——— hernies droites. — ...... hernies gauches.

2° La fréquence des hernies doubles à l'âge adulte, sa rareté relative à la naissance (fig. 28 et 29).

Les hernies inguinales se divisent en deux grandes classes : les hernies congénitale et acquise. Nous avons vu plus haut ce que ces termes signifiaient. Nous rappellerons que les hernies congénitales se distinguent principalement par la formation du sac, c'est-à-dire que le sac est déjà formé avant que les

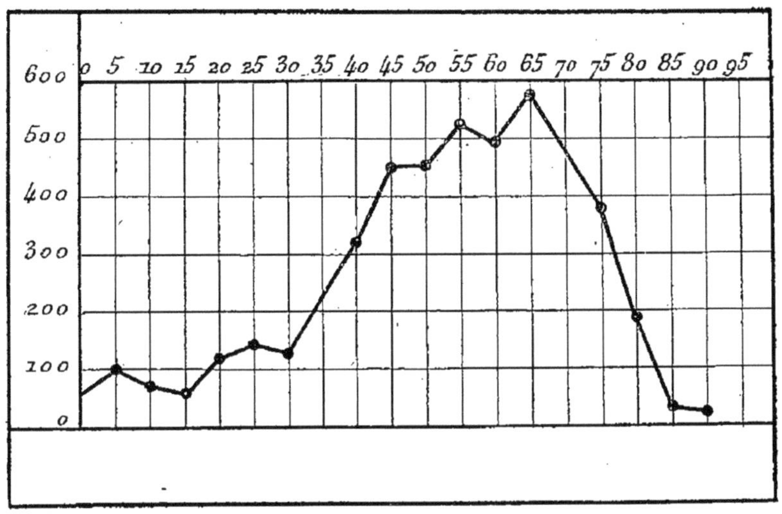

Fig. 29.

Fréquence des hernies doubles suivant l'âge (d'après BERGER).

viscères ne sortent. Ce sont les plus fréquentes ; ce sont les plus intéressantes et les plus variées surtout au point de vue anatomo-pathologique. Ce sont elles que nous allons étudier d'abord, et étudier en détail. Et quand nous aborderons les hernies acquises, nous ne ferons que signaler les particularités qui les différencient des congénitales.

HERNIE INGUINALE CONGÉNITALE

Dans cette variété herniaire le sac est préformé, avons-nous dit. Ce sac préformé n'est autre que le canal vagino-péritonéal qui a persisté anormalement, en partie ou en totalité. — Etudions ce canal vagino-péritonéal dont les diverses anomalies

nous expliqueront les types divers que revêt la hernie congénitale.

Canal vagino-péritonéal. — Ce canal représente un diverticule du péritoine lié à la migration du testicule. Il s'étend
de la fossse iliaque au fond des bourses. Dans sa partie inférieure il se comporte comme une tunique vaginale ordinaire,
c'est-à-dire qu'il revêt le testicule et l'épididyme; mais il diffère de la vaginale normale, en ce qu'il communique à plein
canal avec le péritoine abdominal.

Cette persistance du canal vagino-péritonéal est presque
la règle à la naissance. On le trouve 45/100 soit à droite, soit
à gauche ; plus fréquemment à droite 31,5 p. 100 qu'à
gauche 13,5 p. 100. Féré a même trouvé une persistance plus
fréquente encore 38 cas sur 72 sujets.

Mais ce canal dure peu. Dès les premiers jours, il régresse
et s'oblitère. Néanmoins dans quelques cas, cette régression
peut être retardée ou ne pas se produire. Dans ce cas la hernie
a toutes les chances pour se former.

Lorsque le canal a persisté en totalité, voici comment il se
présente.

C'est un sac allongé, avec une ouverture supérieure, un
corps et un fond qui représente la tunique vaginale.

L'ouverture supérieure se trouve au niveau de l'orifice profond du canal inguinal en dehors de l'artère épigastrique ; elle
constituera le collet du sac. Si l'on regarde cet orifice du côté
de la fosse iliaque, on voit qu'il est précédé par une valvule,
par une sorte de croissant[1] concave en dehors. Entre le croissant et l'orifice abdominal du canal, existe un segment péritonéal très important, que l'on appelle vestibule du canal
vagino-péritonéal et qui explique la formation des hernies
inguino-propéritonéales.

Le fond du sac est formé par la tunique vaginale ; aussi, les

---

[1] Nous renvoyons pour la description détaillée du canal vagino-
péritonéal à l'excellent article « Péritoine » de Fredet dans l'anatomie de M. Poirier, p. 1035, t. V.

viscères sont-ils placés au contact du testicule, en avant de lui, sauf dans les cas d'inversion.

Le canal intermédiaire présente une série de rétrécissements et de dilatations échelonnés dans l'ordre suivant (fig. 30) :

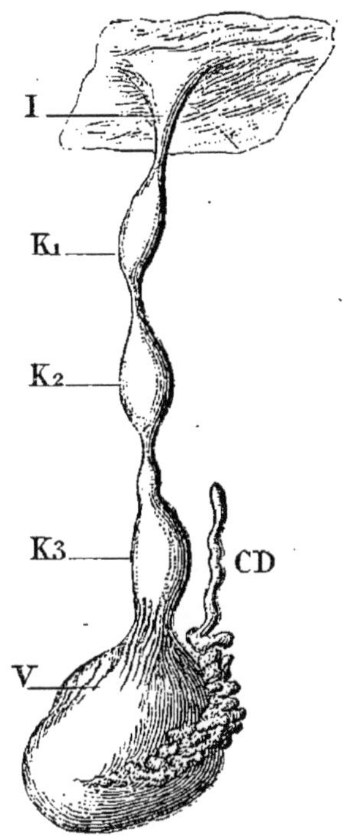
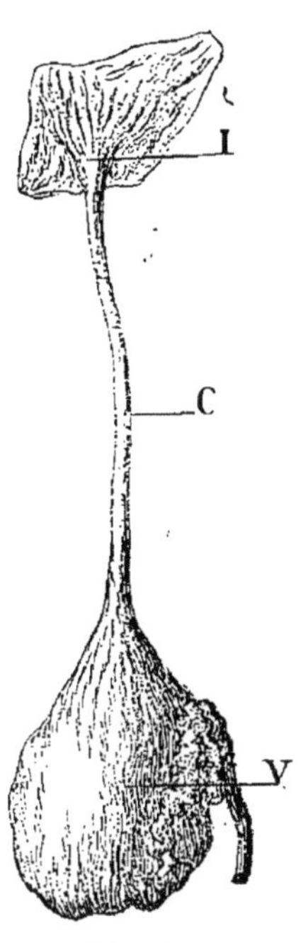

Fig. 30.

Schéma du canal vagino-péritonéal.

I, infundibulum péritonéal. — K1, dilatation intra-pariétale. — K2, K3, dilatations intra-scrotales.

Fig. 31.

D'après Cloquet.

C, cordon fibreux. — V, vaginale. T, infundibulum péritonéal.

1° Un rétrécissement au niveau de l'orifice inguinal profond, c'est-à-dire au niveau du collet ;

2° Une dilatation qui occupe le canal inguinal ;

3° Un rétrécissement au niveau de l'orifice inguinal super-ficiel ;

4° Une dilatation dans la partie extra-inguinale ou funiculaire du canal ;

5° Un troisième et dernier rétrécissement au point d'abouchement du canal avec la tunique vaginale;

6° Une troisième et dernière dilatation formée par la tunique vaginale.

Lorsque le canal vagino-péritonéal a régressé, on peut encore retrouver quelques traces de son existence fœtale. C'est : 1° une dépression péritonéale, infundibulum ou vestibule placée en arrière de l'orifice profond du canal inguinal; 2° un tractus fibreux placé au milieu des éléments du cordon et reliant l'infundibulum au cul-de-sac supérieur à la vaginale. La vaginale est alors entièrement close (fig. 31).

Ce sont là les deux dispositions extrêmes. Il en existe d'intermédiaires dont la description trouvera sa place quand nous traiterons des variétés de la hernie congénitale.

La hernie inguinale congénitale présente de nombreuses variétés, les unes fréquentes, les autres rares. Les variétés fréquentes sont : 1° la hernie testiculaire; 2° la hernie funiculaire; 3° la pointe de hernie et la hernie intra-pariétale.

Les variétés rares sont : 4° la hernie enkystée de la tunique vaginale; 5° la hernie inguino-interstitielle; 6° la hernie inguino-propéritonéale ; 7° la hernie inguino-surperficielle.

Hernie testiculaire. — *Sac herniaire*. — Le sac de la hernie testiculaire est formé par un canal vagino-péritonéal qui a persisté en totalité. Il peut donc présenter une série de rétrécissements et de dilatations qui donnent à la hernie un aspect multilobé ou en chapelet. Le plus souvent il existe deux rétrécissements et deux dilatations. Le premier rétrécissement siège au niveau de l'orifice profond, le deuxième au niveau de l'orifice superficiel du canal inguinal. Entre ces deux points rétrécis la hernie présente deux bosselures, l'une intra-pariétale, l'autre intra-scrotale. Elle a donc un aspect bilobé.

Très souvent encore, le sac est régulièrement calibré. Il n'a qu'un seul rétrécissement qui siège au niveau du collet. Dans ces cas, la hernie a un aspect cylindrique, ou piriforme.

Lorsqu'on ouvre le sac, on constate au niveau des points rétrécis l'existence de valvules ou de diaphragmes bien décrits par Ramonède. Ce sont des replis péritonéaux formés par deux feuillets adossés; ils s'insèrent sur toute la circonférence du canal et forment une cloison percée d'un trou en son milieu. D'autrefois, le bord adhérent ne s'insère que sur un des côtés du canal, il s'agit alors non plus d'un diaphragme mais d'une bride. Diaphragmes ou brides signifient que le travail de régression du canal vagino-péritonéal a commencé en ces points, mais qu'il ne s'est pas achevé.

Collet du sac. — C'est au niveau de l'orifice inguinal profond que se trouve le collet du sac. Il repose sur la courbure de l'artère épigastrique qui, née de l'iliaque externe contourne l'anneau et se place en dedans de lui avant de pénétrer dans la gaine du muscle droit. Par sa concavité l'artère épigastrique émet l'artère funiculaire; par sa convexité les deux ou trois artères pubiennes.

Dans le cas de hernie volumineuse, les deux anneaux inguinaux superficiel et profond se rapprochent et se touchent; dans ce cas, le collet du sac est bordé extérieurement par les deux anneaux; et ses rapports se modifient. Cependant l'artère épigastrique reste toujours au-dessous et en dehors.

Lorsque le canal péritonéal présente plusieurs rétrécissements, ces points rétrécis forment autant de collets secondaires; on dit alors que le sac a des collets multiples.

Enveloppes extérieures. — Les enveloppes extérieures diffèrent suivant que le sac est placé dans le canal inguinal ou dans les bourses.

1. Dans le canal inguinal, il faut sectionner successivement pour arriver jusqu'à lui :

La peau, le fascia superficialis et l'aponévrose de recouvrement du grand oblique. Puis, inciser la forte aponévrose d'insertion du grand oblique; on tombe alors sur le cordon reposant en bas sur l'arcade crurale; recouvert en haut par les bords confondus du petit oblique et du transverse. Pour trouver le sac, il faut d'abord isoler le cordon de quelques fibres musculaires du petit oblique qui se jettent sur lui et l'ouvrir.

2. Dans les bourses, il faut inciser : le scrotum, le dartos et le fascia de Cooper; puis sectionner la fibreuse commune, c'est-à-dire la gaine du cordon.

On voit par cette simple énumération que si les rapports du sac avec les enveloppes extérieures changent suivant les régions, il est un rapport qui reste constant; c'est celui qu'il affecte avec le cordon. Le sac herniaire est situé dans l'intérieur du cordon. Il est recouvert d'abord par les fibres du crémaster, puis par la fibreuse commune située en dedans du crémaster. Sur la face interne de cette fibreuse, se trouvent les faisceaux lisses du crémaster interne que seul le microscope peut déceler.

Dans l'intérieur du cordon, le sac étale autour de lui les éléments du cordon et les dissocie. En général dans la portion scrotale, le canal déférent est placé en dehors et en arrière du sac. Il lui est adhérent; il peut même faire saillie dans son intérieur et s'en revêtir comme d'un méso.

Habituellement, il est facile de séparer par la dissection le canal déférent du sac; mais d'autres fois l'adhérence est telle qu'on est obligé si l'on veut respecter le canal, de couper le sac à son niveau. Ces cas du reste sont tout à fait exceptionnels.

Il est exceptionnel aussi que le sac soit placé en arrière du canal déférent. Il existe alors une inversion testiculaire : mais le cas peut encore se présenter sans qu'il y ait inversion. Nous avons pu en observer quelques cas [1].

Nous voyons donc que ce qui caractérise cette hernie c'est que l'intestin hernié est au contact du testicule, et dans la même cavité que lui. Il le coiffe, et le recouvre en avant et en dehors (fig. 32).

Hernie inguinale congénitale funiculaire. — Cette variété diffère de la hernie testiculaire en ce que le sac ne communique plus avec la vaginale. La tunique vaginale est fermée et normalement conformée. Le sac péritonéal parcourt le canal

[1] Un notamment dans le service de M. BROCA.

inguinal et descend dans l'intérieur des bourses dont il n'atteint pas le fond.

Ce fond du sac est du reste placé plus ou moins près du cul-de-sac supérieur de la vaginale. Dans quelques cas, il le touche ; une mince cloison les sépare. D'autres fois, il est situé au-dessus

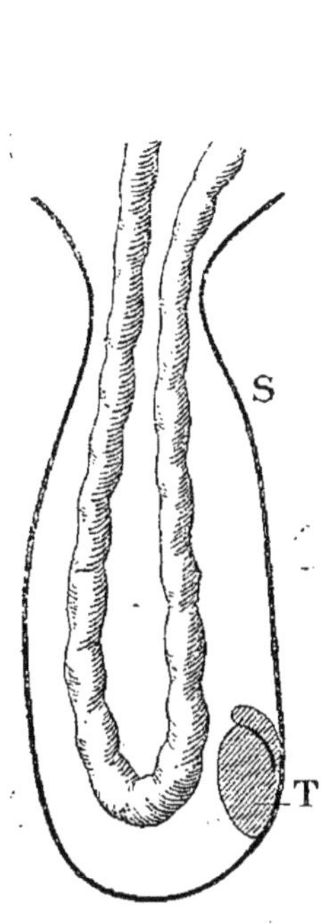

Fig. 32.

Schéma de la hernie testiculaire.

S, sac. — T, testicule.

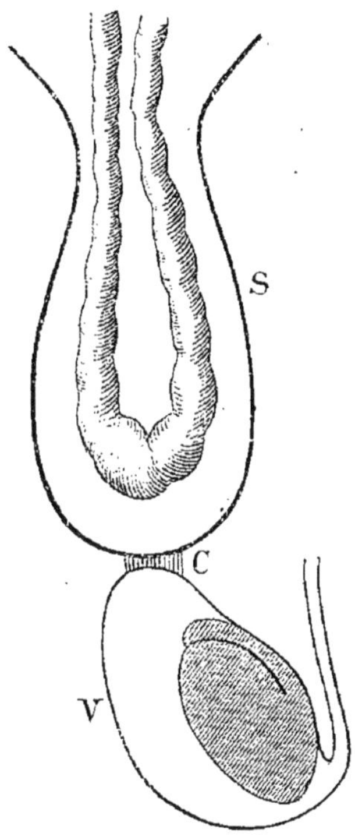

Fig. 33.

Hernie funiculaire.

S, sac. — C, cordon intermédiaire.
V, vaginale.

de lui ; il est complètement indépendant : d'autres fois enfin, un cordon fibreux, vestige de l'oblitération du segment péritonéo-vaginal réunit le cul-de-sac vaginal, et le fond du sac herniaire (fig. 33).

La forme et les rapports du sac sont les mêmes que dans la variété testiculaire. Il existe cependant entre ces deux variétés deux différences anatomiques importantes : 1° l'intestin en descendant au fond du sac ne vient pas au contact du testicule ; 2° le fond du sac, indépendant de la vaginale s'en sépare facilement par la dissection.

On peut reconnaître que les deux variétés herniaires sont réellement congénitales lorsque :

1° Elles sont bi ou multilobées ; ce qui indique la présence de diaphragmes dans l'intérieur du sac ;

2° Quand un cordon fibreux relie le fond du sac à la vaginale ;

3° Quand le canal déférent adhère étroitement au sac, et se crée un méso en refoulant la paroi du sac ;

4° Quand on trouve au microscope sur la face externe du sac des fibres musculaires lisses appartenant au crémaster interne.

Pointe de hernie. — Hernie intra-pariétale. — Bubonocèle. — Dans ces trois variétés, le sac est toujours situé dans le cordon ; son collet est toujours placé au niveau de l'orifice

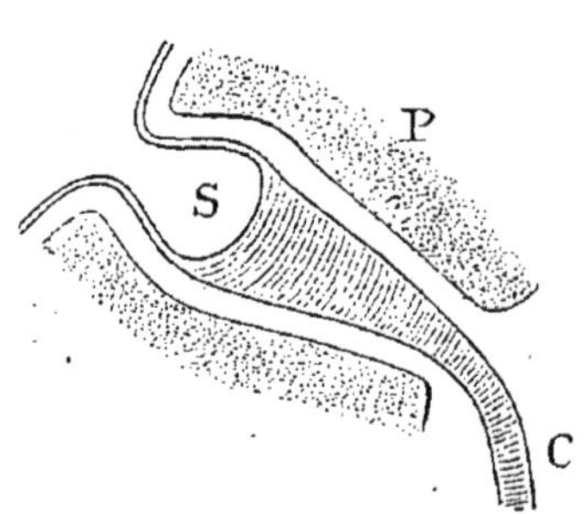

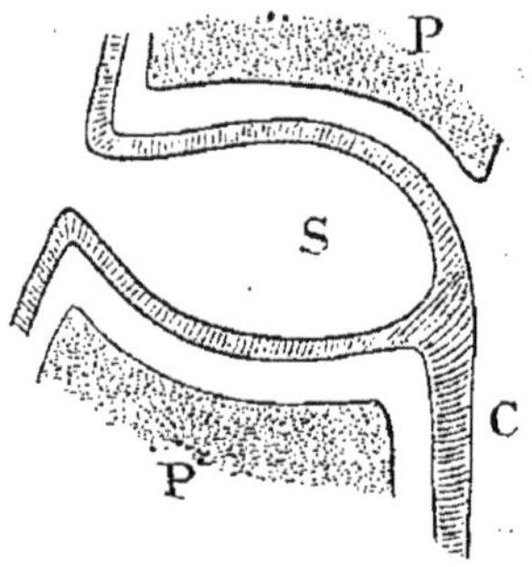

Fig. 34.
Pointe de hernie.

Fig. 35.
Hernie intra-pariétale.

C, cordon. — S, sac. — P, paroi abdominale.

inguinal profond. Mais le fond du sac occupe des positions variables.

Dans la pointe de hernie, il ne dépasse que très peu l'orifice profond (fig. 34).

Dans la hernie intra-pariétale, le sac est situé dans le canal inguinal. Il refoule les muscles de la paroi et les distend. Cette hernie diffère de la hernie interstitielle, en ce que l'orifice inguinal est large, et que le testicule n'est pas en ectopie (fig. 35). Dans le bubonocèle, le fond du sac a franchi l'orifice inguinal externe : la hernie fait saillie sous les téguments externes pré-inguinaux. Cette hernie ne doit pas se confondre avec la hernie inguino-superficielle comme nous le verrons.

Telles sont les variétés herniaires que l'on rencontre communément. Nous allons en décrire maintenant quelques-unes qui sont plus rares. C'est : 1° la hernie enkystée de A. Cooper ; 2° la hernie inguino-interstitielle; 3° la hernie inguino-propéritonéale ; 4° la hernie inguino-superficielle.

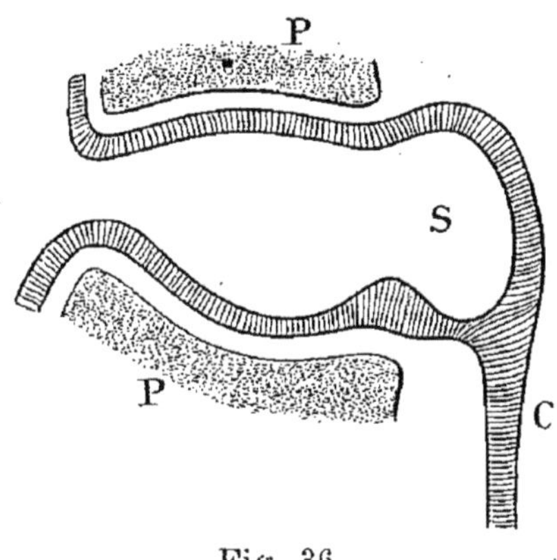

Fig. 36.
Bubonocèle.

Nous dirons quelques mots ensuite de la hernie compliquée d'ectopie testiculaire et de la hernie coexistant avec un kyste du cordon.

Hernie enkystée de la tunique vaginale. — Hernie enkystée de A. Cooper. — Cette hernie signalée pour la première fois par MÉRY (1701) a été bien décrite par A. COOPER. Depuis, elle a été étudiée par DUPUYTREN et par BOURGUET d'Aix qui en a rapporté 10 cas (1865).

Citons encore l'article de G. MARCHAND publié dans la Revue d'orthop. 1894; une brève revue d'ANDRÉ in GAZ. des hôpitaux août 1898; à l'étranger, le travail de LOCKWOOD —; celui de BITTNER 1895 — (Arch. f. Klin.), enfin celui de MOYNIHAN (sur l'anat. et la path. de quelques rares formes de hernie, in the LANCET, 24 février 1900).

A. COOPER a bien distingué cette hernie de la hernie congénitale testiculaire. Il a montré qu'au lieu de trouver l'intes-

tin libre dans la vaginale, et en contact avec le testicule, on
trouvait au contraire « à l'ouverture de la vaginale distendue
« par du liquide un second sac enveloppant les intestins. Ce
« sac, attaché en haut à l'orifice de la tunique vaginale se pro-

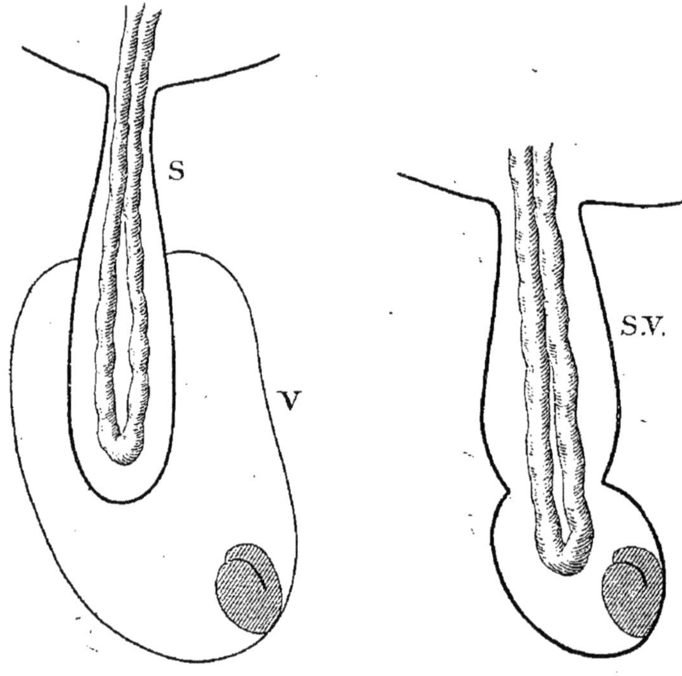

<table>
<tr><td>Fig. 37.</td><td>Fig. 38.</td></tr>
<tr><td>Hernie enkystée à paroi simple.</td><td>Hernie congénitale testiculaire.</td></tr>
<tr><td>S, sac. — V, vaginale.</td><td>(La comparer à la figure 37.)</td></tr>
</table>

« longe de là dans la cavité de cette tunique. » A. Cooper,
(fig. 37 et fig. 38).

Tous les auteurs ne décrivent pas de la même façon la hernie enkystée ; ils encombrent leurs descriptions de variétés et
de sous-variétés.

Il nous a semblé que cette hernie avait un type habituel,
nous dirons même unique ; c'est celui que A. Cooper a signalé.

A côté de ce type, il en existe deux autres plus rares, et
qui se séparent assez nettement du premier.

Voyons d'abord le type de la hernie enkystée tel que l'a décrit A. COOPER.

Hernie enkystée d'A. Cooper. — Hernie enkystée à paroi simple. — La tunique vaginale, distendue par le liquide de l'hydrocèle, s'élève plus ou moins haut vers l'orifice extérieur du canal inguinal; dans quelques cas cependant, elle reste en situation basse à plusieurs travers de doigt au-dessous de la racine des bourses. Le liquide est presque toujours limpide et citrin. Dans l'unique cas de NAZARIS[1], il s'agissait non d'une hydrocèle mais d'une hématocèle.

Le testicule est à sa place normale, au-dessous et en arrière du sac. La portion du sac herniaire qui fait saillie dans la vaginale, est allongée, cylindrique, difficile parfois à reconnaître. Dans les observations de MÉRY, de COOPER, de MICHAUX, on crut qu'il s'agissait du cæcum étranglé. BOURGUET d'Aix a comparé cette tumeur bombant dans la vaginale à un gros pis de vache.

La paroi est mince, transparente; elle est habituellement libre au milieu du liquide; la main peut en faire le tour; ce n'est que très rarement qu'elle contracte des adhérences avec la vaginale, ou qu'elle offre quelques épaississements.

Ce sac peut être vide (cas de MICHAUX et de PHOCAS); il est alors aplati et flottant dans le liquide comme un doigt de gant. En général, il contient de l'intestin ou de l'épiploon[2] il peut même contenir un peu de liquide.

Le sac n'est formé que par une seule tunique fibro-séreuse; c'est ce que nous appellerons *un sac à paroi simple*. Au niveau du cul-de-sac supérieur de la vaginale, il se continue sans interruption avec le feuillet pariétal de la vaginale (fig. 37).

Cette hernie se révèle fréquemment à l'occasion de symptômes d'étranglement. L'agent de l'étranglement occupe son siège habituel, c'est-à-dire le collet.

---

[1] BARRET DE NAZARIS. *Journ. méd. Bordeaux*, février 1893.

[2] Dans le cas d'ANDRÉ, cet épiploon adhérait au collet et formait bouchon.

Les deux autres variétés de hernie enkystée, peuvent être désignées : *hernie enkystée à paroi perforée* et *hernie enkystée à double paroi.*

Hernie enkystée à paroi perforée. — Le fond du sac d'une hernie enkystée peut se rompre et l'intestin sortir par cet ori-

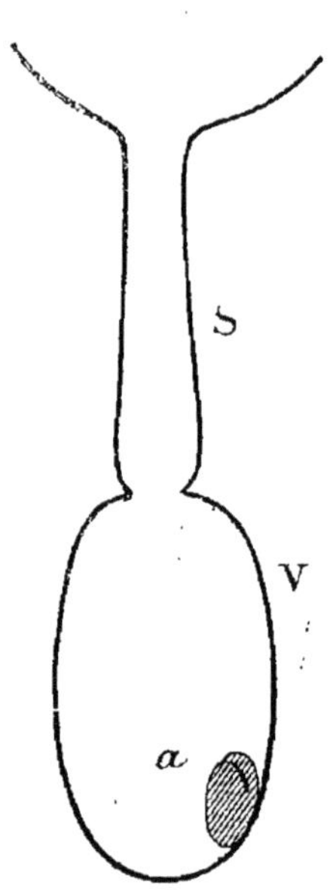

Fig. 39.
Hernie enkystée à paroi
perforée.

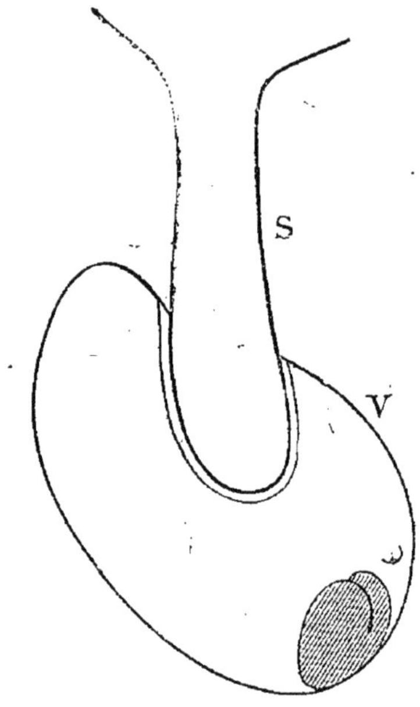

Fig. 40.
Hernie enkystée d'A. Cooper.
à paroi double.
V, vaginale. — S, sac.

fice accidentel. Il baigne alors en plein dans le liquide [de l'hydrocèle, au contact du testicule. Cette rupture du sac nous rend compte d'un deuxième type herniaire que l'on observe et que l'on rattache à la hernie enkystée.

Dans ce cas, le sac herniaire et la vaginale sont adossés et communiquent par un orifice assez étroit. Ces cas sont rares (fig. 39).

Hernie enkystée à double paroi. — Dans cette variété, la vaginale est distendue par l'hydrocèle : mais le sac herniaire superposé ne pénètre pas dans sa cavité ; il n'est pas libre au milieu du liquide.

Situé en arrière ou en dehors de la vaginale, il fait bomber sa paroi ; il la repousse et détermine une tumeur arrondie du volume d'une noisette (DUPUYTREN). Ce sac herniaire n'est enveloppé par la vaginale que sur les 2/3 ou les 3/4 de sa circonférence ; il n'est pas dans la vaginale.

L'intestin est donc séparé du liquide vaginal par le fond du sac doublé en dessous par le feuillet pariétal de la vaginale. Si bien que la cloison de séparation est formée non plus par un simple mais par un double feuillet séreux, séparés entre eux par du tissu conjonctif plus ou moins lâche qui permet de les disséquer (fig. 40).

Pathogénie de la hernie enkystée. — Nous avons distingué trois types de hernie enkystée.

Dans le type classique, le sac vagino-péritonéal présente une cloison unique située, le plus souvent, au niveau de l'orifice inférieur du canal inguinal, ou bien un peu plus bas ; cette cloison divise le canal vagino-péritonéal en deux compartiments situés, l'un dans l'aine, l'autre dans le scrotum (fig. 37).

Le compartiment inférieur représente la vaginale, distendue par du liquide et offrant des dimensions anormales ; le compartiment supérieur représente le sac herniaire. Ce compartiment supérieur s'allonge et descend dans la vaginale en cédant à l'impulsion continuelle des viscères. Il prolonge le sac herniaire, dans l'intérieur de la vaginale.

On s'explique ainsi que ce prolongement sacculaire soit réduit à un feuillet unique et qu'il soit mince et transparent puisqu'il ne se forme que par distension. Cette théorie est celle de A. COOPER. Nous l'adoptons complètement.

Dans le deuxième type, le sac vagino-péritonéal présente également deux compartiments superposés, mais communiquant entre eux. Nous l'avons appelé hernie enkystée à paroi perforée. Comment l'expliquer. On peut admettre deux théories, ou bien la cloison de séparation était primitivement incomplète et formait un diaphragme dont l'orifice s'est laissé forcer par l'intestin. Il s'agit en somme d'une hernie testiculaire, et nous croyons que c'est la véritable explication ; ou bien la cloison était primitivement intacte et entière, mais elle s'est laissé déchirer sous l'impulsion viscérale, ce qui est encore possible.

Dans le troisième type, hernie enkystée à paroi double, il s'agit d'une hydrocèle et d'une hernie primitivement distinctes, mais qui en se développant en sens inverse se sont mises au contact (fig. 41). C'est la paroi supérieure de la vaginale qui cède, se laisse refouler par le poids de la hernie, et se retourne sur elle-même (fig. 40). Elle double alors le fond du sac et le sépare de la couche liquide. Ce fond du sac présente ainsi un double feuillet. On saisit aisément pourquoi l'un de ces feuillets appartient à la vaginale, l'autre au sac.

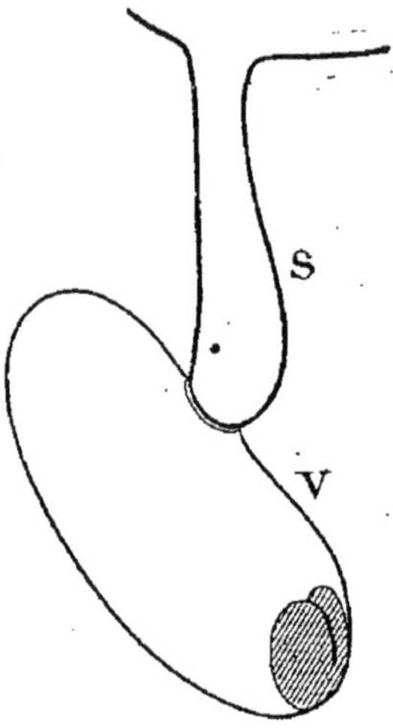

Fig. 41.

C, cloison formée par l'adossement du sac de la vaginale.

C'est la pathogénie invoquée par Bourguet d'Aix pour expliquer la formation des hernies enkystées. Nous ne la croyons applicable qu'à la troisième variété. Et ce n'est que dans ce cas seulement que l'on peut admettre que la hernie puisse être une hernie acquise.

Hernie inguino-interstitielle. — Dans cette variété, la hernie reste située dans le canal inguinal et n'en peut sortir.

Elle a été décrite par Dance en 1835 sous le nom de hernie intra-pariétale, et étudiée plus complètement par Goyrand en 1836. Tillaux, en 1871, l'a classée parmi les hernies congénitales.

Quelques dispositions anatomiques caractérisent cette variété herniaire. 1° Le sac herniaire est contenu en entier dans le canal inguinal ; il ne franchit pas l'orifice extérieur ;

2° Cet orifice extérieur n'est pas large et d'accès facile ; il est au contraire très étroit ;

3° Il est étroit, car il ne livre pas passage au cordon spermatique. Le cordon reste inclus dans le canal inguinal, et le testicule est en ectopie intra-inguinale.

Donc. sac herniaire inclus dans le canal inguinal ; ectopie testiculaire ; étroitesse de l'anneau inguinal superficiel, tels sont les caractères anatomiques constants de ces hernies.

Sac herniaire. — Le collet du sac se trouve placé au niveau de l'orifice interne du canal ; mais on a remarqué que cet orifice était déjeté plus en dehors, reporté plus près de l'épine iliaque que normalement. Ces constatations ont été faites par SCHMIDT [1] et par LOCKWOOD.

Le sac distendu par les viscères ne peut sortir par l'orifice externe du canal ; il est obligé de se développer dans l'intérieur de la paroi, en se portant soit en haut vers l'ombilic, soit en dehors vers l'épine iliaque. Néanmoins, la hernie peut acquérir un volume considérable ; dans le cas de TILLAUX elle atteignait l'ombilic.

La tumeur herniaire est recouverte par l'aponévrose du grand oblique très amincie (MACREADY) et par les deux muscles petit oblique et transverse. Elle se loge habituellement entre le transverse et le fascia transversalis ; plus rarement, entre les deux obliques. Après avoir incisé ces plans musculo-aponévrotiques, pour arriver sur le sac, il faut encore ouvrir la gaine du cordon, dans l'intérieur duquel le sac est normalement contenu. La hernie ne présente habituellement qu'une seule loge. Exceptionnellement elle est biloculaire ; il en était ainsi dans un cas rapporté par JEANBRAU [2].

Dans ce cas, la hernie présentait deux loges. L'une principale était placée entre l'aponévrose du grand oblique et le muscle petit oblique : elle contenait le testicule. La deuxième

---

[1] SCHMIDT croit que cela tient à une insertion vicieuse du gubernaculum. Le fait du reste est inconstant d'après BERGER.

[2] *Soc. anat.*, avril 1901.

était en arrière entre le fascia transversalis et le muscle transverse. Ces deux loges communiquaient par un orifice étroit.

L'orifice extérieur du canal inguinal est rudimentaire : il est réduit à l'état de simple pertuis. Dans un cas du Pr TILLAUX, il ne laissait passer qu'un simple filet nerveux.

Le testicule, avons-nous dit, se trouve en ectopie inguinale. Il est habituellement adossé à l'orifice extérieur. Mais ce n'est pas là sa place constante. Il peut être loin de cet orifice dans l'intérieur de la paroi, habituellement en haut et en dehors. Il peut encore être placé sur la paroi inférieure du canal.

La tunique vaginale est ouverte : elle est commune avec le sac ; c'est dire qu'il existe un sac unique, un canal vagino-péritonéal

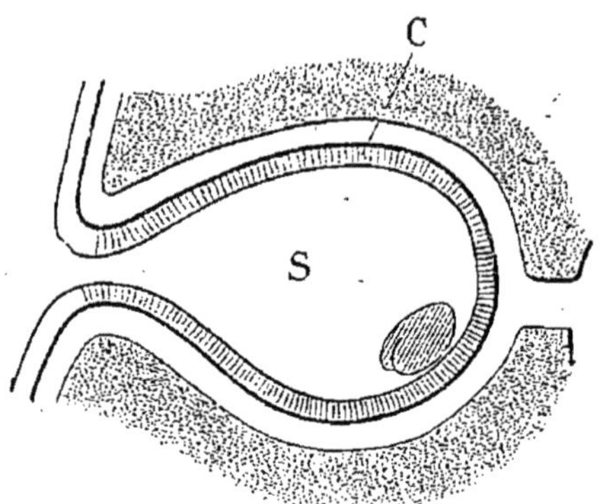

Fig. 42.
Hernie inguino-interstitielle.
S, sac vagino-péritonéal. — C, gaine du cordon.

contenant à la fois les viscères et le testicule [1] (fig. 42).

C'est l'étroitesse seule de l'orifice extérieur qui empêche la descente et explique la persistance de la hernie inguino-interstitielle. La hernie est d'abord inguino-interstitielle parce que le testicule est en ectopie, parce que le canal vagino-péritonéal est intra-pariétal et elle reste définitivement inguino-interstitielle, parce que l'orifice extérieur trop étroit ne lui livre pas passage. C'est là la théorie communément admise. Doit-on admettre que dans certains cas, le testicule en ectopie en obturant l'orifice extérieur, s'oppose à la progression de la hernie ? Nous ne croyons pas que ce soit là la vraie cause. Pas plus que nous n'admettons qu'un peloton

[1] Comparer les deux schémas, 42 de hernie inguinale interstitielle, 43 de hernie intra-pariétale.

graisseux ou que la pression d'un bandage explique la production d'une hernie inguino-interstitielle. D'une hernie intra-
pariétale, c'est possible mais pas d'une hernie inguino-interstitielle. Dans ce dernier type, nous le répétons, ce qui
commande la hernie c'est l'étroitesse congénitale de l'orifice.

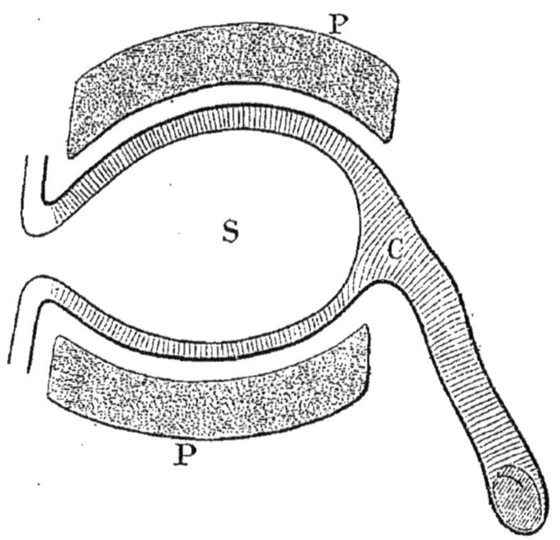

Fig. 43.
Hernie intra-pariétale.
S, sac. — C, cordon.

C'est également l'étroitesse de l'orifice inguinal qui explique
quelques-uns des cas de hernie inguino-interstitielle que l'on
a observés chez la femme. Nous disons quelques-uns, car la
plupart d'entre eux, relèvent plutôt de la hernie intra-pariétale. Du reste nous y reviendrons [1].

Hernie inguino-propéritonéale. — Cette variété herniaire
a été signalée pour la première fois par PARISE qui la nommait
hernie intra-iliaque (*Soc. anat.*, 1851). Elle a été étudiée par

---

[1] Les cas de hernie inguino-interstitielle acquise sont des hernies
intra-pariétales. Dans un cas de Paul une première kélotomie avait
fermé trop complètement l'anneau externe. La hernie récidivant ne
put sortir du canal.

Streubel, mais surtout par Krönlein qui lui a consacré un important mémoire (1876) et lui a donné le nom *d'inguino-propéritonéale* que nous lui conserverons.

Citons encore, entre autres travaux parus à l'étranger, celui de Breiter (*Beitrag. zur Klin. Ch.*, 1895); et celui de Moynihan in *The Lancet*, fév. 1900.

En France, l'article de Martel (*Arch. prov. de Chir.*, 1893); celui de Gross, 1895, *Méd. moderne*; les communications de Faguet (à l'Assoc. pour l'av. des sciences, Tunis, 1896) et de Mauclaire (*Soc. anat.*, 1897).

Le sac inguino-péritonéal se compose de deux sacs, l'un inguino-scrotal ou superficiel; l'autre propéritonéal ou profond; ces deux sacs communiquent entre eux.

Le sac superficiel est situé dans le canal inguinal et dans le scrotum : il occupe sa place habituelle dans le cordon; rien ne le distingue de celui qu'on observe dans les autres hernies. Il est moins volumineux en général que le sac profond; il est souvent vide ou ne contient plus que du liquide. Cependant il peut être habité par l'intestin ou l'épiploon.

Le sac profond est placé entre le fascia transversalis et le péritoine pariétal; il n'adhère ni à l'un ni à l'autre de ces deux plans.

Si ce sac est à peine capable quelquefois de loger une noisette, habituellement il a le volume du poing et peut atteindre celui d'une tête d'adulte. Il occupe diverses situations que nous diviserons par rapport à l'orifice inguinal profond en supérieure ou inférieure.

Dans le type supérieur, la hernie très volumineuse peut s'étendre de l'épine iliaque antéro-supérieure au pubis; en général elle se porte en dehors vers l'épine iliaque supérieure; c'est là son siège habituel (13 fois Krönlein).

Dans le type inférieur, la hernie se porte soit en bas et en dedans vers la vessie (8 fois), soit directement en bas vers le trou sous-pubien (3 fois).

Ce qu'il y a d'intéressant c'est de savoir comment les deux sacs superficiel et profond communiquent entre eux et communiquent avec la cavité abdominale.

8.

On peut voir sur le schéma (fig. 44) que les deux sacs divergents forment entre eux un angle d'ouverture variable ; que le sommet de cet angle déterminé par le rebord inférieur des muscles de la paroi, produit à l'intérieur du sac une saillie, que nous nommerons *éperon*. C'est la présence de cet éperon qui crée l'existence de deux ouvertures sacculaires séparées et de deux collets indépendants.

L'une de ces ouvertures *i* conduit dans le sac inguino-scrotal : l'autre *p*, dans le sac propéritonéal. Cette dernière, elliptique ou arrondie est généralement fort étroite ; elle est souvent le siège de l'étranglement.

Ces deux ouvertures et l'éperon intermédiaire forment le fond d'un vestibule commun qui par son extrémité opposée s'ouvre dans l'abdomen. Ce vestibule *v* est très court ; son orifice abdominal est large ; il ne correspond pas à l'orifice inguinal profond ; mais cet orifice est déjeté habituellement très en dehors. Il constitue le véritable collet de la hernie.

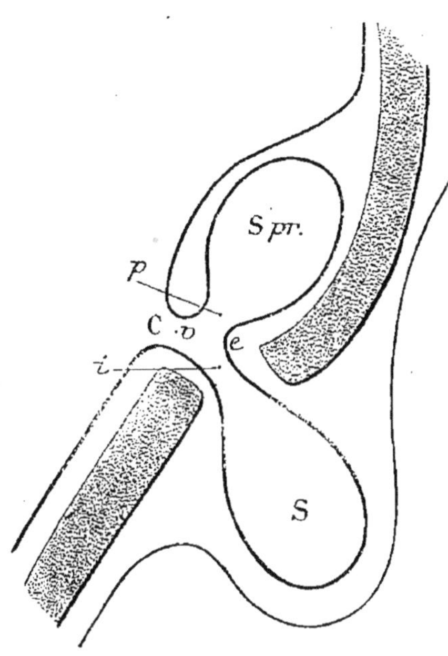

Fig. 44.

Hernie inguino-propéritonéale.

S, sac. — S *pr.*, sac propéritonéal. — *c*, collet commun. — *e*, éperon. — *i*, ouverture du sac inguinal scrotal. — *p*, ouverture du sac propéritonéal. — *v*, vestibule.

Étranglement. — C'est presque toujours à l'occasion d'un étranglement que cette variété herniaire a été observée ; et presque toujours, le diagnostic de hernie propéritonéale est resté incomplet, c'est-à-dire que l'existence du sac profond a été méconnue. Les règles cliniques données par Streubel nous paraissent illusoires. Seul le signe indiqué par Krönlein a de la valeur. Krönlein dans un cas analogue, après avoir réduit les viscères du sac superficiel, les suivit avec le doigt dans la paroi ; il s'aperçut alors que son doigt pénétrait dans un orifice large comme une pièce de deux francs qui le conduisait dans la paroi et non pas dans le ventre. Cette sensation très nette d'un orifice et d'un trajet intra-pariétaux fit présumer à Krönlein l'existence d'un sac propéritonéal : c'est ce que l'opération confirma.

Un deuxième signe qui nous paraît avoir quelque valeur, mais à la condition que la hernie soit assez volumineuse, c'est la possibilité de reconnaître que la hernie se réduit incomplètement, et soulève le ventre au niveau de l'anneau herniaire alors que l'on s'efforce de la faire rentrer.

Tels sont les deux signes qui pourraient à la rigueur faciliter le diagnostic de hernie propéritonéale.

Mais il n'est pas seulement difficile de reconnaître cette variété herniaire au lit du malade, on peut encore la méconnaitre sur la table d'opération.

Deux cas en effet peuvent se présenter lorsqu'on a débridé le collet du sac par les anciens procédés de kélotomie, c'est-à-dire à distance.

Dans un premier cas, on réduit la masse herniaire et elle rentre avec facilité. Mais elle ne pénètre pas dans le ventre, elle file dans la paroi, dans le deuxième sac. Certains chirurgiens trop hâtifs ont méconnu cette fausse réduction et ont vu les accidents d'étranglement persister.

Dans un deuxième cas, dont Gross a rapporté un exemple, l'intestin ne se laisse pas réduire ; malgré tous les efforts il revient dans le champ opératoire et cependant le débridement a eu lieu. C'est que cet intestin s'engage dans un deuxième sac, probablement trop petit, s'y heurte et est obligé de revenir en arrière.

On évitera ces méprises graves, en pratiquant le débridement à ciel ouvert, après avoir incisé le trajet herniaire jusqu'au niveau de l'anneau abdominal.

Étiologie. — Cette variété de hernie ne se rencontre guère que chez l'homme ; on en cite seulement deux cas chez la femme. Elle appartient à l'âge adulte, entre dix-huit et soixante-quatorze ans. D'après KRÖNLEIN et BREITER, sur 59 cas, on l'observe : 43 fois à droite ; 20 fois à gauche ; 6 fois le siège ne fut pas indiqué.

Elle coexiste fréquemment avec la migration vicieuse du testicule ; l'ectopie en effet existait 23 fois sur 35 : dans ces cas elle était plus fréquente à droite qu'à gauche. Par contre dans 10 cas bien observés le testicule était à sa place normale ; il avait même dans un cas une vaginale nettement indépendante (MARTEL).

Pathogénie. — On a diversement expliqué la formation de la hernie propéritonéale. Les théories qu'on a imaginées se rangent en deux grandes catégories : les unes admettant que la hernie propéritonéale est acquise : les autres qu'elle est congénitale.

La hernie propéritonéale est acquise. — On admet dans ce cas que la hernie était d'abord superficielle : puis, en la réduisant, au lieu de la faire rentrer dans le ventre, on la fait pénétrer de force dans la paroi.

Cette réduction du sac du reste peut être brusque ou lente. Si elle est brusque, c'est pendant les manœuvres de taxis que se forme le sac propéritonéal. Si elle est lente, c'est le bandage qui détermine alors ce refoulement intra-pariétal.

Mais pour que la hernie ainsi refoulée s'égare dans la paroi, il faut que l'ancienne voie soit obstruée. Cette obstruction peut être réalisée de plusieurs façons. Elle est produite par la formation au niveau du collet d'un rétrécissement (GOSSELIN) ou d'une valvule (M. MOORHOF). D'après JANZER, c'est l'épiploon adhérent qui bouche l'orifice. Pour STREUBEL, c'est le testicule en ectopie près de l'anneau profond qui efface la lumière du collet.

Ces différents obstacles expliquent à la rigueur que les viscères ne rentrent pas dans le ventre et s'étalent dans la paroi

Mais nous admettons difficilement les décollements spontanés du sac ; nous ne nions pas cependant que dans quelques cas exceptionnels cette réduction en masse ne puisse avoir lieu.

Le sac vagino-péritonéal est d'origine congénitale. — Cette origine congénitale a été diversement comprise. Les uns font naître la hernie au dépens de diverticules péritonéaux signalés par Rokitansky : les autres au dépens de la portion iliaque du canal vagino-péritonéal.

Les diverticules péritonéaux se retrouvent en différents points de l'abdomen ; ils sont fréquents surtout au voisinage des orifices inguinaux et cruraux. On les retrouve dans les autopsies sous forme de petites cavités capables de loger une noix ou une pomme, elles sont vides le plus souvent ; rarement elles sont habitées par l'intestin ou l'épiploon.

Ces diverticules forment le sac profond de la hernie propéritonéale. Plus tard, la paroi de ce sac se laisse dilater et s'engage sous la poussée des viscères dans le canal inguinal. Cette expansion, cette évagination du sac primitif formerait pour Linhart le deuxième sac, c'est-à-dire le sac superficiel.

Pour de Baer, ces deux sacs coexistent dès l'origine et sont primitivement distincts ; ils ne communiquent que très difficilement entre eux, séparés qu'ils sont par ce que nous avons appelé l'éperon. Mais en s'agrandissant tous deux, ils finissent par repousser l'éperon, par l'effacer complètement et former une cavité commune d'aspect biloculaire. Nous ne citons toutes ces différentes théories que pour mémoire. On admet aujourd'hui que le sac propéritonéal est formé par la partie iliaque du canal vagino-péritonéal. Nous avons vu en effet que le canal vagino-péritonéal commençait au-dessus de l'orifice inguinal profond, par une sorte de vestibule limité supérieurement du côté de la cavité abdominale par un repli valvulaire ; du côté du canal inguinal, par l'orifice profond.

C'est cette portion vestibulaire ou iliaque, ou rétro-inguinale du canal vagino-péritonéal qui en se laissant dilater forme le sac profond ; le sac superficiel se trouvant tout naturellement formé par la partie inguino-scrotale de ce canal (fig. 45 et 46).

Cette portion vestibulaire aura d'autant plus de chances à se

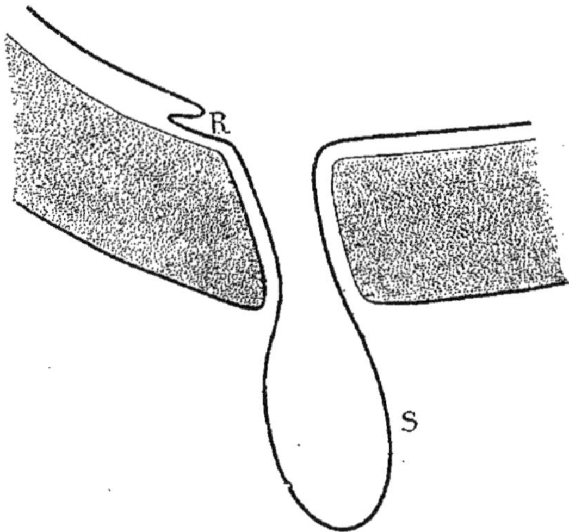

Fig. 45.
Hernie inguino-propéritonéale, 1er stade.
R, repli rétro-inguinal. — S, sac scrotal.

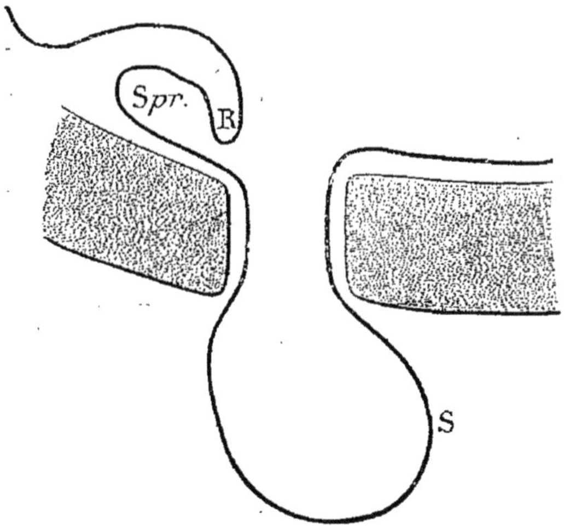

Fig. 46.
Hernie propéritonéale, 2º stade.
R, repli iliaque ou rétro-inguinal. — Spr, sac propéritonéal. — S, sac scrotal.

laisser dilater que l'orifice inguinal sera plus déplacé, c'est-à-dire que les deux portions iliaque et inguinale au lieu d'être rectilignes formeront un coude plus marqué, et seront séparées par un éperon plus aigu. Cette disposition se réalise principalement d'après MEINHARD SCHMIDT quand l'orifice inguinal profond est reporté vers l'épine iliaque supérieure.

La théorie congénitale nous paraît la plus acceptable ; d'abord parce qu'elle est simple et qu'elle fait dépendre l'origine des deux sacs herniaires d'une formation unique, le canal vagino-péritonéal. Ensuite, parce que seule elle tient compte de certains caractères concomitants de congénitalité : l'existence de valvules observées par M. MOORHOF et l'ectopie testiculaire.

Hernie inguino-superficielle ou pré-inguinale. — Observée par HUECKE [1], puis par BOURDON [2], elle a été décrite par LEFORT [3], qui attira son attention sur cette variété herniaire inconnue en France, et lui donna le nom de pré-inguinale, 1886. L'année suivante, KUSTER [4] signala trois cas nouveaux et donna une description de cette hernie qu'il nomma inguino-superficielle.

Depuis cette étude, de nouvelles observations ont paru. Ce sont celles de BROCA [5], BUSCH [6], GOYRAND [7], BARBARIN [8]. A ces neuf observations, MARION en a ajouté récemment deux personnelles et les a toutes rassemblées dans un mémoire original sur la hernie inguino-superficielle.

Le sac herniaire sorti du canal inguinal, se place dans le tissu cellulaire de la paroi abdominale compris entre la peau et l'aponévrose du grand oblique.

Le sac présente donc deux parties : l'une inguinale, située

[1] HUECKE. *Med. ch. Transactions*, 1866.

[2] BOURDON. *Soc. an.*, 1871.

[3] LEFORT. *Bull. gen. Thérapeutique*, 1886.

[4] KUSTER. *Arch. f. kl. Chir.*, 1886, t. XXXIV et 1887, t. XXXIV.

[5] A. BROCA. *Soc. an.*, 1888.

[6] BUSCH. *Arch. de Longenbeck*, t. IV.

[7] GOYRAND. In Th. agrég. Duret, 1883.

[8] BROCA et BARBARIN. *Soc anat.*, 1899.

dans l'intérieur du canal, l'autre superficielle située dans la peau : ces deux parties se coudent quelquefois l'une sur l'autre au niveau des piliers du grand oblique.

Dans un cas de Kuster, l'intestin s'était même étranglé sur le pilier jouant le rôle de vive arête.

Enfin, le sac peut former une triple saillie, la troisième saillie étant scrotale. Cette disposition se retrouvait dans le cas de Bourdon. Dans le cas d'A. Broca « la poche *superficielle* était située dans le tissu cellulaire sous-cutané, entre l'aponévrose et la peau. Elle était assez vaste pour contenir aisément le poing. Elle communiquait avec la poche scrotale, immédiatement au-dessus de l'arcade de Fallope, par un collet un peu rétréci mais capable toutefois de laisser passer deux doigts ».

C'est la poche superficielle qui nous intéresse. Elle peut avoir plusieurs sièges :

1° Immédiatement au-devant de l'anneau entre le scrotum et la cuisse (cas de Busch).

2° Entre l'orifice inguinal et l'épine iliaque supérieure (Huecke, Lefort, Kuster, 2 cas, Marion, 1 cas).

3° Vers l'ombilic (Broca).

On voit donc que, quelle que soit la direction que prend le sac, dans la majorité des cas, le sac superficiel est *abdominal*, c'est-à-dire situé dans le tissu conjonctif sous-cutané de la paroi abdominale.

Mais il peut affecter d'autres directions.

4° Il se porte vers la région crurale. Dans un cas de Kuster, il était moitié au-dessus, moitié au-dessous de l'arcade. Dans celui de Marion, il était nettement au-dessous de l'arcade et occupait la région crurale.

Dans le cas unique de Goyrand il se dirigeait vers le périnée. A droite on voyait « une tumeur allongée qui de l'ouverture inguinale se portait au périnée où elle se terminait en arrière de la poche scrotale gauche ; cette tumeur constitue un cylindre à convexité antéro-inférieure et adhérent par sa concavité. Elle est divisée en deux lobes par une très légère dépression transversale. La partie supérieure de la dépression est dure, très douloureuse surtout au toucher et s'étend au-dessus de l'anneau du grand oblique dans l'épaisseur de la paroi. la partie inférieure ou périnéale est molle, pâteuse, indolente. Le testicule droit est englobé dans la tumeur. »

Telles sont les différentes situations occupées par le sac superficiel. MARION classe ainsi les hernies :

1° Hernies inguino-superficielles abdominales.

2° Hernies inguino-superficielles crurales.

3° Hernies inguino-superficielles périnéales.

Nous acceptons cette division, tout en faisant remarquer que le cas de hernie périnéale est unique ; que la variété crurale se réduit à deux cas, dont l'un celui de KUSTER n'est pas très probant, puisque la hernie était moitié abdominale et moitié crurale.

MARION insiste encore sur deux caractères anatomiques que l'on observe dans ces hernies, et qui expliquent jusqu'à un certain point leur formation, c'est :

1° La largeur des orifices herniaires et la direction antéro-postérieure du trajet inguinal.

2° L'ectopie testiculaire.

L'orifice inguinal est large et le trajet est direct. — Cette constatation en effet a été faite deux fois par KUSTER, une fois par BROCA, une fois par MARION et par BUSCH. Nous ne lui accordons pas grande importance ; la largeur des orifices herniaires se retrouvant dans toutes les hernies anciennes et volumineuses ; le redressement du trajet se retrouvant toutes les fois que les orifices herniaires sont élargis. Or ces hernies vieilles et volumineuses ne sont presque jamais inguino-superficielles.

2° *L'ectopie testiculaire.* — Pour nous, c'est un caractère capital, nous y reviendrons. Cette ectopie, ainsi que nous avons pu nous en assurer en analysant les observations, est variable

Habituellement, le testicule occupe le sac superficiel (BOURDON, KUSTER 3 cas, MARION 1 cas, BUSCH, GOYRAND) c'est-à-dire 7 fois sur 11.

D'autres fois il occupe le sac profond (HUECKE 2 cas, LEFORT).

Enfin, il peut être à sa place normale au fond des bourses ; il en était ainsi dans les trois cas de BROCA et de MARION et dans un des nôtres[1].

Le testicule présente quelques altérations : la plus fréquente c'est qu'il est atrophié. Dans un cas de BOURDON, l'épididyme ne lui était adhérent qu'au niveau de la tête.

Pathogénie. — I. Dans la plupart des cas (4, 5, 7, 8, 9, 10) on peut admettre que le sac inguino-superficiel était préformé, puisqu'il coexistait avec une ectopie testiculaire. Si dans les cas 7 et 8, il y avait une amorce du sac scrotal, on peut admettre encore que ce petit diverticule scrotal était préformé, explication simple, ou qu'il était consécutif à la poussée viscérale, théorie plus compliquée mais admissible.

II. Dans les cas 1, 2, 3, 6, il y a nettement un sac scrotal concomitant. Dans ces cas, on peut discuter. Mais il est légitime de croire que le sac vagino-péritonéal descendait primitivement dans le scrotum, et que le renflement inguino-superficiel était secondaire ou acquis. Il est dû à la contention du bandage qui empêche la hernie de descendre dans les bourses mais qui ne l'empêche pas de se dilater, et de s'insinuer entre la face externe de la paroi et la pelote du bandage, nous ajouterions même, si le bandage est mal fait, qui la *force* à s'insinuer entre la paroi et la pelote.

III. Les cas 11 et 12, dans lesquels le testicule est au fond des bourses, entouré d'une tunique vaginale fermée, sont peu explicables. On peut admettre que le sac herniaire ou le sac vagino-péritonéal dans sa partie supérieure ne descendait guère plus bas que l'orifice inguinal externe. — Sans doute, mais pourquoi n'est-il pas descendu? Dans notre cas personnel, le bandage ne jouait aucun rôle, le malade n'en ayant jamais porté (voir tableau).

Conformation et migration défectueuses du testicule.

---

[1] Remarquons que dans le cas de BROCA, la vaginale était ouverte, et qu'elle était fermée dans nos deux cas.

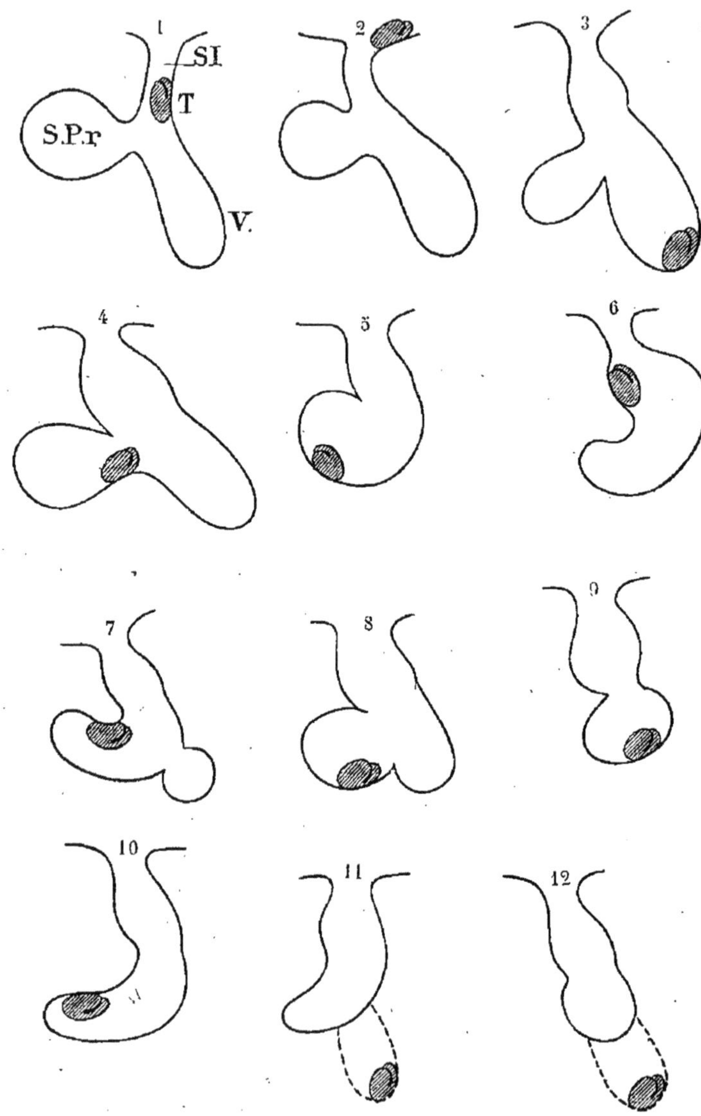

Fig. 47.

Types de hernie inguino-superficielle.

T, testicule. — SI, sac inguinal ou intra-pariétal. — Spr, sac superficiel.
V, portion funiculaire du sac.

— *Conformation vicieuse.* — Les conformations vicieuses du testicule consistent :

1° Dans l'atrophie de l'organe ;

2° Dans le défaut de soudure du testicule et de l'épididyme ; la queue de l'épididyme ne se soudant pas, le canal déférent et l'épididyme forment un tube continu, rattaché au pôle supérieur du testicule (obs. de Bourdon et de Terrillon). Dans le cas de Moxod et de Terrillon, le testicule était retenu dans le canal inguinal et l'épididyme était descendu au fond des bourses.

Ectopie testiculaire. — Le testicule peut être retenu en ectopie : 1° dans la fosse iliaque ; 2° dans le canal inguinal ; 3° au-devant du canal inguinal. A sa sortie du canal, au lieu de descendre dans le scrotum, il peut encore se porter au-devant du canal crural, rester dans le pli génito-crural, ou descendre vers le périnée.

Ces situations anormales du testicule sont étudiées au chapitre de l'ectopie. Mais ces ectopies, en modifiant la direction du canal vagino-péritonéal, entraînent quelques variétés rares de hernie inguinale ; nous devons donc les signaler.

L'ectopie abdominale est rare ; l'ectopie double est exceptionnelle. Nous citerons les cas classiques de Curling, de Huecke et, dans ces deux cas, il existait une hernie bilatérale descendant au fond des bourses ; dans un 3° cas cité par Huecke, l'ectopie était abdominale à droite, inguinale à gauche, et la hernie double était inguino-superficielle[1].

Nous avons observé nous-même dans le service du professeur Lanelongue de Bordeaux un malade qui avait une double ectopie testiculaire iliaque ; il avait également une double hernie ; celle de droite s'étrangla au-dessus du collet en se coudant sur le diverticule de Meckel.

Les observations nous montrent que les rapports des viscères herniés et du sac avec le testicule sont très variables et qu'il y a deux classes à établir : 1° Dans l'une, la situation

---

[1] Huecke. Voir hernie ing. superficielle.

du testicule commande la situation de la hernie; 2° Dans l'autre, la situation du testicule ne commande pas celle de la hernie.

1° *La situation du testicule commande celle de la hernie* (fig. 48). — Dans ces cas, on peut voir le testicule cohabiter le fond du sac, ou son collet. Par sa présence même, il peut expliquer la formation de certaines variétés rares de hernie. C'est ainsi que d'après JANZER, en comprimant le collet, il empêche

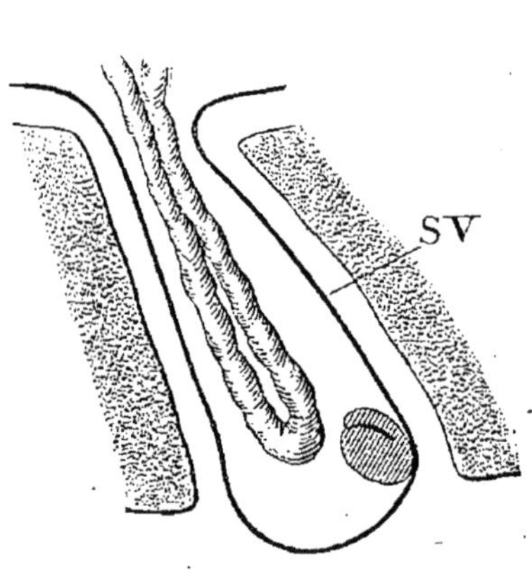

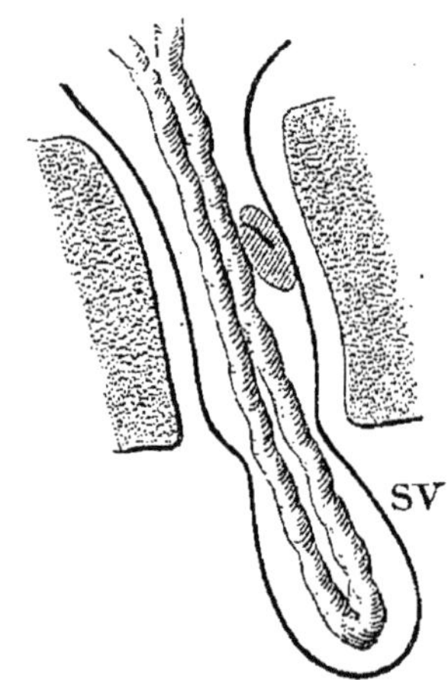

<table>
<tr><td align="center">Fig. 48.
Hernie intra-pariétale avec ectopie
inguinale.
SV, sac vagino-péritonéal.</td><td align="center">Fig. 49.
Hernie intra-pariétale.
SV, sac vagino-péritonéal, descendu
dans les bourses.</td></tr>
</table>

les viscères de rentrer dans le ventre, et les force à décoller le péritoine pariétal et à se créer un sac propéritonéal. Nous avons vu encore que l'ectopie joue un rôle prépondérant dans le mécanisme de la hernie inguino-interstitielle; que l'ectopie inguino-superficielle, précrurale, périnéale, commande quelques variétés de hernie inguino-superficielle. Nous ne reviendrons pas là-dessus.

2° *La situation du testicule ne commande pas celle de la hernie.* (fig. 49). — Voici ce que l'on observe le plus souvent. Il existe une hernie scrotale et une ectopie testiculaire dans le canal inguinal ou à l'anneau. L'anneau est large et le testicule entre et sort assez facilement. Il se laisse plus ou moins abaisser au-dessous de l'anneau. S'il se laisse suffisamment abaisser, le port d'un *bandage en fourche*, maintenant la hernie dans le canal et le testicule au-dessous du canal est possible. S'il se laisse mal abaisser, le port d'un pareil bandage est impossible.

Hernie inguinale et kyste du cordon. — La coexistence d'une hernie inguinale et d'un kyste du cordon n'est pas rare. Il s'agit généralement d'une hernie funiculaire au-dessous de

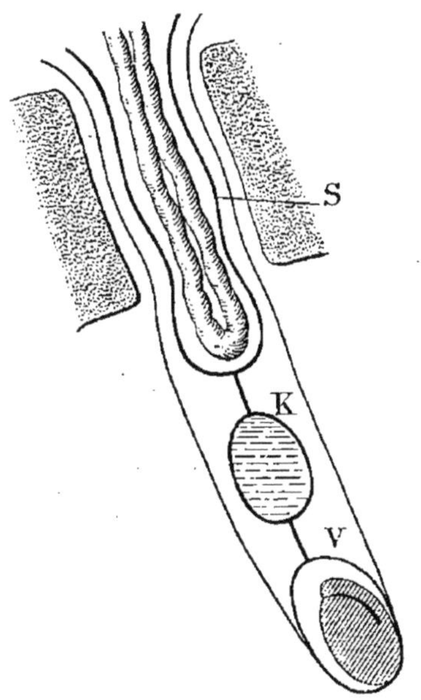

Fig. 50.

S, sac. — K, kyste. — V, vaginale.

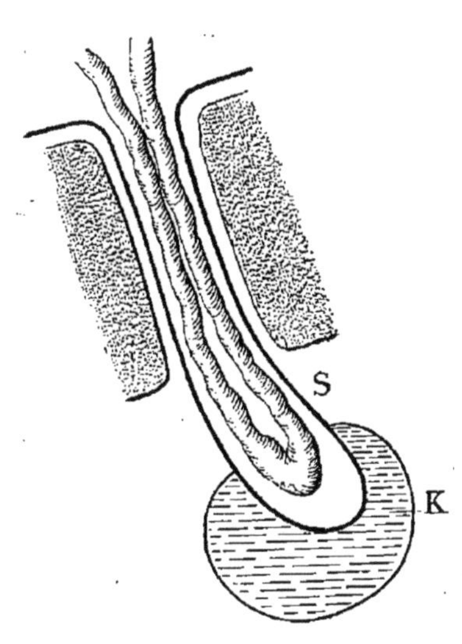

Fig. 51.

Hernie enkystée dans un kyste
du cordon.

laquelle existe un kyste plus ou moins volumineux : ce kyste lui-même est situé au-dessus du testicule.

Cette disposition se retrouve du reste chez la femme.

Il s'agit presque toujours d'un canal vagino-péritonéal in-complètement oblitéré et présentant trois cavités : la supérieure constitue le sac herniaire ; la moyenne constitue la poche kystique : l'inférieure forme la tunique vaginale. Ces trois cavités ne communiquent pas entre elles (voir fig. 50).

Ajoutons que lorsqu'il existe un kyste du cordon, sans hernie apparente, il faut se méfier de la présence d'un sac herniaire et s'assurer au cours de l'opération dirigée contre le kyste que ce sac n'existe pas.

Du reste, le kyste et la hernie présentent entre eux des rapports variables :

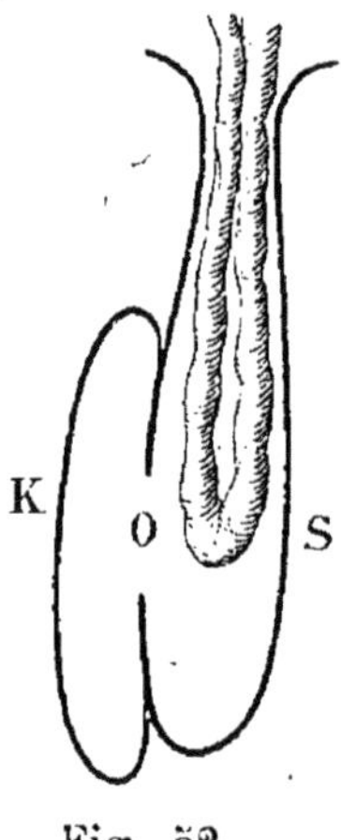
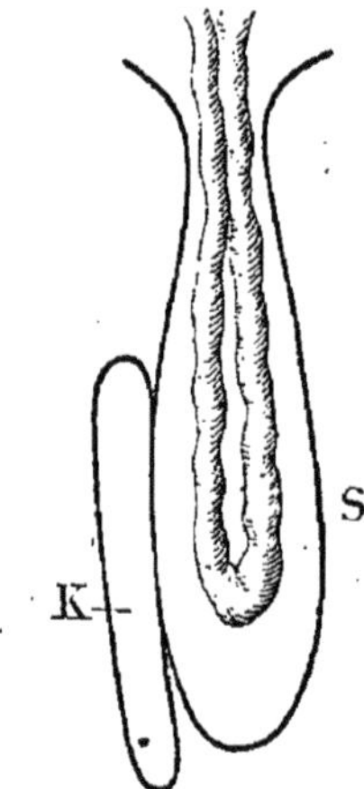

Fig. 52.

S, sac communiquant avec un kyste K vide.

Fig. 53.

Hernie adossée à un kyste vide.

1° Il peut exister une hernie, un kyste du cordon et une hydrocèle vaginale.

2° La hernie peut faire saillie dans l'intérieur du kyste en refoulant la paroi postérieure de la poche (fig. 51) ; il s'agit alors d'une hernie enkystée du cordon, analogue au type 3 de la hernie enkystée de la vaginale. MONOD et LOCKWOOD en ont publié des exemples.

3° Les cas décrits par BROCA, dans lesquels on trouvait accolée à un sac funiculaire une poche vide tantôt communiquant avec le sac (fig. 52), tantôt absolument fermée (fig. 53) s'expliquent encore de la même façon par une régression incomplète du canal vagino-péritonéal.

4° KAUFMANN a vu un sac propéritonéal coexister avec un kyste du cordon situé dans le trajet inguinal. Pour cet auteur, la hernie et le kyste en s'adossant finiraient par communiquer entre eux. C'est ainsi que se formerait le double sac de la hernie inguino-propéritonéale ; le sac propéritonéal étant dû à un diverticule de ROKITANSKY ; le sac superficiel étant formé par le kyste.

HERNIE INGUINALE ACQUISE

Anatomie pathologique. — Ces hernies n'ont pas de sac préformé ; quand elles apparaissent, le canal vagino-péritonéal n'existe plus. Le sac herniaire se forme alors par locomotion et distension du péritoine pariétal.

C'est au niveau de l'une des trois fossettes que l'on trouve à la face profonde de l'abdomen que le péritoine cède à l'impulsion des viscères. De là, le sac herniaire s'engage dans la paroi et apparaît sous la peau de la région inguinale.

Le trajet parcouru par la hernie n'est pas le même dans tous les cas : aussi devons-nous déjà établir trois variétés.

1° Quand la hernie s'engage par l'orifice profond du canal inguinal, la hernie est dite oblique externe ; 2° Quand elle s'engage dans la fossette située entre l'artère épigastrique et l'artère ombilicale, la hernie est directe ; 3° quand elle s'engage dans la fossette située entre l'artère ombilicale et l'ouraque, la hernie est dite oblique interne ou vésico-pubienne.

Hernie oblique externe. — La hernie s'engage par la fossette péritonéale externe, c'est-à-dire au niveau même de l'orifice profond du canal inguinal. En se développant, elle pénètre dans le canal et peut s'arrêter là, formant une pointe de hernie ; quand elle apparaît à l'orifice superficiel du canal, elle constitue le bubonocèle : si elle s'engage dans les bourses, la hernie devient funiculaire ou scrotale. Pour traverser la paroi abdominale, elle suit la direction du canal, légèrement oblique en haut, en arrière et en dehors ; la hernie est donc oblique externe ; cette désignation d'oblique s'applique à la direction que suit la hernie, et celle d'externe lui vient du nom de la fossette qui lui sert d'issue.

En s'engageant par cette fossette et en pénétrant dans le canal, la hernie refoule le péritoine, puis le fascia transversalis, dissocie les éléments du cordon et se mêle à eux ; elle se trouve située dans l'intérieur du cordon, en dedans de la fibreuse commune, et cette situation intrafuniculaire elle l'occupe jusqu'au fond des bourses.

Donc au point de vue des rapports qu'elle affecte avec le cordon, la hernie acquise ne diffère pas de la hernie congénitale, mais elle en diffère sur d'autres points.

1° Lorsqu'elle descend au fond des bourses et qu'elle est volumineuse, qu'elle recouvre le testicule, elle diffère de la hernie congénitale en ce que le sac herniaire est toujours indépendant de la tunique vaginale. Il se peut, dans des cas très rares, que les deux séreuses prennent quelques adhérences ; mais le sac herniaire est fermé en bas ; la séreuse vaginale fermée en haut ; et l'intestin ne vient pas au contact du testicule, comme l'on voit dans la hernie congénitale dite testiculaire.

2° La hernie acquise ne présente pas comme la hernie congénitale des rétrécissements annulaires et des diaphragmes à l'intérieur du sac ; aussi les formes dites en bissac ou en chapelet ne se retrouvent plus ; et quand il existe une disposition lobulée, elle est due à la compression exercée par une bride adventice, sur la face externe du sac.

3° Enfin, caractère différentiel avec la hernie congénitale, le testicule n'est ni en ectopie ni en inversion.

A part ces quelques différences, les rapports de la hernie sont les mêmes que dans la hernie congénitale. C'est dire que le collet du sac affecte les mêmes relations avec les vaisseaux épigastriques, aussi appelle-t-on encore cette hernie, hernie en dehors de l'artère épigastrique.

Hernie mixte, congénitale et acquise. — On a voulu décrire, à côté de cette hernie franchement acquise, une variété dite congénitale acquise. JABOULAY pense qu'au niveau de l'orifice inguinal profond, le péritoine peut former un cul-de-sac ana-

logue au vestige du canal de Nuck que l'on trouve chez la
femme. Cette disposition est congénitale par son origine. Puis
cet infundibulum glisse, s'allonge et forme secondairement un
véritable sac herniaire. Dans ce cas, la hernie amorcée par
une disposition congénitale se développe plus tard par le même
mécanisme qu'une hernie acquise. Nous supposons la possibilité de ce mécanisme, sans nous croire obligé de décrire à part
cette variété dite mixte; cette désignation nous paraît inutile à
conserver.

Hernie directe. — Vue par HESSELBACH, décrite sous le nom
d'inguinale interne par SCARPA, cette hernie déprime la fossette péritonéale moyenne, située entre l'artère ombilicale et
l'artère épigastrique. Le collet du sac qui se trouve à ce niveau
est donc en rapport en dehors avec l'artère épigastrique.

En refoulant devant elle le fascia transversalis, la hernie
pénètre en dessous des muscles transverse et petit oblique, et
s'engage dans le canal inguinal ; cette hernie est dite directe
parce que la fossette péritonéale et l'orifice extérieur du canal
inguinal sont sur une même ligne droite.

Malgré cela, la hernie s'engage très peu dans la paroi ; il est
exceptionnel qu'elle fasse son apparition au niveau des bourses.
En général la paroi abdominale est très relâchée. Cependant,
nous avons vu une semblable variété herniaire chez un enfant
dont la paroi paraissait jouir d'une musculature normale.

Ce qui caractérise anatomiquement ces tumeurs, c'est que,
malgré leur apparition dans le canal inguinal, elles ne s'engagent pas dans le cordon qui est repoussé tout entier en dehors.

Quand elles sont petites, le doigt engagé dans le canal ne
les rencontre pas ou ne les perçoit que sur la paroi interne du
canal.

Hernie oblique interne ou vésico-pubienne [1].— Cette hernie observée par VELPEAU déprime la fossette péritonéale interne,
entre l'ouraque et l'artère ombilicale. C'est en ce point que

---

[1] Cas de COOPER, MORTON, GOYRAND, LEMAISTRE. *Soc. an.*, 1873. A été
vue par VERNEUIL et BERGER. A été étudiée par MACREADY.

.se trouve son collet, c'est-à-dire un peu en dehors du bord externe du muscle droit, immédiatement au-dessus du ligament de Gimbernat. Cependant, elle peut encore sortir à travers les insertions du muscle droit (Cloquet) et même d'après Macready, au niveau de la ligne semi-lunaire de Spigel.

En général le territoire que la hernie occupe d'après Verneuil correspond à la région comprise entre la symphyse et l'orifice inguinal externe. Quand la hernie acquiert un certain volume, il est difficile, si l'on ne voit pas bien l'artère ombilicale, de la différencier de la hernie directe. Toutes les deux en effet sont placées en dedans de l'artère épigastrique.

Quand on peut suivre leur trajet, on voit qu'après s'être insinuées dans l'épaisseur de la paroi, soit en repoussant les plans musculo-aponévrotiques, soit en les éraillant, elles se portent de dedans en dehors vers l'orifice inguinal externe.

Cette hernie peut être double, ainsi que Berger l'a observé chez un vieillard.

Hernies para-inguinales. — Il existe quelques variétés de hernies qui apparaissent dans la région inguinale et qui n'ont pas de trajet préparé.

Les unes pénètrent par l'orifice profond du canal inguinal, mais s'échappent immédiatement du canal à travers une éraillure de l'aponévrose du grand oblique. A. Cooper et Velpeau entre autres auteurs, signalent des cas où cet orifice de sortie était situé en dehors de l'orifice inguinal externe ; on pourrait appeler cette variété hernie inguinale par éraillure.

D'autres, signalées par Tuffier et Chipault, s'engagent généralement à travers un de ces diverticules péritonéaux d'origine congénitale, dont nous avons parlé plus haut, pénètrent dans la paroi et s'y creusent un trajet oblique, parallèle au trajet inguinal.

Chipault, dans une autopsie, a pu voir que ce canal néoformé était indépendant du canal normal ; et Tuffier a vu une hernie inguinale oblique, coexistant avec une hernie para-inguinale indépendante de la première.

Viscères contenus dans le sac herniaire. — Les viscères habituellement contenus dans le sac des hernies congénitales ou acquises sont : l'intestin grêle et l'épiploon.

Le gros intestin, c'est-à-dire le cæcum et l'appendice, l'S iliaque plus rarement.

Le côlon transverse avec l'épiploon (cas de JABOULAY), la totalité de l'intestin, gros et petit (cas de CHEVEREAU, ROYLE, LEWIN).

L'estomac, cas de MEINHARD-SCHMIDT ; dans celui de CHEVEREAU il y avait l'estomac et l'intestin ; dans celui de LEWIN, tout le tube digestif sous diaphragmatique.

Le rein, cas de DEPPSER : dans ce cas, il était prolabé et étranglé.

Enfin la vessie, qui aura un chapitre à part ; JABOULAY signale un cas, où la prostate accompagnait la vessie dans un sac herniaire, les deux organes furent réduits après laparotomie.

Symptômes et diagnostic de la hernie inguinale. — *Type inguino-scrotal.* — Le type le plus fréquent est la hernie inguino-scrotale : hernie qui descend dans l'intérieur des bourses, soit qu'elle se place au contact du testicule, soit qu'elle s'arrête au-dessus.

La tumeur est réductible ; le doigt qui la fait entrer dans le ventre la suit jusqu'à l'orifice profond. Si on laisse le doigt dans le trajet inguinal et qu'on fasse tousser le malade, le doigt est repoussé par les viscères ; si l'on enlève le doigt et qu'on fasse tousser le malade, les viscères pénètrent dans le canal et le distendent ; puis font bomber les téguments externes.

S'il s'agit d'intestin, la hernie est sonore à la percussion ; elle se réduit et se reproduit avec gargouillement.

On ne peut guère la confondre qu'avec une hydrocèle congénitale ou avec un varicocèle.

Varicocèle. — Le varicocèle forme une tumeur pâteuse comme l'épiplocèle ; elle est réductible comme lui.

Mais après avoir réduit le varicocèle par expression continue de bas en haut, si l'on obture avec le doigt l'orifice inguinal, le varicocèle ne tarde pas à se reproduire sans que l'on fasse tousser le malade ; de plus, il se reproduit de bas en haut ; tandis que l'épiplocèle ne se reproduit guère que par la toux ; il ne se reproduit pas, tant que l'on maintient fermé l'orifice inguinal : il se reproduit de haut en bas.

Hydrocèle congénitale. — L'hydrocèle congénitale, grâce à sa communication avec le péritoine, est réductible à la pression. Mais il faut ajouter que cette réductibilité ne se fait que lentement et progressivement, ce qui distingue déjà l'hydrocèle de la hernie.

De plus l'hydrocèle est fluctuante et presque toujours transparente : quand elle n'est pas transparente, elle constitue une tumeur dure et tendue qui diffère nettement de la dépressibilité de la hernie.

Nous avons vu deux fois un abcès par congestion faire saillie dans les bourses. C'est là un diagnostic qui se posera exceptionnellement.

L'abcès constitue une tumeur fluctuante rappelant plutôt les caractères de l'hydrocèle congénitale que ceux de la hernie. De plus, en examinant le malade, on trouve des signes de mal de Pott.

Hernie des petits enfants. — La tumeur n'est pas permanente : elle ne se montre guère que lorsque l'enfant crie. Elle n'est donc pas toujours aisée à percevoir, et encore moins à saisir pour que l'on puisse analyser ses caractères. Mais ce caractère même d'intermittence doit faire penser à une hernie.

C'est à cet âge principalement que le diagnostic avec l'hydrocèle congénitale se pose ; nous l'avons établi plus haut ; ajoutons que la transparence de l'hydrocèle est à peu près constante dans les premiers jours de la vie.

Ectopie testiculaire. — Le testicule retenu dans le canal inguinal ou à la racine des bourses en impose quelquefois pour une hernie.

Le testicule a une forme arrondie et présente une consistance élastique. La pression du doigt réveille une sensation douloureuse.

Cependant il faut penser que derrière le testicule en ectopie, il y a pour ainsi dire toujours un sac herniaire.

Enfin, chez l'enfant, quoique la hernie soit très peu prononcée, le sac herniaire peut descendre très bas, occuper même le fond des bourses.

Hernie acquise, hernie congénitale. — Lorsque la hernie s'est produite tardivement, chez un malade dont la paroi abdominale est affaiblie, on peut penser que la hernie est acquise, mais ce n'est là qu'une supposition.

Par contre, on pensera que la hernie est congénitale, lorsque :

1º Elle descend au-dessous du testicule ;

2º Lorsqu'elle s'est développée brusquement et qu'elle a atteint d'emblée le fond des bourses ;

3º Lorsqu'elle a une forme cylindrique et allongée ;

4º Lorsqu'elle présente des bosselures superposées et régulières ;

5º Lorsqu'elle s'accompagne d'ectopie testiculaire.

La hernie directe ou oblique interne est une hernie acquise. Elle tend à rester à l'état de bubonocèle ; quand on la réduit, son trajet est direct et les deux orifices sont presque accolés. Enfin son collet est en dehors de l'artère épigastrique.

Cependant le bubonocèle se retrouve dans la hernie oblique externe : nous en avons observé récemment un cas remarquable.

La direction rectiligne du trajet appartient encore aux hernies obliques externes volumineuses et anciennes.

Enfin il n'est pas toujours facile de retrouver les battements de l'artère épigastrique et de savoir si le collet du sac est en dehors ou en dedans de l'artère.

Il est donc très difficile en clinique de dire si la hernie est oblique externe ou directe. Cependant, on pourra avoir d'avance quelque présomption, lorsque la tumeur siège au-dessus du pubis, ou dessine sa saillie un peu en dedans de l'orifice inguinal externe : lorsque le doigt introduit dans le canal sentira que la tumeur se réduit directement en dedans au lieu de se réduire en dehors de l'orifice externe. Du reste, ajoutons que ces caractères théoriques ne seront utilisés presque jamais dans la pratique.

Certaines variétés de hernie inguinale sont difficiles à diagnostiquer.

Pointe de hernie. — Ce diagnostic est parfois difficile à affirmer.

Lorsqu'on fait tousser le malade, la pointe de hernie fait saillie vers le milieu et un peu au-dessus de l'arcade crurale. De plus, si l'on introduit le doigt jusqu'à l'orifice inguinal profond, on sent un canal large ; on perçoit la petite tumeur qui soulevait la paroi, et à chaque effort de toux cette tumeur butte contre le doigt. Parfois même, dans ses mouvements de va-et-vient on produit un léger gargouillement.

Hernie inguino-superficielle. — Cette hernie forme une tumeur étalée en avant du trajet inguinal. Elle présente une double bosselure, l'une superficielle, l'autre intra-inguinale. Enfin elle s'accompagne fréquemment d'ectopie testiculaire.

Elle simule quelquefois une hernie crurale ; en effet, au premier abord, elle paraît située au-dessous d'une ligne étendue de l'épine iliaque à l'épine du pubis. Mais le fait qu'elle rentre par le canal inguinal et non par l'orifice crural, quand on la réduit, lève tous les doutes [1].

Hernie inguino-interstitielle. — Cette hernie forme une tuméfaction siégeant au-dessus de l'arcade et se prolongeant plus ou moins haut dans la paroi.

Cette tumeur augmente par la toux, se réduit par la pression. L'orifice inguinal superficiel est très étroit et ne permet même pas l'introduction du doigt. Elle s'accompagne d'ectopie testiculaire.

Enfin, lorsqu'elle contient de l'intestin, elle est sonore et se réduit avec gargouillement.

---

[1] De même, on établit la variété périnéale (GOYRAND) de la hernie inguino-superficielle lorsqu'on réduit la hernie, et qu'on la voit rentrer par le canal inguinal dans le ventre.

Hernie inguino-propéritonéale. — L'existence d'une partie propéritonéale ne se reconnaît guère qu'au cours de l'intervention. Seul KRÖNLEIN put, dans un cas, sentir que la tumeur superficielle se réduisait dans la paroi par un orifice large comme une pièce de 2 francs.

Hernie enkystée d'A. Cooper. — Cette hernie ne se reconnaît également qu'au moment où on l'opère. On peut prévoir son existence, lorsqu'il existera en même temps une hydrocèle et une hernie scrotale. On pourra présumer que la hernie est enkystée, s'il existe en outre certains caractères de congénitalité. Ce ne sera, bien entendu, qu'une présomption.

Diagnostic de la hernie inguinale irréductible non étranglée. — *Entérocèle.* — La hernie inguinale de petit volume est exceptionnellement irréductible en dehors de l'étranglement.

Quand elle acquiert un volume très marqué, l'irréductibilité n'est jamais que partielle : on sent très nettement que certaines anses intestinales se réduisent avec gargouillement.

Epiplocèle irréductible. — Certaines tumeurs du cordon sont par contre difficiles à distinguer de l'épiplocèle irréductible : ce sont les kystes et les lipomes.

Kyste du cordon. — Le kyste du cordon forme une tumeur régulière et arrondie : rénitente et fluctuante, transparente même dans certains cas.

Lipomes du cordon. — Les lipomes sont encore plus facilement confondus avec l'épiplocèle. En effet, ils offrent les mêmes sensations de lobulation et la même consistance. Aussi D. MOLLIÈRE et A. BROCA ont-ils insisté sur l'impossibilité de les diagnostiquer. Nous parlons, bien entendu, des lipomes à la fois inguinaux et scrotaux. Dans un cas qu'il a observé, BROCA, dont l'attention était attirée sur l'existence de ces tumeurs, put dépister un lipome du cordon, en se basant sur ce fait que

---

¹ A. BROCA. *Soc. an.*, 1888, p. 881.

le malade était porteur de multiples tumeurs graisseuses. Dans un autre cas signalé par cet auteur, le lipome fut pris jusqu'au moment de l'opération pour une épiplocèle étranglée.

Hernie inguinale étranglée. — *Siège.* — Le siège de l'étranglement est situé presque toujours au collet du sac ; c'est-à-dire au niveau de l'orifice inguinal profond, en dehors de l'artère épigastrique.

Mais dans quelques cas rares, l'agent de l'étranglement réside dans l'intérieur du sac. Il est dû à l'un des diaphragmes de RAMONÈDE. TRÉLAT a bien étudié ces variétés de hernie étranglée.

Quand la hernie est propéritonéale, presque toujours c'est au niveau du collet du sac propéritonéal que siège l'étranglement ; aussi, lorsqu'on se contente de réduire les viscères contenus dans le sac superficiel, les accidents persistent-ils.

Quand la hernie est enkystée, l'étranglement a lieu au siège habituel ; mais il peut se faire à travers l'orifice qui fait communiquer la vaginale et le sac herniaire [1].

Nous renvoyons aux chapitres que nous avons écrits sur l'étranglement en général pour la description des symptômes. On a confondu quelquefois la hernie étranglée :

Avec des kystes du cordon enflammés, une funiculite, une inflammation du testicule ectopié, etc.

Dans tous les cas, la douleur exquise siégeant dans l'intérieur du canal, la réaction péritonéale marquée par la défense du ventre, les vomissements, les caractères du pouls expliquent les erreurs qui ont été commises.

HERNIE INGUINALE CHEZ LA FEMME

Étiologie. — *Fréquence.* — Nous avons déjà vu au chapitre des généralités que la hernie inguinale était la plus fréquente de toutes les hernies chez la femme ; elle entre dans le chiffre total pour 43 p. 100 environ. Elle est même plus fréquente que

' Cas de BERGER et de PELLETAN.

la hernie crurale dans le rapport de 978/807 d'après BERGER. Chez la petite fille, le nombre des hernies inguinales est encore plus élevé. La hernie unilatérale constitue les deux tiers des hernies ; la bilatérale un tiers seulement. La hernie est plus fréquente à droite qu'à gauche (54 à droite, 24 à gauche). Il en est de même chez l'homme.

C'est entre 25 et 30 ans que la hernie présente son maximum de fréquence.

Grossesse. — La grossesse semble jouer un rôle considérable. 572 femmes sur 978 avaient eu des enfants. Il ne faut pas conclure cependant que les hernies post partum soient toujours des hernies acquises, car le canal vagino-péritonéal pouvait persister.

Anatomie pathologique. — *Organes herniés.* — Les organes herniés sont très variables ; l'intestin grêle, l'épiploon ensuite l'emportent de beaucoup comme fréquence. La hernie du gros intestin est plus rare que chez l'homme.

Les organes génitaux sains ou malades se hernient fréquemment. Nous en parlerons dans un chapitre à part.

Trajet herniaire. — Le trajet herniaire est le même que chez l'homme. La hernie s'engage dans la fossette inguinale externe en dehors de l'artère épigastrique, contourne sa paroi inférieure d'abord, puis son côté interne. Au niveau de sa concavité, elle émet l'artère funiculaire qui suit le ligament rond.

Ce canal est plus long et plus étroit chez la femme. Son orifice antérieur est plus rétréci.

Variétés herniaires. — La hernie suit toujours le canal inguinal, et accompagne le ligament rond. Elle est donc toujours oblique externe.

On a signalé la possibilité de hernie directe ou oblique interne ; mais il n'en existe pas de cas publiés.

On observe les variétés suivantes : 1° la hernie de la grande lèvre ; 2° la hernie pubienne ou bubonocèle ; 3° la hernie inguino-interstitielle ; 4° la hernie inguino-propéritonéale.

La hernie pubienne est de beaucoup la plus fréquente : Celle de la grande lèvre n'entre que pour 2/5 des cas. Les autres variétés sont très rares.

Hernie inguino-propéritonéale. — Nous nous contentons de signaler l'existence de cette hernie dont les caractères ne diffèrent pas de ceux que l'on rencontre chez l'homme. Seuls, HURLIMANN et BREITER l'ont observée chez la femme.

Hernie inguino-interstitielle. — Ce type herniaire existe chez la femme tel que nous l'avons décrit chez l'homme ; il est du reste assez rare. AUVRAY[1] vient d'en donner une bonne description basée sur les faits observés par VELPEAU, GOYRAND, LUKE, FAUCON, BLAND SUTTON, RIVET, TUBBY et sur un fait personnel. Ajoutons un cas nouveau observé par FREDET[2].

Le collet herniaire est placé au niveau de l'orifice inguinal profond ; cet orifice est la plupart du temps déjeté en haut et en dehors, et rapproché plus qu'il ne l'est habituellement de l'épine iliaque antérieure et supérieure. C'est là un fait important bien relevé par MEINHARD SCHMIDT, chez l'homme, et que BERGER, FAUCON, AUVRAY ont également signalé chez la femme. Rappelons, sans y ajouter trop d'importance, que GOYRAND admet l'issue possible des viscères par les fossettes inguinales moyenne et interne ou par une éraillure du fascial transversalis. Cette issue est sans doute possible mais elle n'est pas signalée dans les neuf observations.

La hernie ne sort pas par l'orifice superficiel ; elle se cantonne et se développe dans l'intérieur de la paroi en arrière de l'aponévrose du grand oblique (BLAND SUTTON, VELPEAU, AUVRAY) ; dans le cas de TUBBY, elle s'était développée entre le petit oblique et le transverse.

Elle n'atteint jamais le développement que l'on a pu observer chez l'homme, elle ne dépasse pas le volume d'un œuf de poule. Du reste, il semble qu'en grossissant, elle fasse céder, plus facilement que chez l'homme, la paroi abdominale antérieure qui

[1] AUVRAY. *Gaz. hebdomadaire*, 10 juin 1900.
[2] *Soc. anat.*, 1901.

s'amincit et s'éraille, et elle se crée ainsi à travers cette paroi une issue qu'elle ne pouvait trouver par l'orifice externe.

GOYRAND et RIVET ont en effet signalé ces éraillures et dans le cas de GOLDING BIRD, la hernie avait perforé l'aponévrose du grand oblique pour devenir sous-cutanée.

On peut l'observer à tout âge : après soixante ans (quatre cas,) à quatre mois (cas de TUBBY).

Sur les neuf observations publiées, l'étranglement existait huit fois ; dans la neuvième, la hernie était irréductible et douloureuse (hernie de la trompe et de l'ovaire).

Hernie en bissac. — Cette hernie est considérée comme une sous-variété de la hernie inguino-interstitielle. Nous croyons qu'il ne faut pas mêler les types anatomiques si l'on veut qu'ils conservent leur individualité. Aussi séparons-nous la description de ces deux hernies.

Elle a été observée par LUKE, PAUL BERGER, qui en a donné une bonne description, et par BARKER. Elle présente deux saillies, l'une intra-inguinale, l'autre pubienne, séparées, par un rétrécissement au niveau de l'orifice inguinal externe. Ce qui différencie cette hernie de la hernie habituelle, c'est que les deux sacs inguinaux et pubiens se développent pour leur propre compte ; c'est que le sac inguinal acquiert des dimensions qu'il n'a pas dans les hernies ordinaires. En général la partie inguinale d'une hernie pubienne ou de la grande lèvre, est peu distendue et se confond avec le pédicule. Ici au contraire, elle se renfle et forme une tumeur distincte de la tumeur pubienne.

Elle semble donc grandir comme une hernie interstitielle, en se creusant une loge aux dépens des muscles et des aponévroses de l'abdomen. C'est pour cela qu'on l'avait rangée dans ce groupe herniaire.

Elle a toujours été observée à l'état d'étranglement.

Pathogénie de la hernie interstitielle et de la hernie en bissac.

Hernie inguino-interstitielle. — On explique la formation de cette hernie de deux façons bien différentes :

1° Ou bien la hernie primitivement pubienne a été refoulée

avec son sac et maintenue réduite par un bandage dans le canal inguinal.

2° Ou bien la hernie primitivement intra-inguinale n'a pas pu sortir du canal inguinal.

Nous ne nous occuperons d'abord que de cette deuxième théorie.

1° *La hernie ne peut sortir du canal inguinal.* — Plusieurs causes peuvent intervenir : l'étroitesse de l'anneau externe, le bandage, une tumeur graisseuse pré-inguinale, l'obliquité du canal inguinal dont l'orifice supérieur est déjeté vers l'épine iliaque. Ajoutons encore la brièveté du sac. Nous pensons que plusieurs causes interviennent à la fois.

Ce qu'il importe surtout c'est que : 1° le sac soit primitivement très court; 2° qu'il soit adhérent au niveau du collet; 3° que le trajet herniaire soit long et oblique.

De cette façon, le sac retenu vers l'anneau profond ne peut pas descendre ; il ne peut que s'étirer ou se distendre. Il peut se laisser distendre et s'insinuer entre les plans musculo-aponévrotiques de la paroi ; là, peu ou pas d'obstacles. Par contre le fond même en se laissant étirer, n'arrive pas d'emblée à l'orifice externe qui est loin et déjeté très en dedans. A ces causes du reste, peuvent s'ajouter l'étroitesse de l'orifice, le bandage, les tumeurs pré-inguinales [1] ; mais elles ne sont qu'adjuvantes. Nous ne croyons pas en effet que s'il existait un sac congénital très long, descendant dans la grande lèvre, ces obstacles précités retiendraient l'intestin ou l'épiploon dans le canal inguinal, et l'empêcheraient de faire irruption dehors.

2° *La hernie primitivement pubienne a été refoulée avec le sac.* — A la suite d'un taxis forcé, le collet du sac se détache de l'anneau inguinal profond : le sac, qui descendait primitivement dans la grande lèvre, rentre en partie dans le ventre :

---

[1] La masse graisseuse pré-inguinale existe normalement, et sert de repère dans la recherche du ligament rond. Il faudrait pour qu'elle joue le rôle de bouchon, comme le veut Auvray, qu'elle fût très volumineuse et enclavée dans l'orifice inguinal.

désormais, il est devenu trop court pour pouvoir sortir de l'anneau. C'est la théorie adoptée par ECCLES et surtout par BERGER. D'après cet auteur, elle nous explique qu'une hernie en bissac, puisse devenir secondairement interstitielle, et justifie le groupement de ces deux variétés herniaires en une seule catégorie.

Cette théorie nous paraît compliquée. Qu'après un taxis, ou à la suite de pressions exercées par le bandage, le sac se laisse refouler et qu'il devienne trop court, nous l'admettons. Cette brièveté du sac est pour nous une des trois conditions de la hernie interstitielle ; mais si le sac s'est laissé refouler et décoller, qu'est-ce qui va empêcher le péritoine non adhérent au niveau du collet de redescendre dans le canal et hors du canal ? le seul bandage, c'est trop peu selon nous.

Que le sac soit trop court, nous l'admettons ; mais nous admettons qu'il est primitivement trop court. Que le sac ne puisse descendre, nous l'admettons ; mais ce qui le retient, ce n'est pas le bandage, c'est son adhérence au collet, et l'obliquité du trajet.

Nous admettrons, en outre, pour expliquer la formation de la hernie en bissac les mêmes causes qui expliquent la hernie interstitielle, causes ayant des effets moins efficaces, si bien que la hernie peut franchir l'anneau à un moment donné et devenir pubienne. Mais comme elle est restée interstitielle un certain temps, elle a eu le temps de se développer et de constituer un renflement inguinal. Et comme elle a dû forcer l'anneau, elle présente un sillon intermédiaire qui correspond à cet anneau.

Nous sommes du reste trop peu documentés sur cette deuxième variété herniaire pour formuler une pathogénie nette. Rien ne prouve que le sac n'ait pas été primitivement et d'emblée inguinal et pubien, qu'il ne s'agisse pas d'une variété particulière de hernie pubienne, la seule particularité tenant au sillon que détermine la striction de l'orifice inguinal.

Hernie pubienne et hernie de la grande lèvre. — Ce sont les deux variétés herniaires que l'on trouve habituellement.

Leur volume est généralement inférieur à celui des grosses
hernies que l'on rencontre chez l'homme. Elles dépassent
rarement les dimensions d'un œuf d'autruche : cependant elles
peuvent être grosses comme une tête d'adulte et descendre
jusqu'aux genoux.

Nous insisterons peu sur les rapports que le sac affecte avec
les téguments. Il est recouvert par la peau, le tissu sous-cutané.

Il est habituellement très adhérent au ligament rond ; c'est
là un caractère qui prouve sa congénitalité. Lorsque cette
adhérence est nulle, on peut dire au contraire qu'il s'agit alors
d'une hernie acquise.

L'adhérence peut être telle que le ligament rond fait saillie
à la face interne du sac, s'en coiffe et s'en fait un méso. Il est
habituellement difficile de les séparer par la dissection [1].

Canal vagino-péritonéal de la femme. — L'étude du canal
vagino-péritonéal va nous expliquer la formation de la hernie
inguinale habituelle, quelques-unes de ses variétés, quelques-
unes de ses complications.

Il existe normalement à une certaine époque de la vie intra-
utérine, et anormalement chez la femme adulte, un canal vagino-péritonéal analogue à celui de l'homme, ouvert dans le
péritoine au niveau de l'orifice inguinal profond, parcourant
tout le trajet inguinal, et dont le fond, terminé en cul-de-sac
finit dans la vulve. Ce canal situé en avant et en dehors du
ligament rond, lui est adhérent. Il lui constitue un méso, et ce
méso accompagne le faisceau principal du ligament rond [2] ou
faisceau vulvaire jusque dans la grande lèvre. C'est le méso de
l'ancien gubernaculum, dont le ligament rond représente la
partie inférieure.

C'est SCHWAMMERDAM et NUCK qui décrivirent les premiers en
1672, le diverticule péritonéal qui accompagne le ligament

---

[1] LUCAS-CHAMPIONNIÈRE. *Soc. ch.*, 1892.

[2] On peut artificiellement distinguer trois faisceaux d'insertions :
un sur la paroi postérieure du canal ou sur l'arcade ; un sur l'épine
pubienne ; un troisième dans la grande lèvre.

rond dans la grande lèvre. CLOQUET en 1827 en donna plusieurs dissections. Mais VELPEAU [1] (1837) nia son existence. BROCHON [2] soutient d'après BROCA, qu'il n'y a d'autre cavité préparée dans la grande lèvre que le sac dartoïque. DUPLAY [3] affirme que le canal de Nuck n'est qu'un infundibulum du péritoine produit artificiellement par une traction exercée sur le ligament rond.

RABÈRE [4] et BEURNIER [5] soutiennent après lui les mêmes idées.

Malgré l'autorité de ces auteurs, les cas de persistance du canal vagino-péritonéal chez la femme ou canal de NUCK existent.

FÉRÉ en publia en 1878 et 1879 quelques cas. Ces cas furent confirmés à l'étranger par les recherches d'HUGO SACHS, celles d'HENNIG et de WECHSELMANN ; en France, par les communications de BERGER, LUCAS-CHAMPIONNIÈRE, RICHELOT, A. BROCA.

Du reste, nos anatomistes (CRUVEILHIER, RICHET, SAPPEY, TILLAUX) n'ont jamais nié l'existence de ce canal.

Ce canal persiste jusqu'au septième mois environ (PUECH). A partir de cette époque, quelquefois un peu avant, il disparaît. Mais sa persistance n'est pas rare. D'après FÉRÉ, sur 158 autopsies d'enfants d'un jour à treize ans, on le rencontre 17 fois incomplètement oblitéré. HUGO SACHS, jusqu'à un an, le rencontre 1 fois sur 5. Il persiste plus souvent à droite qu'à gauche (3/2, SACHS). Cette persistance est deux fois moins fréquente chez la femme que chez l'homme (SACHS).

Ce canal, d'après CLOQUET, se présente sous la forme d'un tuyau cylindrique terminé en pointe ou en cul-de-sac : ou bien sous celle d'une petite ampoule à col étroit. Tantôt, il permet à peine l'introduction d'un stylet ; tantôt il laisse passer le petit doigt.

---

[1] Die, 30 vol.

[2] BROCHON. Essai sur l'hydrocèle dartoïque (Th. Paris, 1859).

[3] DUPLAY. Des collections séreuses et hydatiques de l'aine. Th. Paris, 1865. — *Id. Arch. de Tocologie*, 1882.

[4] RABÈRE. Th. Paris, 1883.

[5] BEURNIER. Th. Paris, 1886.

Ce canal communique avec le péritoine au niveau de l'orifice inguinal profond. En arrière de cet orifice, sur le péritoine pariétal on trouve un repli, analogue à celui que l'on observe chez l'homme[1]. Ce repli est à 1 centimètre en arrière ; il présente un bord libre très net, concave en dehors et en arrière.

Ce canal présente donc trois portions : 1° une rétro-inguinale, située entre le pli et l'orifice inguinal profond ; 2° une inguinale située dans le trajet inguinal ; 3° une pré-inguinale, étendue de l'orifice externe jusqu'à la grande lèvre.

La 1re portion donne naissance au sac inguino-propéritonéal ; la 2e forme le sac de la hernie interstitielle ; la 3e forme le sac de la hernie pubienne ou de la grande lèvre.

Ce sac n'est pas lisse et uni : il présente des rétrécissements valvulaires, des diaphragmes comme chez l'homme.

Il peut présenter des cloisonnements complets qui isolent différents segments de la séreuse. Ces segments interceptés du canal vagino-péritonéal se remplissent de liquide, et donnent lieu aux différents types d'hydrocèle ou de kyste de la grande lèvre.

Notre intention n'est pas de décrire les variétés de collection séreuse ; mais d'établir les rapports qu'elles peuvent affecter avec le sac herniaire.

Voici du reste les différents types que l'on peut rencontrer.

Il existe une hernie et un kyste situé au-dessous.

C'est le type le plus fréquent : tantôt la poche liquide n'est séparée du sac que par un diaphragme ; tantôt, elle lui est reliée par un cordon.

De pareils cas ont été cités par LITTEN et VIRCHOW (*Arch. Virchow*, 1879), par NIEMANN (*Diss. inaug. Gœttingue*), par MICHEL (*Centralb. für Chir.*, (1891, p. 768), par MAJENSKY (*Cent. f. Ch.*, 1895).

En France, BERGER, RECLUS, ROUTIER, TUFFIER, TERRILLON ont cité de pareils cas à la Soc. Chir. 1892[2].

[1] Pli rétro-inguinal de Ramonède.

[2] Nous ne les citons pas tous. Il faudrait y joindre ceux de HEUVERSWIGN (*Arch. locol. et gyn.*, 1892) ; de HERSCHER (*Bull. Soc. an,*

Hernie enkystée de la grande lèvre. — Dans quelques cas, très rares du reste, la hernie peut déprimer une des parois du kyste, et faire saillie dans son intérieur. Il s'agit là d'une disposition qui rappelle la hernie enkystée de la tunique vaginale chez l'homme. A. Cooper[1] le premier en a signalé un exemple remarquable (fig. 51).

Symptômes. — **Diagnostic.** — **Complications.** — La symptomatologie varie suivant les variétés herniaires.

La pointe de hernie, la hernie interstitielle, le bubonocèle présentent les mêmes caractères que chez l'homme : nous n'avons rien à ajouter.

La hernie de la grande lèvre peut être très volumineuse ; dans quelques cas rares elle descendait jusqu'au genou ; c'est dans ces cas-là surtout que l'on trouve des varices vulvaires concomitantes (Malgaigne).

Cette hernie peut affecter une forme en bissac ; les deux tumeurs séparées au niveau de l'anneau externe, se développent l'une dans le canal, l'autre dans la grande lèvre. Quand on essaye de réduire la dernière, la première se tend : il faut même réduire la hernie interstitielle pour pouvoir bien réduire la superficielle (Berger).

Quand la paroi est effondrée, quand l'anneau est largement ouvert, la hernie bombe non plus vers la racine de la vulve, mais vers la partie interne du triangle de Scarpa, et simule une hernie crurale. Mais en la réduisant, on s'aperçoit aisément qu'elle repose au-dessus de l'arcade.

Le diagnostic est facile. L'hydrocèle du canal de Nuck et le kyste du ligament rond seuls peuvent en imposer, le premier pour une entérocèle, le deuxième pour une épiplocèle irréductible. On se basera sur les caractères de rénitence, fluctuation, transparence, pour faire le diagnostic de la collection liquide.

1897) ; ceux rassemblés par Coley (hydrocele in the female), 6 cas sur 92 hydrocèles.

1. *Loc. cit.*

L'étranglement herniaire ne présente rien de particulier à signaler.

TRAITEMENT DES HERNIES INGUINALES
SANS ACCIDENTS

Ce traitement peut différer suivant l'âge du sujet ; aussi l'étudierons-nous successivement chez l'adulte, chez l'enfant et chez le vieillard.

1° Traitement de la hernie inguinale chez l'adulte. — Les choses ont bien changé depuis les dix dernières années et nous ne craignons pas d'écrire en tête de ce chapitre *le seul traitement de la hernie inguinale chez l'adulte est la cure radicale* ; que cette opération soit pratiquée pour débarrasser complètement le sujet d'une infirmité gênante et dangereuse, ou qu'elle soit faite pour permettre le port d'un bandage indispensable pour éviter des accidents mortels.

Nous l'avons dit plus haut, les statistiques s'améliorent de jour en jour, la nôtre est absolument vierge et la cure radicale s'impose non seulement dans les cas compliqués, dans ceux où, pour nous servir de l'expression devenue classique de TRÉLAT, la hernie n'est pas complètement, constamment et facilement contenue par un bandage, mais dans tous ceux où elle nécessite le port d'un bandage. C'est dire que ce dernier doit être réservé aux cas où la pusillanimité du sujet lui fait redouter l'opération ou à ceux dans lesquels il existe une contre-indication, nous nous expliquerons ultérieurement sur ce point.

Le bandage étant donc relégué au second plan, nous commencerons par étudier la cure radicale.

CURE RADICALE DE LA HERNIE INGUINALE SANS COMPLICATION CHEZ L'ADULTE. — Beaucoup de procédés étant employés par les différents chirurgiens, nous allons commencer par énumérer les principaux avant de donner notre appréciation : Nous commencerons par le plus ancien, celui de LUCAS-CHAMPIONNIÈRE.

Procédé de Lucas-Championnière. — Le chirurgien de l'Hôtel-Dieu fait une grande incision allant de la naissance des bourses à un point placé au-dessus de l'orifice péritonéal du canal inguinal. Il met à nu l'aponévrose du grand oblique, la sectionne entre deux pinces et recherche au milieu des éléments du cordon le sac qu'il se met en devoir de découvrir.

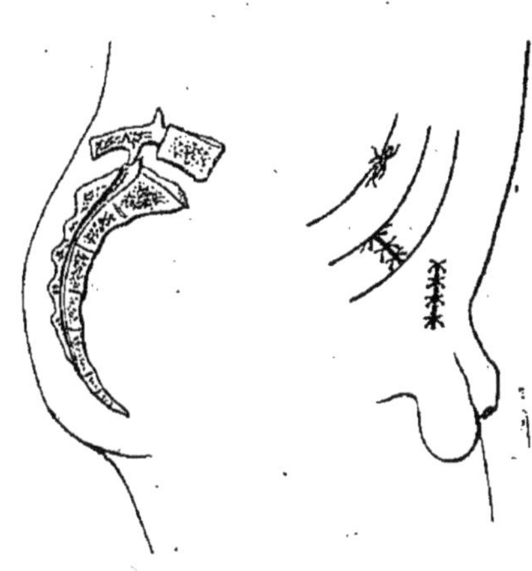

Fig. 54.

Schéma montrant la superposition des plans de suture dans la cure radicale de la hernie inguinale.

Le sac découvert, il l'ouvre et le dissèque en opérant des tractions et en le dégageant de toutes les parties fibreuses environnantes, à l'aide de coups de ciseaux ou de petites incisions au bistouri.

Cette dissection du sac est poursuivie bien au-dessus du collet de ce sac, jusqu'à ce qu'on voie la graisse sous-péritonéale. C'est là le point capital de la méthode de L.-Championnière et de tous les procédés de cure radicale du reste. Une fois le pédicule du sac bien isolé et bien fermé, on passe au moyen d'une aiguille à chas mobile, un double fil de catgut, on fait une ligature en chaîne, on coupe le fil et le moignon se réduit de lui-même dans le ventre.

On restaure alors la paroi antérieure du canal inguinal en faisant chevaucher l'une sur l'autre les deux lèvres de l'aponévrose du grand oblique par une série de points de catgut en U ; on renforce la suture par quelques points au-dessus et au-dessous des sutures en U et on suture la peau au crin de Florence. M. Championnière a l'habitude de placer un drain.

Tel est le procédé de M. Lucas-Championnière dont le principal but est de former trois plans de suture ne se correspondant pas comme le montre le schéma ci-dessus (fig. 54).

Procédé de Bassini. — Ce procédé a pour but de réparer ou plutôt de restaurer la paroi postérieure du canal inguinal et ensuite de refaire la paroi antérieure qui a été incisée, sou-

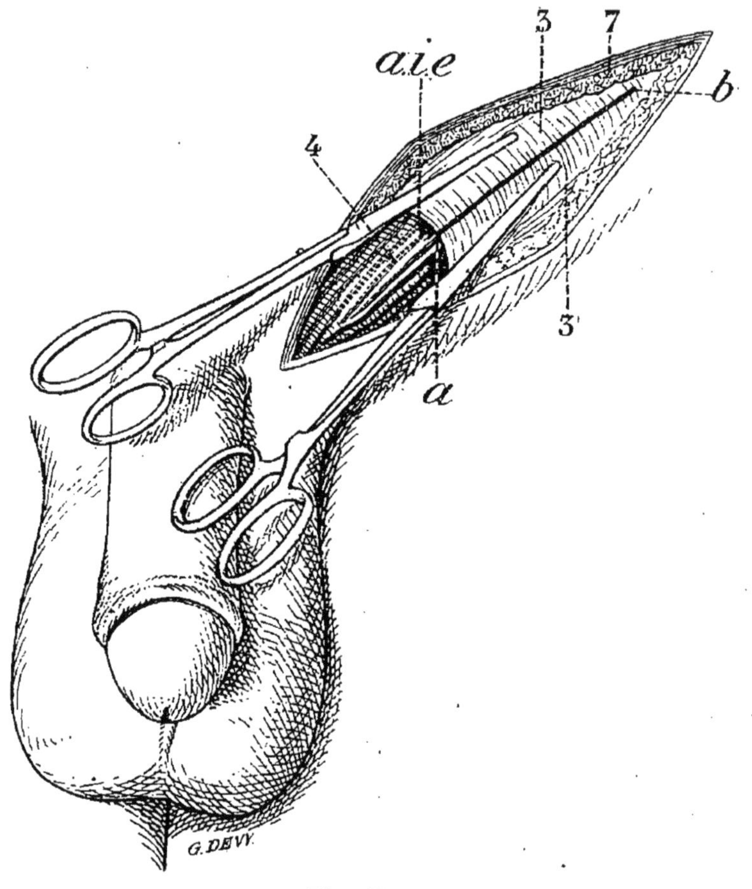

Fig. 55.
Cure radicale de hernie inguinale, section de l'aponévrose
du grand oblique.

a, b, incision de l'aponévrose du grand oblique. — 3, 3', 4', cordon. — 7, tissu
cellulaire sous-cutané.

lever le cordon et permettre de passer les fils profonds dans la paroi postérieure. La donnée, comme on le voit est très anatomique, mais pour nous la réfection de la paroi anté-

rieure est de peu d'importance et le point capital du procédé de
BASSINI est de s'adresser pour fermer l'ouverture herniaire à
des éléments solides qui sont, d'une part l'arcade de FALLOPE
et, d'autre part, le tendon conjoint; nous reviendrons sur
ces différents points quand nous apprécierons les divers pro-

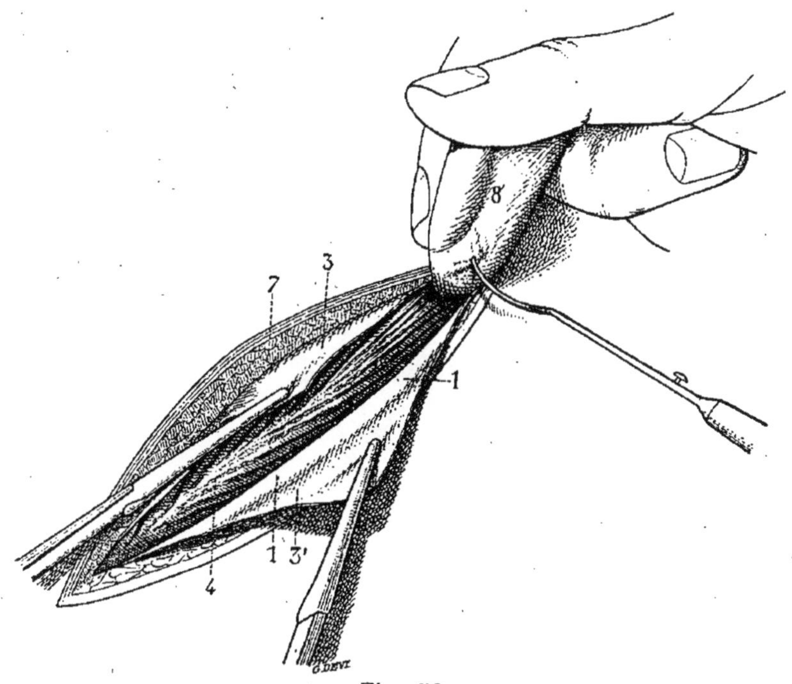

Fig. 56.
Cure radicale de hernie inguinale. Ligature du sac.

1, arcade de Fallope. — 3, 3', aponévrose du grand oblique. — 4, cordon.
8, sac herniaire.

cédés. Pour le moment nous allons nous borner à décrire le
procédé tel que nous le pratiquons.

L'incision de la peau est absolument abdominale et n'empiète en rien sur le scrotum, elle est pratiquée sur le trajet
du canal inguinal en dépassant en haut et en bas ses limites.

Cette incision menée nous découvrons l'aponévrose du grand
oblique et l'orifice extérieur du canal inguinal.

L'index est engagé dans l'anneau et décolle par des pressions

douces et successives les différents éléments du cordon de la
paroi antérieure. Cela fait, deux pinces de Kocher sont intro-
duites parallèlement dans le canal et l'aponévrose est incisée
entre ces deux pinces. Le cordon est alors dégagé en partie à
l'aide du doigt qui le libère des deux côtés et nous allons à la

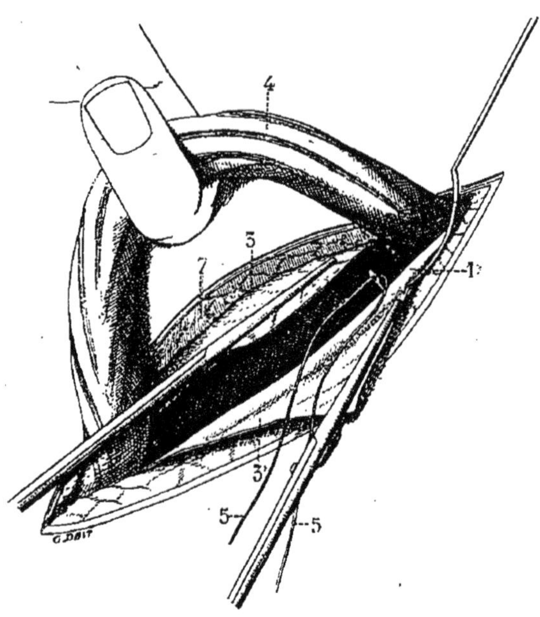

Fig. 57.

Cure radicale de hernie inguinale. Le fil est passé dans l'épaisseur
de l'arcade de Fallope.

1, arcade de Fallope. — 3, 3', aponévrose du grand oblique. — 4. cordon. — 5, fil

recherche du sac. Le sac trouvé est saisi avec une pince de Kocher
et nous nous mettons en devoir de le dégager sur une assez
grande étendue. A ce moment nous le fendons, car sa dissection
devient beaucoup plus facile, quand on introduit un ou plusieurs
doigts dans la cavité de la hernie, doigts qui font faire saillie
au sac et qui le tendent en le présentant à la pince de l'opérateur.

Il est de toute importance de ne saisir que la séreuse, son
décollement est très facile et de plus on peut par des tractions

douces attirer la séreuse péritonéale et dépasser l'orifice péritonéal du canal inguinal ; on ne s'arrêtera dans sa dissection que lorsqu'on rencontrera la graisse sous-péritonéale et les bandes blanchâtres qui représentent les confins de la vessie.

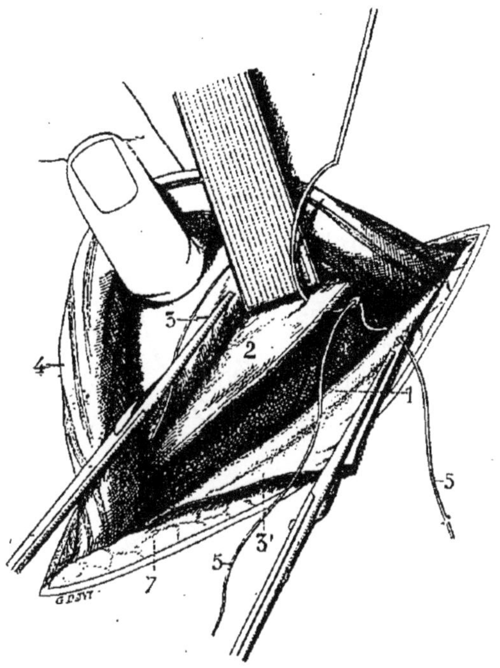

Fig. 58.

Cure radicale de hernie inguinale. L'aiguille de Reverdin vient de traverser le tendon conjoint et saisit le fil qui a traversé l'arcade de Fallope.

1, arcade de Fallope. — 2, tendon conjoint. — 3, 3', aponévrose du grand oblique. 4, cordon. — 5, 5', fil. — 7', tissu cellulaire sous-cutané.

A ce moment le pédicule du sac sera bien formé, bien libre de toute connexion avec les tissus environnants, et après s'être assuré de la vacuité du sac on se mettra en demeure de le lier. Une aiguille de Reverdin traversera la base du pédicule et ramènera un fil de catgut n° 2 qui sera lié d'abord d'un côté du pédicule et qui reprendra tout le pédicule dans un second nœud. Le sac sera alors sectionné à un centimètre

environ de la ligature. On s'assurera de l'hémostase du pédicule. Les fils de catgut seront sectionnés et on verra immédiatement le sac disparaître
dans le ventre.

Les différentes manœuvres
que nous venons de décrire
sont communes à toutes les
opérations de cure radicale.
C'est à ce moment que va
commencer, à proprement
parler, le procédé de Bassini.

Il s'agit de dégager complètement le cordon de façon à
le récliner en dedans sur l'abdomen. Cette manœuvre est
un peu délicate, car il faut
écarter ou déchirer les fibres
du crémaster qui maintiennent le cordon, ce qui demande quelques efforts et cela
sans tirailler le cordon lui-
même. On y arrive toujours
facilement avec un peu de
patience. Le cordon libéré
sera soulevé, placé sur un
écarteur ou sur le doigt d'un
aide mis en crochet et reporté
en dedans. Il faut alors placer
les fils profonds. C'est le point
le plus délicat de l'opération.

On commencera par recon-
naître avec l'index l'arcade
crurale et le fameux tendon
conjoint ou plutôt tout ce qui

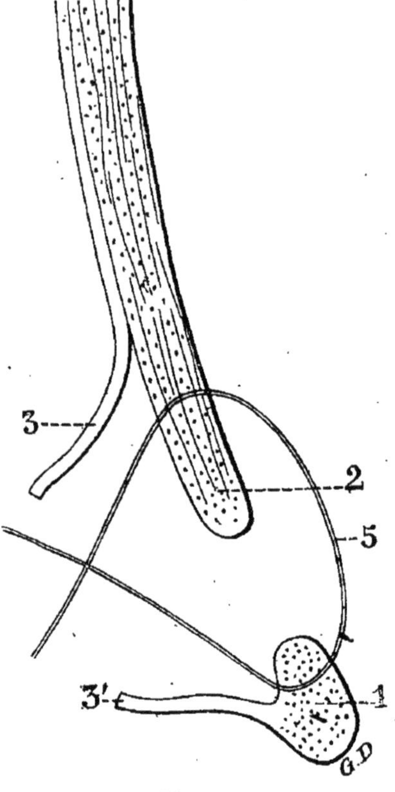

Fig. 59.
Cure radicale de hernie inguinale. Schéma montrant le passage du fil profond destiné à
refaire la paroi postérieure du
canal.

1, arcade de Fallope. — 2, tendon
conjoint. — 3, 3', aponévrose du grand
oblique. — 5, fil.

fait saillie sur le bord externe du muscle droit et on se mettra
en demeure de passer les fils profonds.

A l'aide d'une aiguille de Reverdin soit pointue soit mousse tenue de la main droite, on perforera la partie supérieure de l'arcade de FALLOPE, sans prendre dans la suture la lèvre inférieure de l'aponévrose du grand oblique. Si on prenait en effet cette lèvre inférieure du grand oblique, on ne pourrait plus reconstituer ultérieurement la paroi antérieure du canal inguinal. L'index gauche ne quittera pas l'arcade crurale, surveillera

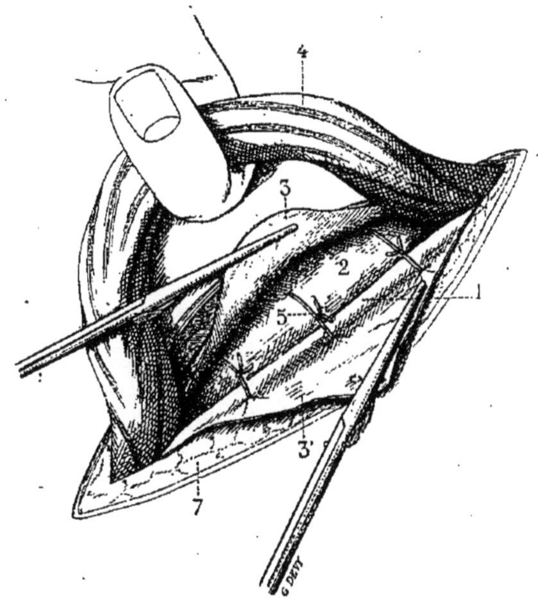

Fig. 60.

Cure radicale de hernie inguinale.

Les points de suture ont été noués ; le tendon conjoint 2 et l'arcade de Fallope 1 se trouvent réunis ; la paroi postérieure est reconstituée.

l'artère et la veine iliaque externe qu'il faut prendre garde de ne pas perforer et dirigera la sortie de l'aiguille. Celle-ci saisira le catgut qui sera ainsi passé de dedans en dehors. L'index gauche ira reconnaître ensuite le bord plus ou moins saillant, mais toujours facile à sentir du tendon conjoint et sur sa pulpe, l'aiguille chargera de nouveau les tissus de ce côté. Le deuxième chef du catgut sera saisi, entraîné et la première suture profonde sera ainsi placée.

Trois ou quatre points de suture seront placés de la sorte, le premier le plus haut possible c'est-à-dire en dehors de l'artère iliaque, le second en dedans de celle-ci et le troisième encore plus en dedans. Trois ou quatre points suffisent en général, mais si la brèche était trop étendue on en mettrait davantage. Toutes ces sutures ne seront serrées qu'après avoir été toutes passées. La paroi posté-rieure se trouve ainsi res-taurée et on a de la sorte établi un plan résistant fait avec des matériaux solides ; pour s'en convaincre on n'a qu'à appuyer avec les doigts sur la ligne de suture qui résiste avec force à la pression. On remettra alors le cordon en place et on réparera la paroi anté-rieure à l'aide d'un surjet au catgut fait sur l'aponé-vrose du grand oblique.

Nous considérons du reste ce temps comme de peu d'importance au point de vue de la contention de la hernie, car l'aponévrose du grand oblique est, quoi

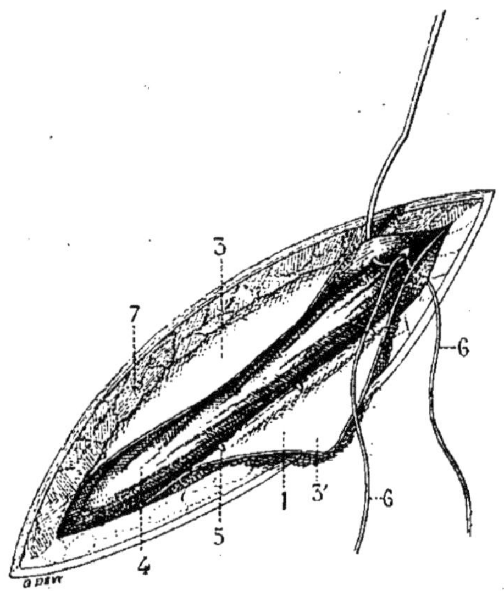

Fig. 61.

Cure radicale de hernie inguinale.

Suture en surjet de l'aponévrose du grand oblique 3, 3', pour refaire la paroi antérieure du canal.

qu'on dise, d'une minceur qui ne permet pas de compter sur son soutien ; mais cette paroi antérieure refaite a pour but de préserver le cordon.

La peau est ensuite suturée avec des crins de Florence ; nous ne drainons jamais.

Modifications du procédé de Bassini. — Il est rare qu'on fasse le procédé suivant la description même de BASSINI et la manière de faire du chirurgien italien a été le point de départ de nom-breuses modifications.

Procédé du professeur Berger. — Le professeur BERGER qui a

vulgarisé le procédé de Bassini en France y a joint autrefois
le procédé de Barker que nous décrirons plus loin [1]. Aujourd'hui il pratique le procédé de Bassini comme nous venons de l'indiquer, mais il se sert de soie stérilisée pour le plan profond, et ne craint pas de mettre un nombre assez considérable de points de suture, refaisant anatomiquement les deux parois du canal inguinal.

Postempski détruit complètement le canal inguinal et fait passer le cordon sous la peau en avant de l'aponévrose du grand oblique.

Girard, Stinson, Mugnaï, Aguilar, Jonnesco, et bien d'autres chirurgiens, refoulent le cordon par la brèche ouverte du canal, dans le tissu cellulaire sous-péritonéal et le font ressortir dans l'angle inférieur de la plaie par un trajet direct; nous décrirons plus loin cette

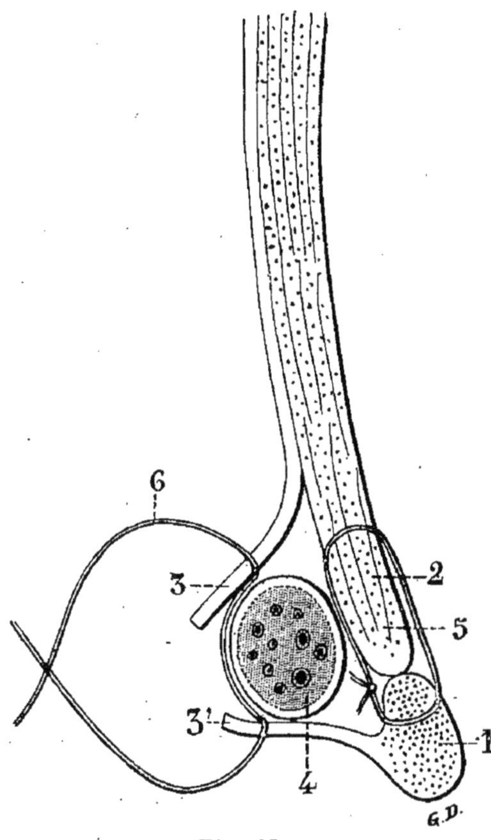

Fig. 62.

Cure radicale de hernie inguinale.
Schéma montrant le fil profond ayant
reformé la paroi postérieure du canal
inguinal et le fil superficiel 6 rapprochant l'aponévrose du grand oblique
pour former la paroi antérieure.

1, arcade de Fallope. — 3, 3', aponévrose du
grand oblique. — 6, fil superficiel. — 4, cordon.

manière de faire en décrivant le procédé de Jonnesco; mais

Thèse de son élève Paul Blaise, Paris, 1894.

nous pouvons dire déjà que c'est la réalisation de l'écueil du procédé de Bassini; car une fois le cordon décollé on se trouve amené tout naturellement, si on n'a pas bien saisi la méthode de Bassini, à faire des sutures par-dessus le cordon et par conséquent à l'enfouir derrière la paroi.

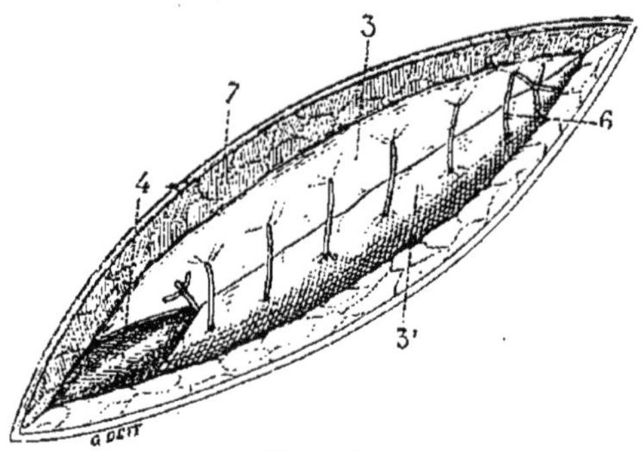

Fig. 63.

Cure radicale de hernie inguinale.

Le surjet de l'aponévrose du grand oblique 3, 3', a reformé la paroi antérieure.

Halsted, un chirurgien de John Hopkin's Hospital, fait sortir le cordon par l'angle supérieur de la plaie, supprime par conséquent le trajet inguinal et ferme complètement par la suture des plans musculaires, l'orifice extérieur du canal inguinal et le canal lui-même.

Procédé de Barker. — Il est plus ancien que les autres et se propose principalement le *rebroussement du collet du sac*. On isole donc le sac herniaire, on le pédiculise et on enserre le pédicule dans une ligature très serrée, puis on sectionne le sac. Passant alors une aiguille dans le chas de laquelle un des chefs de la ligature du pédicule a été préalablement introduit, on la porte dans le tissu cellulaire sous-péritonéal et on lui fait traverser la paroi abdominale d'arrière en avant. On fait de même pour le second chef qui traverse la paroi en un autre point et on tend les deux chefs de la ligature. Cette tension a pour but de rebrousser le sac qui remonte et est fixé en haut grâce à la striction exercée par les fils qui sont solidement noués. Le pédicule se trouve ainsi placé au niveau de l'orifice péritonéal et y fait une saillie qui a pour effet de prévenir l'engagement de l'intestin. Barker complète son procédé en réunissant les parois du canal inguinal par quelques points de suture.

Il est bien entendu que si l'on trouve la chose plus commode on peut introduire l'aiguille à chas mobile de dehors en dedans dans la paroi abdominale en la faisant toujours cheminer dans le tissu cellulaire sous-péritonéal et en y plaçant secondairement le chef de la ligature qui est ramené au dehors à travers le trajet fait au préalable par l'aiguille.

Ce procédé n'est du reste plus employé.

Procédé de Kocher. — Kocher de Berne pratique un procédé auquel il a donné le nom de *procédé de transposition*. Il n'incise pas la paroi antérieure du canal inguinal. Une fois le sac libre, il fait sur l'aponévrose du grand oblique une petite incision qu'il place en dehors de l'orifice péritonéal du canal inguinal. Par cet orifice il introduit une pince avec laquelle il va saisir le sac qu'il attire et qu'il fait sortir par sa petite incision latérale ; il le fixe ensuite dans cette situation à l'aide d'un fil qui traverse le pédicule de ce sac qu'il sectionne ou ne sectionne pas suivant son volume.

Procédé de Wölffler. — Ce chirurgien commence par fendre le trajet inguinal. Sans le pédiculiser, il ouvre le sac et fait disparaître sa cavité à l'aide d'une suture en surjet du collet, suivie d'une cautérisation au thermocautère de l'intérieur du sac lui-même.

Il fait alors sortir le testicule et la vaginale du scrotum en sectionnant toutes les parties qui les y rattachent. Puis quand le testicule ne tient plus que par le cordon, il ouvre alors la gaine du muscle droit de l'abdomen, décolle la face postérieure de ce muscle et fait passer le testicule derrière ce muscle entre sa face postérieure et sa gaine fibreuse pour le faire ressortir au bord interne du même muscle. Il le replace alors dans le scrotum où il le fixe.

Procédé de M. Le Dentu. — M. le professeur Le Dentu vient

de décrire dans la *Revue de chirurgie* [1] le procédé qu'il emploie depuis plus de dix ans. Il commence par libérer le sac herniaire comme dans le Bassini et de préférence le traite par le procédé de Kocher, c'est-à-dire qu'il fait une petite incision parallèle à l'axe longitudinal du trajet inguinal dans le muscle grand oblique à un point placé un peu plus haut que l'orifice profond du canal. Par cette petite incision on introduit une pince de Kocher qui, cheminant dans le trajet inguinal, vient saisir le fond du sac dénudé et le fait ressortir complètement au dehors de la petite incision ; on tend alors le sac qu'on peut fixer avec quelques points de suture.

Mais c'est dans la reconstitution de la paroi abdominale que M. Le Dentu emploie un procédé spécial. Sans fendre l'aponévrose du grand oblique et sur son doigt introduit dans le canal inguinal comme conducteur il place des fils en **U** comme Championnière, mais avec cette différence qu'il ne les place pas dans un plan horizontal, mais dans un plan perpendiculaire au pli de soulèvement. Il ferme ainsi avec du catgut n° 3 le canal inguinal par un bourrelet et, pour maintenir ce bourrelet, il embroche son sommet avec tous les fils qui doivent réunir la peau.

A ce procédé nous pouvons faire le reproche de ne s'adresser qu'à la paroi du grand oblique dont la solidité est parfois bien insuffisante.

Nous venons de décrire seulement les principaux procédés, car il faudrait un volume pour faire connaître tous ceux qui ont vu le jour depuis ces dix dernières années. Ce sont du reste des modifications plus ou moins bizarres de ceux que nous avons décrits et ils ne sont pas entrés dans la pratique.

Appréciations des différents procédés de cure radicale. — Il est certain que tous les procédés que nous venons d'indiquer sont susceptibles de donner chez certains malades de très bons résultats ; mais, ce qu'il faut chercher c'est celui qui, dans tous les cas, expose le moins à la récidive. Eh bien, il faut le

[1] *Revue de Chirurgie*, 1900, p. 731.

dire franchement, c'est celui de BASSINI qui, à notre avis, donne le plus de succès. Il a été très attaqué ; on lui a reproché de ne pas donner de meilleurs résultats que les autres, mais il y a bien peu de chirurgiens qui le fassent complètement. On croit faire un Bassini et on manque le temps le plus essentiel. Nous avons pu nous en assurer souvent *de visu.*

Il est certain que c'est une opération qui ne peut être escamotée en quelques minutes. Il faut agir avec prudence, bien libérer d'abord le sac, ensuite le cordon et bien passer les fils dans le ligament de FALLOPE et dans le tendon conjoint. Toutes ces manœuvres demandent en moyenne une demi-heure pour être faites avec la sécurité de l'asepsie, y compris bien entendu les sutures de la peau. Mais le procédé de BASSINI pratiqué de cette façon est véritablement anatomique et chirurgical. Il a de plus le grand avantage de s'adresser à des parties solides qui sont l'arcade de FALLOPE et le tendon conjoint, parties qui, rapprochées, ferment solidement le ventre.

Il n'en est pas de même de la réunion des lèvres de l'aponévrose du grand oblique. On a beau user d'artifices de sutures, on s'adresse toujours à un tissu qui se déchire facilement et sur la résistance duquel on ne peut compter. Il nous paraît donc plus sûr de fermer le canal inguinal comme le fait BASSINI, ce qui n'empêche pas du reste de recoudre l'aponévrose du grand oblique par dessus.

Ici se pose une question de pratique qui a bien son intérêt, c'est celle du choix des fils à employer. Il peut arriver en effet, qu'un fil s'infecte, et donne lieu à de la suppuration ; celle-ci est interminable quand il s'agit d'un fil profond et que ce fil est de la soie.

Aussi après m'être longtemps servi de soie stérilisée, j'en suis revenu au catgut. Je ne crois pas à l'inconvénient de sa résorption trop prompte ; je pense qu'il maintient les parties au contact pendant un laps de temps assez long et il faut en revenir de cette idée, qu'on se faisait autrefois de l'utilité d'un fil non résorbable agissant toujours par sa présence. Il suffit de se rappeler que les radiographies ont montré que les fils d'argent qu'on croyait si importants dans la suture de la rotule se brisent au bout de quelque temps et ne servent plus à rien, et on peut se convaincre de l'inutilité de la constance d'un fil de soie quand on opère une récidive de hernie et qu'on trouve perdue au milieu d'un tissu plus ou moins sclérosé une petite boucle de fil de soie qui n'est plus d'aucun effet.

Le catgut a donc l'avantage de se résorber dans le cas d'infection sans donner lieu à une longue suppuration et il offre par lui-même une suffisante garantie. Si donc on n'est pas absolument sûr de la stérilisation de sa soie, il ne faut pas hésiter à prendre du catgut.

Pour obvier à l'inconvénient des fils perdus, on a imaginé aussi de nombreux procédés dont il nous faut maintenant parler.

Méthodes de cure radicale des hernies inguinales sans fils perdus. — Comme nous venons de le dire la longue élimination des fils dans les cas de suppuration post-opératoire a donné l'idée à de nombreux chirurgiens de rapprocher les parties par des sutures temporaires. En tête nous devons citer la méthode de Duplay et Cazin.

Méthode de Duplay et Cazin [1]. — Après avoir découvert le sac comme dans la méthode de Bassini, ce sac est noué plusieurs fois sur lui-même. Le peloton constitué par le sac ainsi noué vient se placer, lorsqu'on l'abandonne à lui-même, à 2 ou 3 centimètres au-dessus de l'extrémité supérieure de l'incision de la paroi antérieure du canal inguinal.

Le cordon spermatique isolé et récliné, on procède à la restauration de la paroi postérieure du canal inguinal suivant le procédé de Bassini. Pour cela on place tout d'abord une pince de Kocher sur la lèvre postérieure de l'arcade crurale et sur le tendon conjoint, de façon à pouvoir attirer au-devant de l'aiguille les tissus qu'elle doit traverser. Un premier fil d'argent perforant la peau à 2 centimètres de la lèvre inférieure de l'incision cutanée, traverse les parties molles, l'arcade crurale, puis charge tout le tissu musculaire que la pince placée

---

[1] *Semaine médicale* 1898.

sur le tendon conjoint peut soulever. Recourbé alors en U de façon à embrasser les tissus sur une largeur de 1 centimètre environ, le même fil traverse successivement en sens inverse les différents plans qu'il a perforés une première fois de façon à revenir ressortir à la peau à 2 centimètres également au-dessous de la lèvre inférieure de l'incision cutanée, l'orifice de sortie étant séparé de l'orifice d'entrée par un intervalle de 8 à 10 millimètres.

Dans ces conditions, on conçoit qu'il suffira de tirer légèrement sur les deux chefs du fil et de les tordre l'un sur l'autre en interposant un rouleau de gaze aseptique pour obtenir une coaptation parfaite des plans profonds. Deux ou trois fils métalliques sont en général suffisants pour obtenir la reconstitution de la paroi postérieure du canal inguinal.

Le cordon spermatique remis en place, cinq ou six fils d'argent sont alors placés d'un côté à l'autre de la plaie cutanée comprenant successivement de bas en haut, les piliers de l'orifice inguinal superficiel, puis les deux lèvres de la paroi antérieure du canal incisée au début de l'opération. On n'a plus qu'à serrer les fils et à les tordre, on fera bien de ne serrer les fils profonds sur les rouleaux de gaze aseptique qu'après avoir placé ses fils superficiels.

Ceux-ci seront enlevés après sept ou huit jours, les fils profonds sont laissés en place douze ou quinze jours.

Procédé de Jonnesco. — Comme MM. DUPLAY et CAZIN, JONNESCO supprime les fils permanents dans la cure radicale de la hernie inguinale ; mais de plus il refoule le cordon dans l'abdomen et refait par-dessus la paroi postérieure. Voilà, d'après le compte rendu du Congrès de Moscou (*Semaine médicale* 8 septembre 1897) comment le chirurgien de Bucharest fait son opération.

Après section des muscles, isolement du sac et résection du sac, il applique « sur le moignon du sac qui n'est pas lié » une ou plusieurs pinces pour maintenir les viscères réduits et le péritoine fermé. « Alors, nous dit JONNESCO, avec l'aiguille d'EMMET et commençant à l'extrémité externe de la plaie et sur la lèvre inférieure, à 3 centimètres du bord libre, il traverse la peau, l'hypoderme, le tendon du grand oblique au niveau du ligament de Poupart, les muscles petit oblique et transverse, puis restant au-dessus du péritoine et du fascia transversalis, il aborde la face profonde de la lèvre supérieure en traversant en sens inverse les mêmes couches, pour ressortir par la peau à 3 centimètres du bord libre de la plaie cutanée.

« On place ainsi quatre fils équidistants, ce qui est suffisant pour accoler les lèvres de la plaie sur toute l'étendue de l'incision. Le deuxième et le troisième fils sont passés, au niveau du collet sectionné du sac, à travers les deux lèvres péritonéales, appliquant ainsi séreuse contre séreuse et fermant le péritoine. Au niveau des troisième et quatrième fils, la lèvre inférieure étant privée des muscles petit oblique et transverse, les fils ne traversent que la peau et le ligament de Poupart ou le pilier externe de l'orifice superficiel. Au même niveau, nous trouvons dans la lèvre supérieure le tendon conjoint et celui du grand droit, que traversent les troisième et quatrième fils. Enfin, sur le pubis, le dernier fil est passé de telle manière qu'on puisse ménager un orifice juste suffisant pour le passage du cordon. Dans ce procédé, tous les fils sont passés par-dessus le cordon spermatique qui devient sous-péritonéal, et, les fils une fois serrés, on obtient la disparition du canal inguinal normal. »

Procédé de J.-L. Faure. — A la même époque, FAURE avait aussi songé à supprimer les fils perdus. Voici comment [1]. On fait la section médiane du sac de son fond vers son collet; on obtient ainsi deux lanières péritonéales qu'on noue, oblitérant ainsi le collet du sac. Il reste deux chefs dont on se sert pour suturer l'une à l'autre par un double surjet les deux lèvres du canal. A l'extrémité inférieure de ce canal ces deux lanières sont nouées ensemble. On obtient ainsi une suture souple et plastique qui se souderait d'après l'auteur aux tissus ambiants et reconstituerait une paroi solide. M. FAURE a fait construire une

[1] Compte rendu du congrès français de Chirurgie, Paris, 1897.

aiguille spéciale, aiguille de REVERDIN à chas énorme permettant de recevoir la lanière péritonéale, souvent épaisse, formée par la moitié du sac.

Il est certain que ce procédé est ingénieux mais outre qu'il y a des sacs tellement fins qu'on ne peut compter sur leur solidité pour réunir la paroi du canal inguinal, il faut encore, pour que cette manière de faire soit applicable, que la hernie soit descendue dans les bourses et donne un sac assez long pour permettre les manœuvres que nous avons indiquées plus haut.

Enfin disons que de nombreux points de suture, ayant pour but de faire des sutures profondes sans fils perdus, ont été inventés et citons comme exemple de tous ces points qui se ressemblent plus ou moins celui imaginé par le Dr RENÉ GAUTHIER (de Luxeuil [1]).

Ce point est le point de la machine à coudre, il se fait avec deux fils dont l'un plus long vient former des anses, tandis que l'autre passe dans ces anses et les fixe. Il est bien entendu qu'une fois serrée cette suture est arrêtée à l'aide de petits bourrelets de gaze stérilisée.

Comme le fait remarquer BERGER dans son rapport, ce procédé est facile à exécuter et peut s'appliquer à la cure radicale des hernies inguinales ; mais il a le grave inconvénient des points faits à la machine à coudre qui lâchent sur toute leur longueur dès que le fil est cassé ou qu'il s'est relâché en un point.

Tels sont les principaux procédés de cure radicale sans fils perdus. Ils sont tous certainement ingénieux et d'une application aisée, mais c'est une complication que nous ne recommandons pas. Leur seul but, en effet, est d'éviter dans les cas de suppuration, cette élimination si longue et si ennuyeuse d'un fil infecté ; or, à l'heure actuelle, avec les moyens dont nous disposons, on peut avoir des fils absolument stériles ou du moins suffisamment stérilisés pour qu'une opération de

---

[1] *Société de chirurgie,* séance du 15 mars 1899. Rapport de M. Berger.

cure radicale bien menée se termine sans la moindre infection et même, si on avait quelques craintes de ce côté, de bons
fils de catgut bien préparés mettraient le chirurgien à l'abri
des ennuis que peut lui donner un fil non résorbable.

C'est pourquoi nous conseillons la suture à fils perdus. Elle
est plus chirurgicale. moins compliquée et, quoi qu'on dise, la
coaptation des parties est toujours meilleure quand les fils
sont appliqués et serrés directement sur les tissus à rapprocher.

Méthode myoplastique. — On désigne sous le nom de *myoplastie herniaire* [1] une opération de cure radicale qui se propose
de combler le vide produit dans la paroi par le passage de la
hernie, à l'aide d'un lambeau musculaire pris sur un muscle
voisin. Nous ne pouvons donner comme meilleur exemple de
cette méthode que la technique employée par SCHWARTZ.

Procédé de Schwartz. — Les premiers temps de l'opération
sont les mêmes que dans toutes les hernies. Une fois le sac
réséqué, « on pratique le long du bord externe du grand droit
à l'endroit où le pilier interne se jette au-devant de lui, une
incision qui ouvre sa gaine en traversant l'aponévrose du grand
oblique, puis le feuillet antérieur du petit oblique. La gaine
ouverte, on sépare du muscle droit un lambeau musculaire,
qui comprenne à peu près la moitié de son épaisseur et ait
5 à 6 centimètres de long ; ce lambeau est disséqué facilement
à la sonde cannelée pour éviter la blessure des nombreuses
artérioles musculaires. Il tient par un pédicule inférieur et on
le sectionne transversalement à 5 centimètres au-dessus. Cela
fait, le bistouri est insinué à plat derrière le pilier interne de
l'anneau inguinal et va faire une brèche dans la loge du grand
droit. Une pince est passée par cette brèche, elle saisit le lambeau musculaire qui sort par la brèche et renversé en dehors
vient doubler le trajet herniaire. Quelques points de suture
fixent ce lambeau à la paroi postérieure en arrière, en dehors

[1] Congrès français de chirurgie, Paris, 1893. Communication du
Dr SCHWARTZ).

du petit oblique, en bas à l'arcade crurale en ayant soin de ne pas blesser le cordon. Quand le lambeau est ainsi fixé, on referme par des sutures la gaine du grand droit, puis on réunit au-devant du muscle par des sutures les deux piliers de l'anneau inguinal. » SCHWARTZ a pratiqué ce procédé 63 fois (Congrès international de médecine 1900, et thèse de BUFNOIR, Paris 1900) et ne note que deux récidives.

Nous avons pour notre part employé plusieurs fois ce procédé il y à cinq ou six ans, mais nous l'avons abandonné pour pratiquer le Bassini qui fait moins de délabrements et donne d'excellents résultats. Tout au plus, pourrait-on le réserver dans le cas où une hernie énorme ne permettrait pas, ce qui est fort rare, le rapprochement de l'arcade de FALLOPE et du tendon conjoint. Dans ce dernier cas on a encore d'autres procédés à sa disposition. HALSTED[1] et BLOODGOOD[2], outre qu'ils font sortir le cordon par l'angle supéro-externe de l'incision et referment derrière lui toute l'épaisseur du canal inguinal, ont quelquefois recours au muscle droit dont la gaine est ouverte et dont les fibres sont attirées en dehors pour être suturées à l'arcade de FALLOPE.

Il faut rapprocher des procédés myoplastiques celui de l'*autoplastie tendineuse* due au Dr POULET (Congrès français de chirurgie, 1896, p. 475). L'auteur commence par disséquer le sac, le transperce ensuite avec un fil métallique tendu d'une façon bizarre pour éviter d'ouvrir la cavité péritonéale. Puis sur le muscle droit antérieur de la cuisse à 15 centimètres au-dessous de l'épine iliaque antérieure, il sépare sur le bord interne du tendon du droit antérieur une lanière d'un centimètre de largeur. Cette lanière est relevée et fixée ultérieurement à l'orifice externe du canal inguinal de façon à l'obturer.

Nous n'avons cité ce procédé que pour mémoire car la crainte

---

[1] HALSTED. The rational cure of inguinal hernia on the male John Hopkin's Hospital. *Bulletin*, mars 1893.

[2] Transplantation of the rectus muscle on certain case of inguinal hernia. John Hopkin's Hospital. *Bulletin*, mai 1898.

de l'ouverture du péritoire ne doit plus exister aujourd'hui et il est trop compliqué d'aller chercher à la cuisse l'élément de réparation qu'on trouve dans la région même en s'adressant. et à l'arcade de FALLOPE et au tendon conjoint.

Méthode ostéoplastique. — Elle a pour but de se servir d'un fragment osseux pour combler l'orifice herniaire. Comme type de ce procédé nous allons décrire celui du Dr THIRIAR.

Procédé de Thiriar[1]. — Voici, d'après l'auteur, la description de ce procédé. « Après avoir soigneusement disséqué le sac, l'avoir bien isolé, je le lie le plus haut possible au delà de l'anneau interne et j'en fais alors la résection. Ce moignon apparaît derrière la paroi abdominale. Entre cette paroi et le péritoine, de façon à boucher complètement l'orifice herniaire, j'interpose une solide plaque d'os décalcifié, qui est bien maintenue dans sa position par quelques sutures qui rapprochent et réunissent les piliers des bords de l'orifice.

La grandeur de cette plaque doit dépasser celle de l'ouverture de l'anneau, ordinairement elle a 3 à 5 centimètres de long sur autant de large et 8 à 12 millimètres d'épaisseur. La plaque osseuse doit être interposée soigneusement entre le péritoine et l'orifice herniaire qui est suturé sur ce transplant. Les autres plaies sont ensuite réunies par quelques sutures au catgut.

M. THIRIAR recommandait en 1893 ce procédé, surtout pour les grosses hernies à anneaux très larges. Il aurait obtenu de bons résultats de son transplant osseux qui se résorbe et laisse à sa place un tissu solide. Nous avons encore cité ce procédé pour mémoire, il est ingénieux et a pu donner des succès ; mais, nous le répétons, le procédé de BASSINI répond à tout et a fait abandonner toutes ces méthodes qui compliquées ne présentent pas l'avantage de la facilité d'exécution et de sûreté du résultat.

Dans les véritables éventrations quand l'anneau est tellement

---

[1] Utilité d'un transplant osseux dans la cure radicale des hernies. — Dr THIRIAR. Congrès français de chirurgie, 1893.

large qu'on craint de ne pouvoir le boucher à l'aide des parties molles, on a aussi proposé des greffes osseuses hétéro-plastiques. A cet effet on prend une omoplate de lapin ou une partie osseuse quelconque d'un animal ; mais il est démontré que les greffes hétéroplastiques se résorbent. En est-il de même des greffes autoplastiques ? c'est probable et cependant les ten-tatives continuent dans cette voie. M. CHAPUT [1] vient d'obturer un orifice herniaire à l'aide d'un cartilage costal pris sur le malade lui-même. Il s'agissait d'une hernie crurale. Enfin citons encore le travail de M. GOPEL (*Centrabl. für Ch.*, 28 avril 1900, *Sur l'occlusion des orifices herniaires au moyen de treillis en fils d'argent abandonnés dans les tissus*). Ce sont là des procédés qui peuvent trouver leur utilisation dans des cas tout à fait spéciaux.

Méthode non sanglante de cure radicale des hernies inguinales. — Bien des tentatives d'*injections péri-herniaires* avaient été faites par LUTON, SCHWALBE, WARREN et beau-coup d'autres chirurgiens, sans grand succès du reste, pour gué-rir la hernie sans écoulement de sang. LANNELONGUE, en 1896, a de nouveau appelé l'attention sur la cure non sanglante de la hernie à l'aide d'injections au chlorure de zinc en décrivant sa méthode sclérogène [2]. Voici la description résumée de cette méthode.

Procédé de Lannelongue. — Le sujet anesthésié, la hernie est réduite et maintenue par les doigts d'un aide. Le chirurgien reconnaît alors l'orifice externe du canal inguinal et le cordon spermatique. Il récline ce cordon en dehors avec l'index gauche dont l'ongle doit toucher le pubis et il introduit l'aiguille de la seringue de PRAVAZ dans le tissu cellulaire en se dirigeant vers la ligne médiane en la faisant cheminer de dedans en dehors jusqu'à ce qu'elle touche le pubis ; on pousse alors 10 gouttes de liquide et on retire l'aiguille. Deux autres injections

---

[1] CHAPUT. *Société de chirurgie*, séance du 7 février 1900.

[2] LANNELONGUE. Traitement des hernies par la méthode sclérogène. *Académie de médecine,* 7 juillet 1896 et 6 juillet 1897.

internes sont ainsi pratiquées un peu au-dessous de la première, toujours en protégeant le cordon et en prenant contact avec le pubis. Ceci fait on passe aux injections externes. Le cordon est récliné en dedans et la seringue pousse le liquide d'abord dans la région de l'épine pubienne, ensuite à un centimètre au-dessous, puis la troisième à un centimètre plus bas. On prendra toujours contact avec l'os et le cordon sera toujours protégé par le doigt.

La solution employée est une solution de chlorure de zinc au dixième.

LANNELONGUE injecte de 30 à 40 gouttes en quatre ou six injections aux enfants au-dessous de cinq ans ; de 40 à 60 gouttes de cinq à quinze ans et au delà de cet âge il augmente la dose jusqu'à 80 gouttes.

Ces injections sont douloureuses et amènent une réaction inflammatoire, mais qui est en général peu intense. LANNELONGUE en a obtenu de bons résultats et NIMIER [1] qui l'a expérimentée sur des adultes récemment conclut de la façon suivante, sous bénéfice toutefois de la sanction du temps. « Il me paraît ressortir que chez l'adulte le traitement de la hernie inguinale par la méthode sclérogène est particulièrement recommandable quand il s'agit d'une pointe de hernie, d'un bubonocèle. Lorsque l'intestin descend dans la bourse, l'on n'y aura pas recours si l'anneau inguinal est large et la partie abdominale faible. Enfin une autre indication de l'emploi du chlorure de zinc résulte du défaut de vitalité des tissus qui engendre chez certains jeunes gens le lymphatisme exagéré. »

Tout dernièrement au congrès international de médecine (1900), M. THOMAS NONEGA du Mexique a présenté une seringue spéciale et un bandage spécial aussi pour l'application de la méthode sclérogène.

CURE RADICALE DE LA HERNIE INGUINALE AVEC COMPLICATIONS CHEZ L'ADULTE. — Nous venons de décrire les différents procédés qui ont été employés pour la cure radicale de la hernie

[1] Congrès français de chirurgie, 1897.

inguinale chez l'adulte et nous avons pris pour type une opération simple; mais souvent on se trouve en présence de difficultés inhérentes aux dispositions anatomiques de la hernie et il faut maintenant examiner quelle est la conduite du chirurgien dans les cas compliqués.

Adhérences épiploïques. — Il arrive assez fréquemment qu'à côté de l'intestin parfaitement réductible, on rencontre l'épiploon qui ne peut rentrer dans l'abdomen à cause des adhérences qu'il a contractées avec le sac.

Le chirurgien devra d'abord se mettre en demeure de libérer ces adhérences. Si elles sont peu étendues la chose est facile, il suffit d'attirer au dehors une certaine quantité d'épiploon, de lier ce paquet épiploïque comme on l'indiquera plus loin, et de sectionner aux ciseaux l'épiploon entre la ligature et le sac. Après réduction du pédicule le bouchon épiploïque adhérent sera enlevé en même temps que le sac.

Quand les adhérences sont étendues, la chose est parfois plus délicate, car ces adhérences peuvent se continuer jusqu'au collet du sac et même plus loin. Il faudra commencer par attirer encore l'épiploon jusqu'à ce qu'on puisse avec le doigt en crochet trouver le niveau où il est tout à fait libre. faire alors une ligature comme nous allons le dire et le sectionner pour le réduire; on disséquera ensuite le sac et en attirant celui-ci fortement au dehors, on arrivera à trouver un endroit sain, libre d'adhérences épiploïques sur lequel on pourra placer un fil.

Il est difficile de prévoir tous les cas, car les adhérences épiploïques peuvent affecter des formes multiples, mais ce qu'il faut savoir c'est qu'il est absolument nécessaire de détruire tout rapport entre l'épiploon et le sac afin que toute amorce de hernie soit détruite.

Ceci nous amène à parler du traitement opératoire de l'épiploon dans les hernies inguinales, même quand il est réductible.

Deux cas peuvent se présenter, ou il est absolument sain, absolument normal, ou au contraire il est un peu enflammé.

Dans le premier cas il est des chirurgiens, et M. Championnière entre autres, qui insistent sur la nécessité de *supprimer tout l'épiploon qu'on peut atteindre chez les hernieux* et de parti pris, même quand cet épiploon ne se montre pas. Le chirurgien de l'Hôtel-Dieu cherche toujours à attirer avec le doigt plongé dans l'abdomen tout ce qu'il peut trouver d'épiploon au voisinage de l'anneau. Il lui est même arrivé, nous dit-il[1], de faire descendre ainsi la totalité du tablier épiploïque et d'en exciser des proportions considérables. Voilà ce qu'écrivait M. Championnière en 1892. Nous ne savons si sa conduite opératoire est toujours la même; mais pour notre part nous ne conseillons pas de réséquer l'épiploon quand il n'est pas pathologique et qu'il n'encombre pas le sac herniaire et encore moins d'aller à sa recherche quand il ne se montre pas à l'anneau inguinal. Il est en effet démontré aujourd'hui que non seulement l'épiploon a un rôle physiologique important, mais on cite de nombreux exemples d'accidents causés par les ligatures faites sur l'épiploon et il vaut mieux quand la chose n'est pas absolument nécessaire, ne pas abandonner même un fil de catgut dans l'abdomen; si petite, si minime que soit cette chance d'infection, elle peut exister.

De plus nous pensons qu'après une ligature du sac faite en bon lieu, comme le dit M. Championnière et par-dessus une bonne réfection de la paroi par le procédé de Bassini, la présence d'un épiploon normal ne peut faire craindre la récidive.

Il n'en est pas de même quand l'épiploon est pathologique, qu'il est augmenté de volume, hypertrophié, œdémateux et un peu enflammé. Ici la résection s'impose et elle doit être faite au niveau d'une partie saine du tablier épiploïque. On commencera donc par attirer l'épiploon au dehors en l'étalant sur une compresse et après avoir choisi l'endroit où portera la section, on se mettra en demeure de pratiquer une ligature en chaîne.

Résection de l'épiploon. — A cet effet avec une aiguille mousse,

[1] Cure radicale des hernies championnières. Paris, Rueff, 1892.

plusieurs fils seront passés qui seront croisés en chaîne, réunis anse par anse et ces anses seront serrées de façon à bien faire l'hémostase très importante dans un organe aussi vasculaire. La section de l'épiploon sera ensuite pratiquée à un centimètre environ des ligatures et, après constatation de l'état exsangue du pédicule et la section des catguts, ou des soies qui ont-servi à faire la ligature, on fera la réduction du moignon épiploïque.

Quand ce moignon est considérable, cette réduction est quelquefois délicate et il est arrivé quand les ligatures n'étaient pas bien serrées, de voir le fil lâcher au moment des pressions faites sur le moignon pour le réduire. Aussi avons-nous l'habitude pour faciliter la réduction du moignon épiploïque de faire ce moignon à étages. Les ligatures ainsi superposées donnent une forme effilée au pédicule, forme qui facilite son engagement dans l'anneau et aide à la réduction.

Il peut arriver que dans une hernie du gros intestin on rencontre d'énormes franges surchargées de graisse. Celles-ci seront bien entendu traitées de la même manière que l'épiploon.

Adhérences intestinales. — Au cours de la cure radicale, on peut rencontrer des adhérences intestinales qui sont la conséquence d'accidents antérieurs. La péritonite herniaire est une complication assez fréquente de la hernie inguinale et elle peut laisser à sa suite des soudures entre l'intestin et le sac.

Ces adhérences peuvent être en surface et dans ce cas si elles ne sont pas lâches, si elles sont trop anciennes, il faudra avoir soin de disséquer la partie adhérente du sac qu'on laissera appliquée sur l'anse ; ou ces adhérences sont lâches et flottantes, c'est-à-dire faciles à sectionner. Souvent l'épiploon sert d'intermédiaire entre l'anse intestinale et le sac ; dans ce cas l'anse sera d'abord séparée de l'épiploon qui sera ensuite traité par la résection comme nous l'avons dit plus haut.

Ces adhérences peuvent siéger sur l'intestin grêle et sur le gros intestin. Quand c'est l'S iliaque ou le cæcum qu'on ren-

contre dans la hernie, les différentes opérations deviennent
plus considérables, car on a affaire à cette forme particulière
décrite dans l'anatomie pathologique sous le nom de hernie
par glissement.

**Volume considérable de certaines hernies inguinales
qui ont perdu droit de domicile.** — Les hernies inguinales
énormes qui descendent jusqu'au niveau du genou représentent les cas de cure radicale les plus embarrassants car non
seulement on a affaire le plus souvent à des hernies complexes
contenant le gros intestin, l'épiploon et l'intestin grêle, mais
encore ces différents organes ont perdu droit de domicile et
l'abdomen ne peut plus les accepter. La réduction est donc
parfois impossible.

Aussi est-il important avant de décider l'intervention et de
l'accepter, de se rendre un compte aussi exact que possible
des parties contenues. Si on constate en effet la présence d'une
masse considérable d'épiploon on pourra le réséquer et réduire facilement ce qui reste d'intestin; si au contraire l'intestin constitue presqu'à lui seul la masse herniaire, malgré la
largeur de l'anneau, tous les efforts de réduction seront impuissants à faire rentrer en totalité dans le ventre un organe qui
n'y a plus sa place.

C'est pour ces cas difficiles, qu'on a proposé et exécuté la
résection large de l'intestin hernié. Nous ne pouvons donner
de meilleur exemple que les deux observations communiquées
au Congrès français de chirurgie de 1895 par le Dr JULLIARD
(de Genève). Il s'agissait d'énormes hernies descendant jusqu'au genou. L'intestin grêle se réduisit facilement, l'épiploon
fut réséqué; quant au gros intestin, il adhérait au sac d'une
façon tellement intime qu'il faisait corps avec lui le constituant
en majeure partie et qu'il était impossible de l'en séparer.
M. JULLIARD attira le bout supérieur de l'intestin, le sectionna
à sa sortie de l'anneau. Il fit de même pour le bout inférieur.
Puis il sutura ces deux bouts par une entérorraphie circulaire
et réduisit facilement la partie suturée dans l'abdomen, le
collet du sac fut lié en deux parties et réduit. Après quoi le

sac, l'intestin qui n'avait pu être réduit et le testicule furent extirpés.

Dans la première observation, 47 centimètres d'intestin furent enlevés et dans la seconde 49 centimètres. Les deux malades âgés de cinquante-sept et de soixante-deux ans auraient parfaitement guéri.

Hernies inguinales avec ectopie testiculaire. — Certaines hernies inguinales s'accompagnent de testicules en ectopie et une importante question se pose au sujet de la castration ou de la conservation de la glande séminale. Autrefois la règle était formelle; dans toute hernie inguinale accompagnée d'ectopie, on supprimait le testicule; aujourd'hui on n'est pas aussi sévère et la glande peut chez certains malades être conservée. Nous ne traiterons pas ici la question de savoir si ces testicules déplacés sont encore susceptibles de donner naissance à des spermatozoïdes et nous renvoyons pour l'étude de cette question au volume de cette collection traitant des maladies du testicule, mais stérile ou non la glande séminale doit être conservée quand la chose est possible, quand ce ne serait que pour constituer ce qu'on a appelé un testicule moral. Aussi avant l'opération devra-t-on s'assurer de la situation exacte de la glande ectopiée, de sa mobilité, de sa descente facile ou impossible et en tous cas prévenir le malade de la possibilité de sa suppression.

Au cours de l'opération si on trouve un testicule ayant franchi l'orifice inguinal extérieur, peu fixé et dont la libération facile permet une descente satisfaisante dans le scrotum, on fera le nécessaire pour détruire les adhérences qui s'opposent à la migration complète de la glande séminale, on fixera celle-ci par une orchidopexie au fond de la bourse et on reconstituera une tunique vaginale ; nous nous étendrons du reste sur ce point de technique opératoire quand nous traiterons de la cure radicale de la hernie chez l'enfant.

Si au contraire le testicule n'a pas franchi l'anneau, si des trousseaux fibreux solides le fixent dans le canal inguinal ou même à son orifice extérieur et si leur destruction ne permet

qu'une descente laborieuse et incomplète de la glande séminale, il ne faudra pas hésiter et se mettre en demeure de pratiquer la castration, surtout s'il s'agit d'un homme un peu
avancé en âge. En suivant une conduite trop conservatrice on
s'expose à des mécomptes. C'est ce qui nous est arrivé une
fois où nous avons voulu tenter sur un garçon de vingt-deux
ans la conservation d'un testicule fixé dans l'anneau inguinal
extérieur. Malgré la destruction très complète de tout ce qui
retenait la glande sans avoir lésé les éléments du cordon,
nous eûmes beaucoup de peine à maintenir le testicule au
fond du scrotum ; mais nous y parvînmes. Les douleurs
furent telles après l'opération que le second jour nous dûmes
procéder à la castration et nous trouvâmes une glande avec
des congestions partielles, comme étranglée, ayant déterminé
une élévation de température de 39 degrés et cependant pas
un des fils ne suppura, ce qui prouve que nous n'avions pas
affaire à des accidents d'infection. On se rappellera donc dans
ces cas le précepte trop souvent oublié en chirurgie : le mieux
est l'ennemi du bien.

**Récidives de hernies inguinales opérées de cures radi-
cales.** — Les récidives d'opérations de cures radicales se produisent dans trois circonstances différentes soit à la suite d'un
procédé mal appliqué ou insuffisant; soit lorsque l'intervention
n'a pas été aseptique et lorsque la plaie a suppuré; soit encore
après une kélotomie pour hernie étranglée dans laquelle la cure
radicale n'a pu être rigoureusement appliquée.

Il est incontestable que la seconde opération faite pour
guérir une hernie récidivée est beaucoup plus délicate et beaucoup moins sûre dans ses résultats que la première et en voici
les principales raisons :

Tout d'abord on opère en plein tissu cicatriciel et on se
trouve en face d'une région dont les rapports anatomiques
ont été changés par une première intervention, on a affaire
à un sac irrégulier avec des diverticules fréquents. Ses parois
sont épaissies, difficiles à délimiter ; le cordon spermatique
est souvent perdu dans du tissu de cicatrice et il faut aller

à sa recherche avec une grande attention et ne le quitter que lorsqu'on en a fait l'isolement complet.

Au moment de l'ouverture du sac il faut procéder avec beaucoup de prudence car les adhérences épiploïques sont fréquentes et les adhérences intestinales peuvent se rencontrer ; de plus il faut savoir que les hernies par glissement étant les plus difficiles à opérer donnent les plus nombreuses récidives et par conséquent, comme nous l'avons dit plus haut, se méfier d'ouvrir l'intestin en cherchant à inciser le sac.

La séreuse est très intimement unie à tous les autres éléments qui constituent la poche herniaire et sa dissection, son décollement sont difficiles, on devra donc procéder avec beaucoup de soin jusqu'à ce qu'on soit arrivé à constituer un pédicule, une collerette séreuse qui sera traitée comme nous l'avons dit plus haut pour le collet du sac. Cette collerette séreuse est surtout difficile à constituer dans les cas où on a affaire à un anneau très élargi, à une véritable éventration.

Enfin il est parfois difficile de bien mettre au jour et l'arcade de FALLOPE et le tendon conjoint. De plus ces deux plans aponévrotiques dans les hernies récidivées n'ont pas toujours une solidité très grande. Il faudra néanmoins aller à leur recherche soit avec la sonde cannelée, soit au besoin avec le bistouri. Si on n'arrive qu'à les reconnaître imparfaitement on prendra à l'aide d'une aiguille mousse les différents plans qui paraîtront présenter assez de résistance et on en fera une suture serrée. A cet effet on se servira d'un catgut dans les cas où on soupçonnera une suppuration antérieure, car l'infection secondaire des fils est possible dans des tissus anciennement infectés.

ACCIDENTS OPÉRATOIRES DE LA CURE RADICALE DE LA HERNIE INGUINALE. — *Section du canal déférent.* — Un des premiers soins de l'opérateur doit être, comme nous l'avons dit, d'aller à la recherche des éléments du cordon. Il devra donc commencer par libérer entièrement le paquet vasculo-nerveux ainsi que le canal déférent.

Ce dernier est en général facile à reconnaître à cause de sa dureté et de la sensation de dureté qu'il donne sous le doigt ; mais il est des malades chez lesquels il est très adhérent au sac, quelquefois même entouré de tractus fibreux qui rendent non seulement sa dissection, mais encore sa reconnaissance difficiles et on devra, en pareille circonstance, agir avec la plus grande prudence.

Le moyen d'éviter de blesser le canal déférent est, dès que le sac est reconnu et fixé par une bonne prise, d'aller à sa recherche et de le mettre de côté ainsi que les artères et les veines avant de s'occuper de la dissection de la séreuse.

Malgré les précautions prises, le canal a été sectionné dans plusieurs opérations de cure radicale. Cet accident m'est arrivé une fois dans un cas de hernie récidivée. Quelle est la conduite à tenir lorsque ce conduit a été coupé ? Faut-il faire sa suture ? J'ai essayé comme bien d'autres et sur un aussi petit organe cette manœuvre est plus que difficile ; on peut dire qu'il est même presque impossible de mettre en contact les deux surfaces de section ; pourtant nous ne voyons aucun inconvénient à en tenter le rapprochement à l'aide d'une suture faite avec du catgut très fin.

Si les vaisseaux n'ont pas été sectionnés, la glande pourra faire bonne figure dans le scrotum et son atrophie ne sera pas assez rapide pour attirer l'attention de l'opéré.

Plaies de la vessie. — Il arrive parfois que dans le cours des opérations de cure radicale de hernie inguinale, on blesse la vessie. On a affaire dans ce cas à des cystocèles extra-péritonéales, à des hernies de la vessie par glissement ; ce sont les seules dont nous nous occuperons ici comptant traiter à part le chapitre des hernies de la vessie.

La vessie vient d'autant mieux en avant du bistouri quand on n'est pas prévenu que comme l'a fait remarquer notre collègue DEMOULIN [1] et après lui KOCHER (de Berne), les tractions faites sur le sac pour isoler son pédicule ont pour effet, si ces tractions ont été exagérées d'attirer la vessie au dehors ; aussi

---

[1] *Union médicale*, 1893.

ne devra-t-on jamais oublier de penser au réservoir urinaire
quand on arrivera à la fin de la dissection du sac herniaire au
niveau du canal inguinal ; on s'arrêtera lorsqu'on verra des
fibres presque perpendiculaires à l'axe du sac, fibres qui ne
sont autres que des ligaments vésicaux.

Si on est en présence d'une hernie vésicale extra-péritonéale
accompagnant une hernie ordinaire on s'en apercevra à la
graisse jaune accumulée en dedans et en arrière du sac et
formant une espèce de petite tumeur mollasse ayant un aspect
particulier. De deux choses l'une, ou on pourra lier le sac au-
dessus de cette tuméfaction, l'isolement de ce sac étant suffisant ; ou l'isolement étant insuffisant on est dans l'obligation
de placer le fil au niveau de cette graisse jaune ; dans ce cas
il faudra avec soin la décoller ou réséquer une partie de la
vessie comme nous le dirons dans un chapitre spécial ; mais
ne jamais jeter sa ligature sur ce collet épaissi par la tuméfaction car on s'exposerait à des accidents ultérieurs.

Mais nous sommes dans le cas d'une lésion extra-péritonéale
de la vessie qui n'a pas été reconnue, cas qui se présente le
plus souvent. Si cette vessie est saine, si ces parois sont normales, il ne faut pas s'effrayer de cet accident qui est arrivé
à plus d'un chirurgien et se mettre en demeure de procéder
à la suture immédiate du réservoir urinaire. A cet effet, on
prendra un catgut fin avec lequel on suturera la muqueuse
dans un premier plan, puis dans un second plan bien soigné
on prendra la musculeuse et au besoin on pourra faire même
un troisième étage de suture. On réduira ensuite le moignon
ainsi obtenu et on finira la cure radicale comme de coutume.

Si, au contraire, la vessie ouverte est altérée dans ses parois,
comme cela se rencontre parfois dans les vessies herniées qui
sont de ce fait même atrophiées, on se trouve alors souvent
en présence de sortes de petits kystes qui ne sont autres que
des saillies de la muqueuse à travers la musculeuse amincie
et dissociée. Cette paroi décollée n'est plus suffisante pour
maintenir l'urine et doit, si on la réduit, donner lieu à une fistule
urinaire ; aussi ne doit-on pas hésiter à réséquer la partie
mauvaise de la vessie et à faire une réunion de celle-ci en

bons tissus en faisant deux ou trois plans de suture comme
nous venons de le dire.

Enfin on peut se trouver en présence d'une plaie de la vessie
qui n'a pas été reconnue au cours de l'intervention mais qui
est constatée immédiatement après l'opération. Il faut bien se
garder de faire une laparotomie pour aller suturer la vessie ;
mais se borner à désunir la plaie extérieure en faisant sauter
toutes les sutures superficielles et profondes et à tamponner
le trajet ainsi rouvert en plaçant une sonde à demeure dans
le réservoir urinaire.

Il se produira ultérieurement une fistule qui guérira spontanément.

Il peut encore arriver qu'on ne reconnaisse la blessure vésicale que par la formation ultérieure d'une fistule urinaire. Dans
ces cas ces fistules guérissent presque toujours pour ne pas
dire toujours spontanément, il est inutile d'exercer à leur
niveau de la compression, de les toucher avec des topiques
variés, de les cautériser avec du nitrate d'argent ; la propreté
des pansements suffit.

Nous n'avons pas besoin de répéter que dans tous les cas
de lésion vésicale, quels qu'ils soient, la sonde à demeure est
de rigueur.

Plaies de l'intestin. — Il est fort rare que l'intestin soit blessé
au cours d'une opération de cure radicale ; mais cela peut
arriver soit par le fait de l'instrument tranchant inconsidéré-
ment manié, soit par déchirure dans le cas d'un décollement
d'adhérences.

C'est comme nous l'avons dit plus haut dans les hernies du
cæcum ou de l'S iliaque par glissement que cet accident peut
se produire quand on veut pousser trop loin le décollement
intestinal au lieu d'insister sur le décollement du sac lui-même
qui sera réduit avec l'intestin.

On s'aperçoit facilement de la déchirure des tuniques intestinales à la vue de la muqueuse qui se montre, et immédiatement
on doit commencer par se mettre en garde contre l'infection de
sa plaie opératoire. En général on a affaire à un intestin vide,

parce que le malade a été purgé la veille et a pu même prendre
un lavement le matin, aussi n'avons-nous pas eu besoin dans
un cas de cette matière de placer des pinces sur le gros intestin
pour éviter la sortie des matières intestinales; mais si on craignait leur issue, il faudrait immédiatement isoler le segment
déchiré entre deux clamps garnis de caoutchouc. Des compresses isoleront complètement l'anse ouverte et celle-ci sera
nettoyée avec soin à l'aide de compresses stérilisées. Cela fait
on pratiquera les sutures dont on fera trois plans : un plan pour la
muqueuse et deux plans pour les autres tuniques. Si on est sûr
de ses sutures et de la non-infection de son champ opératoire,
on pourra réduire l'intestin et fermer la plaie en la draînant ;
si au contraire on craint une désunion où même une infection
péritonéale possible, on pourra laisser l'anse à proximité de la
place, se borner à un tamponnement de la plaie et réduire
au bout de quarante-huit heures, quand les dangers de l'infection ne seront plus à craindre.

Blessures des vaisseaux fémoraux. — Ce n'est qu'en pratiquant
l'opération de BASSINI que cet accident peut se produire; mais
à notre connaissance il est arrivé plusieurs fois. Au moment
où on prend soit avec l'aiguille mousse, soit avec l'aiguille de
REVERDIN courbe, l'arcade de FALLOPPE, si on plonge trop cette
aiguille on peut transpercer soit l'artère, soit la veine, au-
dessous même de l'arcade, au moment où les vaisseaux d'ilia-
ques deviennent fémoraux.

L'hémorrhagie nous avertit immédiatement de la blessure
d'un canal sanguin important et il faut de suite se donner du
jour pour se rendre compte du vaisseau qui a été lésé.

Si c'est la veine et que la déchirure soit suffisante pour
faire une suture latérale on la pratiquera avec un catgut double
zéro ; si l'hémorrhagie ne peut être arrêtée de cette façon on
pratiquera la ligature de la veine au-dessous de la blessure.

Si on a affaire à une piqûre de l'artère fémorale, n'il y aura
malheureusement pas d'autres ressources que de faire la suture
latérale ou de lier cette artère, et pour être plus sûr de l'hémostase on pourra faire une ligature au-dessus et au-dessous

de la lésion artérielle. On réchauffera ensuite le membre jusqu'à ce que la circulation collatérale soit établie.

L'artère épigastrique a aussi été plusieurs fois intéressée : mais sa blessure est relativement de peu d'importance, il faudra néanmoins la lier de façon à arrêter l'hémorrhagie et sa recherche nécessite quelquefois des débridements et des manœuvres parfois un peu longues.

Traitement des hernies inguinales chez l'adulte par les bandages. — Ainsi que nous l'avons dit au début du chapitre du traitement, chez l'adulte le bandage est un pis-aller et encore le chirurgien ne doit-il l'autoriser que lorsque la hernie est parfaitement réductible et absolument bien contenue par un bandage bien fait.

Si la réductibilité n'est pas parfaite, s'il y a un peu d'épiploon adhérent, si la présence d'un testicule ectopique ou toute autre cause vient rendre la contention incertaine, il n'y a que devant le refus formel du malade pour l'opération que le chirurgien peut faire porter un appareil.

La pusillanimité est une des causes qui empêche l'adulte de se faire pratiquer une cure radicale. Dans ces conditions, quand le patient ne mène pas une vie fatigante, qu'il n'est pas obligé de faire par profession des efforts violents, il peut avec des soins mener la vie de tout le monde avec un bandage bien fait; mais il est toujours sous le coup de la possibilité d'un étranglement.

Chez d'autres sujets ce sont des tares constitutionnelles qui empêchent l'opération d'être pratiquée et on devra commander de porter un bandage à tous les adultes qui ont du sucre ou de l'albumine dans les urines. C'est pourquoi il est prudent de faire une analyse du liquide urinaire chez tous les malades qu'on est disposé à opérer.

Quand les poumons sont atteints, que le cœur ne bat pas régulièrement, il est bon aussi de s'abstenir de la cure radicale à cause des risques causés par l'anesthésie. Enfin il faudra aussi prescrire l'application d'un bandage aux sujets qui ont une suppuration soit momentanée, soit chronique, à cause de l'infection possible de la plaie opératoire.

L'obésité peut être aussi une contre-indication à la cure radicale et un motif à l'application d'un bandage ; mais le contraire peut arriver, on voit en effet des sujets gras dont la peau est ulcérée constamment par la pression faite par la pelote, et c'est une raison pour décider le sujet à se faire opérer s'il n'y a pas une contre-indication provenant d'un de ses appareils organiques.

Ce bandage ne sera jamais prescrit après une cure radicale faite dans de bonnes conditions ; mais dans les très grosses hernies il peut arriver que l'opération n'ait pour but que la possibilité du port d'un bandage qui, avant l'opération, était impuissant à maintenir la réduction.

Ceci dit nous n'entrerons pas dans de grands détails sur le traitement de la hernie inguinale de l'adulte par le bandage, car nous avons traité ce sujet dans les *Hernies en général*.

Le meilleur bandage inguinal est sans conteste le *bandage inguinal français*. Nous avons dit plus haut comment il fallait l'appliquer ; nous appellerons cependant l'attention du médecin sur la place que doit occuper la pelote. Elle ne doit pas porter sur le pubis, car la pression faite sur le cordon spermatique est douloureuse. Il faut qu'elle soit placée sur l'orifice extérieur du canal inguinal et remontée un peu en haut et en dehors pour fermer le trajet du canal inguinal.

Nous avons dit plus haut (voir Hernies en général) quelles étaient les qualités d'un bon bandage français et comment il devait être fait pour bien se maintenir en place et bien contenir la hernie, nous n'y reviendrons pas.

Le port du sous-cuisse est presque toujours inutile. Il ne peut avoir d'utilité que dans les premiers jours de l'application du bandage pour aider celui-ci à faire en quelque sorte son nid dans les parties molles.

Dans les hernies très volumineuses, difficiles à contenir et inopérables pour une des raisons que nous avons indiquées plus haut, le bandage français ordinaire est impuissant à maintenir une bonne réduction. Il faut modifier la pelote et la faire fabriquer de forme triangulaire se terminant à son angle inférieur par un bec de corbin qui vient prendre point d'appui sous le pubis et qui ainsi, s'oppose aux glissements de la hernie sous la pelote. Dans ce bandage le port du sous-cuisse est indispensable, car il continue en quelque sorte la pelote triangulaire et maintient son exacte application.

Dans ces hernies difficiles à contenir on peut encore utiliser avec succès le bandage Dupré qui n'est qu'un appareil à pression rigide. Il est certain que la confection des appareils de cette sorte est délicate et que le chirurgien devra contrôler sa bonne application.

Enfin dans les hernies inguinales doubles on prescrira un

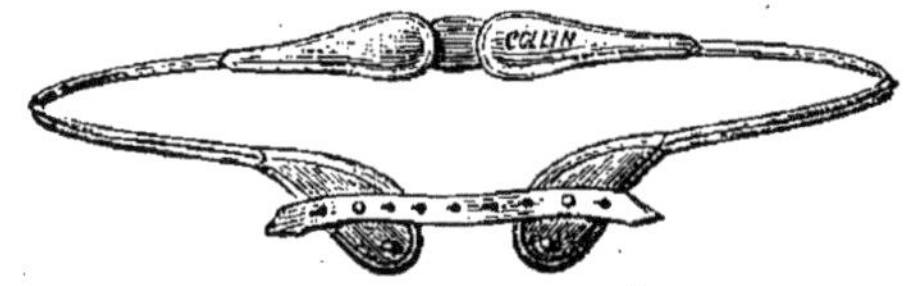

Fig. 64.
Bandage inguinal double.

bandage double français dont l'application est facile, les deux pelotes prenant un ou deux points d'appui et assurant la fixation de l'appareil.

Nous avons dit plus haut que toute hernie irréductible de l'adulte devait être traitée par la cure radicale. Mais il se peut que dans des cas exceptionnels il y ait une contre-indication formelle à l'intervention. Il faut donc de toute nécessité faire porter un appareil au malade pour lutter autant que possible contre l'accroissement de la hernie ; cet appareil ne sera autre qu'un fort suspenseur venant se fixer sur une ceinture.

2° Traitement de la hernie inguinale de l'enfance. — Dans l'enfance la hernie inguinale peut guérir par l'application d'un bandage. Le premier point du traitement consiste donc à distinguer les cas susceptibles de la cure radicale de ceux qui ne le sont pas.

Et d'abord la règle est d'appliquer un bandage chez les enfants qui ont une hernie facilement réductible et bien coercible.

Jusqu'à quel âge peut-on compter sur la guérison par ce mode de traitement? Si la hernie se montre chez le nourrisson (enfant de 1 à 24 mois) on a, s'il n'y a pas de complications, les plus grandes chances d'obturer la fermeture du trajet herniaire à l'aide d'un bandage. De deux ans à trois ans les chances deviennent moins grandes, enfin si la hernie apparaît de trois à cinq ans il semble que le bandage devienne de plus en plus inefficace pour devenir un simple moyen palliatif.

Telle est la règle généralement admise qui comporte certainement des exceptions mais sur lesquelles il ne faut pas compter.

Une deuxième question se pose : *Au bout de combien de temps ne faut-il plus espérer la guérison d'un enfant qui a porté nuit et jour un bandage bien fait?* Ici les avis diffèrent, mais pour la majorité des chirurgiens quand un enfant a atteint la cinquième année et que sa hernie sort encore sous l'influence d'un effort, il faut faire la cure radicale.

CURE RADICALE DE LA HERNIE INGUINALE CHEZ L'ENFANT. — *Ses indications.* — Il existe deux catégories de petits hernieux : ceux qui ont une hernie inguinale simple et ceux, beaucoup moins nombreux, qui ont une hernie compliquée d'ectopie testiculaire.

Pour ces derniers, BERGER conseille encore jusqu'à la cinquième année le port d'un bandage spécial que nous étudierons plus loin, mais la tendance des chirurgiens d'enfants est de soumettre ces cas particuliers à l'opération sanglante.

Pour les hernies ordinaires, la cure radicale n'est indiquée avant l'âge de 2 à 3 ans que s'il se manifeste des indications tirées d'accidents graves, tels que l'étranglement et l'accroissement progressif de la tumeur herniaire.

A quel âge peut-on pratiquer la cure radicale? Plus on va et plus il semble que la limite s'abaisse. Autrefois les chirurgiens redoutaient chez le nourrisson, l'anesthésie, l'hémorrhagie opératoire, l'infection causée par les soins de propreté difficiles à appliquer ; aujourd'hui on est revenu de ces craintes.

Broca[1] conseille la cure opératoire de parti pris à partir de 14 à 15 mois. Il donne pour raison la duré nécessité de porter nuit et jour un bandage pendant plusieurs années et encore ajoute-t-il « au bout de ce supplice le résultat est-il aléatoire ? »

Froelich[2] adopte la cure sanglante à partir de deux ans et dans le cours des deux premières années si la hernie croît. Dans ce dernier cas, il faut opérer quel que soit l'âge de l'enfant.

O. Neill[3] opère toujours et à n'importe quel âge les enfants :

1° Lorsqu'ils sont pauvres à cause du prix des bandages ;

2° Lorsque le bandage ne maintient pas la hernie ;

3° Lorsque l'enfant est destiné à travailler durement.

Nous n'avons pas une grande expérience de cette chirurgie infantile, n'ayant opéré que peu d'enfants ; mais il nous semble qu'il faut avoir la main forcée pour opérer d'aussi bonne heure, et la statistique donnée par Froelich, qui a eu quatre morts dont trois par péritonite sur une centaine de cas, ne nous paraît pas encourageante ; je sais bien qu'on peut avoir de mauvaises séries, mais il n'en est pas moins vrai que nous pensons avec Félizet qu'il ne faut pas redouter l'opération chez le nourrisson quand elle est nécessaire, mais encore faut-il qu'elle soit indiquée soit par le développement inquiétant de la tumeur, soit par la crainte d'accidents tels que l'étranglement.

Description de l'opération. — Elle présente plus ou moins de simplicité, suivant qu'on a affaire à une hernie normale ou à une hernie avec un testicule en ectopie.

Occupons-nous d'abord de la *hernie inguinale ordinaire*. Chez l'enfant la *cure radicale* est une opération qui peut être conduite plus rapidement que chez l'adulte. Les procédés ayant pour but la réfection complète des plans anatomiques, comme

[1] Broca. Congrès de chirurgie, 1897.

[2] Froelich. Congrès de chirurgie, 1897.

[3] O. Neill. *British medical journal*, 7 février 1891.

12.

le Bassini par exemple, n'ont pas ici l'utilité qu'ils ont ailleurs. La croissance de l'enfant, le changement qui se fait avec l'âge dans la disposition de la région inguinale amènent parfois la guérison spontanée, il suffit donc d'aider la nature. Nous avons essayé une fois, prié par M. Félizet, de pratiquer l'opération de Bassini sur un enfant de sept ans de son service. Même à cet âge les parties sur lesquelles on agit ont des dimensions si petites que l'opération est délicate, longue, et qu'elle ne nous paraît pas indiquée. On a imaginé plusieurs procédés de cure radicale, nous allons indiquer les principaux.

M. Félizet a dans son ouvrage[1] décrit un procédé dans lequel l'incision est pratiquée à la racine du scrotum, transversale et toute petite, de quelques centimètres à peine ; elle a pour but, croyons-nous, de porter sur une région très peu vasculaire et d'éviter ainsi la perte de sang toujours préjudiciable aux enfants. Il dissèque le sac, le lie par le nœud du Meunier, l'excise le plus haut possible et termine par une suture en masse de l'anneau inguinal externe. M. Berger reproche à ce procédé l'étroitesse de l'incision, la non-division des fibres de l'aponévrose du grand oblique qui empêche de se rendre un compte exact de l'état des parties sous-jacentes. Ce procédé a pourtant donné de bons résultats entre les mains de son auteur.

M. Froelich conseille après une incision de 5 centimètres au niveau de l'orifice inguinal d'isoler complètement le sac sans l'ouvrir, de saisir ainsi le collet isolé avec une pince à forcipressure et de l'attirer à l'extérieur. Il suture ensuite la paroi abdominale (les piliers), l'index gauche placé dans l'anneau pour guider les fils et protéger le cordon que l'on sent nettement sur la paroi inférieure de l'anneau ; enfin d'oblitérer le collet péritonéal par un dernier fil qui passe à la fois dans les piliers et à travers le collet péritonéal.

Nous ferons à ce procédé le grand reproche de ne pas enlever le sac, ce qui est la base de l'opération de la cure radicale et c'est pourquoi nous ne le conseillerons pas.

Il faut donc faire la cure radicale chez l'enfant comme chez

---

[1] Felizet. Les hernies inguinales de l'enfance. Paris, 1894.

l'adulte en enlevant le sac, ce qui est plus facile et plus rapide à cet âge. Quant à la suture de la paroi abdominale ou des piliers, la plupart des auteurs les conseillent. Il en est cependant qui les jugent inutiles comme HAMILTON, RUSSEL, de Melbourne, qui soutiennent qu'il est suffisant d'enlever le sac chez l'enfant, attendu que la hernie est due à la présence de ce sac congénital qui, dans la majorité des cas, est une partie non oblitérée du processus de la vaginale [1].

Pour notre part nous ne voyons pas l'inconvénient que peut avoir la suture des plans aponévrotiques et musculaires, nous n'y voyons au contraire que des avantages.

La cure radicale des *hernies avec ectopie testiculaire* est une opération plus délicate parce qu'elle doit se doubler d'une orchidopexie.

Le testicule chez l'enfant en bas âge doit être respecté, car cet organe replacé en bonne position dans le scrotum est susceptible de se développer. Le point important est la libération de la glande séminale qui doit être dégagée aussi haut que possible, délivrée de tous les tractus qui la retiennent de façon à pouvoir descendre sans effort dans une loge faite préalablement dans le scrotum.

La hernie sera donc traitée comme nous l'avons dit plus haut, par l'isolement du sac, sa ligature aussi haut que possible, et sa résection ; puis le testicule libéré sera replacé et fixé dans le scrotum et les plans anatomiques seront reconstitués par la suture des piliers et des parties qui auront été sectionnées.

Nous ne pouvons nous étendre ici plus longuement sur cette opération de l'orchidopexie qui a été traitée dans un autre volume de la collection (voir ARROU. Chirurgie de l'appareil génital de l'homme).

Quoi qu'il en soit, quand l'opération de la cure radicale chez l'enfant a été terminée, il faut apporter un grand soin dans le

---

[1] RUSSEL. Operation : truss in inguinal hernia of childhood. *Lancet,* 20 octobre 1900.

choix du pansement. Le meilleur topique à appliquer sur la plaie est de ne point en mettre du tout et de panser comme chez l'adulte avec de la gaze stérilisée et un bandage bien fait ; mais chez l'enfant forcément indocile le pansement est facilement souillé et les différents chirurgiens se sont ingéniés à trouver un bandage qui préserve la plaie des infections possible et notamment du contact de l'urine. La chose est difficile chez l'enfant qui n'a pas atteint trois ans. Aussi faut-il une surveillance de tous les instants et se tenir prêt à refaire le pansement dès qu'il est souillé.

Pour éviter l'infection de la plaie, nous pensons que le meilleur moyen est l'application d'une couche d'adhésol recouvrant un petit pansement ou bien encore d'une couche d'un vernis non irritant.

TRAITEMENT DE LA HERNIE INGUINALE DE L'ENFANCE PAR LES BANDAGES. — Nous avons dit que la hernie inguinale de l'enfance prise à temps peut guérir par l'application d'un bandage. Le choix de ce bandage a une certaine importance, à cause de la difficulté de son application sur des régions aussi petites et sur un tégument si facile à excorier. Aussi les fabricants se sont-ils ingéniés à chercher des appareils susceptibles de ne pas se souiller et d'exercer une pression suffisante pour maintenir la hernie réduite sans blesser les tissus.

Pour les tout jeunes enfants qui n'ont pas dépassé trois ans, on a voulu employer le *bandage en caoutchouc* qui porte deux pelotes insufflées. Ce bandage est facile à nettoyer, ne s'altère que difficilement, mais il ne possède aucune force, il n'a aucune consistance et doit être réservé aux cas les plus simples. Si la hernie a la moindre tendance à s'échapper, il n'est que d'une garantie illusoire et il faut avoir recours à un bandage avec un ressort en acier ou adoptant la pratique de M. FÉLIZET adjoindre à ce bandage, un appareil ouaté maintenu par un spica double.

M. FÉLIZET a de plus présenté en 1899 à la Société de chirurgie un bandage qui lui a permis de maintenir la hernie rentrée chez des enfants, même chez des nouveau-nés. Cet

appareil prend son point d'appui sur les lombes et sur le
ventre par une large ceinture moulée exactement et bien
garnie. Sur le côté de cette ceinture, s'insèrent deux petites
tiges infléchies et tordues se continuant avec l'écu de deux
pelotes. Ces pelotes affectent la forme de *bec de corbin* et le
sous-cuisse en est la continuation. M. Félizet applique toujours
ce bandage double, même lorsqu'il y a qu'une hernie et dit en
avoir obtenu de bons résultats.

Du reste, certains chirurgiens même dans le cas de hernie
unilatérale, préfèrent ordonner un bandage double qui assure
mieux la contention et qui a aussi l'avantage de défendre le
côté sain contre l'apparition possible d'une hernie.

Quand l'enfant a dépassé trois ans, les bandages en acier analogues à ceux des adultes sont très bien supportés à condition
qu'on les surveille et ce sont ceux-là qu'il faut conseiller. Mais
le chirurgien devra toujours s'assurer que l'appareil a été bien
fait, qu'il maintient bien la réduction et que son application
est assurée d'une façon constante même pendant les mouvements de l'enfant. A cet effet il devra commander à l'enfant de
s'accroupir et lui faire faire des efforts dans cette situation en
lui ordonnant de se moucher par exemple.

La première application est quelquefois difficile, car l'enfant crie, se défend. Aussi faut-il mettre le petit sujet dans le
décubitus dorsal, tendre le cordon spermatique par en bas pour
éviter qu'il ne soit comprimé dans une mauvaise position et
saisir un moment d'accalmie pour retirer les doigts qui maintiennent la réduction et les remplacer par la pelote. Au bout de
deux ou trois mois, les tissus se sont tassés sous l'effort du
bandage, la pelote s'est fait une niche et sa bonne application
se maintient tout naturellement.

Des soins méticuleux de propreté doivent être observés. Chez
les tout jeunes enfants, il faut enlever le bandage plusieurs fois
par jour pour laver et poudrer les parties et au besoin inter-
poser un peu d'ouate s'il y a de la rougeur. Au fur et à mesure
que l'enfant grandit, les précautions à prendre sont moins exi-
geantes, mais la surveillance doit être constante pour éviter
les excoriations.

Nous avons dit plus haut que la hernie inguinale avec
ectopie testiculaire commandait la plupart du temps l'opération de la cure radicale.

S'il y a contre-indication à l'intervention, on pourra appliquer un bandage en fourche qui permet le maintien de la
réduction de la hernie, tout en n'exerçant pas de pression

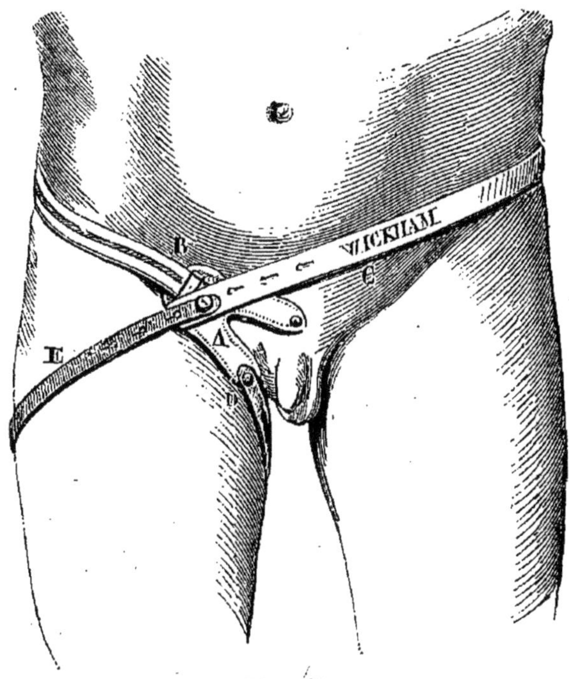

Fig. 65.

Pelotte en fourche pour hernie inguinale avec ectopie testiculaire.

sur le testicule qui se place dans le vide formé par les deux
branches de la fourche. Il est bien entendu que cet appareil
spécial ne peut être appliqué que lorsque le testicule descend
suffisamment pour être maintenu au dehors. Dans le cas contraire, la présence de la pelote ne fait que s'opposer à la descente de la glande testiculaire et expose à une hernie interstitielle; dans ce dernier cas il faut opérer ou si on a affaire
à un nouveau-né, le laisser sans bandage en le surveillant jusqu'à l'âge où il sera susceptible de supporter l'opération.

3° Traitement de la hernie inguinale chez le vieillard.

— CURE RADICALE. — Une première question se pose : jusqu'à quel âge peut-on pratiquer la cure radicale ? Il est difficile d'y répondre catégoriquement et de fixer une date précise puisque l'on peut rencontrer des vieillards de soixante ans très vigoureux et des hommes de cinquante ans incapables de supporter une intervention.

J'ai pour ma part opéré des gens qui avaient dépassé la soixantaine et ils ont admirablement supporté l'opération. Ce qu'il faut dire avec LUCAS-CHAMPIONNIÈRE, c'est qu'à partir de quarante ans, le danger croît et que plus le sujet avance en âge, plus on doit être réservé.

On pourra donc pratiquer la cure radicale sur un homme de cinquante ans s'il est bien constitué et, dans ce cas, l'examen de tous les organes est encore plus important, si possible, que chez l'adulte. S'il existe le moindre trouble respiratoire provenant d'une tendance à l'emphysème ou d'un catarrhe chronique, si les vaisseaux ne sont pas indemnes, si le cœur est un peu faible, si la qualité des urines n'est pas irréprochable, il faudra s'abstenir.

A partir de soixante ans, on ne tentera l'opération que lorsque la hernie par elle-même deviendra un danger ; nous voulons parler des hernies irréductibles, donnant lieu à des poussées de péritonite herniaire et menaçant d'un étranglement le sujet qui la porte ; c'est dans des conditions pareilles que nous sommes plusieurs fois intervenu.

Technique opératoire. — Elle ne différera pas de celle que nous avons précédemment indiquée dans la majorité des cas. On emploiera toujours le procédé de BASSINI. Cependant dans la grosse hernie avec sac volumineux et anneau excessivement large, on a chez le vieillard une ressource qu'on n'a pas chez l'adulte, on peut faire la castration.

En supprimant le testicule, on n'a plus à se préoccuper du cordon, on peut faire une fermeture hermétique et c'est une nécessité à laquelle il faudra se résoudre, avec le consentement du hernieux bien entendu, si on voit qu'il n'y a pas autrement de chances d'obturer solidement l'orifice qui laisse passer l'intestin.

La difficulté de la reconstitution d'un plan musculaire solide chez le vieillard réside dans ce fait qu'on s'adresse à des tissus distendus, relâchés, à des muscles qui n'existent pour ainsi dire plus et à des aponévroses peu solides ; aussi ne faudra-t-il pas hésiter à renforcer autant que possible les plans chargés de refaire la paroi, à cet effet, il est bon d'indiquer la conduite que j'ai vu suivre à mon maître BERGER car elle pourra être utile chez certains sujets.

Pour renforcer la paroi on pourra commencer par faire une première ligne de suture entre le tendon conjoint et l'arcade de FALLOPE. Puis on fendra au bistouri la gaine du muscle grand droit de l'abdomen, on rabattra sa lèvre externe sur la première ligne de suture et on suturera cette lèvre externe à l'arcade de FALLOPE par une rangée de points superposés au premier ; puis on terminera en suturant la lèvre interne de la gaine du grand droit à l'aponévrose du grand oblique derrière la ligne de suture qui permet ainsi de refermer la gaine.

Toutes ces sutures se font au catgut ; elles sont, il est vrai, un peu nombreuses, mais nécessaires pour faire un plan résistant à l'aide de tissus qui ne le sont plus guère.

TRAITEMENT DE LA HERNIE INGUINALE DU VIEILLARD PAR LES BANDAGES. — C'est le bandage français dont nous avons donné la description dans la première partie de cet ouvrage qui, chez le vieillard comme chez l'adulte, arrive à faire la meilleure contention de la hernie.

C'est donc ce bandage qu'il faut recommander, mais en ayant soin d'insister sur les soins qui doivent être pris par le hernieux. Plus on avance en âge, plus les soins de propreté méticuleuse sont nécessaires ; la peau devient plus sensible, a plus de tendance à l'eczéma et la surveillance du point sur lequel appuie la pelote doit être constante. La région inguinale devra donc être souvent lavée et nous recommandons les lavages à l'eau très chaude qui maintiennent le revêtement

cutané en bon état. On devra aussi saupoudrer la partie de
poudre d'amidon ou de poudre de lycopode et on se trouvera
bien de recouvrir la pelote d'un petit sac en toile qui peut se
laver et s'oppose à l'altération du cuir de la pelote par la sueur.
Du reste, si le vieillard n'est pas un tousseur, il peut enlever
son bandage pendant la nuit ce qui sera un grand soulagement.

Le point le plus délicat est de remédier au passage de la
hernie chez un vieillard dont les
anneaux laissent facilement passer l'intestin ou chez ceux qui,
étant inopérables, portent une
hernie irréductible.

Pour les premiers, nous avons
cité le bandage DUPRÉ et tous
les modèles de bandage rigide
quand nous nous sommes occupé des hernies en général.

Quand on est en présence
d'une hernie irréductible inopé-
rable, le chirurgien et le banda-
giste doivent s'ingénier pour
trouver un appareil préservant à la fois les organes sortis et

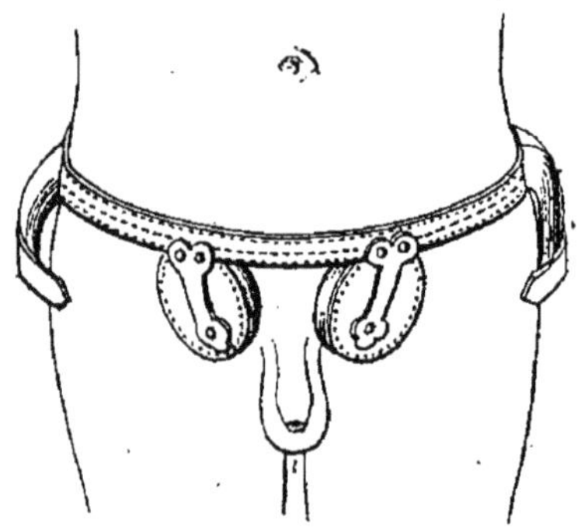

Fig. 66.
Bandage de Dupré.

s'opposant à leur issue progressive. Les bandages à pelote con-
caves sont dans ce cas très utiles, mais on ne peut en décrire
un modèle type, car la forme et l'épaisseur de la pelote varieront
suivant le volume de la hernie. Dans ces cas le port d'un sous-
cuisse, est toujours nécessaire et il faut l'avouer quelquefois
malgré tous les efforts tentés, la contention est impossible.

Dans ces cas extrêmes, la dernière ressource est le port d'un
suspensoir qui sera adapté à la forme de la hernie et qui
prendra un point d'appui solide sur une ceinture s'appliquant
bien autour de la taille. Quelquefois aussi comme le dit le professeur BERGER, « on peut associer à l'usage d'un suspensoir le
port d'un bandage inguinal ordinaire, dont la pression, s'oppose toujours plus ou moins à l'issue d'une plus grande quantité d'intestin ».

TRAITEMENT DES HERNIES INGUINALES
AVEC ACCIDENTS

Nous avons étudié dans le chapitre des hernies en général, tout ce qui a trait à l'application du taxis ou aux traitements dirigés chez les vieillards contre les accidents qu'on appelait autrefois l'engouement herniaire ; nous n'y reviendrons pas ; nous ne voulons parler ici que de ce qui a spécialement trait à l'opération de la hernie inguinale étranglée.

Traitement de la hernie inguinale étranglée. — L'opération est ici quelquefois délicate et devra toujours être menée avec prudence. Après avoir pris les précautions d'usage pour désinfecter le champ opératoire, on mènera une incision dans le sens de la tumeur, c'est-à-dire à peu près parallèle à l'arcade de Fallope.

L'incision de la peau et des téguments sera faite avec prudence, surtout au fur et à mesure qu'on approchera du sac herniaire.

On a décrit la coloration, l'épaisseur, la forme de ce sac de la hernie inguinale étranglée avec une attention minutieuse, car il ressemble parfois à l'intestin et on craint toujours d'ouvrir ce dernier. Mais toutes les descriptions ne valent pas d'avoir vu faire l'opération et ce qui est toujours bon à répéter, c'est qu'on se croit toujours arrivé au sac bien avant de le sectionner et que la sortie d'un liquide soit clair, soit plus ou moins hématique vient en général avertir le chirurgien que le sac est ouvert.

Le sac ouvert, il faut immédiatement laver au sublimé son contenu, pour chasser le liquide septique qui s'y trouve et désinfecter les anses intestinales ou l'épiploon qui y baignent.

Il faut alors faire le débridement. On introduit à cet effet l'index gauche dans le sac et ce doigt suivant l'intestin, va jusqu'à la rencontre de la partie inférieure de l'anneau constricteur, il le reconnaît et, plaçant la pulpe du doigt en dessous contre l'intestin et l'ongle en dessus, il guide le bistouri boutonné de Cooper, qui est tenu de la main droite, sur l'ongle qui lui permet de glisser à plat. La main droite tourne alors le bistouri le tranchant directement en haut et sectionne à petits coups et avec prudence l'agent constricteur.

On a beauccup discuté jadis sur la direction à donner au débridement. Il devait être fait en dehors et en haut lorsque la hernie était oblique externe, en dedans quand elle était directe et cela à seule fin d'éviter la blessure de l'artère épigastrique qui se trouve entre les deux fossettes par lesquelles passent ces deux espèces de hernies ; mais il est souvent difficile de distinguer quelle est la variété de hernie inguinale à laquelle on a affaire, quelquefois même la chose est impossible, et, dans ces conditions, en ayant soin de faire de petits débridements multiples et de les diriger en haut, on a une technique qui s'applique à tous les cas.

Quand le débridement paraît suffisant, on peut introduire l'index qui agrandit l'ouverture et dans tous ces temps on prendra bien garde de ne pas blesser l'intestin, c'est là le point. le plus délicat. Aujourd'hui beaucoup de chirurgiens pratiquent. le débridement à ciel ouvert, c'est-à-dire attirent l'intestin au dehors et incisent le collet du sac de dehors en dedans.

Le débridement fait, l'anse herniée sera attirée au dehors. On examinera avec soin les sillons produits par la constriction et si ceux-ci ne menacent pas de se gangréner, s'il n'y a pas une perforation à craindre, on réduira l'intestin. C'est là une manœuvre parfois difficile, qui exige toujours de la douceur, surtout quand le débridement n'a pas été fait largement. Il ne faudra pas se presser et, par une pression douce et continue, on sentira les gaz refluer dans l'abdomen, et aidée du doigt qui la refoule, l'anse rentrer tout à coup dans le ventre, en produisant un gargouillement tout particulier.

S'il existe une hernie épiploïque, l'épiploon hernié sera dégagé de ses adhérences et réséqué au-dessous d'une ou de plusieurs ligatures suivant son volume. Le moignon sera réduit et le doigt introduit dans l'abdomen explorera les abords de l'orifice herniaire pour constater s'il n'existe rien d'anormal,

au-dessus de l'anneau inférieur. Cela fait, on passera à la seconde partie de l'opération : à la cure radicale qui sera faite
comme nous l'avons indiqué plus haut.

L'intestin est menacé de gangrène. — Si l'on constate des taches
couleur feuille morte sur les parois intestinales, ou si l'anse
présente une coloration verdâtre par places, si elle donne la
sensation de carton, la gangrène est évidente et il faut se conduire en conséquence.

Si on n'a affaire qu'à un petit point de gangrène limité, on
pourra enfouir les parties menacées à l'aide de points séro-
séreux en pratiquant ce que nous avons décrit plus haut sous
le nom de tout à l'égout.

Si c'est l'anse tout entière qui présente des lésions inquiétantes, il faudra maintenir cette anse au dehors entre deux
couches de gaze salolée et au bout de quarante-huit heures, ou
l'intestin sera perforé et la fistule stercorale se trouvera
ainsi toute faite, ou bien l'anse intestinale aura repris sa vitalité et il n'y aura plus qu'à la rentrer dans le ventre, après avoir
décollé délicatement les adhérences récentes, après quoi on
fermera l'anneau.

L'intestin est gangrené. — Dans ce cas on se trouve en présence d'une gangrène totale de l'anse. Il faut donc ou pratiquer l'entérectomie avec entérorraphie circulaire ou faire
l'anus contre nature; nous renvoyons à ce que nous avons dit
au traitement des hernies en général.

La hernie étranglée se complique d'ectopie testiculaire. — Dans
ce cas après avoir levé l'étranglement, on examinera le testicule ectopique. S'il est très atrophié on pourra le supprimer
pour faire une bonne réparation de la paroi; si au contraire
la glande séminale paraît encore susceptible de rendre des
services, on fera une orchidopexie.

Mais il faut savoir que les hernies qui accompagnent l'ectopie testiculaire, comme toutes les hernies congénitales, réclament la plus grande attention, car leur étranglement peut se
faire dans plusieurs endroits, dans les replis valvulaires qui

accompagnent le canal péritonéo-vaginal comme au niveau de l'orifice péritonéal. Aussi l'index devra-t-il, après la réduction, être introduit dans cet orifice pour constater si l'anse intestinale est bien libre dans le ventre et s'il n'existe pas un étranglement diverticulaire ou une hernie propéritonéale. Si on la constate, on pratiquera une herniolaparotomie, c'est-à-dire une incision comprenant le trajet du canal inguinal et le dépassant en haut; ainsi on pourra arriver facilement sur le sac et on se conduira comme dans les hernies étranglées ordinaires.

L'étranglement n'est pas à l'anneau mais est dû à un agent siégeant dans le sac. — Nous faisons allusion ici à ce qui se passe dans certaines grosses hernies qui sont le siège d'une véritable occlusion intestinale. Dans ces sacs anciens et volumineux, on peut en effet rencontrer un volvulus, une torsion de l'intestin; mais ce sont des coudures et des brides formées par des adhérences anciennes qu'on rencontre le plus souvent. La péritonite herniaire a en effet déterminé des symphyses partielles entre l'intestin et le sac, entre celui-ci et l'épiploon et avec le temps, les adhérences devenant de plus en plus serrées, l'occlusion mécanique se produit.

On dégagera bien entendu l'anse, en détachant les adhérences, en ayant toujours soin de ne pas rompre l'intestin. Souvent de petites parties du sac seront forcément laissées sur l'anse pour éviter la déchirure et si par hasard une rupture se produisait, une suture bien faite réparerait facilement le dégât.

L'anse libérée sera réduite et la kélotomie terminée comme d'ordinaire.

Traitement de la hernie inguinale chez la femme.

Comme chez l'homme, la hernie inguinale peut être maintenue chez la femme par un bandage et ce dernier diffère peu de celui qui est employé pour le sexe masculin.

Mais la cure radicale est bien plus facile à appliquer à une hernie inguinale de la femme, et cela se comprend car il n'y a dans ce cas à redouter la présence d'aucun organe important comme le cordon, ni à ménager sa sortie de l'abdomen. Il s'ensuit que l'opération est plus facile, plus courte et plus efficace, Aussi sauf les contre-indications générales tenant à la constitution, à l'âge, à la santé du sujet, contre-indications que nous avons étudiées dans un chapitre précédent; il faut toujours conseiller l'intervention.

Celle-ci sera conduite dans ses premiers temps comme chez l'homme.

L'incision de la peau sera la même, faite un peu plus haut, et on divisera le grand oblique pour arriver sur le sac; celui-ci sera disséqué de bas en haut et le plus haut possible. La ligature du pédicule sera faite au catgut, toujours le plus haut possible.

Comment doit-on traiter le ligament rond? Celui-ci est appliqué sur le sac d'une façon intime, difficile, impossible même quelquefois à séparer, dit Lucas-Championnière, et le chirurgien de l'Hôtel-Dieu recommande dans tous les cas de ne pas s'en occuper, de le libérer avec le sac et de le sectionner. Il n'y voit aucun inconvénient pour la statique de l'utérus et trouve même qu'en le supprimant on peut refaire mieux la paroi en réunissant les deux lèvres cruentées de la plaie sans interposition d'un organe provenant de l'abdomen et qui peut être une amorce pour une nouvelle pointe herniaire.

Pour M. le professeur Berger [1], il n'est pas nécessaire, au moins dans la majorité des cas, pour extirper le sac, d'enlever en même temps, la partie correspondante du ligament rond. Quelquefois cet isolement du sac présente quelques difficultés dans les hernies inguinales congénitales, mais avec un peu de patience on y arrive. Du reste, si la chose était trop délicate M. Berger ne verrait aucun inconvénient à comprendre le ligament rond dans la ligature du pédicule de la hernie et à en extirper la partie terminale.

Mais ce qui a plus d'importance à nos yeux c'est la façon de

---

[1] *Bulletin de la société de chirurgie*, juin 1891.

traiter ce pédicule. Au lieu de le laisser se rétracter simplement dans le ventre, M. Berger [1] le fixe au-dessus de l'anneau inguinal profond de la façon suivante préconisée par Barker : il passe successivement les deux chefs de la ligature qui étreint le pédicule dans le chas d'une aiguille, les porte le plus haut possible dans le tissu cellulaire sous-péritonéal et les fait traverser d'arrière en avant la paroi abdominale, l'un en dehors l'autre en dedans de la partie supérieure de l'anneau interne, puis il les unit par un second nœud en avant de l'aponévrose du grand oblique. » Le pédicule du sac et avec lui le ligament rond est ainsi fixé très haut.

C'est cette manière de faire que nous avons adoptée depuis longtemps dans la cure radicale de la hernie inguinale de la femme, elle n'allonge pour ainsi dire pas l'opération et semble donner plus de garanties pour le soutien de l'utérus.

La réfection de la paroi peut être faite très simplement. Il n'y a, comme dit M. Lucas-Championnière, aucun ménagement à garder; on peut prendre en bloc tous les tissus, les ramasser sous l'aiguille en quelque sorte et les fixer par des points de suture aussi rapprochés que l'on voudra les uns des autres.

M. Berger refait la paroi abdominale plus anatomiquement. Comme Bassini, il fait deux plans de suture l'un profond qui réunit l'arcade de Fallope au tendon conjoint, l'autre superficiel qui répare la brèche faite dans l'aponévrose du grand oblique. C'est aussi cette pratique que nous avons adoptée et qui nous réussit toujours fort bien.

Il est un détail intéressant de la cure inguinale chez la femme dont il faut encore parler, c'est la façon de traiter son contenu. Bien entendu lorsqu'on trouvera soit l'intestin soit l'épiploon adhérent, on fera ce que nous avons conseillé de faire en parlant de la cure radicale chez l'homme; mais comme nous l'avons dit en faisant l'anatomie pathologique de la hernie inguinale de la femme, très souvent on trouve l'ovaire et la trompe dans le sac et ces deux organes peuvent même y avoir contracté des adhérences.

---

[1] *Loco citato.*

Il est certain que lorsqu'on se trouve en présence d'un ovaire ou d'une trompe altérés, adhérents, leur résection s'impose et il arrive souvent que ces organes ne sont pas normaux ; mais s'ils ne présentent aucune lésion, si leur réduction est facile, il est inutile de les supprimer.

M. Lucas-Championnière va de parti pris explorer dans le ventre les environs de l'orifice et s'il trouve l'ovaire il l'attire au dehors, l'examine et l'enlève s'il est dégénéré.

Quand il n'est pas dans le sac, nous avons l'habitude de faire comme notre maître le professeur Berger et de nous borner à la cure radicale de la hernie sans autre exploration.

HERNIE CRURALE

Définition. — La hernie crurale fut longtemps confondue avec la hernie inguinale sous le nom de *bubonocèle*. En 1693, Verheyen les distingua l'une de l'autre. Il montra que la hernie crurale avait une situation fixe au-dessous du pli de l'aine. Dès lors, on la décrivit à part sous le nom de *mérocèle*.

Cette hernie sort de l'abdomen au niveau de l'anneau crural, suit la paroi interne de la loge des vaisseaux fémoraux et s'en dégage à la base du triangle de Scarpa par l'un des trous du fascia cribriformis.

Nous n'avons pas l'intention d'exposer complètement l'anatomie de la région crurale. Mais nous tenons à insister sur quelques-uns des points qui touchent à la hernie.

Anatomie pathologique. — Anneau crural. — L'anneau crural est compris entre l'arcade de Fallope en avant ; le ligament de Cooper en arrière ; la bandelette iléo-pectinée en dehors ; le ligament de Gimbernat en dedans. Cet orifice est plus large chez la femme que chez l'homme, il est presque horizontal, lorsque le sujet est debout.

Il est occupé en dehors par l'artère fémorale, en arrière par la veine ; en dedans par le ou les ganglions inguinaux profonds (ganglion de Cloquet).

La hernie crurale ne sort en général que par la partie

interne de l'anneau, par sa partie ganglionnaire ; elle se ménage donc une issue entre l'arcade crurale en avant, le ligament de Cooper en arrière ; la gaine de la veine fémorale en
dehors et le ligament de Gimbernat en dedans. Il faut donc

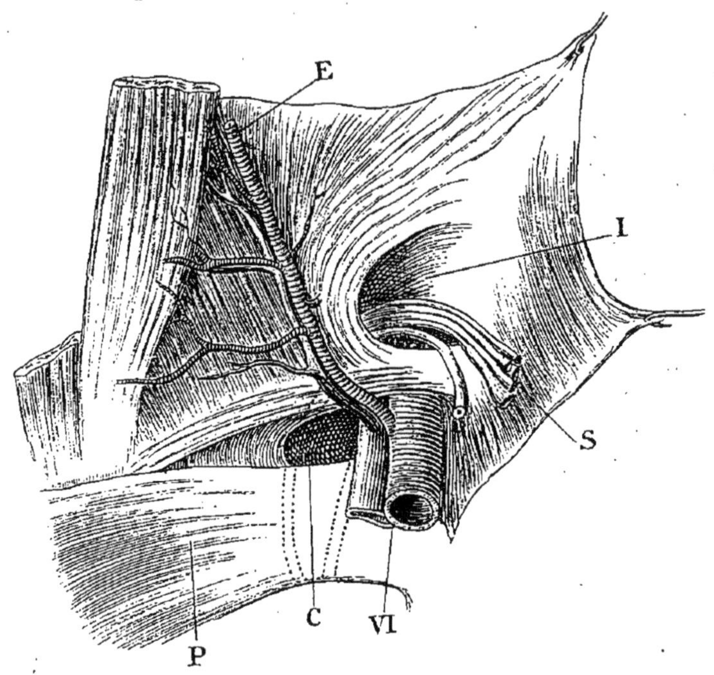

Fig. 67.

Face profonde de la région crurale (d'après Cloquet).

E, A. épigastrique. — I, anneau inguinal profond. — VI, V. fémorale.
C, anneau crural.

distinguer cet anneau crural herniaire, orifice de sortie des
viscères abdominaux, de l'anneau crural proprement dit.

Cet anneau herniaire est fermé profondément : 1° par le
péritoine pariétal ; 2° par le fascia propria ; 3° par le septum
crural [1]. Ce sont les trois plans que les organes abdominaux

[1] Ce septum est un mince fascia cellulo-fibreux découvert par
A. Cooper qui lui a donné le nom de « fascia propria de la hernie
crurale ». J. Cloquet le considère comme une dépendance du f. transversalis et lui a donné le nom de septum crurale.

13.

doivent refouler devant eux avant de s'engager dans l'anneau.

Quand la hernie a traversé l'anneau crural, elle se place dans la partie la plus interne du canal crural.

CANAL CRURAL. — Ce canal prismatique et triangulaire est formé en avant par le fascia cribriformis ; en dedans et en arrière, par l'aponévrose pectinéale ; en dehors et en arrière par l'aponévrose du psoas. L'artère et la veine fémorale enveloppées dans une gaine commune, occupent la partie externe et postérieure du canal.

Tout à fait en dedans, à la rencontre de l'aponévrose pectinéale et du fascia cribriformis se trouve un tissu cellulaire lâche, et les vaisseaux lymphatiques profonds du membre inférieur qui se portent vers le ganglion de CLOQUET.

La hernie crurale pénètre dans cette loge lymphatique, repousse les vaisseaux, tasse le tissu conjonctif et se crée ainsi en dedans des vaisseaux fémoraux un canal qui lui est propre : c'est l'entonnoir fémorali-vasculaire de THOMPSON ; c'est le canal de la hernie crurale.

ORIFICES SUPERFICIELS DE LA HERNIE. — Ce canal herniaire aboutit en haut à la partie interne ou lymphatique de l'anneau crural proprement dit. Superficiellement, il s'ouvre par l'un des nombreux orifices du fascia cribriformis.

Le principal de ces orifices est le trou de la veine saphène interne ; les accessoires sont représentés par les orifices lymphatiques de la région, principalement ceux qui sont immédiatement sous l'arcade.

En résumé la hernie crurale dans sa migration repousse le péritoine· pariétal, le fascia propria, le septum crural et pénètre dans l'anneau crural. Elle suit le côté interne de l'artère et de la veine en déplissant la loge lymphatique. Elle devient enfin sous-cutanée en sortant le plus souvent par l'orifice de la veine saphène ; quelquefois par un orifice ganglionnaire du fascia cribriformis.

L'orifice superficiel étant situé au-dessous de l'orifice profond, la hernie décrit dans son trajet une courbe à conca-

vité antérieure, que l'on compare à celle de l'aiguille de
DESCHAMPS. Ajoutons cependant que dans les cas anciens, les
orifices d'entrée et de sortie, légèrement séparés tout d'abord,
finissent par se rapprocher et se confondre, par suite des
mouvements incessants de la hernie ; dès lors le trajet herniaire se modifie ; il devient plus court et plus direct.

La hernie crurale présente trois types anatomiques normaux. Il y a : 1° une hernie complète ; 2° une hernie interstitielle ; 3° une pointe de hernie. Ces deux derniers types sont
très rares.

HERNIE COMPLÈTE. — La hernie complète présente deux orifices : un d'entrée, un de sortie, ce dernier par l'un des trous
du fascia cribriformis. Nous n'y reviendrons pas.

POINTE DE HERNIE. — La hernie reste engagée dans l'anneau
crural. Elle constitue alors une pointe de hernie difficile à
reconnaître en clinique. Elle ne se révèle le plus souvent qu'à
l'occasion d'un étranglement, principalement d'un pincement
latéral.

HERNIE INTERSTITIELLE. — La hernie, après 'avoir pénétré
dans le canal crural reste au contact des vaisseaux fémoraux,
et ne traverse pas le fascia cribriformis.

Quelquefois, elle continue son trajet le long des vaisseaux
fémoraux et descend jusqu'à mi-cuisse ; ce sont là des cas
exceptionnels.

SAC HERNIAIRE. — Quelle que soit la variété herniaire, le sac
est toujours constitué aux dépens du péritoine pariétal qui
double la face profonde de l'anneau crural. C'est un sac
acquis. On trouve quelquefois au-devant de lui des tumeurs
graisseuses qui jouent un certain rôle dans sa formation.

Le volume du sac est variable ; cependant ses dimensions
sont habituellement faibles et la hernie crurale ne dépasse
guère le volume d'une noix ou d'un petit œuf. Quelquefois,
elle est si petite qu'elle n'est pas visible extérieurement ; elle
ne se révèle qu'à l'occasion d'un étranglement.

Plus rarement, elle atteint un volume énorme. On cite, comme curiosité, le malade de LAWRENCE dont la hernie contenait presque tout le canal intestinal (jéjunum, iléon, cæcum, côlon ascendant, épiploon) et celui de Deroubaix dont la tumeur pendait comme une outre jusqu'au genou.

Ces différences de volume impliquent des variétés dans la forme du sac. Il est tantôt allongé et cylindrique ; plus souvent marronné. Il affecte parfois l'aspect d'une fiole à goulot très court.

COLLET DU SAC. — Le pédicule de la hernie correspond tantôt à l'anneau crural, tantôt à l'un des trous du fascia cribriformis. Il arrive du reste très fréquemment, ainsi que l'a montré Gosselin, que les orifices se rapprochent et se confondent[1].

Le collet du sac présente des rapports vasculaires importants. Les uns sont constants ; les autres sont anormaux.

Le collet a des rapports constants avec l'artère fémorale, la veine fémorale, l'artère épigastrique, le cordon spermatique.

La veine fémorale est immédiatement en dehors du collet dont elle est séparée par un feuillet celluleux ; elle est située à 14 millimètres du centre du sac. L'artère, plus en dehors est à 28 millimètres du centre du sac.

L'artère épigastrique située au-dessus et un peu en dehors du collet est à 21 millimètres du centre de l'orifice du sac. Elle fait en ce point un coude dont la convexité donne les branches

---

[1] « Cet anneau est circulaire, limité en dedans par une portion fibreuse qui se confond avec le ligament de Gimbernat et par ce ligament lui-même, lorsque le contour du fascia cribriformis a été refoulé jusqu'à lui. En avant, il est limité de la même manière par l'arcade crurale, et en dehors et en arrière par *un contour fibreux non interrompu* qui empêche le contact immédiat du collet du sac avec la veine fémorale et l'aponévrose du pectiné. Ce contour est celui de l'ouverture vasculaire du fascia cribriformis. Cet orifice est celluleux, souple, extensible. On comprend que sous la pression des viscères herniés, il se laisse refouler jusqu'au niveau de Gimbernat, et s'accole à lui. Puis à la longue, sous l'influence d'une irritation chronique, lorsque la hernie est ancienne, cet orifice devient fibreux, blanc, résistant, inextensible. » Gosselin, *loc. cit.*

pubiennes et l'anastomose avec l'obturatrice et dont la concavité fournit l'artère funiculaire.

Le cordon spermatique, à sa sortie du ventre, est oblique en
bas et en dedans. Il est d'abord en dehors, puis au-dessus du

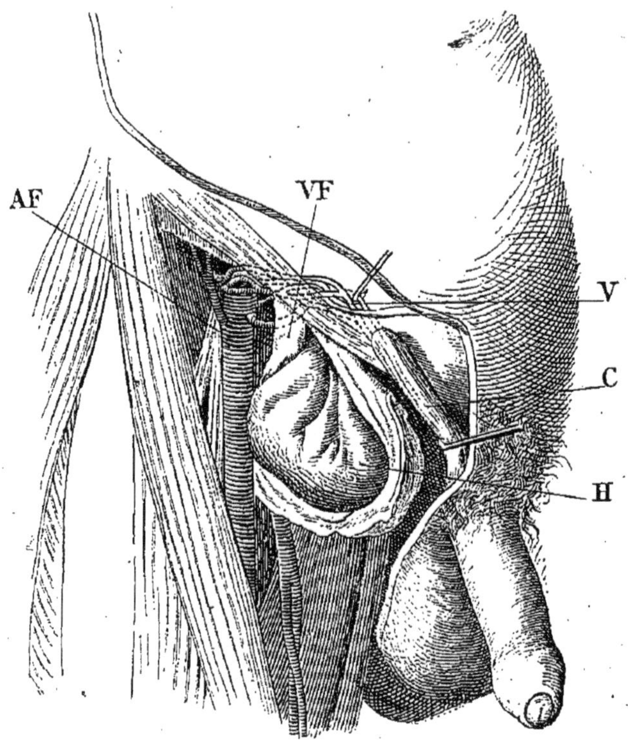

Fig. 68.

Rapports de la hernie crurale (d'après SCARPA).

AF, art. fémorale. — VF, veine fémorale. — C, cordon. — H, hernie.
V, vaisseaux du cordon.

sac, dont il n'est séparé que par l'arcade. Il est à 14 millimètres
du collet (A. COOPER); à 5 millimètres seulement pour SCARPA.

Parmi les rapports anormaux les plus fréquents, il faut citer
principalement ceux que le collet affecte avec le tronc d'origine
de l'artère obturatrice (fig. 69 et 70). Cette artère naît quelquefois de l'iliaque externe par un tronc qui lui est commun avec

l'artère épigastrique. Si ce segment intermédiaire est court, l'artère avant de plonger dans le bassin côtoie la veine fémorale et le bord externe du collet. Si ce segment est long, l'obturatrice passe derrière GIMBERNAT, en dedans du collet [1].

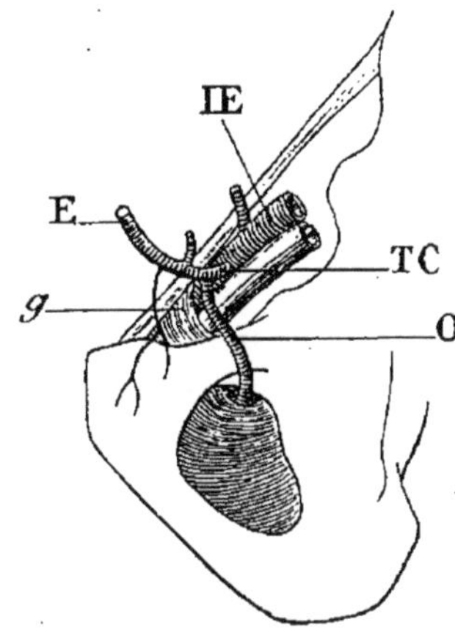

Fig. 69.

Origine commune de l'obturatrice et de l'épigastrique (d'après POIRIER).

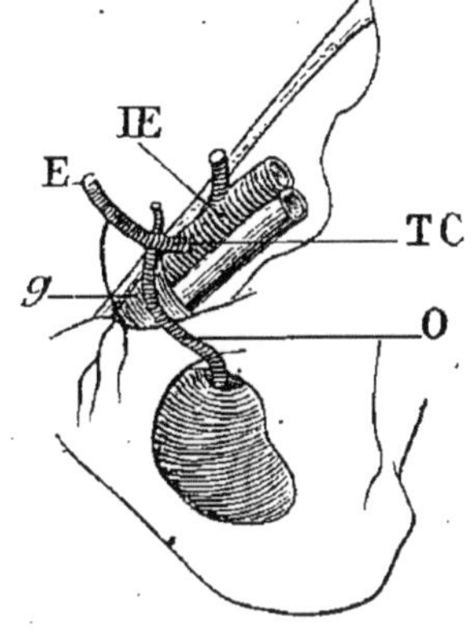

Fig. 70.

Origine commune de l'obturatrice et de l'épigastrique (d'après Poirier).

IE, art. fémorale. — E, épigastrique. — O, obturatrice. — TC, tronc commun. g, gimbernat.

Ce ne sont pas les seuls rapports vasculaires de la hernie. Rappelons que l'artère épigastrique fournit les artères pubiennes, qui passent derrière GIMBERNAT pour se rendre à la symphyse. Dans un cas de kélotomie, elles ont été intéressées et ont donné lieu à une hémorrhagie mortelle. MECKEL signale un cas de hernie dans laquelle on voyait près du collet une branche volumineuse naître du tronc commun de l'épigastrique et de l'obturatrice et se porter derrière GIMBERNAT pour aller à la symphyse.

VELPEAU a vu dans un cas de hernie crurale deux artères

---

[1] Nous renvoyons pour les autres variétés d'origine de l'obturatrice au *Traité d'Anatomie* de M. POIRIER, voir *Angéiologie*.

épigastriques nées du même côté ; l'une de l'obturatrice était située en dedans du collet ; l'autre de l'iliaque externe était en dehors.

MICHELET a vu l'artère circonflexe iliaque naître de l'épigastrique et passer en avant du collet.

BÉRARD (Dict. 21 vol.) signale des veines anormales qui passaient derrière GIMBERNAT pour se jeter dans la veine iliaque externe.

Enfin MANEC et MÉNIÈRE parlent d'une grosse veine pariétale qui côtoyait le sac herniaire avant de se jeter dans l'hypogastrique.

La connaissance de ces rapports normaux et anormaux avait une grande importance dans le débridement de la hernie. Si l'on débride en dehors du collet, on peut blesser la veine fémorale. Si l'on débride en haut, on peut blesser le cordon, c'est ce qui est arrivé à VELPEAU. Si l'on débride en haut et en dehors, manœuvre de DUPUYTREN, on peut blesser l'artère épigastrique. En dedans, on s'expose à rencontrer le tronc d'origine de l'artère obturatrice et les branches pubiennes de l'épigastrique [1].

FOND DU SAC. — Le fond du sac, après avoir traversé le fascia cribriformis, se place entre l'aponévrose et la peau. Comme le tissu cellulaire sous-cutané est beaucoup plus lâche à la partie supérieure qu'à la partie inférieure du triangle de SCARPA, la hernie creuse sa route vers l'arcade et prend, en s'étalant, une direction transversale parallèle à cette arcade.

Lorsqu'on incise les téguments pour arriver sur la hernie, on rencontre les diverses enveloppes dont s'est coiffé le sac herniaire depuis sa sortie de l'abdomen.

Ce sont les enveloppes extérieures de la hernie.

1º C'est la peau, dont les changements de coloration, et les excoriations sont fréquents chez les gens qui portent des bandages.

---

[1] Aujourd'hui, on ne pratique plus que le débridement à ciel ouvert ; aussi le voisinage de ces vaisseaux est moins inquiétant. (voir *Traitement*).

2° Le fascia superficialis graisseux continu avec celui de la paroi abdominale.

3° Le fascia superficialis fibreux qui s'insère en haut à l'arcade crurale.

4° Le tissu cellulaire profond du canal crural.

5°. Le septum crurale.

6° Le tissu sous-péritonéal.

7° Le sac herniaire.

Le bistouri ne sépare pas toujours tous ces plans exactement. Ils se confondent les uns les autres ; ou bien sous l'influence des frottements, ils arrivent en se dédoublant à constituer à la hernie des enveloppes plus nombreuses encore que celles que nous venons d'énumérer.

Cependant, le sac herniaire est toujours doublé sur sa face externe d'une enveloppe conjonctive, formée aux dépens du fascia sous-péritonéal, du septum crurale, et peut-être du tissu conjonctif du canal crural. Ce sac conjonctif n'adhère pas au sac herniaire, mais il le moule et en reproduit la forme. A. Cooper fait remarquer que lorsqu'on enlève par l'abdomen le sac péritonéal, il reste dans le trajet herniaire un sac celluleux qui conserve la forme du premier.

Variétés anatomiques de la hernie. — A côté de la hernie crurale habituelle, se placent des variétés anormales très nombreuses. Ces anomalies portent : 1° sur l'orifice de sortie choisi par la hernie ; 2° sur le trajet qu'elle suit.

A. Orifices de sortie anormaux de la hernie crurale. — 1. *Hernie oblique externe ; crurale externe ; de la gaine des vaisseaux fémoraux.*

La hernie déprime le péritoine pariétal immédiatement au-dessous de l'orifice profond externe du canal inguinal, par conséquent en dehors de l'artère épigastrique. Elle s'engage soit en avant, soit en dehors [1] de l'artère fémorale, séparée du psoas par la bandelette iléo-pectinée.

----

[1] Cas de Velplau et de Patridge ; la hernie était en dehors de l'artère.

Elle a été disséquée sur le cadavre par Arnaud et par Demeaux. Berger l'a vue deux fois, et dans un cas elle était bilatérale. Elle coexiste avec la hernie inguinale et constitue dans ce cas « la distension de l'aine ». Mac Ready a représenté une figure où l'on voit trois hernies crurales du même côté ; l'une à sa place normale ; l'autre en dehors de l'artère fémorale ; la troisième à travers le ligament de Gimbernat. On donne à cette variété herniaire le nom de hernie de la gaine des vaisseaux fémoraux, lorsqu'elle suit la gaine de la veine fémorale au lieu de sortir à travers le fascia cribriformis. A. Cooper en a signalé trois cas, bilatéraux tous les trois.

Dans tous les cas, l'orifice herniaire est large, la tumeur facilement réductible ; les chances d'étranglement nulles.

2. *Hernie oblique interne.* — Cette variété ressemble beaucoup à la variété normale, puisque la hernie s'engage dans le canal crural par son orifice habituel. Mais au lieu de déprimer le péritoine pariétal vis-à-vis le septum crural, le refoulement péritonéal a commencé plus en dedans, en dehors de l'artère ombilicale. Demeaux aurait disséqué quelques cas qui présentaient cette disposition.

3. *Hernie dans la gaine du psoas.* — Cette désignation vaut mieux que le nom de *hernie crurale externe* donné par Hesselbach en 1829 à cette troisième variété, nom qui prêterait à confusion. Cette variété anatomique du reste n'est pas connue en France. Elle a été décrite récemment par Bahr [1] qui en a rapporté trois cas.

Il faut dire que dans aucun des cas rapportés par l'auteur la vérification anatomique ne fut faite. L'observation la plus nette est la suivante.

« On notait chez le malade, à la sortie externe du pli de l'aine, une tuméfaction soulevant légèrement le ligament de Poupart et au niveau de laquelle on constatait un gargouillement intestinal des plus nets. »

Il faut attendre des constatations nécropsiques ou opéra-

---

[1] *Arch. für Klin. Chir.*, LVII, 1.

toires probantes avant d'admettre sans conteste cette variété
herniaire.

4. Hernie à travers le ligament de Gimbernat. Hernie de Laugier.
--La hernie a lieu à travers le ligament de GIMBERNAT (fig. 71).
Elle repousse le péritoine pariétal en dehors ou en dedans, de
l'artère ombilicale. Puis, elle pénètre non plus par l'anneau

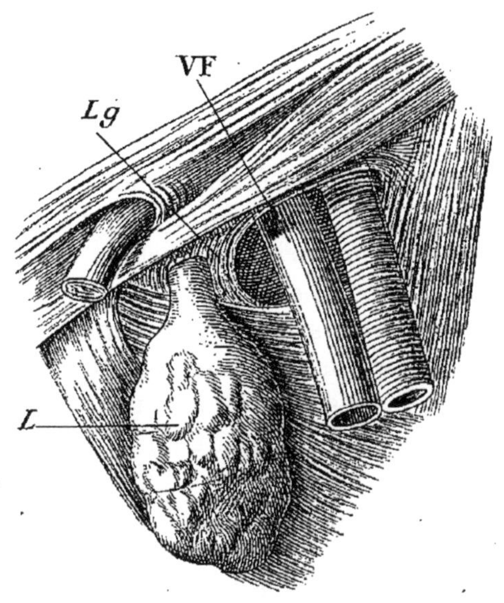

Fig. 71.

Hernie de Laugier (d'après BERGER).

VF, veine fémorale. — Lg, ligament de Gimbernat. — L, lipome herniaire.

crural, mais à travers une éraillure du ligament de GIMBERNAT[1].
Elle est donc limitée en avant par l'arcade, en arrière par le
muscle pectiné : en dehors et en bas par une partie du ligament de GIMBERNAT qui la sépare de l'anneau crural. Le sac
s'engage ensuite dans le canal crural, mais assez loin de l'ar-

[1] Le ligament de Gimbernat est presque toujours fibreux, dans ce
cas son bord externe mince et tranchant joue un rôle important
dans l'étranglement de la hernie. Mais il est quelquefois celluleux,
très dépressible. Dans certains cas même, il n'existe pas. Gimbernat
avait déjà signalé ces variétés.

tère, à un travers de doigt et plus. — Cruveilhier, après Laugier, l'a rencontrée sur le cadavre d'une vieille femme ; elle existait des deux côtés. Demeaux, Legendre et Bastien ont signalé encore trois observations. Jarjavay en a publié une sixième : il avait fait le diagnostic avant l'opération. Hennig signale un cas d'hydrocèle dans un sac crural passant à travers Gimbernat ; Berger a vu également un lipome herniaire qui avait traversé ce ligament. Gosselin doutait de l'existence de cette hernie, en tout cas de la possibilité de la reconnaître sur le vivant. Il faisait remarquer avec quelque justesse que le bord externe du ligament de Gimbernat « reçoit l'insertion de la partie la plus élevée et la plus interne du fascia crébriforme, là où sont les ouvertures lymphatiques que s'approprie la hernie crurale ; et enfin, quand ces trous ont pris la structure fibreuse, la *partie interne de leur contour est comme fondue avec celui du ligament de Gimbernat.* Je ne vois donc pas comment on peut s'y prendre pour savoir si un orifice herniaire placé un peu plus en dedans que d'habitude appartient plutôt au ligament de Gimbernat perforé anormalement qu'au fascia crébriforme prolongé un peu plus en dedans que d'habitude. »

Ces constatations sans doute sont difficiles à faire au cours d'une opération. Mais cette variété herniaire n'a pas été découverte seulement par la clinique. Elle a été édifiée par l'anatomie et les dissections ont démontré sa réalité.

B. Variétés du trajet herniaire. — 5. *Hernie pectinéale. Hernie de J. Cloquet.* — La hernie, après s'être engagée dans l'anneau crural, et dans le canal crural, se glisse dans une éraillure de l'aponévrose du pectiné et se loge entre l'aponévrose et le muscle. — Legendre en a réuni cinq cas, tous survenus chez la femme.

Dans une observation d'Alberti, la hernie était étranglée : elle fut méconnue, et ce n'est qu'au cours de l'intervention, après bien des recherches qu'on la trouva située, dans l'épaisseur même du muscle pectiné.

6. *Hernie bilobée.* — A. Cooper rattache cette variété à la hernie de la gaine des vaisseaux fémoraux ; la tumeur tout en des-

cendant le long de la cuisse, envoie un deuxième prolongement à travers le fascia cribriformis dans le tissu cellulaire
sous-cutané.

7. *Hernie d'Hesselbach* (fig. 72). — HESSELBACH a représenté une
hernie crurale dont le sac mutilobé sortait par cinq orifices

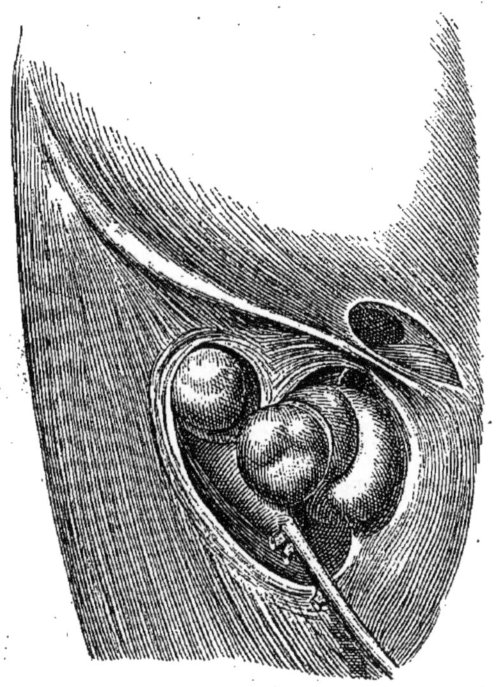

Fig. 72.
Hernies d'Hesselbach.

du fascia cribriformis et formait cinq tumeurs distinctes ;
LEGENDRE en a vu une qui sortait par deux orifices. CLOQUET,
DEMEAUX ont observé des exemples analogues. GOSSELIN a opéré
une hernie à diverticule double ; l'un était vide ; l'autre contenait une anse intestinale étranglée.

8. *Hernie d'A. Cooper*. — Cette hernie ressemble beaucoup à
la précédente. Après avoir traversé le fascia cribriformis, mais
par un seul orifice, la hernie pénètre entre les mailles du

fascia superficialis et forme autant de bosselures [1] sous-cutanées qu'elle a traversé d'orifices superficiels.

Ces bosselures multiples sont dues aux mêmes causes que la
hernie d'HESSELBACH; elles sont commandées par les orifices
fibreux. Mais tandis que dans cette dernière les orifices appartiennent au fascia cribriformis, dans la hernie de A. COOPER,
ils dépendent du fascia superficialis.

Nous croyons que dans la pratique, il sera toujours difficile
de distinguer ces deux variétés herniaires.

9. *Hernie de la grande lèvre. Hernie pré-inguinale d'origine crurale.* — La hernie crurale après avoir traversé le fascia superficialis profond, peut décoller le tissu sous-cutané de l'abdomen
qui ne prend aucune insertion sur l'arcade crurale, et se placer
au-devant de l'orifice extérieur du canal inguinal.

Chez la femme, la hernie peut aller plus loin encore et descendre dans la grande lèvre. Dans le cas de GOLDING BIRD, cette
variété herniaire présentait un autre prolongement contenu
dans le canal crural.

10. *Hernie cruro-propéritonéale.* — Ce sont des hernies à
double sac; l'un occupe dans le canal crural sa place habituelle;
l'autre est situé profondément dans la paroi, entre le fascia
transversalis et le péritoine pariétal. L'ouverture intra-abdominale de ces deux sacs est commune, mais chacun d'eux a un
collet indépendant. COLLINET a présenté à la Société d'Anatomie, 1890, un sac cruro-péritonéal qui se dirigeait en bas vers
la région obturatrice. L'origine de ces sacs donne lieu à deux
interprétations : ou bien ce sont des sacs herniaires acquis que
le taxis a refoulés en masse derrière le péritoine pariétal; ou
bien ce sont des diverticules du péritoine liés à une anomalie
de développement. Cette dernière interprétation est la plus
acceptée quoiqu'elle ne s'applique peut-être pas à tous les
cas.

JABOULAY a rencontré deux fois cette variété herniaire. Dans

---

[1] Cas de BARON, ROSSANDER, WEGE, WEISS, TAUSINI, ANDROSSY, WERHN-
NER BREITER, cités par BERGER.

l'un des cas, les deux sacs étaient invaginés, ils étaient soudés l'un à l'autre, au niveau de l'orifice interne. L'interne communiquait seul avec le péritoine ; l'externe était fermé. Il s'agissait probablement d'un ancien sac oblitéré, qui s'était laissé distendre au niveau de sa soudure ; si bien qu'un nouveau sac était descendu dans l'ancien. « Une autre fois, dans l'intérieur d'un sac herniaire plein de liquide rougeâtre était une anse intestinale étranglée ; mais elle était séparée du reste du sac, à peu près au milieu de celui-ci, par un diaphragme mince, transparent, qui était sans doute d'origine inflammatoire. » JABOULAY. D'après BREITER on la trouverait : 4 fois à gauche ; 3 fois à droite ; 2 fois le côté ne fut pas mentionné. Quand elle s'étrangle, l'étranglement a toujours lieu au niveau de l'ouverture abdominale.

Sacs vides. — Il existe des sacs déshabités, vides ou pleins de liquide c'est-à-dire à l'état de kystes ou de pseudo-kystes sacculaires. Nous avons vu que dans un cas rapporté par HENNIG, l'hydrocèle du sac siégeait à travers le ligament de GIMBERNAT. Dans un autre cas cité par CRUVEILHIER, le sac déshabité était plein de liquide et contenait des granulations tuberculeuses sur sa paroi. Ce cas constitue du reste la première observation de tuberculose herniaire.

Hernies graisseuses. — Enfin il existe des hernies graisseuses. On sait combien le lipome herniaire est fréquent dans la hernie crurale. Ce lipome se présente sous l'aspect de graisse étalée ou de véritable tumeur. Développé dans la graisse sous-péritonéale, ce lipome est placé au-devant du sac ; quelquefois même le sac très petit est contenu dans son intérieur.

Dans quelques cas, le lipome n'a pas entraîné derrière lui de sac herniaire. Il n'y a donc pas de hernie viscérale à proprement parler. Mais le lipome sous-péritonéal entre et sort par l'anneau crural et simule une hernie.

Nous avons opéré deux cas semblables[1] ; ces cas du reste sont assez fréquents.

[1] Dans l'un, le malade présentait un gonflement très marqué de la parotide droite : aussi avions-nous cru qu'il s'agissait d'une in-

ÉTRANGLEMENT DE LA HERNIE CRURALE

C'est au niveau de l'anneau crural que l'on plaçait autrefois le siège de l'étranglement herniaire; et le principal agent, d'après SABATIER et BOYER, était le bord tranchant du ligament de GIMBERNAT.

Mais CH. BELL et A. COOPER signalèrent des cas où l'étranglement s'était produit au niveau du repli falciforme de l'ouverture de la saphène : SCARPA, CLOQUET, BRESCHET en citèrent d'autres dans lesquels l'étranglement avait eu lieu dans les trous lymphatiques du fascia cribriformis.

Plus près de nous encore, MALGAIGNE, BROCA, JARJAVAY, GOSSELIN ont même nié que l'étranglement pût se faire par l'anneau crural.

Cependant l'on revint un peu aux idées anciennes, lorsque CHASSAIGNAC démontra l'existence de l'étranglement sur vive arête. Tout récemment BAX a rassemblé des cas indiscutables où l'anneau crural seul était l'agent de l'étranglement.

Il faut donc admettre deux agents habituels de l'étranglement, l'un par l'anneau crural ou anneau naturel, l'autre par l'orifice du fascia cribriformis ou anneau accidentel, tout en remarquant que ces deux anneaux peuvent se confondre et causer tous les deux à la fois l'étranglement.

Étranglement par l'anneau crural. — Au niveau de l'anneau crural, le ligament de GIMBERNAT joue le principal rôle dans l'étranglement. Pour bien montrer son action, SCARPA faisait sur le cadavre l'expérience suivante. — « Quand on enfonce le doigt de haut en bas dans l'anneau crural et qu'on y opère une sorte de constriction en portant la cuisse en arrière et en dehors, si l'on incise la base concave du ligament de GIMBERNAT dans l'étendue de deux ou trois lignes sans toucher au ligament de FALLOPE, la constriction du doigt cesse aussitôt,

filtration graisseuse de la glande. A l'incision, la glande parut normale. Dans l'autre, le malade avait deux hernies graisseuses, l'une crurale droite, l'autre inguinale gauche.

non seulement à l'anneau mais encore dans le point où le ligament de GIMBERNAT reçoit le repli falciforme. Au contraire, si l'on incise verticalement de bas en haut le ligament de FALLOPE, on élargit l'anneau à la vérité, mais moins que par la première incision décrite[1]. »

Il s'en faut cependant que GIMBERNAT prenne part tout seul à l'étranglement par l'anneau. A. COOPER rappelle que l'étranglement agit d'une manière circulaire et que souvent après avoir débridé en dedans, on était encore obligé, si la hernie était un peu volumineuse, de sectionner la partie postérieure de l'arcade.

Lorsque le ligament de GIMBERNAT agit seul, il détermine une variété d'étranglement dite *sur vive arête* (CHASSAIGNAC). Il s'agit d'une coudure par bride analogue à celle que l'on voit dans l'occlusion intestinale. Ces cas sont exceptionnels.

Étranglement au niveau du fascia cribriformis. — Pour la majorité des auteurs français, c'est en ce point que se trouve le plus souvent le siège de l'étranglement. GOYRAND un des premiers, remarqua, au cours de la kélotomie, qu'il suffisait d'inciser le feuillet superficiel du fascia lata pour dégager la hernie.

DEMEAUX a démontré expérimentalement le rôle de cet anneau artificiel. Disséquant sur le cadavre une hernie crurale étranglée, il sectionne successivement, le ligament de GIMBERNAT, le ligament de FALLOPE, le fascia lata sans toucher cependant à l'orifice herniaire du fascia crébriforme. Malgré ces débridements, la hernie ne rentre pas; elle ne se réduit que lorsqu'on a fendu ce dernier anneau. C'est la contre-partie de l'expérience de SCARPA que nous citions plus haut[2].

Étranglement par le collet. — Le collet du sac joue un rôle moins important que dans la hernie inguinale, mais ce rôle

---

[1] Cité par MALGAIGNE. *Anat. chir.*, t. II, p. 181,

[2] Nous ne parlons pas des cas où les deux anneaux artificiel et naturel rapprochés et confondus, causent en même temps l'étranglement. Nous avons cité plus haut l'opinion de GOSSELIN à ce sujet.

est incontestable. MALGAIGNE l'a bien mis en évidence. LEDRAN avait du reste constaté que dans certains cas de réduction en masse de la hernie, l'étranglement avait persisté, maintenu qu'il était par le collet.

L'étranglement peut encore avoir lieu dans un sac propéritonéal. En général le diagnostic du siège n'est pas posé au lit du malade et l'agent de l'étranglement passe quelquefois inaperçu au cours même de l'opération. Rappelons que dans le cas de COLLINET, il s'agissait d'un pincement latéral et que dans trois cas[1] cités par BERGER, la disposition du sac put être reconnue par l'opérateur et que l'étranglement put être levé.

Lésions de l'intestin. — Les lésions de l'intestin sont précoces et cela d'autant plus que la hernie est plus petite. Dans un cas de GOSSELIN, la perforation était survenue au bout de neuf heures.

C'est au niveau de la partie interne du sillon, c'est-à-dire au niveau du bord interne de GIMBERNAT que les lésions sont les plus marquées.

Le pincement latéral est plus fréquent que dans les autres régions. FOURÉ en rapporte 11 cas dans sa thèse. Ce pincement tient à ce que la hernie peut rester longtemps très petite, et cela parce que l'anneau est suffisamment étroit et suffisamment élastique. Étroit, il ne laisse passer qu'un segment de la paroi intestinale; élastique, il peut se resserrer sur elle et la maintenir en place.

L'étranglement est très fréquent dans la hernie crurale. BRYANT sur 100 étranglements en compte 50 inguinaux et 44 cruraux. GOSSELIN, 113 inguinaux et 104 cruraux. Cette fréquence tient à l'étroitesse de l'anneau crural; à la petitesse de la hernie souvent méconnue; enfin à la difficulté de la contention de la hernie par un bandage.

Autres accidents de la hernie crurale. — L'épiploïte aiguë ou chronique, la péritonite herniaire, les adhérences des viscères,

---

[1] ROSSANDER, WEGE, BARON.

les hernies irréductibles sont des accidents qui ne revêtent pas ici de caractère particulier et sur lesquels nous n'insisterons pas.

Étiologie. — *Fréquence*. — La hernie double est plus fréquente chez la femme que chez l'homme, dans la proportion de la moitié environ. Chez l'homme elle est moins fréquente que la hernie inguinale ; il existe en effet 5 p. 100 de hernies crurales et 95 p. 100 de hernies inguinales.

Chez la femme, la hernie crurale est également moins fréquente que la hernie inguinale. Les premières statistiques portant sur un nombre insuffisant d'observations avaient établi au contraire la plus grande fréquence de la hernie crurale (NIVET. CLOQUET, MALGAIGNE). Les statistiques concordantes de BERGER et de MACREADY, embrassant plusieurs milliers de cas, montrent que la hernie crurale n'entre que pour 32 à 34 p. 100 dans la totalité des hernies en général : l'inguinale atteint au contraire 44 p. 100.

Siège. — Les hernies doubles sont plus fréquentes chez l'homme que chez la femme ; la hernie double chez l'homme l'emporte du reste sur la hernie simple dans la proportion de 43/41.

La fréquence des hernies droites l'emporte sur celles du côté gauche ; la différence n'est pas tout à fait du double (2574 à droite, 1371 à gauche. Statistiques réunies de WERNHER. MACREADY, BERGER).

Age. — La hernie crurale est une hernie de l'adulte. Elle est exceptionnelle chez l'enfant. Cependant on en cite plusieurs cas avant l'âge de dix ans. On l'a même constatée chez le fœtus[1].

Hernie de faiblesse. — On peut dire que la hernie crurale est non seulement une hernie acquise, mais une hernie de faiblesse. La largeur des orifices en est la cause prédisposante ; la traction exercée par les lipomes herniaires et la pression

---

[1] E.-M. CUSHIER. *Med. rec.*, 1892.

intra-abdominale en sont les causes efficientes habituelles. On peut voir survenir ces hernies de faiblesse chez les enfants dans certaines circonstances exceptionnelles.

Quand on a fait porter aux enfants un appareil plâtré, entourant la cuisse et l'abdomen, la paroi ventrale s'amincit ; les muscles rendus inutiles s'affaiblissent ; et lorsqu'au bout de plusieurs mois, on enlève l'appareil et que l'enfant se remet à marcher, il ne doit pas être rare de voir apparaître une hernie de faiblesse. Nous avons pu le constater en 1895 chez un enfant de quatre ans auquel nous avions appliqué l'appareil de marche préconisé par Lorenz dans la luxation congénitale de la hanche. Une hernie inguinale très petite et une pointe de hernie crurale se montrèrent quelques semaines après qu'on eut enlevé l'appareil et du même côté que le membre immobilisé. Plus tard, après de longs massages, les muscles ayant retrouvé leur vigueur, les hernies disparurent ; actuellement, elles n'existent plus.

C'est ainsi, croyons-nous, que doivent s'interpréter les faits communiqués par Narath au congrès allemand de 1899. Cet auteur aurait observé quatre fois la formation d'une hernie crurale sur quarante-sept réductions non sanglantes de luxation de la hanche.

Hernie congénitale. — Jaboulay admet que la hernie crurale peut être congénitale. Il se base sur les trois faits suivants qu'il a quelquefois observés.

1° Existence de la hernie crurale chez des enfants au-dessous de dix ans ; 2° présence de diaphragmes dans le sac ; 3° ectopie des glandes génitales.

Ce serait là, d'après Jaboulay, les trois caractères indiscutables de la congénitalité de la hernie crurale.

Symptômes. — La tumeur herniaire présente plusieurs variétés.

1° Habituellement elle est petite, du volume d'un petit œuf, arrondie ou oblongue ; étendue parallèlement à l'arcade crurale. La peau est souple et mobile.

La consistance est molle, dépressible ; la réductibilité facile se produit avec ou sans gargouillement suivant le contenu de la hernie. Le doigt qui la réduit s'engage au-dessous de l'arcade, en dedans de l'artère fémorale. En laissant le doigt engagé dans l'anneau, si l'on fait tousser le malade, on ressent une impulsion ; si l'on enlève le doigt, la hernie se reproduit. Nous n'insistons pas sur les symptômes qui sont ceux des hernies en général.

2° La tumeur est quelquefois très volumineuse ; elle recouvre tout le triangle de Scarpa, elle descend jusqu'à mi-cuisse. Dans le cas classique de DE ROUBAIX, elle était pédiculée et formait une énorme poire descendant jusqu'au genou.

3° La tumeur peut être extrêmement petite ; elle n'est même pas visible. Mais le doigt, en s'engageant dans l'anneau rencontre une petite saillie qui cède devant lui, un petit corps qui fuit et qui gargouille. La sensation est rapide et fugace : il faut être très attentif pour la percevoir.

Ces petites tumeurs sont difficiles à reconnaître chez les femmes grasses.

La hernie crurale donne lieu à des douleurs, à des coliques, beaucoup plus souvent que la hernie inguinale. Ce sont surtout les petites tumeurs qui sont le plus insupportables.

Dans quelques cas très rares, la marche devient impossible ; l'extension de la cuisse provoque des cris ; la douleur se calme dans la flexion (A COOPER).

Diagnostic. — Les tumeurs réductibles du triangle de Scarpa sont l'abcès par congestion ; la dilatation ampullaire de la saphène ; l'anévrysme.

Nous insisterons peu sur ces diagnostics.

Nous rappellerons que l'abcès par congestion est fluctuant et communique avec une deuxième poche abdominale facile à retrouver. Que la dilatation de la saphène, fuit sous la moindre pression du doigt ; qu'elle se reproduit au-dessous de l'anneau crural, alors même que le doigt maintient cet anneau fermé. L'anévrysme a des battements, de l'*expansion*, etc.

Il est difficile de savoir si la hernie est inguinale ou crurale lorsque la tumeur est grosse et le malade gras. Voici les signes localisateurs usités en clinique.

1° Mener une ligne unissant l'épine iliaque antérieure et supérieure et l'épine pubienne. Dans la hernie crurale, la plus grosse partie de la tumeur sera au-dessous; et lorsqu'on la réduira, on sentira qu'elle s'enfonce au-dessous de cette ligne.

2° Placer d'abord le doigt dans le canal inguinal et essayer de réduire la tumeur ; si la tumeur se réduit, c'est qu'elle n'est pas inguinale. Plus encore, si l'on fait tousser le malade, elle se reproduit au-dessous du doigt qui obture l'anneau inguinal.

Il sera difficile quelquefois de distinguer un simple lipome herniaire, une hernie graisseuse, d'un épiplocèle. La consistance des deux tumeurs est la même ; le contour, les lobulations sont identiques.

Le lipome est difficilement réductible : l'épiplocèle l'est au contraire facilement. Mais si l'épiplocèle est devenue adhérente il sera difficile de poser un diagnostic ferme. Il faudra baser son opinion sur les commémoratifs. Dans le cas de hernie épiploïque, le malade peut se rappeler qu'autrefois sa tumeur entrait et sortait facilement. C'est ce renseignement encore qui ferait éliminer les adénites chroniques, les kystes de l'aine, etc.

Nous ne croyons pas qu'il soit utile de rechercher si la hernie est normale ou s'il s'agit d'une variété anormale. Nous rappellerons que le diagnostic a pu être fait dans certains cas. (Hernie de la gaine du psoas ; hernie de Laugier).

Dans le cas de hernie pectinéale, il sera facile de confondre la tumeur avec une hernie obturatrice ; il faudra rechercher attentivement si la tumeur se réduit ou non par l'anneau crural : ou bien si elle s'engage au-dessous de la branche *horizontale du pubis*.

Diagnostic de la hernie étranglée. — On rencontre dans la hernie crurale étranglée les signes ordinaires de l'étranglement herniaire. Nous n'y reviendrons pas.

Cependant, à la région crurale, l'étranglement revêt deux formes cliniques, que l'on retrouve plus rarement dans les autres régions, à l'aine et à l'ombilic par exemple.

En effet, c'est dans cette hernie que l'on observe la forme de choléra herniaire sur lequel BERGER a insisté. Les douleurs, les vomissements sont très précoces. Le facies est grippé. Il existe des contractures et des convulsions. La mort est rapide. La hernie peut être très petite, invisible même. Par contre, l'étranglement est toujours très serré.

Dans une autre forme, les signes de l'étranglement sont très atténués. Les douleurs sont insignifiantes ; les vomissements rares ou nuls ; le pouls, l'état général sont bons ; le malade peut marcher. Rien ne fait prévoir la gravité du cas, lorsque la perforation s'établit et la péritonite éclate. JABOULAY a insisté sur cette forme.

Dans les cas de pincement latéral, de pointe de hernie et de hernie cruro-propéritonéale, les signes fonctionnels et généraux de l'étranglement peuvent être très marqués sans qu'il existe de tuméfaction visible au pli de l'aine. La palpation rendue difficile par la contracture du ventre ne révèle pas de grosseur appréciable. Mais le doigt engagé vers l'anneau crural détermine une douleur très vive, exquise, qui fait fléchir la cuisse et contracter plus vivement la paroi abdominale. C'est là qu'est le siège de l'étranglement.

Nous verrons plus loin [1] combien il est difficile dans certains cas de distinguer l'épiplocèle enflammée des adénites aiguës si fréquentes dans cette région. Du reste il est des cas où les erreurs de diagnostic sont inévitables, nous ne ferons que les rappeler. C'est ainsi que MAYER ouvrit une poche anévrysmale de la fémorale, et que DESPRÈS, THIÉRY [2] crurent à une hernie étranglée alors qu'il existait une phlébite variqueuse ampullaire de la saphène.

Aussi, lorsque le diagnostic n'est pas ferme, faut-il prévoir

---

[1] Voir plus loin « Epiplocèles ».

[2] DESPRÈS. In thèse de Ducourtioux. Paris, 1891.

[3] THIÉRY. *Bull. Soc. An.*, 1893.

la possibilité de ces erreurs, et redoubler de prudence au cours
de l'opération.

TRAITEMENT DES HERNIES CRURALES

Dans le traitement de la hernie crurale, nous n'aurons pas à
faire de chapitre spécial pour l'homme et pour la femme comme
dans la hernie inguinale. La région anatomique étant en
quelque sorte la même, ce qui se dit pour l'un sera vrai aussi
pour l'autre.

Les hernies crurales ont du reste une thérapeutique chirurgicale bien simple; c'est toujours l'opération qu'il faut conseiller quand, bien entendu, on a affaire à un individu sain.

Les dangers causés par l'étranglement de cette hernie sont
tels qu'il faut toujours proposer l'opération et quand l'étranglement s'est montré, il faut opérer comme toujours, le plus
vite possible.

Ceci dit nous allons étudier d'abord le traitement des hernies
crurales sans accidents pour passer ensuite au traitement des
hernies crurales étranglées.

TRAITEMENT DES HERNIES CRURALES
SANS ACCIDENTS

I. Cure radicale de la hernie crurale. — 1º CURE RADICALE
DE LA HERNIE CRURALE SANS COMPLICATIONS. — Nous comprenons
sous ce titre le traitement de toutes les hernies crurales chez
lesquelles l'opération ne présente aucune difficulté, rien
d'anormal.

Nous avons dit plus haut qu'il fallait toujours proposer la
cure radicale et ceci pour les raisons suivantes.

Tout d'abord la hernie crurale est de beaucoup la plus sujette
à l'étranglement et comme nous l'avons vu cet étranglement
est toujours très grave; car à cause des dispositions anatomiques
de la région l'anse intestinale se gangrène avec une grande

rapidité. De plus comme nous le dirons plus loin, les bandages s'appliquent mal sur cette région, leur port peut être douloureux et le plus souvent la contention de la hernie est sinon impossible du moins très difficile et enfin même avec un bandage appliqué à temps et réduisant bien le contenu herniaire la guérison ne s'obtient jamais, même chez les enfants.

Il faut donc insister auprès des malades pour qu'elles se soumettent à l'opération; car ce sont le plus souvent des femmes qui ne souffrant pas, n'en comprennent pas la nécessité.

Donc, même quand une hernie crurale n'aura pas donné lieu à des complications passagères d'étranglement, de péritonite herniaire ou même d'irréductibilité et à plus forte raison quand on aura affaire à une tumeur irréductible (nous reviendrons plus loin sur l'étude des cas compliqués); il faut toujours proposer l'opération, qu'il s'agisse d'enfants ou d'adultes et n'être arrêté dans cette voie que par le grand âge du sujet ou par son mauvais état général; nous n'avons pas à répéter à ce sujet ce que nous avons déjà exposé à propos de la hernie inguinale; les considérations sont les mêmes.

La cure radicale de la hernie crurale quand elle est simple est beaucoup plus facile que la cure radicale de la hernie inguinale, il n'y a ici ni cordon, ni ligament rond et par conséquent pas d'organes à ménager. Seul le paquet vasculaire doit attirer l'attention, mais la plupart du temps on devine les vaisseaux sans à proprement parler les voir. Pourtant la dissection du collet du sac, sa libération, sa traction en dehors à travers le fascia cribriformis m'ont toujours paru des manœuvres un peu délicates et demandant du doigté comme nous le verrons plus loin; quand on a affaire à un lipome herniaire ou à un sac très épais avec adhérences épiploïques il y a vraiment dans les manœuvres de libération du sac quelques difficultés.

Bien entendu on a décrit de nombreux procédés, celui qu'il faut faire est celui de notre maître BERGER que nous allons décrire complètement car c'est le procédé de choix.

Procédé de Berger [1]. — *Le premier temps* de l'opération comporte

____

[1] *Bullet. de la Société de chirurgie*, 1892, p. 313.

l'incision de la peau et la découverte du sac herniaire. On peut faire l'incision cutanée perpendiculaire à l'arcade de Fallope c'est-à-dire dans le sens des vaisseaux fémoraux; mais BERGER, à juste raison la préfère parallèle au pli de l'aine, ce qui donne plus de jour pour les sutures des plans profonds. Le sac très souvent recouvert par un lipome herniaire est découvert sans difficulté.

Le deuxième temps comprend l'incision du sac, son exploration et le traitement de son contenu ; nous verrons dans la cure radicale avec complications que l'épiploon est quelquefois difficile à dégager.

Le troisième temps a pour but d'isoler le sac herniaire, d'en faire la ligature et de l'exciser. Dans cette région pas d'organe à ménager dans l'isolement du sac; on peut donc opérer sans crainte ; mais le point délicat est la libération du collet du sac qui doit être dégagé aussi complètement que possible de façon à faire porter la ligature bien au-dessus du collet.

Cette ligature sera faite au moyen d'un catgut passé à l'aide d'une aiguille de Reverdin au milieu du pédicule, catgut qui sera noué d'abord d'un côté du pédicule, puis ensuite de l'autre.

M. BERGER pratique quelquefois la manœuvre de BARKER qui a pour but de fixer le pédicule dans la profondeur des tissus, mais pas généralement.

Le quatrième temps est le plus délicat, il comporte l'occlusion du trajet herniaire. A cet effet l'opérateur à l'aide d'une aiguille de Reverdin passe un premier fil dans les parties conjonctives qui forment la partie interne de la gaine des vaisseaux, ce fil va ensuite s'enfoncer dans les parties molles qui recouvrent le pubis soit la bandelette iléo-pectinée et les insertions de l'aponévrose du muscle pectiné à la crête pectinéale. Il est bien entendu que cette manœuvre est délicate et doit être menée prudemment pour ne pas ouvrir la veine fémorale. Un second, un troisième fil sont ensuite placés de façon à obturer l'orifice herniaire, un quatrième, et un cinquième si la chose est nécessaire.

Quand ce premier plan de sutures profondes est établi, M. BERGER en fait un second en réunissant l'aponévrose du pectiné à l'arcade crurale. Ces sutures sont faites à la soie ; elles peuvent être faites au catgut, si on n'est pas sûr de la stérilité de ses soies.

Le cinquième temps termine l'opération et a pour but de refermer les parties molles. A cet effet on peut à l'aide d'une suture perdue au catgut réunir l'aponévrose fémorale, le fascia cribriformis et le tissu cellulaire profond de façon à ne point laisser d'espace vide. Si la perte de substance produite par l'extirpation du sac herniaire est minime, on peut simplement terminer par la suture de la peau au crin de Florence.

Tel est le procédé de BERGER qui est le procédé de choix ; mais pour être complet, il nous faut exposer la façon dont d'autres chirurgiens ont compris la cure radicale de la hernie crurale. Pour mettre un peu d'ordre dans les idées nous diviserons les procédés en deux classes :

1° Les procédés qui se font au-dessous de l'arcade de FALLOPE.

2° Les procédés qui se font une voie au-dessus de l'arcade de FALLOPE.

Procédés opérant au-dessous de l'arcade de Faloppe. — BOTTINI et GUARNERI[1] ont essayé d'unir le bord de l'anneau crural au ligament de GIMBERNAT et à l'arcade de FALLOPE, et ils rapportent neuf observations de ce genre avec un bon résultat.

SALZER[2] a eu l'idée de tailler un lambeau carré comprenant l'aponévrose du pectinée et quelques fibres du muscle, de le relever autour de sa base qui correspondait à la crête pectinéale comme charnière et de suturer son bord libre à l'arcade crurale.

Comme le fait remarquer le professeur BERGER ce procédé présente des avantages dans les cas où l'anneau crural est très dilaté. Il s'en est du reste bien trouvé.

BASSINI[3] unit l'arcade crurale à l'aponévrose qui recouvre

[1] BOTTINI et GUARNERI. Congressa della societa italiana Roma, 1891. *Alst. in Centralblat. für chirurg.*, 1892, n° 3, p. 66.

[2] SALZER. *Centralbl. für Chirurg.*, 1892, n° 33, p. 807.

[3] BASSINI. *Archiv, fur klin. chirurg.*, 1894, t. XLVII, p. 1-25.

la crête pectinéale au ligament falciforme; et il s'appuie, pour ne pas placer des sutures plus haut du côté de l'orifice péritonéal du canal crural, sur ce fait que les hernies crurales s'étranglent d'habitude à l'orifice externe.

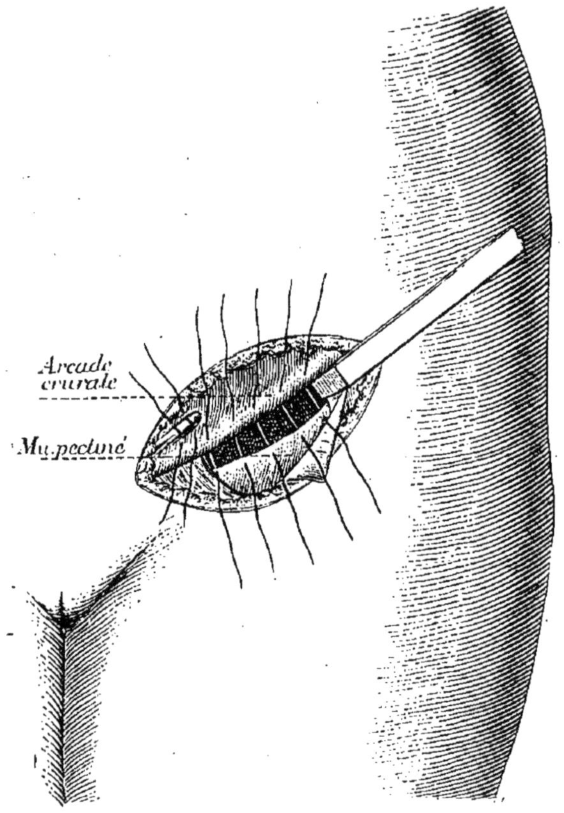

Fig. 73.
Procédé de Fabricus.

FABRICIUS [1] pensant que la simple interposition de l'aponévrose du muscle pectiné ne suffit pas, embrasse dans ses sutures l'arcade crurale, le fascia pectinéal, les fibres d'insertion du muscle pectiné et le périoste et VON FREY a publié

[1] FABRICIUS. *Centralbl. für Chirurg.*, XXI, 1894, p. 12.

cinq cas de la clinique de Wolflers où ce procédé a donné
d'excellents résultats.

Delagenière enfin a imaginé un procédé destiné à aller lier
le sac aussi loin que possible. Dans ce but, il divise l'arcade
crurale suivant une perpendiculaire à sa direction et le pédicule étant de la sorte réduit très haut, il abaisse les deux segments de l'arcade crurale qui peuvent désormais descendre
et suture chacun de ces segments au muscle pectiné.

Nous ferons à ce procédé le reproche que lui a fait le professeur Berger. Il laisse entre les deux lèvres de l'arcade crurale incisée un vide que la cicatrisation doit boucher, ce qui
crée un point faible et une facilité très grande pour la production d'une hernie future.

Comme on le voit, tous ces procédés diffèrent assez peu les
uns des autres. En voilà deux nouveaux qui sont surtout recom-
mandables dans les cas où on a affaire à un canal crural très
large et où il faut prendre soit sur l'os, soit sur le muscle un
lambeau destiné à boucher le vide du trajet.

Trendelenburg en 1891 eut l'idée d'obturer le trajet herniaire
à l'aide d'un lambeau ostéopériostique pris sur le pubis. Voilà
comment Hackenbruch [1] décrit son procédé.

Il fait une incision en L et, après avoir extirpé le sac et fait
un moignon qu'il réduit, il coupe les insertions des deux
muscles droits de l'abdomen à la partie horizontale du pubis;
il fait de même pour les fibres du droit interne et du grand
adducteur le long de la branche descendante du pubis. Puis à
l'aide d'un ciseau, il détache un lambeau ostéopériostique
d'une largeur de deux centimètres et d'une épaisseur de
quelques millimètres et de taille suffisante pour se placer dans
le vide laissé par la hernie.

Ce lambeau ostéopériostique est renversé de façon que sa
face sanglante regarde en avant, sa base se fracture et il ne
reste plus que par son périoste en continuité avec le pubis.
Ce lambeau est fixé au ligament de Fallope à l'aide de points

---

[1] Hackenbruch. *Beitrage zur klin. Chirurg.*, Bruns, XI, 1893-94,
p. 779.

de suture au catgut. TRENDELENBURG recommande de drainer.

Ce procédé aurait donné des succès entre les mains de son auteur et aurait été employé par KRASKE, KOERTE, WOLF, et plusieurs autres, dans le cas de hernies très volumineuses.

On sait, aujourd'hui, quel est l'avenir réservé à ces fragments osseux qui ne tardent pas à se résorber.

Citons dans le même ordre d'idées un procédé analogue de POULET[1], qui taille un lambeau fibropériostique pris sur le pubis et sur l'aponévrose du moyen adducteur et obture à l'aide de ce lambeau le trajet hernaire. Il aurait eu trois succès d'après la note communiquée au Congrès de Rome.

Enfin citons encore le procédé myoplastique décrit par SCHWARTZ dans la thèse de son élève GESLAND[2]. C'est un procédé analogue à celui que nous avons retracé dans la cure radicale de la hernie inguinale ; mais ici le lambeau musculaire est pris aux dépens du muscle moyen adducteur. SCHWARTZ s'en serait toujours bien trouvé.

Procédés opérant au-dessus de l'arcade de Fallope. — ANNANDALE[3] en 1876 paraît être le premier à avoir reconnu la possibilité de pratiquer la cure radicale de la hernie crurale par l'opération de la cure radicale de la hernie inguinale. Il l'aurait même pratiquée sur un sujet qui portait ces deux hernies du même côté. Il put pendant son intervention réduire par l'incision inguinale le sac crural, l'extirper et le lier avec le pédicule du sac inguinal. Il pratiqua même une seconde opération de ce genre et dans sa description, condamne cette façon de traiter les deux pédicules.

H. W. CUSHING[4] en 1888 dans un cas de hernie fémorale se fraya un passage vers le canal crural en se dirigeant entre le cordon spermatique et le pilier externe de l'orifice extérieur

---

[1] POULET (J.). Congres medic. internaz. 1894, Roma, 1895.

[2] GESLAND. De la myoplastie dans la cure de la hernie crurale. Paris, 1897.

[3] ANNANDALE. *Edinburg med. journ.*, 1876.

[4] CUSHING. *Boston med. and surg. journal*, 1888.

du canal inguinal. Il attira le sac, le traita à la Mac Ewen, c'est-à-dire en le pelotonnant à l'aide d'un fil qui traversait ses parois et termina en suturant l'arcade crurale à l'aponévrose du muscle pectiné et au fascia lata; le malade revu au bout de six mois restait guéri.

Ruggi[1] va de parti pris à travers le canal inguinal rechercher le sac herniaire. Voici la description résumée de son procédé. Il fait une incision qui suit l'arcade crurale, se porte d'abord en bas du côté du sac herniaire crural qu'il isole bien ; puis faisant récliner la peau en haut, il incise l'aponévrose du grand oblique, fait attirer en haut le cordon, effondre la paroi postérieure du canal inguinal, attire le sac crural dans l'ouverture inguinale, lie son pédicule et l'excise ; puis il referme le canal crural en suturant le ligament de Fallope au ligament pubien de Cooper et termine en refermant le trajet inguinal comme dans le Bassini.

Il a décrit deux fois son procédé et dans sa seconde description il ne prend pas la peine dans un premier temps d'isoler le sac crural.

Parlavechio[2] suit le procédé de Ruggi dans tous ses temps; mais il diffère en ceci, qu'il n'ouvre pas complètement toute la paroi antérieure du canal inguinal et respecte le pilier inguinal externe.

Tuffier[3] a décrit le même procédé dans la *Revue de chirurgie*. Dans son travail il dit adopter la seconde façon de faire de Ruggi et comme Parlavechio il n'incise pas tout le canal inguinal. Il a employé sept fois ce procédé et fait remarquer dans son article que ce ne peut être qu'une méthode d'exception.

Reed[4] enfin et Lawson Tait ont aussi opéré la hernie crurale par l'opération inguinale.

Tels sont les différents procédés imaginés pour pratiquer la

---

[1] Ruggi. Del metodo inguinale nella cura radicale dell' ernia crurale. Bologna, 1893.

[2] Parlavecchio. *Riforma medica*, 1893.

[3] Tuffier. *Revue de chirurgie*, mars 1896, p. 240.

[4] Reed (C.-A.-L.) *Cincinnati Lancet clinic.*, sept. 1894, p. 295.

cure radicale de la hernie crurale par la voie haute. Il nous reste maintenant à en poser les indications. Comme nous l'avons déjà dit, l'emploi de l'opération inguinale pour remédier à la hernie fémorale sera toujours une méthode d'exception qui nous paraît surtout devoir être employée :

1º Quand en même temps qu'une hernie crurale, il existe une hernie inguinale ; car ainsi on peut faire les deux cures radicales par la même incision.

2º Chez la femme, quand en même temps qu'une hernie crurale il existe une rétrodéviation utérine qui doit se trouver bien du raccourcisement des ligaments ronds.

2º CURE RADICALE DE LA HERNIE CRURALE AVEC COMPLICATIONS. — Comme nous l'avons fait pour la hernie inguinale, nous allons décrire ici, non pas les accidents qui seront étudiés plus loin ; mais les complications qui peuvent rendre l'opération de la cure radicale de la hernie crurale quelquefois plus délicate.

Tout d'abord chez les personnes grasses on constate la présence de lipomes herniaires, masses de graisse qui entourent le sac, et qui de plus assez vasculaires saignent facilement et rendent la recherche de la hernie plus délicate.

On dissocie en effet ces couches graisseuses, se figurant qu'on est arrivé sur le sac proprement dit, et il n'en est rien ; il faut donc patiemment continuer ses recherches et ce n'est souvent que dans un point excentrique et très profondément situé, qu'un coup de ciseau vous fait découvrir la séreuse péritonéale ; ce n'est que lorsqu'on aura ainsi trouvé cette séreuse, qu'on pourra explorer le trajet herniaire et reconnaître le contenu de la hernie, qu'on pourra libérer le sac, le pédiculiser et le lier.

Quand on a affaire à une hernie épiploïque avec adhérences, ces adhérences sont quelquefois si intimes avec la paroi du sac et cette dernière est tellement fragile, qu'on éprouve vraiment une difficulté à libérer l'épiploon et en pratiquer la réduction. Dans ces cas, il faut absolument attirer l'épiploon contenu dans le ventre, passer son doigt entre son prolongement abdominal et ses adhérences au sac de façon à faire un pédicule qui soit tout à fait libre. Pour y arriver on ne craindra pas d'inciser le sac largement en remontant vers le collet, comme l'indique le professeur BERGER [1], d'inciser le collet lui-même, d'ouvrir de la sorte la cavité péritonéale de manière à atteindre l'épiploon au-dessus des adhérences qu'il a contractées avec le sac. Il ne faudra jamais lier en masse l'épiploon avec le collet du sac; car cette pratique non seulement détermine des adhérences épiploïques qui sont douloureuses et dangereuses, mais encore cet épiploon est une amorce pour une hernie future et entraîne presque fatalement une récidive.

Quant à la libération du collet du sac elle est quelquefois fort difficile. Les adhérences entre le collet et les couches fibreuses qui l'entourent sont tellement intimes que si on n'agit pas avec les plus grands ménagements on déchire forcément le sac et il très laborieux de le reprendre.

Il faudra donc opérer avec la plus grande attention, sans brusquerie aucune et ainsi on arrivera à placer sa ligature comme il faut, c'est-à-dire sur le péritoine situé au-dessus du collet du sac, nous ne saurions trop insister sur ce point.

Terminons en disant que la saphène interne peut être rencontrée de même que de petits vaisseaux s'abouchant directement dans la veine fémorale et qu'il faudra si on les coupe pratiquer leur ligature avec le plus grand soin, sans cela on s'expose à des hématomes qui compromettent la prompte réunion des parties molles.

Traitement de la hernie crurale par les bandages. — Notre chapitre sur le traitement de la hernie crurale par les bandages ne comporte pas de bien longs développements, car les bandages ne doivent être appliqués que sur des sujets tarés dont l'état général ou le grand âge contre-indiquent absolument l'intervention. Les considérations sont ici les mêmes que celles que nous avons indiquées à propos de la hernie inguinale, nous renvoyons donc à ce que nous avons dit plus haut.

---

[1] *Loco citato*, p. 344.

Mais nous rappelons qu'une hernie crurale ne guérit jamais par le port des bandages et que ses accidents sont les plus grands qu'on rencontre dans n'importe quelle hernie. Sauf donc contre-indication absolue, il faut toujours débarrasser les malades de leur hernie crurale.

Comme l'ont dit MALGAIGNE puis GOSSELIN et comme le fait voir BERGER, aucune espèce de bandage ne peut donner la garantie d'un maintien suffisant. La pelote en effet placée dans un espace essentiellement soumis à des mouvements est à chaque instant déplacée dans la flexion ou l'extension du membre inférieur sur le bassin.

Les bandages qui conviennent le mieux sont les *bandages français*.

Le port du sous-cuisse est ici absolument nécessaire. Ce sous-cuisse doit aller de la pelote au collet du bandage en faisant le tour de la racine de la cuisse.

Dans les cas où la contention est très difficile à obtenir, le chirurgien devra s'ingénier avec le fabricant à trouver un appareil s'adaptant à la région et aux conditions faites par la hernie.

TRAITEMENT DES HERNIES CRURALES
AVEC ACCIDENTS

Nous avons, dans l'étude des hernies en général, traité la question des accidents et nous n'aurons ici qu'à signaler les points particuliers qui intéressent la hernie crurale étranglée ; car c'est *l'étranglement,* sous quelque forme qu'il se présente, l'accident le plus sérieux auquel un chirurgien ait à porter remède.

Le taxis doit être ici comme pour toutes les autres hernies rejeté pour les motifs que nous avons indiqués plus haut ; c'est à peine si on peut l'employer chez les vieillards qui ont une irréductibilité momentanée de leur hernie.

Le kélotomie doit être seule employée, c'est dans cette région qu'on a autrefois préconisé le débridement externe, manœuvre qui avait pour but de débrider l'anneau, sans ouvrir le sac, et qui respectait ainsi le péritoine. Ces discussions n'ont plus leur raison d'être à l'heure actuelle et il faut toujours et de parti pris ouvrir le sac pour constater son contenu.

La hernie crurale étranglée est peut-être celle qui dans certains cas présente les plus grandes difficultés opératoires. On la rencontre en effet le plus souvent chez des femmes qui peuvent être très grasses et chez lesquelles l'étranglement doit être levé au fond d'un puits. De plus le sac est petit, la hernie est le plus souvent une entérocèle pure et c'est aussi dans cette région qu'on rencontre le plus souvent des *hernies sèches*, c'est-à-dire sans interposition de liquide entre l'anse herniée et le sac.

Il faudra donc procéder à la kélotomie crurale avec la plus grande attention.

L'incision de la peau sera verticale ou parallèle à l'arcade de Fallope, nous préférons la dernière. Elle dépassera en haut et en bas les limites de la tumeur herniaire. On incisera les différentes couches du tissu cellulaire sous-cutané en se rappelant que c'est dans cette variété de hernie que se rencontre le lipome herniaire et on arrivera sur le sac qui sera ouvert avec beaucoup de précautions de façon à ne pas blesser l'intestin.

On est quelquefois étonné de la petitesse d'une hernie marronnée quand elle est dépourvue de la graisse qui l'accompagne ; ce sont ces petites hernies marronnées qui sont d'un traitement délicat, car en général l'étranglement y est très serré.

Le sac ouvert, l'index gauche y est introduit et sur sa pulpe servant de conducteur on va pratiquer le débridement. L'étranglement est en général très serré ; il faudra donc introduire avec beaucoup de précaution soit une branche de ciseaux, soit le bistouri de Cooper, instruments avec lesquels on fendra le collet du sac.

On a beaucoup écrit sur la blessure de l'obturatrice ou de l'épigastrique pendant cette manœuvre, mais il ne faut pas s'en effrayer ; car si cet accident arrivait, on serait quitte pour agrandir l'incision et aller chercher la source de l'hémorragie.

Dans quel sens doit être dirigé le débridement? voici les instructions que donne TILLAUX. « Le lieu d'élection pour le débridement de la hernie crurale étranglée est situé en dedans, mais non directement en dedans; on inclinera le tranchant du bistouri un peu en bas vers l'attache du ligament de Gimbernat à la crête pectinéale. Si pour une raison quelconque, on ne pouvait débrider en dedans et en bas, on débridera, directement en haut, surtout chez la femme dont le canal inguinal ne contient que le ligament rond. » C'est en effet en bas et en dedans qu'on doit diriger la section de l'étranglement; si un premier débridement n'a pas été suffisant, on en fera un second à côté et on agrandira la brèche avec un instrument mousse avec lequel on distendra l'anneau.

Quelquefois l'épiploon cale en quelque sorte l'intestin et nous nous sommes bien trouvé dans ce cas de commencer par réséquer l'épiploon et de réduire le pédicule épiploïque.

L'anse herniée est attirée au dehors pour être visitée; si elle est reconnue saine, elle est réduite avec précaution en faisant tendre le sac, en tirant sur les pinces qui le tiennent afin de faciliter le glissement de la partie herniée.

Le premier temps de l'opération étant ainsi terminé, il faut passer au second temps, à la cure radicale qui est le complément nécessaire de la kélotomie quand on n'a pas affaire à un intestin douteux, menacé de gangrène.

Nous n'allons pas répéter ce que nous avons dit plus haut à propos de l'état de l'intestin et de ses menaces de gangrène. La conduite du chirurgien sera la même que dans la hernie inguinale. S'il y a un doute sur la vitalité de l'intestin, il ne faut pas réduire, et si on se trouve en présence d'une anse gangrenée, il faudra faire l'anus contre nature,

L'entérectomie suivie d'entérorraphie circulaire ou d'application du bouton de Murphy est ici peut-être plus délicate à pratiquer que dans la hernie inguinale à cause de l'étroitesse du trajet herniaire, et nous n'en sommes pas partisans à cause de la mortalité qu'elle donne.

HERNIE VENTRALE. — LAPAROCÈLE

Historique. — DIONIS, J. L. PETIT, LEDRAN et GARENGEOT ont étudié principalement les causes habituelles des hernies ventrales. Ils distinguaient celles qui se produisent après la cicatrisation d'une plaie et celles qui succèdent aux abcès de la paroi. Ils reconnaissaient l'influence des grossesses multiples, de l'ascite, de la graisse qui entrainent le relâchement du ventre.

C'est à LACHAUSSE [1] que l'on doit le premier travail important sur cette question. Le premier, du reste, il eut le mérite de formuler quelques règles très-précises applicables à la cure radicale de ces hernies.

Plus près de nous, A. COOPER rapporta trois nouveaux cas. Il précisa le siège habituel de ces hernies, à l'union des fibres musculaires et aponévrotiques du muscle transverse. Il montra que sur cette ligne semi-lunaire existent des orifices vasculaires « qui sont parfois originellement trop grands, et alors les viscères peuvent trouver une issue facile à travers les orifices ». Il reconnut donc l'origine spontanée de ces hernies, auxquelles on attribuait avant lui une origine traumatique. Il leur donna enfin une définition que nous rapportons ici parce qu'elle est acceptée par nos classiques : « Toute hernie qui sort à travers la paroi antérieure ou les parois latérales de l'abdomen ». Cette définition a le tort, selon nous, de faire entrer dans l'étude des laparocèles, les hernies de la ligne blanche qu'il est convenu d'étudier séparément.

Cette question fut reprise à la Société de Chirurgie, d'abord en 1877, « à la suite d'un important travail communiqué par D. MOLLIÈRE, et en 1878, à la suite d'une nouvelle observation présentée par TERRIER ». TERRIER préconisait dans ce cas la

---

[1] LACHAUSSE. De hernia ventrali. In Haller. Disp. chir., 1746. Nous croyons inutile de citer à la même époque l'article de KLINKOSCH qui embrouillant la question, fait entrer dans le cadre des hernies ventrales, toutes les hernies sauf l'inguinale et la crurale.

laparotomie ; c'est cette méthode opératoire, qu'il fit soutenir par REIGNIER dans sa thèse[1], comme traitement de choix.

Nous citerons, en terminant cet historique, le travail si important de MACKROCKI[2] portant sur 86 observations et la thèse de FERRAND[3] inspirée par le Pr DUPLAY.

Nous étudierons dans le chapitre des laparocèles :

1° Les hernies par arrêt de développement de la paroi ;

2° Les laparocèles acquises qui se produisent sur le bord externe du muscle grand droit ;

3° Les hernies qui se produisent dans la gaine du muscle grand droit[4].

Laparocèle par arrêt de développement. — Nous serons brefs sur cette variété herniaire. D'abord parce qu'elle est mal connue ; ensuite, parce qu'elle n'a donné lieu à aucune indication opératoire.

L'arrêt de développement porte sur la partie musculaire de la paroi. JABOULAY cite le cas d'un enfant, porteur de plusieurs anomalies, qui semblait présenter une absence partielle des muscles abdominaux. « Lorsque le sujet est debout et qu'il ne fait pas d'effort, il n'y a rien d'anormal ; fait-il un effort, une tumeur apparaît dans chaque flanc, plus volumineuse à droite, et occupant l'espace compris entre l'arc costal et la crête iliaque, depuis la crête iliaque jusqu'à la ligne semilunaire de Spigel. »

Nous avons vu dans le service de M. LANNELONGUE à Trousseau, à la consultation faite par A. BROCA, un nourrisson qui présentait des symptômes analogues. Au repos, le ventre paraissait de volume normal. Au moindre cri, les flancs et les hypochondres se distendaient comme un ballon que l'on

---

[1] REIGNIER. Th. Paris, 1879.

[2] MACKROCKI. Beitrag. z. Path. der Bauchdechabrucke. 1879. Sonnenburg Strasbourg.

[3] FERRAND. Th. Paris, 1881.

[4] Division admise par JABOULAY.

15.

insuffle, à tel point que l'on se croyait obligé de les contenir entre ses mains, car elles paraissaient sur le point de céder.

Dans ce cas, il était difficile de dire s'il y avait amincissement ou absence de lames musculaires. JABOULAY dit que les muscles font défaut « depuis la masse sacro-lombaire, jusqu'à une ligne abaissée verticalement de l'extrémité libre de la douzième côte en avant ».

Sans nier l'existence de cet arrêt de développement, nous croyons qu'en clinique il sera difficile de se prononcer ; et que de semblables malades ressortiront plus de l'orthopédiste que du chirurgien.

Laparocèle acquise. — ANATOMIE PATHOLOGIQUE. — *Siège.*
— La région que la laparocèle peut occuper est limitée en haut par le rebord des fausses côtes, en bas, par l'arcade crurale, en dedans par le bord externe du muscle droit, en dehors par le bord postérieur du muscle grand oblique.

Cette hernie ne saurait donc se confondre en arrière avec la hernie lombaire ou de J.-L. Petit ; ni en avant, avec la hernie dans la gaine du muscle droit, encore moins avec celle de la ligne blanche.

On admet que la hernie ventrale sort le long du bord externe du muscle droit, mais on discute encore quel est exactement son orifice de sortie.

Les uns pensent que la hernie sort au niveau de la ligne semi-lunaire de Spigel ; d'autres, au niveau des trous pariétaux qui livrent passage aux nerfs perforants antérieurs et externes ; d'autres enfin, au niveau du point où l'épigastrique aborde la gaine du muscle droit.

Ligne de Spigel. — Dans la région sus-ombilicale, l'aponévrose d'insertion du muscle transverse se détache du plan musculaire suivant une ligne non pas rectiligne mais curviligne à concavité interne. Cette ligne porte le nom de ligne courbe ou semi-lunaire de Spigel. Le point le plus centré de cette courbe est situé un peu au-dessous de l'ombilic. C'est en ce point, à l'union des fibres musculaires et aponévrotiques, que les viscères effondrent la paroi abdominale, d'après D. MOLLIÈRE.

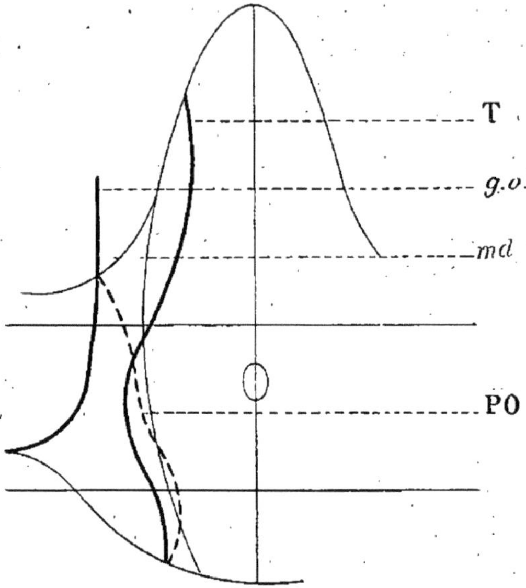

Fig. 74. (D'après POIRIER.)

md, bord externe du muscle droit. — *g.o.* aponévrose d'insertion du grand oblique. PO, aponévrose du PO. — T, aponévrose du transverse ou ligne du Spigel.

Orifices vasculo-nerveux. — Sur le bord externe du droit, on trouve une série d'orifices aponévrotiques donnant passage aux branches perforantes antérieures et externes des vaisseaux et nerfs de la paroi. Ces branches sont quelquefois accompagnées par des pelotons graisseux.

Dans la partie sous-ombilicale, les orifices situés entre la ligne de Spigel et le bord externe du droit, confinent à la ligne de Spigel. Nous ajouterons qu'ils n'existent presque jamais qu'artificiellement. Il faut disséquer les branches vasculaires et nerveuses pour les mettre en évidence. C'est néanmoins à travers les orifices, incriminés par A. COOPER, puis par MACKROCKI et par REIGNIER [1] que la hernie se produirait, et cela par le même mécanisme qu'à la ligne blanche.

[1] Approuvé également par BRENNANI. Hernie semi-lunaire de SPIGEL. *Rev. méd.*, Montréal, 1900, sans aucune démonstration anatomique.

FERRAND a remarqué[1] qu'au-dessous de l'ombilic, les fibres aponévrotiques du transverse étaient écartées en plusieurs points. Cet écartement semblait être produit par la saillie des branches collatérales de l'artère épigastrique qui cheminent transversalement de dedans en dehors, entre le feuillet aponévrotique du transverse et celui du petit oblique, en repoussant en arrière le premier feuillet. Ces branches sont entourées d'un tissu cellulaire très lâche. « Il pourrait donc se faire que « la hernie se produisant au niveau de ces orifices situés près « du bord externe du muscle droit, suive de dedans en dehors « le trajet de ces artères, pour venir faire saillie sous l'aponé-« vrose du grand oblique qu'elles traverseront ensuite. »

Il ne faut pas être trop exclusif dans l'idée que l'on doit se faire sur la formation des laparocèles. Il y a un fait anatomique important et qu'il faut retenir, c'est qu'au-dessous de l'ombilic, entre le bord externe du droit, la ligne de Spigel, et l'arcade crurale, il existe une zone pariétale dépourvue de fibres musculaires, lorsque le muscle petit oblique est peu développé. En ce point, les trois aponévroses s'adossent l'une à l'autre comme on peut le voir sur la figure 74.

Cette zone aponévrotique est parcourue obliquement par l'artère épigastrique au moment où elle va pénétrer dans la gaine du droit; elle est encore traversée par les branches collatérales de l'épigastrique qui se portent transversalement en dedans; elle est enfin percée de quelques orifices vasculaires signalés par COOPER. Ce sont là autant de causes d'affaiblissement de la paroi.

Il existe en outre, chez les sujets très gras, en dedans de la ligne de Spigel, des petits pelotons graisseux sous-péritonéaux qui écartent les fibres aponévrotiques du transverse. REIGNIER et FERRAND les ont constatés. Nous les avons vus nous-même dans plusieurs dissections que nous avons pratiquées à Clamart.

Ces hernies se produisent donc presque toujours au-dessous de l'ombilic ; quelquefois même en un point très rapproché de

---

[1] Son opinion est basée sur deux dissections. Voir Thèse, p. 19.

l'arcade crurale. C'est pour cela du reste que Mac Ready range très logiquement les hernies vésico-pubiennes ou *inguinales oblique interne* dans le groupe des laparocèles.

Dans quelques cas très rares, elles apparaissent en dehors de cette zone; au-dessous des fausses côtes (A. Cooper); dans l'hypochondre droit (Soemering, Mac Ready); dans le flanc gauche (Roux). Il n'est pas certain du reste que la plupart de ces hernies ne soient pas d'origine traumatique.

La hernie occupe entre les divers plans de la paroi un siège variable. Tantôt elle est située au-dessous du muscle grand oblique, elle est dite interstitielle ; tantôt elle est située au-devant de l'aponévrose du grand oblique, elle est dite sous-cutanée. Tantôt enfin elle est propéritonéale.

Hernies interstitielles. — Cette forme semble la plus fréquente. Il faut pour arriver sur elle fendre l'aponévrose du grand oblique. Dans certains cas même, le sac reste étalé entre l'aponévrose du transverse qui est en arrière et celle du grand oblique qui est en avant.

Hernie sous-cutanée. — La masse totale de la hernie n'est pas toujours étalée au-dessous de la peau. Elle affecte quelquefois la forme d'une gourde, ou d'une brioche, c'est-à-dire qu'elle présente deux bosselures, l'une sous-cutanée, l'autre interstitielle (observation de D. Mollière).

Hernie propéritonéale. — Nous ne connaissons que le cas publié par E. Villard. La hernie présentait un double sac : l'un sous-cutané, l'autre péritonéal.

Sac herniaire. — Dans tous les cas de hernie spontanée, le sac existe. Sa forme varie suivant le volume de la hernie; il est globuleux, en forme de champignon, bilobé et en forme de brioche. Il est tantôt petit et admet à peine l'extrémité du doigt; il a d'autres fois le volume des deux poings.

Son collet est bridé par les faisceaux aponévrotiques du transverse qu'il a écartés. On admet qu'il peut être double ou triple quand la hernie s'est étalée successivement à travers les divers plans de la paroi avant de devenir sous-cutanée.

L'orifice herniaire est généralement étroit ; il peut être quelquefois très large et admettre les cinq doigts (MACROCKY), le poing (in Th. FERRAND).

Le péritoine adhère quelquefois à l'anneau et cela surtout quand la hernie est volumineuse. Enfin, le fond du sac peut-être tellement distendu et aminci, qu'il est très difficile à reconnaître et qu'il paraît manquer. Il peut contracter des adhérences avec la peau.

Dans quelques cas, la hernie est double (GIORDANO, BERGER). Dans le premier cas, il y avait une hernie au-dessus de l'arcade et une deuxième au-dessous des fausses côtes ; la 10° et la 11ᵉ côtes faisaient défaut).

Hernies sans sac. — Les hernies d'origine traumatique n'ont pas de sac. Le péritoine a été blessé en même temps que les aponévroses. Il s'est soudé aux abords de la cicatrice. Mais la cicatrice en se distendant peut l'entraîner secondairement. Nous verrons à propos de la hernie épigastrique que LEFORT regarde comme possible cette locomotion secondaire du péritoine.

Organes contenus dans le sac. — Cette hernie contient l'épiploon et l'intestin grêle. Dans un cas l'intestin grêle était tout entier dans le sac.

On trouve encore, le cæcum, le côlon, les appendices graisseux du côlon, le testicule (GIORDANO).

Quand la hernie est volumineuse et constitue une sorte d'éventration, on a pu rencontrer l'estomac (PETIT), le foie (in Th. REIGNIER), les deux reins (MONRO père).

Étranglement. — Ces organes sont quelquefois adhérents entre eux ou aux parois du sac. Ces adhérences intra-sacculaires ont pu former des brides sur lesquelles l'intestin s'est étranglé.

En dehors de ces étranglements exceptionnels dans l'intérieur du sac, l'agent de l'étranglement siège presque toujours à la partie profonde de la paroi, au niveau de l'aponévrose du transverse. Quelquefois enfin, le siège de l'étranglement est double et l'on est obligé de faire deux débridements, au cours

de l'opération, l'un superficiel au niveau du grand oblique ;
l'autre profond au niveau du péritoine (cas de Duplay).

Étiologie. — Les hernies ventrales sont traumatiques [1]
ou spontanées ; traumatiques, elles succèdent indirectement à
une plaie ou à une contusion de la paroi qui s'est cicatrisée, et
dont la cicatrice s'est laissée distendre. Nous en rapprochons
celles qui se forment après une suppuration post-opératoire [2]
ou spontanée.

Les hernies spontanées sont des hernies de faiblesse. Elles
sont rares chez l'homme : exceptionnelles chez l'enfant (nouveau-né. Monro, Giordano). Elles sont fréquentes après trente
ans ; fréquentes aussi chez la femme, principalement celles qui
ont eu des enfants (90 p. 100). Nous nous sommes expliqués plus
haut sur l'affaiblissement de la paroi au-dessous de l'ombilic.
Il est certain que la grossesse, l'obésité, etc., peuvent accroître
cet affaiblissement ; ainsi que Dioxis, J.-L. Petit l'ont signalé.

Symptômes. Diagnostic. — L'histoire clinique des hernies
ventrales diffère peu de celles de la ligne blanche.

I. Il existe de petites tumeurs difficiles à percevoir, masquées
qu'elles sont par la graisse de la paroi. Ce sont ces hernies
qui donnent lieu à des accès de gastralgie et de dyspepsie ; à
des douleurs fixes, que la marche, la toux exagèrent ; qui cessent souvent dans le décubitus horizontal ; et que la pression
en un point constant réveille.

Souvent une recherche minutieuse fera trouver une légère
saillie, une petite boule, réductible avec ou sans gargouillement : le doigt s'engage à sa suite dans un orifice. Si l'on
fait tousser le malade on sent une légère impulsion et si l'on
ôte le doigt engagé dans l'orifice, la hernie se reproduit.

II. Les grosses laparocèles présentent les symptômes des

---

[1] Coup de sabre (Lentin) ; coup de canif (Lefort) ; d'épée (Cruveilhier), etc.

[2] Ablation d'un fibrome de la paroi (Gosselin) ; abcès spontané de
la paroi (Mackrocki).

hernies en général. Nous n'insisterons pas. On recherchera le siège exact de leur pédicule, et l'on s'assurera s'il est en dehors ou en dedans du bord externe du muscle droit.

Il faudra s'assurer si la hernie se réduit complètement; si elle ne reste pas engagée dans la paroi ou dans un sac péritonéal. La hernie qui reste intra-pariétale dessine une saillie, pâteuse et molle à la palpation, sonore à la percussion, augmentant de volume quand on fait tousser le malade.

La hernie ventrale étranglée, quand elle est intra-pariétale peut être méconnue. TERRIER crut dans un cas à un étranglement interne et ce n'est qu'après avoir ouvert le ventre qu'il vit l'intestin engagé dans un orifice abdominal.

Dans un cas très différent où la hernie ventrale était très nette, MICHAUX crut, en présence des accidents douloureux que son malade présentait, qu'il s'agissait d'un étranglement; il s'agissait d'une cholécystite[1].

Hernies dans la gaine du muscle droit. — Ces hernies sont très rares. Elles succèdent toujours à des ruptures du muscle droit et de sa gaine. Cette rupture a lieu au dessous de l'ombilic là où la partie postérieure de la gaine devient celluleuse.

Cependant LEDRAN a vu une hernie épiploïque dans la gaine du muscle droit, du côté gauche, tout près des fausses côtes. Elle était située à la face profonde du muscle.

DUPLAY a opéré une épiplocèle irréductible qui s'était produite à travers le muscle grand droit, rompu quelque temps auparavant. Plus tard, le feuillet antérieur de la gaine s'était laissé érailler et la hernie était devenue sous-cutanée[2].

Quand cette hernie est irréductible, il est à peu près impossible de la différencier des tumeurs ordinaires de la paroi abdominale, notamment des fibromes dont elles reproduisent tous les caractères objectifs.

Traitement. — *Bandages.* — On peut traiter les laparocèles

---

[1] *Soc. Chir.*, 1896.

[2] DUPLAY. *Arch. gén. de méd.*, 1895, t. I.

des gens trop âgés ou trop affaiblis, par l'application d'un bandage analogue aux bandages ombilicaux. Si la hernie était volumineuse et irréductible, on ferait porter au malade une sorte de suspensoir.

Cure radicale. — Dans tous les cas favorables à une opération il faudra opérer. Nous n'insisterons pas sur cette cure opératoire. Nous signalerons seulement la difficulté que l'on a eu quelquefois à fermer un orifice herniaire volumineux. Nous insisterons brièvement aussi sur les soins qu'il faudra apporter à la suture en étage de la paroi pour éviter une éventration post-opératoire ou la récidive de la hernie.

Traitement de la hernie étranglée. — Dans les laparocèles, le taxis n'est pas seulement une méthode aveugle ; il risque encore de s'accompagner d'une fausse réduction. C'est que la hernie étant quelquefois bilobée, il est arrivé à GOSSELIN en particulier, de réduire la tumeur sous-cutanée dans la poche interstitielle ou propéritonéale.

La kélotomie ne présente pas de règles spéciales.

Mais la kélotomie n'est pas le seul traitement de l'étranglement. On a pratiqué et préconisé la laparotomie d'emblée. Cette méthode est à rejeter. Tout au plus trouve-t-elle une application exceptionnelle quand la hernie est petite et le diagnostic d'étranglement incertain. Dans ce cas, on se conduit comme s'il s'agissait d'une occlusion intestinale. C'est ce que fit TERRIER.

Mais dans les cas ordinaires on pratiquera la kélotomie suivant les règles usuelles. On ouvrira le sac, on réduira l'intestin après l'avoir détaché de ses adhérences, et on réséquera le sac.

Par la voie abdominale, si l'intestin était adhérent au fond du sac, il serait difficile de le libérer. D'autre part il serait dangereux de disséquer en plein ventre un sac infecté. Ces deux raisons nous font rejeter la laparotomie médiane comme opération de choix.

HERNIE OBTURATRICE

Cette hernie qui se produit par le trou obturateur ou sous-pubien est encore désignée sous le nom de *hernie sous-pubienne, hernie ovalaire, hernie iliaque antérieure..*

Historique. — ARNAUD et DUVERNEY ont observé les deux premiers cas de hernie obturatrice et GARENGEOT en 1753 publia le premier travail d'ensemble sur cette question.

Dans ces dernières années, des mémoires importants se sont succédé. Nous signalerons principalement la thèse très documentée de GRUNFELDT, 1880[1], et celle de PIMBET, 1882; les deux articles d'AUERBACH et d'ENGLISH parus en 1890; ceux de PICQUÉ et POIRIER parus dans la *Revue de chirurgie*, 1891, auxquels nous aurons à faire de nombreux emprunts : enfin la thèse de BERGER, Lyon, 1895.

Ces travaux se trouvent du reste rassemblés dans l'article du professeur BERGER[2]. Il faut y joindre une leçon de clinique chirurgicale de BÉRARD[3], et un court mémoire de P. FRÉDET[4] qui fixe quelques points d'anatomie de la hernie obturatrice.

Anatomie pathologique. — Nous croyons utile de rappeler quelques points d'anatomie du canal sous-pubien, beaucoup moins étudié que les canaux inguinal ou crural.

Canal sous-pubien. — Il est destiné à conduire les vaisseaux et le nerf obturateur de la cavité pelvienne à la racine de la cuisse.

Il est situé à la partie supérieure du trou obturateur, au-dessous de la branche horizontale du pubis, immédiatement au-dessous de l'éminence iléo pectinée. Il est dirigé obliquement d'arrière en avant, et de dehors en dedans. Il décrit au-dessous

[1] Thèse de Kjobenhaven.
[2] Traité chir. DUPLAY-RECLUS, t. VI (2e édition).
[3] *Bull. méd.*, 1898.
[4] *Rev. chir.*, 1901.

du pubis une légère courbure à concavité supérieure. Il a 3 centimètres de longueur.

Il partage l'inclinaison du bassin et fait avec l'horizontale un angle aigu de 20 à 25 °, ouvert en dehors. C'est un canal ostéo-fibro-musculaire. Il est constitué en haut par une gouttière osseuse qui présente deux bords ou lèvres, lèvre postérieure et interne ou pelvienne, lèvre antérieure et externe ou cotyloïdienne.

Sur ces deux lèvres s'insèrent les deux membranes obturatrices. La membrane obturatrice interne, assez épaisse en haut pour mériter le nom de *ligament postérieur du canal sous-pubien*, représente en ce point une bandelette fibreuse tendue du tubercule obturateur externe à la face interne du pubis. Son bord supérieur limite avec la face inférieure de la gouttière pubienne un orifice ostéo-fibreux ; c'est l'orifice profond ou pelvien du canal sous-pubien.

Parmi les divers faisceaux qui représentent la membrane obturatrice externe, le faisceau supérieur, étendu du tubercule obturateur externe à la face externe du pubis, limite également avec la face inférieure de la gouttière osseuse un deuxième orifice, orifice superficiel ou crural du canal sous-pubien.

Entre les deux orifices, les deux membranes obturatrices se regardent par leurs faces respectives. Elles sont séparées par toute la largeur de la gouttière osseuse ; mais cette séparation n'existe que sur une hauteur d'un centimètre et demi à 2 centimètres. En bas, les deux membranes s'accolent sans se fusionner. Elles s'accolent, de telle sorte que leur coupe verticale représente assez bien un Y dont les deux branches répondent à la partie supérieure des deux membranes, et dont la tige représente l'accolement des deux membranes. Il y a accolement : en effet, les deux membranes n'adhèrent pas ; elles sont séparées anatomiquement par une légère nappe graisseuse ; elles sont séparées pathologiquement dans certains cas par les hernies dites interstitielles.

Les faces opposées ou distales des membranes obturatrices sont recouvertes par les muscles obturateurs. Ces deux muscles prennent part ainsi à la constitution du canal sous-pubien, dont ils forment respectivement les parois postérieure et antérieure. De plus, comme ils s'insèrent sur le rebord inférieur et fibreux des orifices sous-pubiens, il prennent part à la formation de ces orifices.

On voit donc que sur une coupe verticale, le canal sous-pubien est triangulaire, sa base supérieure est représentée par la gouttière osseuse : sa face postérieure par la membrane obturatrice interne doublée profondément par le muscle obturateur interne : sa face antérieure par la membrane obturatrice externe doublée superficiellement par le muscle obturateur externe. Le sommet inférieur est représenté par l'adossement des deux membranes obturatrices.

Il est indispensable de faire une distinction entre les deux parois du canal sous-pubien. La paroi postérieure, musculaire et aponévrotique, est d'une seule pièce c'est-à-dire non fasciculée. Le muscle s'insère réellement sur l'aponévrose par implantation directe de lames fibreuses qui nées sur la membrane se perdent dans le muscle. On ne peut décoller le muscle de la membrane. Aussi les viscères abdominaux ne trouvent aucune voie, aucun interstice pour pénétrer soit à travers le muscle soit à travers la membrane.

La paroi antérieure au contraire est formée dans sa partie aponévrotique et dans sa partie musculaire de plusieurs pièces. La membrane obturatrice externe est décomposée en plusieurs bandes fibreuses superposées, assez largement espacées les unes des autres. Le muscle obturateur externe prend bien réellement insertion sur la bande supérieure ; mais il ne fait que s'accoler au reste de la membrane. En outre, il est lui-même décomposé en trois faisceaux, supérieur, moyen et inférieur. Entre le faisceau supérieur et moyen, il existe même un interstice assez large pour laisser passer les branches vasculaires et nerveuses obturatrices.

Il s'ensuit que cette paroi antérieure est peu solide et que les hernies engagées dans le canal obturateur pourront sortir à travers cette paroi antérieure, au lieu de sortir par l'orifice antérieur.

L'orifice profond est transversal et ovalaire à grosse extrémité externe. Il admet à force l'introduction de la pulpe du doigt. Son bord inférieur, fibreux et résistant, ne se laisse pas déprimer. C'est l'agent habituel d'étranglement dans les hernies.

Il est situé au-dessous de la fossette inguinale interne. Il est donc compris entre le bord de la vessie, qui en se distendant recouvre l'angle interne de l'orifice et l'artère ombilicale qui avoisine son angle externe.

Il est recouvert par le péritoine pariétal et par le tissu sous-péritonéal. Ce tissu est graisseux chez la femme, plutôt celluleux chez l'homme. Habituellement, il permet mal le décollement du péritoine. D'autres fois au contraire, quand il est gras, il laisse le péritoine s'invaginer dans le canal. Lorsque l'on tire sur la graisse contenue dans le canal sous-pubien, cette graisse continue avec la graisse sous-péritonéale, entraîne le péritoine dans le canal, et le déprime en cul-de-sac. Embryologiquement, on devrait retrouver entre le bord de la vessie et l'artère ombilicale, une lame de nature fibreuse, placée au-devant du péritoine et représentant la lame d'accolement du mésocyste. Pratiquement, il y a des différences individuelles telles que cette lame, qui devrait faire écran au-devant des viscères abdominaux ne compte pour ainsi dire pas en tant que plan anatomique distinct.

Les organes, qui pénètrent dans le canal sous-pubien, l'abordent dans l'ordre suivant. En haut, le nerf obturateur : au-dessous du nerf, l'artère obturatrice : au-dessous de l'artère, la veine obturatrice. A la partie interne de l'orifice, existe normalement un peloton graisseux sous-pubien continu avec la graisse sous-péritonéale qui joue dans certains cas le rôle de lipome herniaire.

Dans le canal sous-pubien, les vaisseaux et nerfs se divisent, puis très diminués, sortent par l'orifice externe non plus superposés mais accolés horizontalement. En dehors, le nerf : en dedans l'artère. De plus, en dehors du nerf une veine : en dedans de l'artère une autre veine.

Contrairement à ce que nous voyons pour les régions crurale, inguinale, ombilicale, l'orifice superficiel du canal sous-pubien ne débouche pas au-dessous des plans superficiels de la cuisse. Il en est séparé par toute l'épaisseur du muscle pectiné.

Lorsqu'une hernie ou une collection liquide s'engage dans le canal sous-pubien, différentes voies sont offertes à leur sortie.

Elles peuvent, buttant sur le bord supérieur du petit adducteur, s'engager soit en arrière de lui, entre lui et le grand adducteur (exceptionnel); ou bien en avant du petit adducteur, entre lui et le moyen (plus fréquent).

Presque toujours la hernie se porte derrière le pectiné et s'insinue entre le bord inférieur du pectiné et le bord supérieur du moyen adducteur. Et là, elle reste sous-aponévrotique, ou bien elle devient sous-cutanée, en perforant l'aponévrose crurale. Le fond du sac est alors placé à un travers de doigt en dedans de l'artère fémorale et à un travers de doigt au-dessous de l'arcade crurale.

Ces préliminaires anatomiques sont indispensables à connaître si l'on veut s'expliquer les différentes variétés de la hernie obturatrice.

Anatomie pathologique. — *Variétés herniaires*. — Picqué retient trois variétés habituelles de hernie obturatrice : 1° La hernie du canal sous-pubien; 2° la hernie qui sort entre la partie supérieure et moyenne du muscle obturateur externe; 3° la hernie qui se place entre les deux membranes obturatrices.

La première variété constitue la hernie habituelle. Engagée dans l'orifice profond, elle sort par l'orifice superficiel. Elle suit le trajet préparé au paquet vasculo-nerveux.

La deuxième variété est relativement fréquente et Picqué insiste sur ce point. La hernie engagée dans le canal sous-pubien, ne sort pas par l'orifice externe, en suivant le faisceau vasculo-nerveux principal ou supérieur; mais elle se dégage entre les faisceaux supérieur et moyen du muscle obturateur

---

[1] Observ. de Hilton, Chiene, Boulby, Scott, Lang, Auerbach, Bouk.

externe, en suivant le faisceau vasculo-nerveux accessoire ou inférieur.

Dans la troisième variété, la hernie reste engagée entre les deux membranes obturatrices, au milieu de la nappe cellulo-graisseuse qui sépare normalement ces deux membranes, (cas de Winson, Hervette, Romberg).

Il existe quelques variétés exceptionnelles.

a. La hernie au lieu de pénétrer à travers l'orifice profond du canal sous-pubien traverse le muscle obturateur interne et son aponévrose, au-dessous de ce cet orifice. Il n'existe qu'une seule observation d'une pareille hernie, celle de Cloquet[1].

b. La hernie engagée dans le canal sous-pubien, peut passer entre les deux tubercules obturateurs interne et externe et pénétrer au-dessous du ligament transverse de l'acétabulum. Cette hernie, dite cotyloïdienne, est signalée par Fischer et mise en doute par Picqué, qui n'a pu en retrouver aucune autre observation.

Telles sont les variétés herniaires normales et rares.

Au point de vue opératoire, il nous semble, que l'on pourrait décrire trois variétés de hernie, mais de la façon suivante.

1° La *hernie interstitielle.* — Elle reste engagée dans le canal sous-pubien ; elle peut exceptionnellement se placer entre les deux membranes obturatrices, mais tout en restant dans le canal.

2° La *hernie rétro-pectinéale.* — Elle sort du canal sous-pubien soit par l'orifice externe normal, soit entre les deux faisceaux du muscle obturateur externe. Cette hernie reste profonde ; elle se place soit en arrière, soit au-devant du muscle petit adducteur, elle peut à la rigueur rester suspendue au-dessus de lui. Mais elle est toujours masquée en avant par le muscle pectiné.

3° La *hernie anté-pectinéale.* — Cette hernie est superficielle. Elle traverse l'interstice du pectinée et du moyen adducteur.

---

[1] Hernie centrale. Pièce déposée au musée Dupuytren.

Elle se place au-dessous du fascia lata, ou bien, traverse le fascia lata et devient alors sous-cutanée.

Cette division, basée sur le siège même de la hernie, indique implicitement les plans anatomiques qu'il faut traverser pour arriver jusqu'à elle.

Collet du sac. — Il est placé à l'orifice pelvien du canal sous-pubien : c'est le point le moins extensible du canal,

Il présente avec les vaisseaux et le nerf obturateur des rapports très importants, mais trop variables cependant pour que l'on puisse en déduire des règles dans le débridement de la hernie étranglée.

Le plus souvent, le collet du sac est placé à la partie interne de l'orifice profond en dedans et en avant des vaisseaux et du nerf ; c'est-à-dire que le bord du sac recouvre un peu la partie interne du paquet vasculo-nerveux (Picqué).

Quelquefois, le paquet vasculo-nerveux est dissocié par la hernie. C'est ainsi que dans le cas de Demeaux et Fiaux le nerf était en arrière du sac, l'artère en dedans, la veine en haut et tous trois s'enroulaient légèrement autour du sac.

Dans le cas de Picqué, l'artère obturatrice embrassait le collet du sac dans sa bifurcation et formait en haut et sur les côtés un cercle incomplet

Dans une autopsie de Fredet, le sac était au-dessus de l'artère et de la veine, en dedans du nerf : une branche nerveuse s'enroulait au-dessous du sac.

Ce sont ces rapports intimes du sac avec le nerf ou avec ses branches de division qui rendent compte des élancements douloureux accusés par le malade et dont Romberg fait un signe caractéristique de la hernie.

Voici d'après English quels sont les rapports de l'artère avec le collet du sac.

L'artère était située:

En dehors, 16 cas ;

En dedans, 9 cas ;

En arrière, 9 cas ;

En avant, 1 cas.

On voit qu'en somme, le paquet vasculo nerveux est placé le plus souvent en dehors. Mais ce fait ne saurait être d'une grande utilité pour débrider la hernie car, en pratique, on risque de tomber sur un cas anormal, et quel que soit le côté du sac que l'on débride, on s'expose à blesser une branche artérielle importante. Mieux vaut donc débrider à ciel ouvert.

Le sac herniaire est toujours très mince. Il est quelquefois très volumineux et atteint les dimensions d'une tête d'adulte (VELPEAU et BÉRARD) : la hernie peut même descendre jusqu'au genou (SANTIAGO). Par contre, il existe des sacs si petits qu'ils admettent à peine l'extrémité du doigt.

Ces petits sacs sont quelquefois déshabités (GRUNFELDT). Ils peuvent même s'oblitérer; dans ce cas, leur ouverture est représentée par une cicatrice plissée.

Le tissu celluleux qui entoure le sac, se tasse et se moule autour de lui, de façon à constituer un sac adventice. Cette disposition tient, d'après FREDET, à ce que l'ancien mésocyste, tendu entre la vessie et l'artère ombilicale, a été repoussé par la hernie. Mais il ne nous semble pas démontré que ce sac adventice représente forcément l'ancien fascia d'accolement du mésocyste. Car ces sacs adventices peuvent exister dans d'autres régions. A. COOPER les a bien disséqués et décrits dans la région crurale.

Contenu du sac. — Il est représenté par l'intestin grêle presque toujours. On trouve encore : l'épiploon, l'appendice iléo-cæcal, un diverticule intestinal : la vessie, et les organes génitaux de la femme.

La hernie est quelquefois bilatérale. Dans le cas unique de CHIENE, il y avait à droite deux hernies, et à gauche une troisième hernie,

Lipome herniaire. — On voit quelquefois à la face externe du sac un véritable lipome herniaire ou de simples pelotons

---

[1] Nous laissons de côté les cas où il est dit que l'artère est en dehors et en arrière, en dedans et en arrière. Il est inutile de trop multiplier les variétés.

graisseux. Cet amas de graisse se continue avec la graisse sous-péritonéale, et joue un rôle prépondérant dans la formation des hernies. POIRIER a montré que lorsqu'on tirait sur le peloton graisseux qui existe normalement à l'entrée du canal sous-pubien, on déterminait une légère invagination du péritoine dans le canal. Cette graisse en s'accumulant attire d'elle-même le péritoine, et peut créer un sac herniaire, par le seul effet de son développement anormal[1].

GERDÈS cite un cas où le lipome était au contact direct de l'intestin. Il est probable, ainsi que le fait remarquer BERGER, que le sac toujours très mince avait été déchiré.

Sans nier la possibilité de la hernie congénitale, nous ferons remarquer que rien ne démontre son existence. Les quelques sacs vides et très petits, que l'on rencontre par hasard à l'autopsie, ne sont que des sacs déshabités, en tout cas des sacs acquis.

FREDET fait remarquer avec juste raison que lorsque le fascia prévésical s'étend bien marqué jusqu'à l'artère ombilicale et qu'on le retrouve dans la dissection d'une hernie obturatrice, c'est une preuve que cette hernie n'est pas congénitale. — C'est-à-dire que le péritoine du sac herniaire n'était pas primitivement évaginé, c'est-à-dire préformé.

Étiologie. — Cette hernie se rencontre surtout chez l'adulte : très rarement chez l'enfant. Cependant BERGER l'a vu à deux ans, KRONLEIN et MARCY à douze ans.

Elle est beaucoup plus fréquente chez la femme que chez l'homme : 118 femmes pour 18 hommes.

Nous avons vu que certaines conditions anatomiques favorisaient la formation de la hernie obturatrice.

Tout d'abord c'est l'inclinaison du trou obturateur et par conséquent du trou sous-pubien, formant avec l'horizontale un angle de 20 à 25° ouvert en dehors. Grâce à cette inclinaison.

---

[1] Ce rôle du lipome dans la formation de la hernie obturatrice avait été signalé par CLOQUET dans sa thèse de concours. Après AUERBACH et GRUNFELDT, MM. PICQUÉ et POIRIER y ont de nouveau insisté.

l'effort abdominal s'exerce presque perpendiculairement sur la paroi pelvienne, et tend par conséquent à chasser les viscères dans le canal sous-pubien. Chez l'homme, le bassin étant moins évasé et moins oblique, l'engagement des viscères doit se faire moins facilement.

Nous savons encore que le péritoine pariétal glisse mal au niveau du trou sous-pubien et que le tissu celluleux qui le double est presque fibreux[1]. C'est là un obstacle sérieux à la formation de la hernie. Mais il arrive que ce tissu sous-péritonéal peut disparaître soit après un amaigrissement très marqué (TRELAT) soit à la suite d'une inflammation chronique (pelvi-péritonite, péricystite); il peut encore se charger de graisse, principalement chez la femme.

Ce sont là des causes prédisposantes de la hernie obturatrice.

Symptômes et diagnostic. — *Symptômes fonctionnels.* — La hernie détermine quelques troubles fonctionnels assez marqués.

Ce sont des douleurs vives, une sensation d'engourdissement, des crampes qui se localisent à la racine de la cuisse et s'irradient à tout le membre. Elles sont dues à une compression ou à des tiraillements du nerf obturateur ou de ses branches.

D'autres fois le malade éprouve des coliques et des vomissements. Il s'agit alors de petites crises d'étranglement.

Signes physiques. — La tumeur n'est pas toujours appréciable; et c'est à peine si, à l'occasion d'un étranglement, elle peut être soupçonnée.

Lorsque la tumeur est bien marquée, elle apparaît à la partie interne du triangle de Scarpa, à 2 centimètres en dedans de l'artère. Elle est généralement globuleuse : elle augmente de volume lorsque le malade tousse. Elle se réduit et le doigt qui la repousse l'accompagne non pas au-dessous de l'arcade, mais au-dessous de la branche horizontale du pubis.

---

[1] Surtout lorsque ce tissu celluleux, dans sa partie antérieure, représente le vestige du mésocyste primitif.

Lorsque cette tumeur n'est pas sonore, et qu'elle ne détermine pas de gargouillement en se réduisant, son diagnostic reste incertain. On peut la confondre avec une hernie musculaire des adducteurs, mais surtout avec un abcès par congestion venant du bassin. Dans ce dernier cas, il existe un prolongement pelvien de l'abcès et le toucher vaginal ou rectal permettra de le déceler. De plus, les os avoisinants, le sacrum, la colonne vertébrale présenteront des signes d'inflammation chronique.

Lorsqu'on sera certain qu'il s'agit d'une hernie, il faudra déterminer son siège. Et l'on pourra hésiter entre une hernie crurale ou vaginale et une hernie obturatrice.

La hernie crurale, surtout celle qui se produit à travers le ligament de Gimbernat a le même siège au-dessous de l'arcade, à quelques centimètres en dedans de l'artère fémorale. Mais elle se réduit immédiatement au-dessous de l'arcade de Fallope, au lieu de filer à quelque distance au-dessous de cette arcade. La hernie vaginale pénètre dans la grande lèvre, et se réduit en passant au-dessous de la branche descendante du pubis; tandis que la hernie obturatrice se réduit entre les deux branches pubiennes : c'est là son caractère distinctif.

Étranglement de la hernie obturatrice. — L'agent habituel de l'étranglement est le collet du sac : mais la striction du sac est commandée par l'étroitesse de l'orifice profond placé entre un rebord osseux et un rebord fibreux peu extensible.

D'autrefois l'intestin est étranglé soit au niveau d'une bride fibreuse intra-pelvienne tendue au travers du collet (DEMEAUX, FIAUX) soit entre deux faisceaux du muscle obturateur externe (MANÉC).

Les lésions de l'étranglement sont quelquefois peu marquées : le sillon n'existe pas ; à peine trouve-t-on un léger état de péritonite herniaire.

Nous savons du reste que la hernie peut présenter des attaques frustes d'étranglement. Ce sont là sans doute des lésions d'étranglement bénin. Mais en pratique, il ne faut pas compter sur une marche aussi favorable. Il faut au contraire se conduire comme si l'étranglement devait être grave.

Le pincement latéral est relativement fréquent. Il ne présente en cette région rien de particulier.

En général, l'étranglement et le pincement aboutissent à la gangrène et à la perforation. Et suivant la marche rapide ou lente des lésions, on observe : une péritonite herniaire avec formation d'adhérences (VINSON, GOODHART); un phlegmon herniaire s'ouvrant plus ou moins haut à la cuisse (BOUVIER, ROCHET); une péritonite généralisée.

Les symptômes de la hernie obturatrice étranglée sont les suivants :

Une vive douleur quand on déprime les téguments de la cuisse en un point qui répond au trou sous-pubien.

La douleur peut être spontanée, elle est lancinante. Elle s'irradie depuis le pubis jusqu'au genou, jusqu'au pied. Elle s'accompagne d'engourdissement. Elle est due à la pression exercée par le sac enflammé sur le nerf obturateur ou ses branches. L'existence de cette douleur et de ses irradiations constitue le *signe de Romberg*. Dans toutes les observations prises avec soin, ce signe existait.

Il existe en général une flexion permanente de la cuisse sur le bassin. Il est impossible d'étendre la cuisse et de la mettre en abduction sans faire souffrir le malade. Il y a une contracture réflexe des adducteurs provoquée par la douleur.

Les signes physiques sont inconstants. Quelquefois la tumeur fait défaut. (BORK, SMITH, BOYER). D'autrefois, elle est à peine visible et forme à peine une voussure au niveau des adducteurs (cas de TRÉLAT). Lorsque la tuméfaction est bien marquée, elle a son siège habituel. Elle est rénitente, tendue, légèrement bosselée. Elle est irréductible.

L'étranglement présente quelques variétés dans sa marche.

Il y a en effet des crises frustes, marquées par des douleurs, des coliques et des vomissements et qui cessent brusquement à la suite d'un mouvement, d'un changement d'attitude.

D'autrefois, malgré la présence de signes nets d'étranglement, la tumeur se laisse réduire (GARENGEOT, PICQUÉ).

16.

Presque toujours, l'étranglement suit son cours habituel.

Lorsque les signes fonctionnels et généraux de l'étranglement s'accompagnent d'une tumeur, le diagnostic est facile. Cependant quelques erreurs ont été commises et l'on a cru à l'existence d'une adénite, d'un psoïtis, d'un anévrysme (BÉGIN, SANSON), de varice enflammée (ROTTECK). Par contre PIMBET a pris un abcès stercoral placé sous le pectinée pour une hernie obturatrice étranglée.

Une autre cause d'erreur, qui n'est pas rare, tient à la coexistence assez fréquente des hernies crurale et obturatrice. PICQUÉ en rapporte 7 cas. L'erreur consiste à attribuer les accidents d'étranglement de la hernie obturatrice à la hernie crurale [1]. Dans les cas d'AUERBACH et de ROSE, la tumeur obturatrice était recouverte par la crurale.

D'autrefois la hernie est méconnue, et cela parce que la tumeur est invisible. On croit alors à un étranglement interne. Nous avons vu du reste que l'étranglement de la hernie obturatrice peut tenir à une bride [2]. Nous ne pouvons signaler ici toutes les causes d'erreur [3].

En présence des signes d'étranglement, il faut accorder une réelle importance aux irradiations douloureuses dans la zone du trou obturateur et cela parce que, ce *signe de Romberg* est constant [4].

Il faut en outre pratiquer le toucher vaginal ou rectal : diriger son doigt vers l'orifice obturateur profond. On réveillera une douleur très vive en ce point. On sentira même une masse plus ou moins volumineuse et empâtée.

Traitement de la hernie obturatrice. — *Bandages*. — Il existe des bandages pour hernie obturatrice : ce sont ceux

---

[1] ALBERTIN. *Prov. méd.*, 1897.

[2] Cas de FIAUX.

[3] Néphrite (MARÉCHAL, NICAISE). Névralgie obturatrice due à une ancienne fracture du col (LEMOINNE). Abcès (MARIE). Inversion utérine (OLIVARÈS). Suppurat. pelvienne (KRONLEIN).

[4] JABOULAY a pu porter le diagnostic de hernie obturatrice étranglée en se basant sur ce signe.

de Garengeot, Dupuytren, etc. Mais tous nos auteurs sont d'accord pour condamner le port de ces appareils, dont le moindre défaut est d'être inutile. Inutile en effet, car ici plus qu'à la région crurale, il est impossible de maintenir une pelote herniaire fixe au devant du trou obturateur.

Cure chirurgicale. — Le seul traitement efficace que l'on doive appliquer à ces hernies, c'est la cure chirurgicale. On l'applique dans deux conditions différentes : lorsque la hernie est simple, ou lorsqu'elle est étranglée.

Hernie simple. — La cure radicale de la hernie simple a été anciennement exécutée par Arnaud, et c'est peut-être la seule fois qu'elle ait été exécutée. Nous dirons plus loin quel est le manuel opératoire que l'on doit suivre.

Hernie étranglée. — Les divers traitements que l'on a appliqués à la hernie obturatrice étranglée sont : le taxis, l'anus contre nature, la laparotomie, la herniotomie obturatrice proprement dite.

Le taxis s'applique le plus souvent quand le malade a été placé en position le siège très élevé ou en position genu pectorale. Dans un cas, Werner a combiné au taxis, la traction sur le pédicule de la hernie, traction opérée à l'aide d'un doigt introduit par le vagin.

Ce taxis a donné quelques succès (12 fois sur 118 cas). Et nous ajouterons qu'au cours de 4 herniotomies, la réduction herniaire se fit spontanément, après incision des plans superficiels. Ce sont là certainement autant de cas qui auraient guéri par le taxis.

Néanmoins cette méthode est aveugle. Nous savons que dans la hernie obturatrice en particulier, le diagnostic est porté assez tard et que la gangrène de l'anse est fréquente. On risque donc par des pressions forcées, de réduire une anse gangrenée ou de hâter une perforation. Aussi nos auteurs classiques condamnent-ils le taxis avec juste raison.

L'anus contre nature est un traitement d'exception. Il n'a

été pratiqué que dans un seul cas où la hernie avait été méconnue. Il s'est terminé par la mort [1].

La laparotomie a été également pratiquée par erreur un certain nombre de fois. Il ne semble pas du reste qu'elle représente le traitement le meilleur. En effet, même après ouverture du ventre, on peut passer à côté de la hernie sans la voir. C'est ce qui est arrivé à JABOULAY.

En outre, le succès opératoire est exceptionnel et sur 7 cas cités par BERGER, celui de ROSE seul eut une issue heureuse.

Ces insuccès tiennent peut-être à ce que l'on opère trop tard ; mais ils sont dus surtout à ce que l'on est obligé d'abandonner le sac infecté dans la région malade ; ou bien de le disséquer en plein ventre, c'est-à-dire avec toutes les chances possibles de contamination du péritoine. Nous croyons donc, contrairement à BORCHARD [2] et d'accord en cela avec le professeur BERGER que la laparotomie doit être rejetée comme méthode de choix. Elle doit être réservée aux cas où le diagnostic de hernie étranglée est douteux, et où l'on craint plutôt une occlusion intestinale ; aux cas encore où, après herniotomie obturatrice on n'a pas pu réduire dans le ventre l'anse étranglée, ainsi que cela est arrivé deux fois à JABOULAY.

La herniotomie obturatrice proprement dite se pratique en incisant les plans de la région obturatrice, à la partie interne du triangle de Scarpa.

Les résultats ont été jusqu'ici désastreux. On compte à peine 6 guérisons sur plus de 100 opérés. Ces insuccès tiennent sans doute à l'âge avancé des sujets ; mais surtout à ce que le diagnostic est fait trop tard. Il ne faut pas croire que les hémorragies liées à la blessure des vaisseaux obturateurs ou de leurs branches, constituent un accident mortel. Car il a été toujours possible de les arrêter soit par le pincement, soit par la compression simple. On les préviendra en débridant la membrane obturatrice profonde à ciel ouvert.

[1] Cas de BERGER.

[2] BORCHARD. Etude sur les hernies du plancher pelvien. Th. Lyon, 1895.

Méthode opératoire pour aborder le trou obturateur par la région crurale. — Il est d'abord indispensable de relever fortement le bassin, afin de diminuer l'obliquité du trou ovalaire qui sur un sujet couché regarde en avant mais aussi en bas : (angle de 25 degrés avec l'horizontale). C'est là un point de pratique important recommandé par BERGER.

Faire une incision verticale sur le bord interne du pectiné, à 2 centimètres et demi en dedans des vaisseaux fémoraux [1]. Chercher ensuite l'interstice du pectiné et du moyen adducteur et si le jour n'est pas assez grand. débrider le pectiné en se rapprochant de son insertion pubienne.

Explorer alors la région obturatrice : rechercher les vaisseaux et le nerf obturateurs : les écarter du sac.

S'il s'agit de la cure radicale d'une hernie simple, on ouvre le sac, on réduit l'intestin et on dissèque le sac ; on le résèque après ligature.

S'il s'agit d'une hernie étranglée, on ouvre le sac ; on le débride autant que possible à ciel ouvert. Si on ne peut voir les vaisseaux obturateurs, il faut débrider en bas la membrane obturatrice.

Les autres temps opératoires sont les mêmes que ceux de la hernie simple.

II. — HERNIES ANTÉRIEURES

HERNIE OMBILICALE

Définition. — Pour que la hernie mérite le nom d'ombilicale, il faut qu'elle se produise à travers l'anneau ombilical. Toute hernie de la région ombilicale qui n'est pas sortie par l'anneau est une variété de *hernie épigastrique*, la variété para-ombilicale.

Il est cependant une variété herniaire qui se forme avant

---

[1] PICQUÉ recommande d'inciser plus en dedans sur la saillie du grand adducteur et de récliner ce muscle en dehors si le sujet est maigre, en dedans s'il est gras.

que l'anneau ombilical se soit développé et que le ventre soit fermé : *c'est la hernie ombilicale embryonnaire*. Il est à peine besoin de faire remarquer qu'il s'agit plutôt d'une ectopie viscérale que d'une hernie vraie. Mais comme cette ectopie se produit à travers une large ouverture de la paroi dont le centre répond à l'ombilic, il est rationnel de reporter son étude au chapitre des hernies ombilicales.

Division des hernies ombilicales. — Il existe deux classes de hernie ombilicale : la *hernie acquise* et la *hernie congénitale*. La hernie acquise se forme après la naissance ; elle comprend elle-même deux variétés : 1° la hernie de l'enfance qui se produit dans les premiers jours de la vie et pendant les premières années ; 2° la hernie de l'adulte.

La hernie congénitale se produit avant la naissance. Elle comprend également deux variétés. Se produit-elle pendant la vie embryonnaire, elle prend le nom de *hernie embryonnaire* : c'est celle dont nous avons parlé plus haut. Se produit-elle pendant la vie fœtale, elle porte le nom de *hernie fœtale*.

Nous décrirons successivement ces différentes hernies.

HERNIES CONGÉNITALES

Nous décrirons successivement l'anatomie pathologique des hernies embryonnaires et des hernies fœtales ; — mais contrairement à l'usage, les autres chapitres de ces deux variétés herniaires seront communs.

Hernie ombilicale embryonnaire. — *Anatomie pathologique*. — Ces hernies, ou mieux ces ectopies, se produisent dans les trois premiers mois de la vie embryonnaire. A cette époque, la paroi abdominale n'est pas encore fermée sur la ligne médiane ; la peau et le péritoine sont absents ; l'anneau ombilical n'existe pas.

Anneau herniaire. — L'orifice de sortie est circonscrit par les lames ventrales qui n'ont pu venir au contact, et dont l'écartement, variable avec le volume de la hernie, est plus étendu

que la base même de la tumeur. Cet orifice représente l'anneau
herniaire. Il siège au point où se forme plus tard l'ombilic ;
mais il en dépasse largement les limites.

Dans les cas ordinaires, l'orifice herniaire a les dimensions
d'un œuf, d'une orange. Mais dans les cas compliqués il existe
en plus une fissure médiane qui prolonge cet orifice vers l'appendice xiphoïde et vers le pubis.

Cette éventration congénitale a des degrés variables : 1° dans
les cas extrêmes, elle est totale ; c'est-à-dire qu'elle s'étend
depuis la première pièce du sternum jusqu'au pubis et transversalement d'un côté du corps à l'autre. Dans ce cas, la tumeur
extrêmement volumineuse peut contenir presque tous les viscères abdominaux, le cœur lui-même. Elle s'accompagne
d'autres malformations viscérales sur lesquelles nous reviendrons. Elle est incompatible avec l'existence.

2° Dans les cas très légers, il existe à peine une légère éventration sus-ombilicale.

Entre ces deux cas extrêmes, l'observation de CHABRELY
réalise un degré intermédiaire. Dans cette observation, l'éventration commençait à deux centimètres au-dessous de l'appendice xiphoïde et s'arrêtait à deux travers de doigt au-dessus de
la symphyse. Cette malformation était compatible avec la vie.

Enveloppes de la hernie. — Les enveloppes de la hernie sont
au nombre de trois : 1° l'amnios qui forme l'enveloppe extérieure ; 2° la gélatine de Wharton ; 3° le péritoine ou plutôt la
membrana reuniens qui tient lieu de séreuse, puisqu'à cette
époque la séreuse n'est pas encore formée.

C'est la couche moyenne, la gélatine de WHARTON qui fait
varier l'épaisseur des enveloppes extérieures. Quand elle est
rare, les parois herniaires sont minces et laissent voir par
transparence les mouvements péristaltiques de l'intestin ; on
peut même voir circuler le méconium.

La peau, avons-nous dit, n'existe pas. Elle s'arrête sur les
confins de la tumeur et se continue en ce point avec l'enveloppe extérieure de la hernie, l'amnios, en formant un bourrelet circulaire caractéristique. L'enveloppe intérieure est

formée par la *membrana reuniens* de Rathke, ainsi que Cruveilhier et Duplay principalement l'ont démontré. Cette enveloppe est mince ; elle n'a pas d'organisation histologique ; elle
n'a pas de vaisseaux ; elle est amorphe. Elle diffère donc par
sa structure du péritoine adulte ; elle s'en distingue aussi par
son aspect extérieur. D'après Berger, la ligne suivant laquelle
elle se continue avec lui représente un bourrelet, analogue à
celui que nous avons vu du côté de la peau.

Certains auteurs, Curtius, Wittich et plus récemment encore
Hertzfeld et Lindsfors prétendent que le sac herniaire est
formé non pas par la membrana reuniens, mais par le péritoine
lui-même. Ils basent cette opinion sur les deux constatations
suivantes : 1° il existe parfois à la face interne du sac des dépôts membraniformes analogues aux fausses membranes des
séreuses ; 2° en certains points du sac on peut rencontrer
quelquefois des vaisseaux propres. D'après ces auteurs, les
dépôts membraniformes constituent des vestiges de la séreuse
péritonéale qui aurait donc existé à un moment donné. La
trace de cette existence se retrouve encore dans la persistance
de quelques vaisseaux sanguins isolés.

Mais on répond à cette objection : que les *fausses-membranes*
et les vaisseaux sont dus aux anciennes adhérences inflammatoires des viscères ectopiés avec la paroi du sac. L'intestin
en effet après le troisième mois s'est revêtu de sa séreuse ;
il a pris contact avec la face profonde du sac et à la suite
d'une péritonite chronique herniaire, il s'est formé des adhérences entre la séreuse intestinale et la membrana-reuniens.
Ces adhérences ont pu se détacher plus tard, tout en persis-
tant sur les enveloppes herniaires ; et ce sont ces dépôts accidentels de péritonite, se traduisant par des fausses membranes
et quelques vaisseaux, que l'on retrouve quelquefois seulement
sur la face interne de la membrana reuniens.

Il semble donc que l'opinion de Cruveilhier et de Duplay
soit exacte jusqu'à nouvel ordre.

Rapports avec le cordon. — Le cordon s'implante à la surface
de la hernie, et son enveloppe extérieure se continue avec

l'enveloppe extérieure de la hernie ; il y a donc continuité parfaite entre l'amnios funiculaire et l'amnios herniaire.

Quelquefois la limite entre les deux amnios est indiquée par un sillon plus ou moins profond qui sépare le cordon de la hernie ; quelquefois aussi la tumeur et le cordon ne font qu'un et le cordon forme le sommet de la hernie.

L'implantation du cordon se fait rarement au centre, au sommet de la hernie ; rarement aussi il a lieu à sa partie inférieure, ainsi qu'on peut le voir sur la pièce n° 149 du musée Dupuytren En général l'implantation funiculaire a lieu sur la partie gauche de la tumeur.

Volume de la hernie. — Il est très variable. Il n'est pas rare que les omphalocèles embryonnaires atteignent le volume d'une tête de fœtus à terme. En général elles sont grosses comme un œuf ou une mandarine.

Contenu de la hernie. — Tous les viscères abdominaux, à l'exception du pancréas, peuvent être contenus dans la tumeur. Le cœur lui-même s'y engage soit à travers une fente du sternum, soit à travers une division du diaphragme,

Dans les grosses hernies, on rencontre toujours le foie, qui à cette époque de la vie recouvre presque tous les viscères de l'abdomen. Il coexiste dans le sac avec une plus ou moins grande quantité d'intestin.

Dans les petites hernies, l'intestin se trouve généralement seul, et l'anse la plus souvent herniée est celle qui avoisine le cœcum et qui donne insertion au pédicule de la vésicule ombilicale (canal omphalo-mésentérique, diverticule de Meckel) : elle porte le nom d'anse vitelline — on trouve encore dans ces petites hernies le cœcum presque toujours adhérent ; des lobes aberrants du foie . Mais principalement le diverticule de Meckel, ou le canal allantoïdien.

Irréductibilité de la hernie. — Ces différents organes sont libres dans le sac herniaire, c'est-à-dire qu'ils ne présentent aucune adhérence et qu'ils peuvent se réduire facilement.

Mais dans quelques cas, le foie où l'intestin sont adhérents au sac, et l'on discute encore pour savoir si ces adhérences ont précédé la formation de la hernie où l'ont suivie. Ces adhérences sont d'origine inflammatoire.

Il existe aussi des adhérence charnues naturelles, spéciales à cette variété de hernie. Elles résultent de la fixation à la paroi du sac, soit du canal allantoïdien, soit du diverticule de Meckel.

HERNIE DU DIVERTICULE DE MECKEL. — Il est rare que le diverticule de Meckel se trouve seul dans la hernie ; il est habituellement accompagné par l'anse vitelline qui le supporte ; par cette anse vitelline et le cœcum. Dans ces cas, la hernie n'offre rien de spécial, sauf que l'anse herniée est adhérente, et rattachée à la paroi du sac par le diverticule.

La hernie diverticulaire simple est exceptionnelle : nous ne connaissons que les deux cas de TIEDMANN et de LUDWIG-TILLING.

La hernie diverticulaire avec fistule est plus fréquente.

Dans ce cas, on trouve après la chute du cordon, une ampoule, une légère saillie ulcéreuse de l'ombilic, laissant sourdre des matières fécales liquides. Cette fistule succède habituellement à la chute du cordon, et a été causée par la striction du fil[1]. Mais elle peut survenir encore spontanément soit avant la naissance[2], soit après. Dans ce cas, il existe fréquemment une imperforation concomitante du gros intestin qui nous explique la dérivation suivie par le cours des matières.

La fistule diverticulaire peut être borgne interne, c'est-à-dire ne plus communiquer avec l'intestin : elle laisse suinter alors un liquide simplement muqueux.

Enfin, le diverticule de Meckel canaliculé peut être fermé à ses deux bouts ; dans ces cas il donne lieu aux kystes ombilicaux à contenu muqueux décrits par LANNELONGUE, etc.

OMPHALOCÈLE URINAIRE. — Elle se présente sous des aspects variables :

---

[1] Ne pas oublier que l'anse vitelline seule peut s'engager dans le cordon sur une longueur de plus de 10 centimètres.

[2] BRINDEAU. *Soc. anat.*, 1894.

1° La vessie, l'ouraque, et le pédicule allantoïdien ne forment qu'une seule poche ouverte à l'ombilic par son sommet. Il s'agit là d'une ectopie partielle de la vessie ;

2° Le pédicule allantoïdien et la vessie sont séparés par un canal intermédiaire : c'est l'ouraque. Dans ce cas le pédicule allantoïdien est dilaté en ampoule, et constitue avec le réservoir hypogastrique ce qu'on a appelé « la vessie en bissac ». Dans le cas de Peu[1], la tumeur ombilicale était « claire et diaphane » ; elle avait la grosseur d'un œuf de pigeon.

3° Quelquefois enfin le pédicule allantoïdien forme à l'extérieur une saillie cylindrique. Dans le cas de Lannelongue, cette saillie était percée d'un orifice qui laissait écouler l'urine et rappelait assez bien une verge ombilicale (pseudo-pénis ombilical).

L'omphalocèle urinaire à la naissance est donc ouvert ou fermé ; s'il est fermé, il ne tarde pas à s'ouvrir soit spontanément, soit à la suite d'une incision, ainsi qu'il advint dans le cas de Peu. Il se produit ainsi des fistules urinaires qui sont en général sans gravité.

La tumeur urinaire est placée immédiatement derrière l'amnios, et en avant ou si l'on veut en dehors du péritoine[2]. C'est là un point que Duplay a établi. Elle conserve donc la situation extra-péritonéale qu'occupe la vessie dans l'abdomen.

En général, l'omphalocèle urinaire coïncide avec des imperforations complètes ou incomplètes de la vessie ou de l'urèthre, qui jouent un grand rôle dans sa formation. C'est ainsi que Jaboulay cite le cas d'un homme guéri spontanément d'une fistule urinaire qu'il avait eu dans sa première enfance, et qui se rouvrit à l'âge de soixante-cinq ans, lorsqu'il devint prostatique.

Hernie fœtale. — *Anatomo-pathologie.* — La hernie fœtale se produit après le troisième mois de la vie embryonnaire.

A ce moment les parois abdominales sont fermées et l'anneau

---

[1] Peu. *Prat. des acc.*, 1877, I, p. 38.

[2] Ou pour mieux dire, entre l'amnios et la membrane réunies.

ombilical est constitué. Il ne s'agit plus d'ectopie mais bien d'une hernie à travers un orifice normal de la paroi.

Les enveloppes de la hernie sont :

1º L'amnios qui se continue par un bourrelet périphérique avec la peau de l'abdomen ;

2º La gélatine de Wharton ;

3º Le péritoine arrivé à l'état complet de développement.

Le cordon se continue par sa gaine externe avec l'enveloppe externe de la hernie. Quand la tumeur est volumineuse, elle pénètre dans l'intérieur du cordon qui sur une distance plus ou moins grande fait partie de la hernie. Quand cette dernière est petite, le cordon se sépare d'elle par un sillon plus ou moins marqué ; il a l'air de s'insérer sur elle, tantôt à son sommet, plus souvent sur son côté gauche.

Rapport avec les vaisseaux ombilicaux. — Le sac herniaire refoulé par les viscères s'engage au milieu des éléments du cordon. Avant la naissance, les vaisseaux ombilicaux n'adhèrent pas à l'anneau ombilical. Aussi, l'intestin peut-il s'engager : 1º exactement au milieu des vaisseaux ; 2º entre la veine ombilicale et le contour supérieur de l'anneau ; dans ce cas, les vaisseaux sont au-dessous du sac ; 3º au-dessous des artères ombilicales ; dans ce cas, les vaisseaux sont au-dessus du sac ; 4º à droite ou à gauche des vaisseaux ombilicaux.

Tous ces cordons vasculaires brident le sac herniaire et déterminent des bosselures visibles à travers la peau. Quand la hernie est centrale, la tumeur, bridée en haut et latéralement par les vaisseaux, a un aspect trifolié (GOSSELIN).

Contenu de la hernie. — L'intestin grêle et le gros intestin forment le contenu habituel des hernies de moyen volume. On rencontre encore une étendue plus ou moins grande d'un lobe hépatique, le diverticule de MECKEL avec l'anse vitelline qui le supporte :

Il n'est guère probable que le foie se hernie, et l'on admet que s'il fait partie de l'omphalocèle, c'est qu'il n'est jamais rentré dans le ventre, qu'il est demeuré en ectopie. Mais alors, cette hernie se serait produite avant la fermeture de la paroi abdominale, c'est-à-dire pendant la période embryonnaire. Pour la même raison, si le diverticule de MECKEL se retrouve dans la hernie, il faut que cette hernie se soit produite avant la période fœtale. Comment expliquer alors que ces hernies possèdent un sac péritonéal? Comment expliquer que ces hernies soient embryonnaires par leur contenu et fœtales par leurs enveloppes.

D'après AHLFELD, la hernie s'est en réalité produite pendant la vie embryonnaire ; mais la membrana reuniens aurait continué à se développer, et à se transformer en séreuse. De même, les lames pariétales superficielles n'ont pas cessé de venir au contact et de fermer l'abdomen au-devant des viscères ectopiés.

HERNIES MIXTES, EMBRYONNAIRES ET FŒTALES. — Deux hernies embryonnaire et fœtale peuvent coexister et constituer une seule omphalocèle. Ce type mixte est réalisé par l'observation de JOLLY. Dans ce cas, il y avait sous l'amnios une hernie de l'anse vitelline et de son diverticule et derrière eux, dans un sac vraiment péritonéal, l'intestin grêle, libre d'adhérences.

Marche et complications de l'omphalocèle congénitale. — *Guérison spontanée de l'omphalocèle.* — Certaines omphalocèles volumineuses qui mesurent jusqu'à 15 et 30 centimètres de circonférence, et qui sont incompatibles habituellement avec l'existence, peuvent guérir spontanément. DEBOUT[1] a très bien étudié les diverses phases qui conduisent à la guérison.

Lorsque la membrane amniotique se résorbe, la membrane interne, si fragile pourtant, n'éclate pas dans tous les cas. Elle s'enflamme modérément et se recouvre d'un tissu de granulations qui s'étend jusqu'aux limites de l'abdomen. De cette peau se détachent des îlots épidermiques qui s'étendent sur la plaie bourgeonnante et activent sa cicatrisation. Épiderme et tissu cicatriciel, tels sont les deux éléments histologiques réparateurs. Ce tissu cicatriciel rétractile exerce une traction concen-

---

[1] DEBOUT. Acad. Roy., Bruxelles, 1860.

trique sur le tégument externe de nouvelle formation et tend
à faire rentrer les viscères dans l'abdomen, par une sorte de
taxis spontané. Il est mince et présente un rebord nettement
festonné dans les points où il se continue avec la peau. Ce travail de cicatrisation n'est pas sans présenter quelquefois des
accidents.

Si l'inflammation est trop rapide, la tumeur herniaire fait
éclater ce tissu de nouvelle formation et l'enfant meurt. Il en
fut ainsi dans le cas de CHABRELY.

En second lieu, la rétraction en ramenant dans le ventre
une trop grande quantité de viscères prédisposerait à la hernie
des autres régions, la région inguinale par exemple. Cette
complication ne nous paraît pas démontrée.

Ce travail de guérison spontanée commence dès le deuxième
jour après la naissance. A ce moment, la hernie a cessé d'être
translucide ; les enveloppes et le cordon ont pris un aspect
parcheminé. La gélatine de WHARTON est devenue liquide et
transsude ; un sillon d'élimination très net se forme entre la
peau de l'abdomen et la membrane amniotique. Puis les membranes tombent, tantôt très rapidement et le péritoine alors
n'a pas eu le temps de bourgeonner ; il est immédiatement
placé au contact des agents extérieurs et la péritonite est à
peu près fatale. Tantôt la chute est retardée jusqu'au 10ᵉ et
au 30ᵉ jour, et quand l'amnios est éliminé, on trouve à la surface de la hernie une large membrane bourgeonnante de très
bon aspect.

Cette guérison spontanée n'est pas rare. DEBOUT en avait
déjà signalé 10 cas ; DUPLAY en ajouta deux nouveaux.

Mais que deviennent ces omphalocèles guéris spontanément ?

En général la guérison se maintient. Un des malades de
DEBOUT vivait encore à 65 ans. Une petite-fille vue par THÉLU
se portait très bien à l'âge de 14 ans.

Fréquemment aussi, les malades conservent une éventration
présentant l'aspect d'une tumeur réductible et indolente. Il en
était ainsi chez les sujets de MARGARITEAU et de HERGOTT.

Rupture des membranes et péritonite. — Nous avons vu que la chute trop rapide des enveloppes herniaires entraîne presque fatalement la péritonite, terminaison habituelle de ces hernies.

Cette rupture du reste, peut se faire pendant la vie intra-utérine ; il est fréquent alors de constater des adhérences entre les intestins sortis du ventre et le placenta. La déchirure peut encore avoir lieu au moment de l'accouchement.

Ajoutons qu'à la suite de ces déchirures prématurées, la mort n'est pas fatale. Dans le cas de Larabie, quand l'enfant vint au monde les membranes étaient rompues. On les sutura et l'enfant guérit. Il en fut de même dans un autre cas cité par Jean de Maubeuge.

. Fistules ombilicales. — Nous avons déjà dit un mot de ces fistules, en traitant les hernies du diverticule de Meckel et de l'allantoïde. Nous rappellerons qu'il existe : 1° des fistules intestinales ; 2° des fistules gastriques ; 3° des fistules urinaires ; 4° des fistules à contenu muqueux.

1° *Fistule intestinale*. — Elle donne lieu à un écoulement de liquide intestinal. Elle peut s'accompagner quand elle est un peu large de prolapsus de la muqueuse qui s'éverse au dehors et donne lieu à des accidents d'étranglement [1]. Cette fistule, qui porte presque toujours sur le diverticule de Meckel, exceptionnellement sur l'anse intestinale elle-même, peut guérir spontanément s'il n'y a pas sur le gros intestin d'obstacle au cours des matières.

2° *Fistule gastrique*. — Elles sont exceptionnelles et nous ne connaissons guère que les cas cités par Tillmans et Roser.

Dans ce cas, l'estomac prolabé s'était secondairement ulcéré et ouvert à l'intérieur. Il existait, dans ces deux cas, une petite tumeur qui était revêtue de muqueuse et qui laissait écouler un liquide acide.

3° *Fistule muqueuse*. — Ces fistules sont produites par le di-

---

[1] Cas de Barth. *Giraldes gagenskcher*.

verticule vitellin ouvert à la peau et ne communiquant plus
avec l'intestin.

4° *Fistule urinaire.* — Nous renvoyons au chapitre de l'omphalocèle urinaire.

Étiologie des hernies congénitales. — Les omphalocèles
congénitales sont extrêmement rares. LINDFORS en compte 4
sur plus de 20 735 naissances qui se sont produites à la mater-
nité de Munich : et PINARD n'en a observé qu'une sur les
13 635 naissances qui ont eu lieu entre le 10 janvier 1893 jusqu'à la fin de mars 1899 [1].

Elles sont un peu plus fréquentes chez les garçons que chez
les filles. BUSCHAN sur 69 cas a trouvé 43 garçons et 26 filles.

Ces malformations ombilicales coïncident chez le même sujet
avec d'autres malformations. D'après HERTZFELD, sur 16 cas
d'exomphales congénitales, il en y avait 12 compliqués de : fissure palatine 4 ; spina bifida 4 ; exencéphalie 1 ; fissure vésicale 5 ; fissure pubienne 3.

Nous devons insister un peu sur les malformations concomitantes qui portent sur la vessie et sur l'intestin.

Sur la vessie, dont le développement de la paroi antérieure
peut être troublé par l'ectopie ombilicale, on voit que
l'exstrophie vésicale existait 5 fois sur 16 dans le tableau
d'HERTZFELD. Dans un cas cité par BROCA 1887, l'intestin était
adhérent à la face postérieure de la vessie exstrophiée, et se terminait en cul-de-sac sur cette paroi. On peut voir, du reste,
qu'il existe presque toujours des malformations du gros intestin, le plus souvent imperforé. C'est ce qui existait dans les cas
de FOERSTER et de LÉOPOLD. La vessie était exstrophiée et le
gros intestin manquait.

Dans le premier cas, l'intestin grêle s'ouvrait à la surface de
la vessie ; dans le deuxième cas il existait une fistule stercorale
au niveau de l'ombilic.

Dans le cas de Clapott, l'intestin était normal jusqu'à son
extrémité terminale ; mais l'anus était imperforé.

[1] In Thèse de MEUNIER. Paris, 1899.

Pathogénie des hernies congénitales. — *Hernies embryon-naires.* — On admet que les viscères n'ont jamais été conte-nus dans le ventre et que de tout temps ils étaient dans le cordon.

Mais pourquoi ces organes n'ont-ils pu rentrer dans le ventre; pourquoi la paroi abdominale ne s'est-elle pas fermée ?

Dans certains cas, l'explication est satisfaisante. C'est que le contenu herniaire était fixé par des adhérences préalables en dehors de l'abdomen. Le foie était fixé par la veine ombilicale; l'intestin grêle était fixé par le vestige de la vésicule ombilicale. Mais comme ces adhérences naturelles se retrouvent chez tous les sujets, il faudrait encore expliquer dans quels cas elles sont nocives et prédisposent à l'ectopie.

D'après d'autres auteurs, les adhérences de viscères ecto-piés sont dues à une ancienne péritonite, dont on retrouve assez souvent la trace, et dont les vestiges résident dans les dépôts membraniformes que l'on rencontre parfois à la face interne de la membrana reuniens.

Scarpa avait déjà noté cet obstacle à la rentrée des viscères dans le ventre, Mais ajoutons de suite que cette péritonite partielle est plus souvent peut-être secondaire que primitive. Elle est due à la rupture des membranes, et se forme non pas avant la hernie, mais longtemps après. De plus, beaucoup de hernies embryonnaires ne présentent pas d'adhérences appa-rentes. Aussi cette théorie de la malformation embryonnaire par adhérences préalables, adhérences naturelles ou adhé-rences inflammatoires ne rend pas compte de tous les cas.

Hernies fœtales. — La même incertitude existe dans la patho-génie des hernies fœtales.

A ce moment de la vie, la paroi abdominale est fermée, l'anneau ombilical est constitué. Et l'on peut constater que cet anneau est le point le plus faible de la paroi, celui par lequel les viscères ont une tendance naturelle à s'engager. Scarpa l'a bien démontré. Si l'on appuie le doigt sur la partie pro-fonde de la paroi ventrale du fœtus, le point qui cède le plus à la pression c'est l'ombilic, qui s'évagine à l'extérieur; et si l'on tire en même temps sur le cordon, cette évagination ombilicale s'exagère.

Sur un fœtus de quatre mois, on voit en même temps le péritoine former un petit infundibulum au centre même de l'anneau. Si l'on fait cette expérience sur un fœtus plus âgé, la veine ombilicale s'insérant alors au bord inférieur de l'anneau ; l'intestin ne s'engage plus au centre de l'ombilic mais entre les vaisseaux ombilicaux et le bord supérieur de l'anneau.

Mais qu'est-ce qui pousse les viscères à travers l'ouverture ombilicale ?

D'après SCARPA, le cordon en s'enroulant autour du fœtus exerce sur l'ombilic une traction intempestive. D'après d'autres auteurs au contraire, les viscères abdominaux exerceraient une poussée anormale contre la paroi. Et cette poussée tiendrait, soit au volume trop grand des organes ; soit à l'étroitesse du ventre, par suite de la position défectueuse prise par le fœtus, par exemple (CRUVEILHIER), Ce ne sont là que des théories ingénieuses [1].

Symptômes des hernies congénitales. — Nous ne nous occuperons que des omphalocèles compatibles avec l'existence. Dans ces cas, la tumeur présente plusieurs aspects.

1° La tumeur est volumineuse. Elle est globuleuse et présente l'aspect et les dimensions d'une grosse orange. Elle est sessile, largement implantée sur la paroi. Sa circonférence peut atteindre 30 centimètres.

Les enveloppes sont minces, laissant voir par transparence les organes sous-jacents. Elles se continuent avec la peau par un bourrelet saillant, caractéristique.

Le cordon se détache du sommet ou du bord de la tumeur, plus souvent du côté gauche.

2° La tumeur est petite ; elle ne dépasse pas le volume d'un

[1] D'après J. GUÉRIN, 1861, à la suite de maladies du système nerveux, les muscles abdominaux seraient frappés de rétraction (comme dans le torticolis); cette rétraction les empêcherait de se rapprocher et d'aider à la fermeture de la ligne blanche.

œuf. Elle s'engage dans le cordon, et lui donne un aspect piriforme. Le sommet de la tumeur se continue avec le cordon ;
la base se continue avec la région ombilicale dont un sillon
circulaire plus ou moins profond la sépare.

3° La tumeur située dans le cordon est tellement petite
qu'elle passe inaperçue le plus souvent. Dans ces cas, il faut
explorer attentivement la base du cordon pour la trouver.

Petites ou grosses, ces tumeurs ont encore quelques caractères commums.

Elles se tendent et augmentent de volume sous l'influence
des cris ; elles se réduisent à la pression avec ou sans gargouillement. La réductibilité du reste est variable ; elle peut
être complète, incomplète ou nulle.

Diagnostic des hernies congénitales. — L'aspect seul de
l'omphalocèle la fait reconnaître. Seule, la distension de la
cicatrice ombilicale par de l'ascite pourrait en imposer dans
les premiers mois de la naissance.

Il est quelquefois difficile de reconnaître le contenu de la
hernie.

La hernie du foie se reconnaît à la coloration brunâtre de
l'organe quand les enveloppes sont minces : à sa consistance
ferme, et à son bord tranchant. Le cordon est presque toujours
placé à gauche de la tumeur ; par la pression, la hernie ne se
réduit ni ne s'affaisse. Elle est mate à la percussion.

L'entérocèle est sonore et se réduit en produisant du gargouillement. Quand on la saisit à pleine main, elle s'affaisse
sous les doigts et l'on perçoit assez facilement les parois qui
s'adossent et glissent l'une sur l'autre (GOSSELIN).

L'omphalocèle urinaire se présente sous l'aspect d'une tumeur
arrondie, transparente et fluctuante. Elle s'accompagne
souvent de troubles de la miction.

Rappelons que l'omphalocèle urinaire peut être fistuleuse et
simuler un pseudo-pénis ombilical.

L'omphalocèle diverticulaire se présente tantôt sous l'aspect
d'une ampoule arrondie, tantôt comme un petit cylindre à
peine perceptible qui ne se révèle presque jamais qu'à l'état

de fistule, au moment de la chute du cordon ; tantôt enfin, il s'agit d'une véritable fistule stercorale.

Il est difficile de dire si la hernie est embryonnaire ou fœtale.

Les grosses hernies adhérentes, contenant le foie, les hernies de l'anse vitelline ou l'omphalocèle urinaire appartiennent à la période embryonnaire.

HERNIES OMBILICALES ACQUISES

Elles comprennent la hernie de l'adulte et la hernie de l'enfance. Nous décrirons d'abord la hernie de l'adulte.

Hernie ombilicale de l'adulte.

Ces hernies sortent à travers l'anneau ombilical.

Considérations anatomiques. — L'ombilic, situé un peu au-dessous du milieu de la ligne blanche, et un peu au-dessus du milieu du corps, chez l'adulte, présente les détails anatomiques suivants :

1° Un bourrelet périphérique d'autant plus saillant que le pannicule adipeux sous-cutané est plus développé ;

2° Un sillon circulaire bordant le bourrelet cutané et le séparant d'un tubercule central profondément enfoui ;

3° La cicatrice ombilicale située sur ce tubercule cutané ou mamelon.

Si l'on examine l'ombilic par sa face abdominale, on le trouve recouvert par le péritoine qui laisse voir par transparence les particularités suivantes.

Au centre, un anneau irrégulièrement circulaire dont l'ouverture répond exactement à la face profonde de la cicatrice cutanée et du mamelon qui supporte cette cicatrice.

Sur le rebord inférieur de l'anneau, convergent de bas en haut trois cordons fibreux : les deux artères ombilicales et l'ouraque qui les sépare.

Enfin le cordon de la veine ombilicale, obliquement descendant, adhérant plus ou moins à la partie supérieure de l'anneau, s'insère aussi sur le bord inférieur de l'anneau.

Au niveau même de l'ombilic, la paroi abdominale présente de dehors en dedans quatre plans :

1° La peau qui supporte la cicatrice ombilicale ; elle est déprimée ; très solide et ne se rompt que dans des cas très rares ;

2° L'anneau ombilical adhérent à cette cicatrice ;

3° Le fascia propria réduit à un simple peloton graisseux qui correspond au centre même de l'anneau ;

4° Le péritoine pariétal faiblement adhérent ;

Au-dessus et au-dessous de l'ombilic et dans son voisinage les plans se modifient.

On trouve :

1° La peau ;

2° Le fascia superficialis, avec son double feuillet graisseux et celluleux, qui adhère au pourtour de l'anneau ;

3° La ligne blanche formée par l'entre-croisement des aponévroses d'insertion des muscles larges, dont les fibres entrecroisées circonscrivent de petits orifices. Ce sont ces orifices para ou juxta-ombilicaux, qui livrent passage à une variété de hernie de la ligne blanche dite hernie para-ombilicale ;

4° Les vaisseaux ombilicaux et l'ouraque ;

5° Le fascia transversalis celluleux, qui s'épaissit en se rapprochant de l'anneau ;

6° Le fascia propria sous-péritonéal extrêmement réduit ;

7° Le péritoine ;

De ces divers plans, deux principalement intéressent le chirurgien. C'est d'abord l'anneau ombilical qui constitue l'anneau herniaire. Ensuite le fascia transversalis, dont le rôle dans la hernie ombilicale est si important, et qui porte dans cette région le nom de fascia ombilicalis.

Anneau ombilical. — Vu par sa face extérieure, l'anneau paraît quadrilatère, comme tous les orifices de la ligne blanche. Vu par sa face interne, il est curviligne et représente, d'après BLANDIN, la gueule d'un four ; c'est-à-dire que son bord supérieur est cintré et son bord inférieur droit. Son contour est fibreux et résistant, si épais que le diamètre total de l'anneau étant de 1 centimètre, le diamètre même de l'orifice se réduit à 2 ou trois millimètres.

C'est le bord inférieur qui est le plus épais ; il est renflé en son milieu et présente un noyau, noyau de cicatrice des vaisseaux ombilicaux et de l'ouraque [1].

Le bord supérieur plus mince n'offre que de faibles attaches à la veine ombilicale ; dans quelques cas cependant, la veine tantôt lui adhère étroitement, tantôt se termine sur lui.

Le contour fibreux de l'anneau adhère au fascia superficialis par toute sa périphérie ; par son côté antérieur, il adhère encore à la face profonde de la cicatrice ombilicale qu'il attire vers le ventre.

Le centre ou orifice de l'anneau ne laisse passer aucun organe. En ce point, le péritoine s'adosse quelquefois à la peau ; quelquefois il en est séparé par une boule graisseuse, dépendante du fascia propria. Quelquefois enfin, entre la peau et lui s'interpose le fascia transversalis qui prend à ce niveau le nom de fascia ombilicalis.

Fascia ombilicalis. — RICHET, qui l'a signalé le premier, le décrit ainsi : « Le péritoine qui enveloppe la veine ombilicale est depuis l'anneau, jusqu'à 3 ou 4 centimètres au-dessus de cette ouverture, doublé par une lamelle blanchâtre, à fibres dirigées transversalement et coupant à angle droit la direction de la veine. Ces fibres peuvent être suivies jusque sur les bords des muscles droits où elles se confondent manifestement avec le feuillet postérieur de leur gaine aponévrotique. Destiné à protéger l'entrée de la veine ombilicale dans l'anneau, il renforce par sa présence la partie supérieure de cet orifice que j'ai dit être dépourvue d'adhérences solides [2]. »

Ces fibres transversales épaissies du fascia se fixent à droite et à gauche de la ligne blanche sur la partie postérieure de la gaine des muscles droits.

---

[1] BOURGERY signale au centre du noyau, une petite fossette dite intervasculaire. Elle serait susceptible, d'après CHARPY, de se laisser dilater par le liquide ascitique.

[2] RICHET. *Anatomie méd. chir.*

Par sa face postérieure, le fascia ombilicalis adhère au péritoine : par sa face antérieure, il regarde la ligne blanche dont il reste séparé et avec laquelle il forme une sorte de canal, le canal ombilical de RICHET. La veine ombilicale occupe et suit ce canal jusqu'à l'ombilic.

Les bords supérieur et inférieur de ce fascia méritent de nous arrêter. D'après RICHET, le bord supérieur est tranchant et bien limité ; il circonscrit l'ouverture supérieure du canal, et en facilite l'entrée. Le bord inférieur au contraire, adhère à la partie inférieure de l'anneau, si bien que le canal ombilical est fermé par en bas. La hernie qui s'y engage n'a donc d'autre issue que l'orifice ombilical lui-même. C'est par là qu'elle sort et qu'elle devient sous-cutanée.

La disposition du fascia ombilicalis, telle qu'elle est exposée par RICHET, ne se retrouve pas dans tous les cas.

Elle est variable suivant les sujets.

HUGO SACHS[1], sur 213 cadavres a vu que le fascia manquait 64 fois.

Lorsqu'il existait :

1° Il recouvrait complètement l'anneau, 48 fois.

2° Il s'arrêtait au-dessus de l'anneau ou au niveau de son bord inférieur, 95 fois.

A. Lorsque le fascia recouvre complètement l'anneau, qu'il le dépasse largement en haut et en bas, la hernie directe est impossible.

B. Lorsque le fascia manque ; lorsqu'il existe et qu'il s'arrête au-dessus de l'anneau, la hernie peut s'engager directement d'avant en arrière à travers l'orifice ombilical : *La hernie est directe.*

C. Lorsque le fascia s'arrête sur l'anneau et que son bord supérieur est bien marqué, disposition décrite par RICHET, la hernie ne peut se faire directement à travers l'anneau. Seule la *hernie indirecte* ou oblique est possible.

HERNIE DIRECTE. — La hernie s'engage d'arrière en avant

---

[1] H. SACHS. *Arch. f. path. Anat.*, CVII, fasc. 1, p. 160.

dans l'anneau ; elle le traverse, déplisse la cicatrice ombilicale et se place sous la peau. Le trajet herniaire est donc à peu près nul, puisque le péritoine et la peau sont presque en contact et que l'anneau sert à la fois d'orifice d'entrée et de sortie.

Sac herniaire. — L'existence du sac herniaire était encore niée par DIONIS et RICHTER. Ce sac est tellement mince et adhère si souvent à la peau que le bistouri ouvre parfois du même coup peau et péritoine. MORGAGNI et SCARPA ont montré que le sac, aminci, perforé ou fusionné quelquefois avec les plans superficiels, était constant.

Il se forme par le double mécanisme de la locomotion et de la distension. Dans la majorité des cas, il est adhérent à tout le pourtour de l'anneau. Ces adhérences ne lui permettent pas de glisser, il ne peut s'accroître qu'en se distendant. Cette distension détermine l'amincissement du sac, et le prépare aux ruptures. Mais il s'accroît aussi par locomotion, quoiqu'on ait dit le contraire. En effet, il n'adhère pas toujours à l'anneau ; ou bien il n'adhère qu'à la partie inférieure de l'anneau ; enfin dans certains cas de hernie de la veine ombilicale, le péritoine glisse avec la veine. Il est certain, que dans ces trois cas, le sac herniaire peut se former et progresser par locomotion.

Collet du sac. — Le collet du sac répond à l'anneau ombilical plus ou moins distendu suivant le volume et l'ancienneté de la hernie. Quelquefois il permet l'introduction de plusieurs doigts et de la main. Cet anneau herniaire peut se doubler d'un anneau artificiel formé par le fascia superficialis condensé et fusionné avec lui.

Le collet du sac n'offre de rapport important pour le chirurgien qu'avec la veine ombilicale. Habituellement la veine se trouve en haut et à gauche de l'anneau. Mais la hernie ne sort pas toujours par le centre de l'orifice ombilical, si bien que la veine peut se trouver déjetée latéralement ou en bas. Cette veine, réduite à l'état de cordon, n'offrirait aucun danger si elle n'était quelquefois perméable et ne contenait du sang.

Volume de la hernie. — Le volume du sac est variable. Il

existe des hernies grosses comme le pouce ; d'autres atteignent
les dimensions d'une tête d'adulte. Les sacs de cette deuxième
variété sont irréguliers, bosselés et présentent des diverticules
assez nombreux. La présence de ces bosselures tiendrait
d'après MALGAIGNE à la résistance de certains tractus conjonctifs du fascia superficialis. Elle tient aussi aux vaisseaux ombilicaux et à l'ouraque qui s'étalent à la face externe du sac et
le brident. Lorsque la hernie envoie des expansions entre ces
cordons, elle prend un aspect multilobé, trilobé le plus souvent.
La veine détermine rarement des bosselures ; plus mobile que
les autres cordons, elle ne bride pas la hernie, et se laisse
entraîner avec elle. Nous reviendrons sur ce point.

Forme du sac. — Chez les sujets jeunes, la hernie est cylindrique ; elle a la forme d'un doigt de gant insufflé. Chez les
sujets maigres, elle est plutôt piriforme. Chez les personnes
grasses dont le tissu cellulo-graisseux résiste aux pressions du
sac, la tumeur est large et aplatie, *discoïdale*.

La paroi du sac est mince habituellement. Cependant TERRIER,
NICAISE, etc., ont cité des cas où elle était très épaisse.

Fond du sac. — Le fond du sac est immédiatement placé
sous la peau. Il arrive que du premier coup de bistouri, en
incisant la peau, on ouvre en même temps le péritoine. Dans
les petites tumeurs, il y a toujours un peu de tissu cellulaire
entre la peau et le péritoine qui glissent l'un sur l'autre. Mais
dans les tumeurs anciennes et volumineuses, ce tissu conjonctif se raréfie, la peau et le péritoine sont en contact et presque
toujours adhérents. Cette adhérence est constante vers la partie inférieure de la cicatrice ombilicale.

Dans quelques cas très rares, une couche graisseuse assez
épaisse recouvre le fond du sac. On a même parlé de lipome
herniaire développé au dépens du peloton graisseux qui correspond normalement à la face profonde de l'anneau.

La cavité du sac est unique le plus souvent ; mais elle peut
offrir des cloisonnements et se diviser en plusieurs loges. Ces
cloisonnements sont dus à des brides fibreuses inflammatoires,
aux adhérences de l'épiploon et de l'intestin à la paroi du sac,

enfin à la présence de la veine ombilicale, avec ou sans son méso. Ces brides ou cordons ménagent entre eux des ouvertures, à travers lesquelles l'intestin peut s'étrangler.

Hernie indirecte. — Cette hernie, admise par RICHET, puis par GOSSELIN et DUPLAY, a été niée théoriquement par RICHARD[1] qui, pour cela, s'est appuyé sur les constatations anatomiques suivantes.

Dans la moitié des cas, d'après cet auteur, le fascia ombilicalis n'existe pas. Quand il existe, il est trop mince pour former un trajet. Son rebord supérieur est mal indiqué, et dans la plupart des cas, c'est le bord inférieur, concave en bas, qui fait saillie sous le péritoine. Enfin contrairement aux idées reçues, la veine ombilicale s'attache toujours au bord supérieur de l'anneau ombilical. La conclusion, c'est qu'un viscère abdominal ne saurait s'engager dans un trajet qui le plus souvent n'existe pas; qui lorsqu'il existe, n'est pas ouvert à sa partie supérieure, ét se trouve fermé en bas au niveau du bord supérieur de l'anneau, par l'insertion même de la veine.

Cependant HUGO SACHS a relevé dans ses observations, des dispositions du fascia ombilicalis qui permettent la formation de la hernie indirecte. Il a vu que, sur 115 enfants ce fascia dépassait 19 fois le bord supérieur de l'anneau. Enfin JABOULAY rapporte un cas très net de hernie indirecte; il servira d'exemple. « Après ouverture du péritoine au voisinage de la hernie, l'exploration de l'orifice interne à la sonde cannelée conduisait dans un trajet obliquement ascendant de 4 à 5 centimètres de longueur et qui débouchait dans la cavité abdominale ».

D'autre part, une seconde incision pratiquée au niveau de la hernie « et suivant une hauteur égale à celle du trajet sous-péritonéal, montrait ce dernier fermé en arrière par une membrane fibreuse, soudée en bas au pourtour de l'ombilic et se terminant en haut par un rebord libre à contours falciformes. L'épiploon hernié remplissait ce canal pour venir déboucher à la cicatrice ombilicale[1] ».

<hr>

[1] Th. Paris, 1876.

Cette hernie indirecte offre donc un double trajet; un premier vertical ou oblique, derrière la paroi, au-dessus de l'ombilic; un deuxième antéro-postérieur au niveau de l'anneau. Il se peut que le fascia ombilicalis cède secondairement sous la pression des viscères, se laisse refouler vers l'anneau. Dans ce cas, le trajet cesse d'exister, et la hernie indirecte primitivement, prend les caractères de la hernie directe. Il est donc bien souvent impossible au cours d'une opération de distinguer si la hernie est directe ou indirecte. C'est ce qui empêchera d'établir l'exacte proportion de ces hernies.

HERNIES OMBILICO-PROPÉRITONÉALES. — Il peut exister des hernies ombilicales à double sac, l'un situé à sa place normale, l'autre derrière la paroi, entre le péritoine et la ligne blanche. Ces diverticules propéritonéaux ont été vus par TERRIER et par SANGER. Ils sont différemment placés par rapport à l'anneau ombilical, tantôt au-dessous comme dans les cas de TERRIER, DEMONS et BINAUD; tantôt au-dessus comme dans le cas de SANGER [1].

Nous ne reviendrons pas sur la disposition de ces sacs et sur leur formation. Nous remarquerons simplement que la présence du canal ombilical permet au péritoine pariétal de glisser entre le fascia ombilicalis et la ligne blanche; que notamment le rebord inférieur de ce fascia, très net plus souvent, constitue une arcade au-dessous de laquelle le péritoine peut s'insinuer, et simuler un sac propéritonéal; que certaines hernies dites propéritonéales. ne sont peut-être que des hernies indirectes. Cette réserve étant faite, nous admettons volontiers l'existence des hernies propéritonéales à double sac [2].

C'est le moment de citer une autre variété de hernie à double sac. A. COOPER rapporte un cas dans lequel « après ouverture du sac, en faisant pénétrer le doigt dans l'abdomen, on pouvait sentir une ouverture à environ un demi-pouce de celle

---

[1] QUÉNU et SAVARIAUD en ont signalé un autre exemple.

[2] Nous renvoyons pour expliquer la formation de ces hernies au chapitre des généralités.

par où le doigt avait déjà passé. Cette deuxième ouverture
conduisait dans une autre tumeur placée à côté de la première ». Il s'agissait probablement d'une hernie ombilicale
placée à côté d'une hernie de la ligne blanche ou juxta ombilicale.

Organes contenus dans la hernie. — C'est l'épiploon, l'intestin
grêle, le côlon transverse avec ou sans son méso-côlon, le
bord inférieur ou la grande courbure de l'estomac, le cœcum;
enfin dans deux cas, le fond de l'utérus gravide qui faisait
saillie dans un sac ancien[1].

En général, le contenu varie suivant le volume de la hernie.

Les petites hernies ne contiennent que de l'épiploon : ou
une petite anse intestinale avec ou sans épiploon. L'entérocèle
seule est rare; l'unique cas de GOYRAND est resté classique. Il
faut y joindre ceux de GOSSELIN et POLAILLON.

Dans les grosses hernies, on trouve presque toujours de
l'épiploon et une ou plusieurs anses d'intestin grêle; assez
souvent aussi le gros intestin : très rarement la grande courbure de l'estomac; le foie se retrouve dans les hernies congénitales.

Hernie de la veine ombilicale. — On trouve quelquefois
dans l'intérieur du sac la veine ombilicale avec ou sans son
méso. Cette veine en effet n'est pas, comme les artères et
l'ouraque, adhérente à la partie postérieure de la paroi.
Dans les deux tiers supérieurs de l'épigastre elle est libre
et contenue dans un méso, *faux de la veine ombilicale.* Près
de l'ombilic, elle glisse derrière la paroi, grâce à un tissu
celluleux lâche, qui s'infiltre souvent de graisse. Enfin, quoiqu'en dise RICHARD, elle adhère rarement à la circonférence supérieure de l'anneau. Si bien que, d'après DUPLAY,
« le tissu celluleux qui entoure le cordon s'hypertrophiant,
pousse devant lui directement, ou déprime en bas et en avant
le cordon de la veine ombilicale. Ce dernier se double ou se
plie sur lui-même en formant une anse et se coiffant du péri-

[1] LÉOTAUD et MURRAY. Cités par BERGER.

toine il peut s'engager soit à travers une éraillure de l'aponévrose voisine de l'anneau, soit par l'anneau lui-même. C'est
probablement à cette variété de hernie qu'appartient celle
dont parle J. Cloquet et qui avait poussé devant elle en le
dédoublant le ligament hépatique pour s'en former un sac.
Quand on tirait la veine ombilicale du côté de l'abdomen,
on réduisait le sac herniaire et la tumeur disparaissait en
partie.

Étiologie. — *Fréquence.* — La hernie ombilicale est bien
plus fréquente chez la femme que chez l'homme : Berger en a
observé 134 chez l'homme, 496 chez la femme : Macready 209
chez l'homme, 566 chez la femme.

Chez la femme, la hernie existe presque toujours seule,
438 sur 494 hernies ombilicales. Elle peut s'associer avec la
hernie inguinale simple, 14 fois; double 20 fois; hernie crurale,
13 fois ; hernie crurale double 2 fois ; hernie ligne blanche,
2 fois.

La grossesse et l'accouchement sont les causes habituelles
de ces hernies. Sur 494 femmes, 429 avaient eu des grossesses
et 377 des grossesses multiples.

Berger a montré dans un tableau très instructif que la
hernie ombilicale de la femme était fréquente à deux périodes
très différentes de sa vie, à 1 an et à 40 ans.

Cette hernie de 40 ans, véritable hernie acquise, hernie de
faiblesse tient aux grossesses antérieures, ou à l'adipose de la
paroi abdominale.

Chez l'homme, l'omphalocèle est presque toujours une hernie
de faiblesse, et, en effet, elle coïncide avec une hernie d'une
autre région 119 fois sus 134 cas (Berger).

Symptômes et diagnostic. — La tumeur ombilicale a,
comme nous l'avons vu, un volume variable. En général, elle
représente assez bien une noix ou un petit œuf qui soulève la
peau de l'ombilic et efface sa cicatrice. Cette tumeur se
gonfle quand le malade tousse ou fait un effort; elle se réduit
spontanément dans le décubitus dorsal; et lorsque le doigt la

fait rentrer dans le ventre, on éprouve nettement la sensation d'un corps arrondi qui fuit, à travers un anneau fibreux plus ou moins large, aux contours plus ou moins tranchants.

Les hernies petites se dissimulent dans la graisse de l'ombilic, surtout chez les personnes obèses. L'œil ne les distingue pas. Cependant on perçoit grâce à une palpation minutieuse, une petite boule assez résistante, que l'on réduit à travers l'anneau. Si la tumeur est plus grosse, il faut saisir à pleine main toute la graisse de la région; et en la faisant mouvoir latéralement on sentira au-dessous d'elle la tumeur herniaire.

Ces petites hernies sont quelquefois les plus douloureuses, ce sont elles qui donnent lieu surtout à des élancements très pénibles; aux troubles de la digestion, aux coliques que nous nous contentons de signaler.

A part ces variétés qui ont besoin d'être cherchées, le diagnostic est très facile quand la tumeur est réductible.

Complications de la hernie ombilicale. — *Accroissement de la hernie.* — Certaines hernies ombilicales présentent un accroissement progressif, quelquefois rapide, puisque dans un cas de Benno Schmidt, la hernie atteignit en trois semaines 84 centimètres de circonférence.

Quand elle devient volumineuse, chez les personnes obèses principalement, elle affecte l'aspect d'une énorme besace retombant plus ou moins bas sur le ventre, c'est la *hernie en tablier.*

Erythèmes. Ulcérations. — C'est principalement sur ces hernies volumineuses, dont la peau est amincie par la distension progressive, et irritée par les frottements continuels des vêtements et du bandage, que se déclarent des érythèmes et des ulcérations. Du reste, dès que l'on met la hernie à l'abri des frottements, dès que le malade retire son bandage, la peau cesse de s'irriter et se cicatrise.

Ces ulcérations du reste peuvent être le point de départ d'infections cutanées : lymphangites, érysipèles, phlegmons ombilicaux. Elles ne sont peut-être pas sans influence sur les poussées si fréquentes de péritonite herniaire. Dans quelques cas, rares il est vrai, elles ont déterminé l'ouverture du sac et une péritonite généralisée mortelle (BERGER).

Perforation spontanée du sac. — Les téguments distendus par le poids des viscères herniés peuvent se rompre, en dehors de toute inflammation, à l'occasion d'un effort brusque, quelquefois d'un simple accès de toux. La péritonite, habituellement mortelle, en est la conséquence. Dans le cas de PILKINGTON, on put réduire immédiatement les viscères et suturer; le malade guérit.

Hernie ombilicale étranglée. — C'est un accident rare. Sur 100 cas de hernie étranglée, BRYANT n'en cite que 6 qui se soient produits à l'ombilic. GOSSELIN n'en a vu que 10 dans sa carrière.

Étranglement par l'anneau naturel. — L'agent de l'étranglement est multiple. Mais celui qui intervient dans la grande majorité des cas, c'est l'anneau ombilical; à cet anneau naturel, s'adjoindrait un anneau artificiel, constitué par le fascia, ombilicalis fibreux. Cet anneau peut être si épais et si dur que dans un cas d'A. COOPER il résistait au bistouri « à la manière d'un cartilage ».

Étranglement par l'anneau artificiel. — GOSSELIN pense que l'anneau ombilical seul ne pourrait être la cause de l'étranglement, s'il ne se doublait d'un anneau artificiel. Cet orifice fibreux, dit-il, s'élargit tous les jours sous la poussée des viscères; comme il manque d'élasticité il ne revient pas sur lui-même. Il constitue donc une large ouverture, que les organes herniés dilatent incessamment et affaiblissent.

Nous ferons remarquer que l'orifice peut être très large et constituer cependant un étranglement très serré; en voici la preuve.

Dans un cas d'A. COOPER, « tous les intestins renfermés dans le sac étaient gangrenés, et ils s'y trouvaient en quantité suffisante pour remplir la capacité d'un chapeau ». L'ombilic formait une ouverture tellement considérable [1] qu'il était difficile de croire qu'elle eût pu produire l'étranglement, *mais le volume des parties déplacées avait eu sous le rapport de l'étranglement les mêmes résultats que l'étroitesse de l'ouverture.*

Étranglement par le collet. — L'étranglement par le collet du sac se confond le plus souvent avec l'étranglement par l'anneau. Ici, le collet est adhérent à l'ouverture fibreuse ; de plus, comme le fait remarquer GOSSELIN, il ne peut pas avoir de stigmates épais, car il est sans cesse étiré par la distension que les viscères exercent sur lui.

Cependant il ne saurait être nié dans les hernies propéritonéales, dont nous avons précédemment parlé.

Variétés de l'agent d'étranglement. — L'étranglement peut encore être causé par une ouverture du sac, par des adhérences inflammatoires ou par l'épiploon adhérent ; il s'agit alors d'étranglement par bride. Enfin, il peut exister un volvulus dans le sac herniaire ; dans un cas de BERGER, ce volvulus était maintenu par une adhérence. Ces étranglements à l'intérieur du sac se retrouvent surtout dans les hernies volumineuses.

Ces étranglements aboutissent à la perforation et à la gangrène, nous n'insisterons, au sujet de ces complications, que sur quelques points.

1° L'étranglement de l'épiploon n'est pas plus grave que celui de l'intestin. C'est une opinion, contraire à celle de SCARPA et des anciens auteurs, qui s'impose aujourd'hui.

2° La gangrène est un accident rare. Sur 10 cas d'étranglement qu'il a observés, GOSSELIN n'a vu la gangrène que deux fois, et encore dans ces deux cas, les accidents dataient de huit et dix jours.

Péritonite herniaire. — Hernies irréductibles. — C'est la destinée des grosses hernies de devenir irréductibles.

---

[1] COOPER ajoute qu'on pouvait introduire la main par cette ouverture.

La péritonite herniaire peut être aiguë. Nous en avons signalé plus haut quelques cas. Il est exceptionnel qu'elle se généralise et se termine par la mort. Elle revêt l'apparence d'un véritable phlegmon avec empâtement étendu des téguments voisins. Elle laisse à sa suite des adhérences, mais ces adhérences sont dues le plus souvent à une péritonite chronique latente. Elles font adhérer les viscères entre eux ou à la paroi du sac et rendent très pénible la dissection du sac et la réduction de son contenu. Cliniquement, elles constituent l'irréductibilité de la hernie.

Ces adhérences inflammatoires ne sont pas les seules causes de l'irréductibilité. Le volume très considérable de l'épiploon, les appendices épiploïques très nombreux, l'interposition du mésentère expliquent encore cet accident.

Symptômes de hernies irréductibles. — L'irréductibilité peut être aiguë ou chronique.

A. *Irréductibilité aiguë.* — 1° Dans les cas habituels, la hernie présente les signes classiques de l'étranglement aigu : vomissements précoces, petitesse du pouls, absence de gaz par l'anus, etc. Ces accidents se retrouvent surtout dans les petites tumeurs, réductibles antérieurement.

2° Très souvent aussi, l'étranglement a une marche subaiguë une allure clinique qui rappelle la péritonite herniaire.

Il s'agit alors de tumeurs assez volumineuses, antérieurement irréductibles.

La douleur n'est pas très vive, les vomissements sont rares et tardifs ; les gaz ne sont pas supprimés, la tumeur n'est pas tendue et quoique irréductible, elle se laisse déprimer.

Le mal peut durer huit jours, dix jours comme le signalait Gosselin et, accident trompeur, l'application de glace semble amener quelque sédation. S'agit-il vraiment de péritonite, d'étranglement peu serré ? Ce qu'il y a de certain, c'est qu'au bout de quelques jours, l'état général s'aggrave et le malade présente les signes d'un étranglement à sa période terminale. Au point de vue pratique, la kélotomie est urgente, et quelles que soient les causes réelles de ces accidents, il faut les regarder comme dus toujours à un étranglement.

3° Ce n'est pas à dire que la péritonite herniaire et en particulier l'épiploïte n'existe pas.

Elle se reconnaît aux symptômes inflammatoires, rougeur de la peau, œdème et empâtement de la tumeur, irréductibilité, etc.

Elle cesse par l'application de glace sur l'ombilic.

Nous dirons un mot des étranglements partiels, se produisant dans les diverticules sacculaires de la région.

Dans ce cas, les douleurs sont peu marquées, et quand elles existent, elles n'ont pas leur maximum au niveau de leur pédicule. La tumeur est peu tendue, ou bien elle n'est tendue qu'en un point. Le reste de la masse est dépressible et réductible. Cependant, la marche clinique peut devenir celle d'un étranglement aigu.

Hernies irréductibles chroniquement. — Il s'agit de tumeurs volumineuses, discoïdales ou en tablier. La pression ne fait rentrer qu'une partie des organes herniés ; cette pression du reste éveille toujours de la douleur.

Du reste l'endolorissement est continu et les troubles digestifs fréquents.

Hernie des nouveau-nés et des enfants.

La hernie ombilicale des nouveau-nés ou des enfants en bas âge a lieu dans les mêmes conditions que celle de l'adulte ; c'est-à-dire lorsque l'anneau et la cicatrice ombilicales sont formés et que le cordon et ses éléments ont disparu. A cette âge l'anneau n'a pas la même résistance en tous les points ; il est notamment moins solide dans sa partie supérieure très peu adhérente à la veine ombilicale ; aussi est-ce par cette partie supérieure que s'engage la hernie.

La tumeur est peu volumineuse, grosse parfois comme un pois ou une noisette. D'autres fois, elle s'allonge et devient cylindrique, comme un doigt de gant. Elle peut enfin revêtir des formes bizarres, sur lesquelles nous ne croyons pas utile d'insister.

Comme chez l'adulte, les enveloppes sont constituées par le péritoine formant le sac herniaire, le tissu celluleux sous-cutané très mince, la peau presque transparente. Les organes contenus dans la hernie sont représentés surtout par l'intestin grêle et le côlon transverse ; le foie ne se trouve que dans la hernie fœtale.

Étiologie. — Cette hernie est plus fréquente chez les garçons que chez les filles ; 268 garçons sur 199 filles d'après BERGER. Cette fréquence avait été établie déjà par MALGAIGNE mais niée par GIRARD. C'est dans les premiers jours de la vie qu'elles apparaissent ; après la première année, elles deviennent rares.

Premiers jours, 161 ;

Deux premiers mois, 19 ;

Première année, 40 ;

Entre un et cinq ans, 6.

De toutes les causes qui prédisposent sérieusement à cette hernie, la mauvaise nutrition de l'enfant est la plus importante. Aussi rencontre-t-on cette hernie chez les enfants à gros ventre avec ou sans éventration sus-ombilicale. C'est pour cela que le rachitisme est considéré comme sa principale cause ; dès qu'il cesse, la hernie disparaît la plupart du temps.

D'après MARTIN, les enfants qui ont eu un cordon volumineux et mou seraient également prédisposés à cette hernie.

Ces troubles de nutrition, quels qu'ils soient, affaiblissent les parois ventrales, rendent les orifices herniaires faciles à distendre. Aussi la hernie ombilicale coexiste-t-elle souvent avec d'autres hernies, surtout avec des hernies de la ligne blanche ; on a signalé quatre cas de hernies épigastriques concomitantes.

Leur évolution est spéciale ; elles ne s'étranglent pas et guérissent facilement. Elles ne s'étranglent pas ; en effet BERGER n'en a trouvé aucun cas. Elles guérissent, par de simples moyens de contention. Cependant il faudrait faire quelques réserves à ce sujet. Souvent, au lieu de se réduire réellement, elles sont simplement masquées par la graisse du ventre. Plus

tard, en prenant du volume, elles réapparaissent, particulièrement après la grossesse. Il faut donc être réservé sur la guérison réelle des hernies ombilicales à cet âge de la vie.

Symptômes. — Il s'agit presque toujours de tumeurs
petites, globuleuses du volume d'un pois ou d'une noisette ; ou
bien cylindriques, comme un doigt de gant insufflé ; ou bien
revêtant des formes très bizarres, cornes, phallus, etc. La
peau est mince et la tumeur paraît presque transparente.
Elle est réductible facilement à travers l'anneau, mais se reproduit presque aussitôt. Le ventre de l'enfant est gros, et l'on
trouve assez souvent des signes de rachitisme.

Les complications sont rares. Il existe des excoriations
cutanées si l'enfant est mal tenu.

L'étranglement est exceptionnel si tant est qu'il existe. Il
est exceptionnel aussi que la tumeur grossisse.

En général, elle a une tendance naturelle à guérir par de
simples moyens de contention. Cependant, cette guérison
n'est souvent qu'apparente. Et il est probable, comme nous le
faisions remarquer plus haut, que la hernie est plutôt masquée
que guérie. L'anneau ne se referme pas, ou se referme insuffisamment. Il persiste une amorce pour la hernie, qui se
manifestera à l'âge adulte. De sorte que les hernies dites de
l'adulte ont souvent une origine congénitale.

TRAITEMENT DES HERNIES OMBILICALES
CONGÉNITALES

Le traitement des hernies ombilicales congénitales a comme
toutes les affections chirurgicales bénéficié des nouvelles
méthodes d'antisepsie et d'asepsie. C'est ainsi qu'autrefois la
règle était de ne pas toucher à ces malformations ; il n'en est
plus de même aujourd'hui où on peut les opérer avec succès.

Chacun connaît les idées émises par DEBOUT en 1861 qui
donnait l'abstention systématique comme la règle. On se con-

tentait de soustraire l'enveloppe de la hernie au contact de
l'air, en soutenant la région avec un bandage médiocrement
serré. En 1866 DUPLAY dans sa thèse de concours s'élevait
contre les interventions sanglantes précoces ; mais il ne devait
pas tarder à changer d'opinion et au contraire à conseiller
l'opération, opinion que nous trouvons dans son traité de
pathologie. Il se fondait sur la mortalité considérable que
donnaient ces omphalocèles congénitales et préconisait la dissection et la suture des bords de l'éventration.

Ce qui permettait d'espérer dans l'avenir c'était les quelques
tentatives d'opérations déjà faites. BERGER par exemple nous
dit que dès 1840 BÉRARD le premier avait soumis une exomphale du cordon à une véritable cure radicale que des chirurgiens tels qu'HAMILTON, HEY, HUBBAUER avaient été forcés d'intervenir à cause de la rupture des enveloppes.

A l'heure actuelle les observations de succès opératoires sont
de plus en plus nombreuses à mesure que les interventions
deviennent de plus en plus fréquentes et la statistique de
WILLISS MACDONALD d'Albany[1] est fort instructive à ce sujet. Sur
19 opérations de hernies ombilicales congénitales opérées, cet
auteur trouve 17 guérisons avec 2 morts ce qui est fort beau ;
tandis que dans 12 cas qui ont été abandonnés à eux-mêmes
il y a eu 9 morts et 3 guérisons.

BERGER qui a complété la statistique de LINDFORS arrive,
comme il nous le dit dans son traité, à peu près au même résultat.
sur 44 observations il trouve : 32 cures radicales avec 26 guérisons et 6 morts ; 5 cas dans lesquels la ligature sous-cutanée
a été employée avec 2 morts et 3 guérisons ; 7 cas dans lesquels on n'a pas opéré et qui ont donné 3 guérisons et 4 morts.

Comme on le voit ces statistiques sont intéressantes et montrent la grande supériorité de l'opération, aussi devient-on
de plus en plus interventioniste. Cependant il ne faut pas se
dissimuler que sur un nouveau-né une opération quelle qu'elle
soit et à plus forte raison une opération sérieuse comme celle
de la cure radicale expose toujours la vie de l'enfant et c'est

[1] *American Journal of olstetner*, 1890.

pour cette raison qu'il ne faut intervenir que quand celle-ci est mise en danger par la hernie; c'est-à-dire que toutes les fois que la tumeur herniaire aura été infectée, que lorsque l'enveloppe aura été rompue ou aura des chances de se rompre, que lorsque la hernie est trop volumineuse pour ne pas permettre d'espérer sa rentrée spontanée sans accidents ultérieurs, il faut opérer.

On s'abstiendra donc seulement dans la hernie petite, facilement réductible, ayant un sac épais et solide et pas susceptible de se rompre ; et pour permettre la cicatrisation sans infection, on placera un pansement aseptique avec de la poudre boriquée, de la gaze et du coton stérilisés par exemple. Et encore devra-t-on surveiller la cicatrisation de très près, lors de l'élimination du cordon, et se tenir prêt à intervenir à la moindre alerte.

On s'abstiendra encore lorsqu'on se trouvera en face d'une énorme éventration ne permettant pas la réunion des bords de l'orifice, et encore il faut savoir qu'on peut faire rentrer dans un abdomen de nouveau-né une hernie d'un volume considérable. C'est ainsi qu'à notre grand étonnement nous avons pu réduire chez un enfant de 8 heures une partie du foie et toute la masse de l'intestin grêle qui étaient hors du ventre; la suture de l'abdomen a été délicate mais possible, nous n'avons pas pu malheureusement sauver l'enfant qui est mort quarante-huit heures après notre intervention; mais la malformation dont il était atteint était incompatible avec la vie.

On ne se préoccupera donc pas outre mesure de la présence du foie, de la rate et de l'estomac, du gros ou du petit intestin, c'est le volume de l'omphalocèle seul qui doit permettre au chirurgien de savoir si oui ou non la réduction est possible. Du reste, bien des opérateurs tels que REUTER, MAUNOURY, RUNGE, BAUM ont guéri par la cure radicale des omphalocèles qui contenaient le foie. BENEDIKT a été obligé de réduire la rate ; LANDERER une partie de l'estomac. L'organe n'est donc pas à considérer c'est le volume de la masse herniaire et sa facilité de réduction.

Cette réduction est en effet plus ou moins facile à cause des adhérences que l'intestin a contractées est avec le sac, mais celles-ci peuvent en général se détacher et se disséquer, et au besoin on laisse sur l'anse elle-même la poche du sac qui y adhère et on réduit le tout.

Le moment de l'opération est à considérer, mais la plupart du temps le chirurgien a la main forcée soit par une rupture faite pendant le travail, soit par une imminence de rupture, soit le plus souvent encore par un commencement d'infection, toutes causes qui mettent les jours de l'enfant directement en danger. Dans ces conditions il n'y a pas à hésiter et il faut opérer de suite, dès qu'on vous amène le nouveau-né n'eût-il qu'une heure comme dans les cas de DIMLAP et de PLENOMENOFF.

On agira de même quand on constatera des accidents d'étranglement dans l'intérieur de la hernie, comme PAGENSTECHER l'a observé.

Si au contraire, il n'y a ni menace de rupture, ni danger d'infection, on peut attendre quelques heures pour laisser à la circulation le temps de s'établir définitivement.

Faut-il donner du chloroforme à l'enfant ? — Dans le cas que nous avons cité plus haut, nous avons administré avec beaucoup de précautions quelques bouffées de cet anesthésique, ce qui nous a permis une réduction de l'intestin plus facile.

PHENOMENOFF (de Kasan) a aussi endormi par le chloroforme une heure après sa naissance, un enfant qu'il opérait d'une hernie ombilicale congénitale.

Si donc on prévoit quelques difficultés de réduction, nous conseillons d'administrer le chloroforme, qui dans les cas simples n'est pas absolument nécessaire.

Quelle est l'opération qu'il faut pratiquer ? — Trois méthodes ont été employées : la ligature sous-cutanée, la méthode extra-péritonéale, et l'omphalectomie.

Nous allons décrire brièvement les deux premières qui doivent aujourd'hui céder le pas devant la troisième, seule capable de parer à tous les dangers, tout en donnant un résultat durable.

La ligature sous-cutanée consiste d'abord à réduire la hernie, à saisir le pédicule avec des pinces, à réséquer le pseudosac et à passer sur les pinces des sutures en chaîne qui serrées rapprochent la peau. C'est, comme on voit, un procédé aveugle qui ne tient pas compte des adhérences intestinales avec la paroi et qui peut exposer à de grands dangers.

La méthode extra-péritonéale d'OLSHAUSEN et de BENEDIKT conserve l'enveloppe profonde de la hernie, qu'on détache du revêtement gélatineux de Wharton, en traçant un plan de clivage, ou en faisant une dissection soignée. Cela fait on réduit la hernie; on plisse ce qui reste du sac par quelques points de catgut et après avoir avivé la peau, on la suture par-dessus la lame amniotique conservée.

Ici encore on ne voit pas ce qui se passe à l'intérieur de la hernie, s'il n'y a pas des adhérences à libérer susceptibles de donner lieu à de l'occlusion intestinale après réduction. C'est donc encore un procédé incomplet, mais qui pourrait peut-être trouver son application dans les cas où la paroi serait totalement insuffisante pour recouvrir les viscères herniés et où on devrait se borner à rapprocher le plus possible les deux parties de l'abdomen.

L'omphalectomie est la méthode de choix, on lui reprochait autrefois de commencer par ouvrir le péritoine; à l'heure actuelle nous n'en sommes plus là. Il faudra donc préparer le nouveau-né par une désinfection soignée de la région. Cela fait on incisera les enveloppes de la hernie, on recherchera les adhérences si elles existent et on les détruira avec beaucoup de ménagements; s'il y avait menace de rupture de l'intestin il faudrait disséquer la partie de l'enveloppe adhérente et la laisser sur l'intestin.

On pratiquera ensuite la réduction de tous les organes herniés, et si on éprouvait trop de difficultés on serait autorisé à agrandir l'incision.

Cela fait, les organes réduits, protégés par une compresse, on fera l'omphalectomie en réséquant les enveloppes en tissus sains et en faisant l'hémostase avec soin, car on sait combien la perte de sang est dangereuse pour les nouveau-nés. On liera l'artère et la veine ombilicale, on fera de même du pédicule de la vésicule ombilicale si on le trouve. Puis on pratiquera une suture à trois plans bien faite comme pour une laparotomie, et enfin on terminera par un pansement occlusif à l'adhésol, afin d'empêcher la souillure du pansement par les déjections.

TRAITEMENT DES HERNIES OMBILICALES
DES NOUVEAU-NÉS ET DES ENFANTS

La hernie ombilicale des nouveau-nés et des enfants a la plus grande tendance à guérir spontanément au fur et à mesure que l'enfant avance en âge. Le premier et le principal traitement consiste donc à favoriser cette guérison par l'application d'un bandage qui, s'opposant à la sortie de la hernie, permet au vide de se combler définitivement et à la paroi de se refaire complètement. Les bandages qui ont été imaginés pour arriver à ce résultat sont excessivement nombreux, ils doivent remplir les conditions suivantes : Bien s'appliquer sur la cicatrice ombilicale et maintenir une bonne réduction sans se déplacer quand l'enfant fait des mouvements : ensuite ne pas s'enfoncer dans l'anneau herniaire pour ne pas s'opposer à sa fermeture. On voit donc qu'il faut absolument proscrire tout bandage ayant une pelote dure s'insinuant profondément dans la cicatrice ombilicale.

Dès qu'on s'aperçoit de la présence d'une hernie ombilicale chez l'enfant, il faut faire un tampon d'ouate gros comme une noix environ, l'appliquer sur la hernie ainsi réduite et le maintenir soit par une bande de flanelle, moyen incertain, ou mieux, comme le voulait TROUSSEAU, par des bandes de diachylon faisant deux fois le tour du corps.

Ces bandes de diachylon irritent facilement la peau des nouveau-nés, elles se prêtent difficilement aux soins de propreté, aussi l'a-t-on aujourd'hui communément remplacée par une ceinture ombilicale en caoutchouc qui épouse intimement la circonférence de l'abdomen et maintient bien fixe sur la hernie une petite pelote de la même nature.

Quand l'enfant grandit, si la hernie ne guérit pas de suite, ce bandage en caoutchouc pourra devenir insuffisant et il faudra alors employer un appareil à ressort, analogue à celui qu'on applique aux adultes et dans la description duquel nous entrerons dans le chapitre suivant.

Ce qu'il faut savoir pour le nouveau-né comme pour l'enfant, c'est que l'appareil ne doit être enlevé que pour les soins de propreté et qu'il doit être toujours porté par le petit malade; que de plus on ne supprimera le port du bandage qu'un an après la constatation de la guérison complète.

Jusqu'à quel âge peut-on encore espérer la guérison ? Avec Berger et avec Cahier nous disons que lorsque les hernies ombilicales ne sont pas guéries à l'âge de 7 ou 8 ans, il faut considérer que le traitement par les bandages a échoué et alors préparer la cure sanglante. Celle-ci sera d'autant plus nécessaire que la hernie aura augmenté de volume.

La cure sanglante des hernies ombilicales de l'enfance est une opération absolument semblable à celle des adultes et nous la décrirons dans le chapitre suivant.

Il faut pourtant savoir qu'elle est plus facile et a plus de chances de donner de bons résultats, car la hernie est en général peu volumineuse, et les muscles grands droits, n'étant pas très écartés, sont plus faciles à rapprocher.

TRAITEMENT DES HERNIES OMBILICALES
CHEZ L'ADULTE

I. Traitement des hernies ombilicales sans accidents. — A l'heure actuelle, il est inutile de s'appuyer sur des statistiques pour donner des preuves des bons résultats opératoires. La cure radicale de la hernie ombilicale est devenue tellement bénigne que personne ne discute plus son opportunité. Certes c'est la plus dangereuse des cures radicales courantes, mais si on met en balance les chances de mort d'une hernie ombilicale non opérée et celles de l'opération de sa cure radicale; ces dernières sont si peu de choses en comparaison des autres qu'à l'heure actuelle on ne discute plus sur la nécessité de l'intervention.

Bien plus, on recommande d'opérer à temps, c'est-à-dire de très bonne heure. Aussi dès qu'une hernie ombilicale est reconnue, si on ne se trouve pas en face d'un sujet portant les contre-indications indiquées déjà pour les hernies (diabète, albuminurie, affections pulmonaires, etc.): il faut intervenir le plus tôt possible.

C'est un fait reconnu que plus les hernies sont grosses, plus la mortalité opératoire augmente. De plus, les chances de récidive sont proportionnelles au volume de la hernie.

La conclusion de tout ceci c'est que la cure radicale de la hernie ombilicale s'impose dès que celle-ci est reconnue.

1° CURE RADICALE DE LA HERNIE OMBILICALE CHEZ L'ADULTE. — Les difficultés provenant de la constitution anatomique, de la région ombilicale rendent particulièrement délicate l'opération de la cure radicale de cette hernie, et il s'ensuit que nombre de procédés ont été imaginés dans le but de fermer l'orifice agrandi par le passage des viscères. On sait en effet que le péritoine au niveau de l'ombilic est très difficile à décoller du pourtour de la cicatrice et que de plus la ligne blanche par elle-même ne donne pas de grandes ressources pour l'affrontement des parties. Il faut donc avoir recours aux muscles droits qui sont souvent très écartés par le volume même de la hernie et qui, de plus, sont souvent infiltrés de graisse, les femmes atteintes de hernies ombilicales étant en général d'un fort embonpoint.

Dans les petites hernies, la cure radicale est relativement facile, il n'en est pas de même dans les hernies volumineuses ; mais avant d'énoncer les règles qu'il faudra mettre en pratique pour opérer les unes et les autres, il est absolument nécessaire de montrer par quelles étapes la cure radicale a passé avant d'arriver à l'opération de choix qu'il faut pratiquer aujourd'hui. Ces étapes sont marquées par les différents procédés que nous allons d'abord brièvement retracer.

Procédé de Lucas Championnière. — C'est un des plus simples. Le chirurgien de l'Hôtel-Dieu pratique une incision courbe ou droite, plus volontiers courbe, qui donne un espace plus considérable. Il découvre le sac, l'ouvre avec prudence, traite les adhérences épiploïques et intestinales, comme nous l'indiquerons plus loin, afin de bien dégager l'anneau herniaire.

« Cela fait [1], on a en main un sac plus ou moins considérable, on le détache avec soin de la périphérie de l'anneau fibreux et on lui fait subir des tractions comme au sac de la hernie inguinale de façon à effacer au-dessus de la fermeture qui va être faite, toute dépression, tout infundibulum. »

Le sac est alors disséqué avec grand soin au delà de l'anneau ombilical et son pédicule est lié par une ou plusieurs ligatures en chaîne. Après section du pédicule, il faut réunir les parties fibreuses qui constituent la périphérie de l'anneau. Pour cela de bons catguts bien solides passés avec une aiguille qui traverse bien toute la paroi abdominale servirait à cette réunion. M. CHAMPIONNIÈRE conseille la suture à points séparés. Les points passés permettent d'accoler les surfaces plus tendues des parties qu'il faut réunir, nous dit l'auteur, qui, pour donner encore plus de solidité à la cicatrice, passe habituellement quelques points de suture par-dessus ceux qui sont déjà en place, points qui ne traversent pas toute la paroi abdominale.

Reste la réunion de la peau que M. CHAMPIONNIÈRE pratique avec des crins de Florence alternativement superficiels et profonds.

Ce procédé comme on le voit ne s'adresse pas directement à la tumeur formée par la hernie et ne résèque aucune partie de la peau qui se trouve en excès. L'*omphalectomie* au contraire s'adresse directement à la tumeur en en supprimant une partie. Elle est *particlle* quand elle n'enlève qu'une partie de l'anneau ombilical sans ouvrir la gaine des droits, et nous n'en disons pas davantage car elle est insuffisante. Elle est totale quand elle résèque largement l'anneau et ouvre la gaine des muscles. C'est CONDAMIN qui le premier a bien décrit les règles de cette opération.

[1] LUCAS CHAMPIONNIÈRE. Cure radicale des hernies. Paris, 1892.

Procédé de Condamin (omphalectomie totale) [1]. — Quand on a étudié, nous dit-il, les procédés modernes de cure radicale de la hernie ombilicale on est frappé de la tendance générale des chirurgiens à identifier la hernie ombilicale à une éventration et à assimiler la plaie faite pour la traiter à une plaie de laparotomie et il part de là pour donner le procédé suivant :

On circonscrit largement la hernie par deux incisions elliptiques. On incise la couche cutanée et adipeuse jusqu'à l'aponévrose des droits dont on incise le feuillet antérieur puis le feuillet postérieur et on ouvre le péritoine sous-jacent. On pénètre alors dans le sac herniaire en incisant son collet de dehors en dedans. Le sac est ensuite ouvert largement ; on a ainsi étalé tout le contenu de la hernie qu'il est très facile d'isoler du sac. Puis l'épiploon étant réséqué et l'intestin étant réduit, il n'y a plus qu'à détacher l'ombilic et les envelpppes herniaires du côté opposé, soit avec les ciseaux, soit au bistouri, en ayant bien soin d'ouvrir la gaine des droits. On a alors une perte de substance à grand axe longitudinal dont on rapproche les bords par une première rangée de sutures intéressant le péritoine et le feuillet postérieur des droits. Un second étage est formé par la suture de l'aponévrose antérieure des mêmes muscles, enfin réunion de la peau.

Dans le procédé de CONDAMIN il y a deux points importants : d'abord l'omphalectomie et ensuite la réunion de la paroi abdominale. L'omphalectomie est aujourd'hui entrée dans la pratique courante ; mais au lieu de la pratiquer comme le veut CONDAMIN, on la pratique le plus ordinairement après avoir ouvert le sac comme l'a préconisé LE DENTU [2].

Procédé de Le Dentu. — M. LE DENTU commence par ouvrir le sac, comme le fait CHAMPIONNIÈRE ; puis ceci fait avec précaution, il libère toutes les adhérences épiploïques ou autres et quand la masse intestinale est bien libre dans le ventre, que tous les diverticules du sac ont été ouverts, il résèque le sac.

[1] CONDAMIN. Septième congrès français de chirurgie. Paris, 1893.
[2] H. BRODIER. Thèse de Paris, 1893.

met à nu la paroi fibro-musculaire en faisant une résection de
l'ombilic en losange. Puis, pour la paroi, il fait deux plans de
sutures : d'abord au catgut un sur-
jet aponévro-musculo-péritonéal et
après résection de la peau en excès,
des points séparés aux crins de Florence réunissant les lèvres de la
plaie cutanée.

La suture de la paroi est souvent
très difficile à cause de
la friabilité des parties
auxquelles on s'adresse
(péritoine ombilical, fi-
bres musculaires tou-
jours grasses et aponé-
vrose); aussi les chirur-
giens se sont-ils ingéniés
à trouver une suture
solide et c'est ainsi que sont nées
les différentes sutures à étages
proposées par SAENGER, TAIT, GER-
SUNY; nous ne pouvons les décrire
ici et nous allons donner pour type
celle qui nous paraît la meilleure
c'est celle de QUÉNU [1].

Procédé de Quénu. — Après avoir
traité le sac et son contenu comme
nous l'avons indiqué dans l'omphalectomie. QUÉNU ouvre la gaine des
droits dans leur longueur, de façon
à obtenir deux lèvres aponévrotiques : une interne, l'autre externe,
entre lesquelles est placé le muscle

Fig. 75.
Procédé de QUÉNU.

droit. Puis il réunit l'une à l'autre les deux lèvres internes de la

<hr>

[1] Thèse de ROGER. Paris, 1895.

gaine, ce qui donne un premier plan aponévrotique qui ferme
le ventre. Il décolle ensuite avec le doigt le corps du droit de sa
gaine et poursuit ce décollement dans une certaine étendue.
Les deux muscles ainsi dégagés se trouvent libres ; on amène
leurs bords internes au contact et on les fixe par une suture en

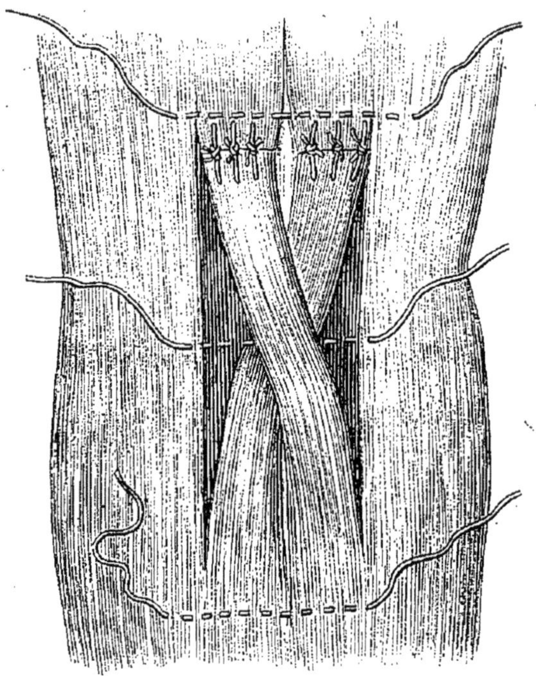

Fig. 76.
Procédé de DAURIAC.

surjet en se servant des intersections aponévrotiques pour
éviter la déchirure si facile des fibres musculaires. Enfin on
reprend les deux lèvres externes des deux incisions faites aux
deux gaines et on les réunit par des points de suture, ce qui
fait en quelque sorte que les deux gaines des droits sont fon-
dues en une seule au niveau de l'ombilic ; suture de la peau
au crin de Florence.

Enfin citons encore pour mémoire le procédé de DAURIAC
qui consiste à tailler dans les droits deux lambeaux muscu-

laires qu'on entre-croise et qu'on suture commé le montre la
figure ci-jointe. Malheureusement, nous le répétons, ces
fibres musculaires ne sont pas solides et les lambeaux formés
par elle non plus.

Choix du procédé. — C'est toujours l'omphalectomie qu'il
faut pratiquer.

Quand la hernie est petite elle est facile, car les diverticules
n'existent pas et les adhérences ne sont pas nombreuses.

Quand la hernie est volumineuse, il n'en est pas de même.
Dans ces cas nous avons l'habitude de commencer par inciser
le sac et immédiatement de faire la libération de l'épiploon et
des anses adhérentes. C'est souvent un travail délicat, long et
laborieux ; il faut poursuivre l'épiploon de diverticule en diverticule, libérer des adhérences parfois très serrées, parfois
intimes avec les anses intestinales et ce travail réclame toute
la scrupuleuse attention du chirurgien. Ce dernier ira aussi à
la recherche des adhérences épiploïques qui peuvent se trouver
sur la paroi abdominale autour de l'anneau ombilical élargi et
ne s'arrêtera que lorsque le paquet intestinal sera complètement libre dans l'abdomen avec des ligatures bien placées et
ne saignant pas. Cela fait, il disséquera le sac complètement
de façon à arriver à le sectionner au pourtour même de
l'anneau. Le péritoine, s'il s'y prête, sera décollé au pourtour
de l'anneau ombilical et suturé par un surjet au catgut; sinon
on prendra ensemble dans son surjet et le péritoine et un peu
du rebord aponévrotique.

Au préalable une incision aura été faite comme nous l'avons
indiqué dans le procédé de QUÉNU, sur la gaine des muscles
droits, incision dépassant en haut et en bas la brèche abdominale. Les deux lèvres internes seront d'abord réunies, on
aura soin de passer d'abord tous les fils et de les serrer tous
ensemble, ce qui diminuera la facilité à la déchirure de l'aponévrose. On traitera de même les deux lèvres externes de la
gaine aponévrotique et après résection de la peau en excès
on suturera la peau au crin de Florence. Il sera bon de
mettre un drain pendant quarante-huit heures et d'appliquer

un bandage très serré pour soutenir les points de suture.

Mais, nous le répétons encore, il arrive souvent chez les femmes très grasses que les gaines mêmes des droits infiltrés de graisse se déchirent ou que celles-ci soient même trop éloignées pour permettre leur rapprochement. Dans ce cas on fera ce qu'on pourra pour trouver l'étoffe nécessaire à la réfection d'un plan aponévrotique aussi solide que possible. Nous recommandons même *le procédé par doublement* [1] décrit par M. SAVARIAUD et qui consiste après avoir avivé l'anneau ombilical à faire chevaucher l'une sur l'autre les deux lèvres herniaires par des points en U analogues à ceux que fait M. CHAMPIONNIÈRE pour la hernie inguinale ; M. SAVARIAUD nous dit s'être très bien trouvé de ce procédé dans deux cures radicales de hernies ombilicales étranglées et cela malgré la largeur du pédicule, le diastasis des muscles droits, le ballonnement du ventre, la tension de la paroi et l'adipose extrême des opérées.

En dernier ressort si les sutures citées plus haut sont insuffisantes ou presque impossibles, on aura la dernière ressource des sutures au fil d'argent à un seul plan qui donnent souvent dans les cas difficiles des résultats qu'on n'aurait pas obtenu avec des procédés plus compliqués.

2° TRAITEMENT DE LA HERNIE OMBILICALE PAR LES BANDAGES. — Il existe plusieurs modèles de bandage pouvant maintenir la hernie ombilicale. Le plus simple et le plus souvent employé se compose d'une plaque assez large au milieu de laquelle est placée une pelote analogue à celle des autres bandages herniaires. La ceinture s'enroule autour de l'abdomen et se fixe en avant par une ou deux courroies.

Le bandage Drapier a une certaine analogie avec celui que nous venons de décrire ; mais il a ceci de particulier c'est que la pelote ombilicale est supportée par deux ressorts latéraux qui rendent son application plus exacte.

Mais un des bandages les plus fréquemment employés est

[1] Société de chirurgie, 5 mars 1901.

celui imaginé par DOLBEAU et dont la gravure ci-jointe se passe
de descriptions.

Il est certain que ces bandages ne peuvent avoir une certaine efficacité que lorsque la hernie est réductible et dans bien
des cas, il seront portés en même temps qu'une ceinture
abdominale nécessitée par l'adiposité des femmes atteintes de
hernies ombilicales.

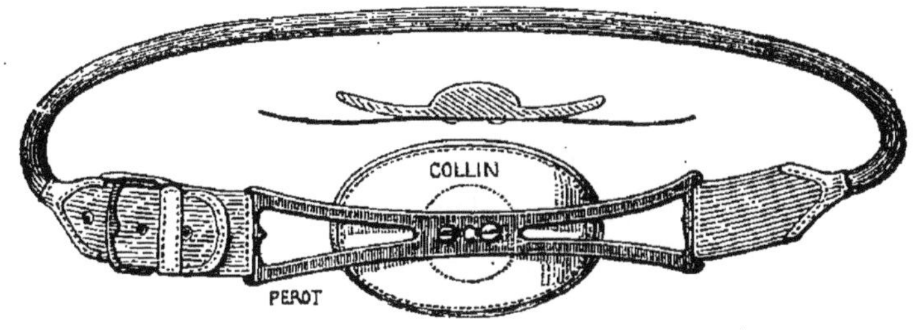

Fig. 77.

Bandage ombilical de DOLBEAU.

Mais les cas les plus difficiles pour le chirurgien sont ceux
dans lesquels on a affaire à un sac herniaire volumineux et qui
contient soit de l'épiploon soit de l'intestin, soit les deux, formant une masse complètement ou partiellement irréductible.
Ici la cure radicale seule doit être employée, mais elle peut
malheureusement être contre-indiquée par l'état général du
sujet, dans ces cas qui deviennent de plus en plus rares on s'in-
géniera avec le fabricant à maintenir la hernie le mieux qu'on
pourra à l'aide de plaques moulées sur la tumeur herniaire
maintenues par des ceintures appropriées. Mais comme le dit
le professeur BERGER, tous ces appareils sont incommodes,
coûteux, d'une application difficile et toujours très insuffi-
sants à remplir le but que l'on se propose.

II. Traitement des hernies ombilicales avec accidents. —
Il est loin le temps où l'on discutait les conclusions du travail
de TERRIER [1] à la société de chirurgie, travail dans lequel il pré-

---

[1] Terrier. *Bullet. de la société de chirurgie,* 1881.

conisait la nécessité d'une intervention précoce dans le traitement des hernies ombilicales étranglées. Aujourd'hui ces preceptes sont devenus de pratique courante et il faut reléguer au chapitre de l'histoire les principes tour à tour défendus par Petit, Boyer, Velpeau, Huguier, Maurice Perrin, Richet et Gosselin. A l'heure qu'il est toute hernie ombilicale, quel que soit son volume, qui présente les moindres phénomènes d'étranglement doit être opéré et cela dans le délai de temps le plus court possible.

Malheureusement les malades arrivent encore trop tard et cela tient à des causes faciles à expliquer. Ce sont des femmes qui portent depuis longtemps une tumeur au niveau de l'ombilic ; à plusieurs reprises, elles ont eu de la péritonite herniaire sous forme d'accidents peu intenses qui se sont amendés par un traitement anodin et elles arrivent petit à petit à l'étranglement croyant toujours qu'elles ne courent pas de dangers et attendant que les accidents plus graves se calment comme se sont calmés les précédents. Aussi, nous le répétons, quand on est appelé auprès d'un malade qui présente les moindres symptômes d'étranglement il faut opérer et le plus vite possible.

Que la tumeur soit petite, moyenne ou énorme, les premiers temps de l'*opération de la hernie ombilicale étranglée* sont toujours les mêmes.

Il faut d'abord ouvrir le sac avec les plus grandes précaution car l'intestin est pour ainsi dire sous la peau et pourrait être facilement intéressé par le bistouri. L'incision se fera sur la ligne médiane ou dans l'endroit le plus propice, cela n'a guère d'importance, l'intervention devant se terminer par l'omphalectomie.

La boutonnière faite, on introduit l'index gauche dans la tumeur herniaire et on fend aussi largement que possible, le sac en décollant l'épiploon qui y est adhérent. On va ainsi en décollant les adhérences, en détruisant les loges, directement à l'anneau qui est en général l'agent de l'étranglement.

L'anneau reconnu, on se rend compte de ses dimensions, de l'étroitesse de son orifice et aussi de la constriction opérée par lui sur l'intestin et si c'est lui qui est bien l'agent de l'étranglement, on écarte les anses contenues dans le sac et bien au jour, à l'aide d'une paire de ciseaux on débride en sectionnant la partie supérieure ou inférieure de l'anneau constricteur.

Si on reconnaît au contraire que l'orifice est large et que les anses intestinales n'y sont pas serrées, on recherche dans les nombreux alvéoles du sac en les détruisant un à un, l'orifice, la bride, la coudure, la torsion qui a produit l'étranglement, car on peut tout rencontrer dans une hernie ombilicale d'un certain volume.

Quand on a trouvé l'agent de l'étranglement, on le lève ; on nettoie l'anse étranglée qu'on va pouvoir réduire si elle ne présente pas de menace de gangrène ; puis on resèque et on lie l'épiploon dans tous les points où il adhère, jusqu'à ce qu'on soit en présence d'une masse intestino-épiploïque libre et n'ayant plus aucune connexion avec l'ombilic.

On passe ensuite à la réduction qui est facile si les anses intestinales ne sont pas trop distendues par les gaz et si leur volume ne s'oppose pas à leur rentrée. Si, au contraire, on est en présence d'une masse énorme d'intestin hernié, comme cela arrive quelquefois, sa réintroduction dans le ventre est fort difficile et fort délicate, et demandera beaucoup de patience.

Quand on se trouve en présence d'une gangrène herniaire, si fréquente dans les anciennes hernies ombilicales, il faut tenir la conduite que nous avons discutée à l'étude des hernies en général : ou faire l'anus contre nature ou l'entérectomie suivie d'entérorraphie circulaire, ou d'anastomose terminale avec le bouton de Murphy ; dans ces cas la conduite du chirurgien est quelquefois fort embarassante. Il nous est arrivé de nous trouver en face d'un intestin gangrené en plusieurs points sur plusieurs anses. Ce sont des malades dont l'état est presque désespéré ; il faut retrancher quelquefois plus d'un mètre d'intestin et dans une partie qui peut être haut placée, voisine du duodenum on ne peut songer à un anus contre nature incompatible avec la nutrition ultérieure de l'opéré.

Il est bien entendu que dans les cas de gangrène herniaire, il faut faire un bon drainage.

HERNIE DE LA LIGNE BLANCHE

Les hernies de la ligne blanche se produisent à travers les ouvertures normales ou anormales de la ligne blanche. On les appelle aussi hernies épigastriques, parce qu'elles siègent presque toujours au-dessus de l'ombilic; cependant, elles se montrent quelquefois au-dessous.

Historique. — Avant que la chirurgie intervînt dans la cure opératoire de ces hernies, les observateurs anciens, FABRICE DE HILDEN, CARMERARIUS, ARNAUD, et plus près de nous SCARPA, CRUVEILHIER, MALGAIGNE, VIDAL DE CASSIS les ont mentionnées et figurées. Elle ont même donné lieu à l'Académie de Chirurgie à d'importantes discussions qui ont suivi les présentations de PIPELET. Ce chirurgien prétendait que les douleurs et les vomissements, accidents si fréquents, dans la hernie épigastrique étaient dus au pincement de l'estomac; il rapportait huit observations de ce genre d'accidents. Depuis, ses conclusions furent vivement combattues par GUNZ DE LEIPSIG et par BERTRANDI.

La cure opératoire de la hernie épigastrique commence avec MAUNOIR, et se généralise après les interventions heureuses pratiquées par CHAMPIONNIÈRE en 1881, et par TERRIER.

Dès cette époque, les opérations ont permis de mieux saisir les dispositions anatomiques particulières à ces hernies et d'expliquer les accidents qui les compliquent. Aussi de nombreux travaux ont-ils paru[1]. Je citerai parmi les plus impor-

---

[1] SEGOND. Th. Agreg. 1883. — TERRIER. *Revue de Chirurgie*, 1886.— BONNET. Th. Paris, 1887. Les résultats éloignés de la cure radicale des hernies épigastriques. — TERRILLON. *Gaz. des hôpitaux*, 1888. — TILLAUX. *Echo méd. de Toulouse*, 1890. — TRÉLAT. *Gaz. des hôpitaux*, 1890. — G. VERNET. Contribution à l'étude des pincements de l'intestin par les fissures sus-ombilicales. Th. Paris, 1891. — J. CHAMPIONNIÈRE. De la cure radicale, 1887-1892. Du rôle de la graisse dans les hernies, 1896, à l'étranger. GUSSENBAUER. Ueber hernia epigostrico. *Proger. med. Wochens.*, 1884. — AGOSTINELLI. *Raccogliotori, med. Forli*, 1888. — DEITTNER RICH. Ueber epigostrica Bruch. Bonn,

tants à côté de ceux de TERRIER et de CHAMPIONNIÈRE, les thèses de BONNET, de LE PAGE, de CHAILLOUX et de LEBOEUF.

Anatomie pathologique. — La ligne blanche est un raphé fibreux formé par l'entre-croisement des aponévroses des muscles larges de l'abdomen. Elle atteint dans sa partie sus-ombilicale deux ou trois centimètres de largeur ; c'est dans cette partie que les hernies s'observent presque toujours. Elle devient étroite au-dessus de l'ombilic, et mesure à peine 3 millimètres de largeur. MALGAIGNE dit et WINSLOW avait déjà vu que « les fibres de l'aponévrose du grand oblique s'entrelacent tout le long de la ligne blanche avec celles du côté opposé et se continuent même au delà fort avant sur le plan tendineux de l'autre muscle ; que les fibres aponévrotiques des autres muscles offrent un entrelacement analogue. Elle se présente sous l'aspect d'une toile tissée dans laquelle les fibres qui forment la chaîne et celles qui forment la trame se croisent à angle droit. Les vaisseaux et les pelotons graisseux qui la traversent ne font qu'écarter quatre de ces fibres. Les trous sont donc primitivement quadrilatères et ne perdent cette forme que par une dilatation prolongée »,

Orifices herniaires. — Les orifices normaux de la ligne blanche sont situés à droite et à gauche de l'axe médian, le long des bords internes des muscles droits. Ils laissent passer les branches perforantes des cinq derniers vaisseaux et nerfs intercostaux. Mais à côté de ces trous, il en existe d'autres qui ne laissent passer aucun organe.

Ce sont des fissures probablement acquises, dues à l'écartement des fibres aponévrotiques par les pelotons graisseux nés dans le fascia propria sous-péritonéal.

Ces orifices normaux et anormaux sont tapissés en arrière par la graisse sous-péritonéale demi fluide et très mobile, en

1889. — NICHUES. *Klin. Chir.*, Berlin, 1890. — ROTH. Ueber die Hernien der linea allea (*Arch. Klin. Chir.*). Berlin, 1891. — VILLÀ. *Riv. Veneta di Sc. Med.*, Veneza, 1893. — EICHEL. *Munchen med. Woch.*, 1900.

avant par la graisse sous-cutanée épaisse et adhérente aux aponévroses.

La hernie se montre rarement au-dessous de l'ombilic. BERGER n'en cite qu'un cas, chez une femme de 45 ans. La tumeur s'était montrée à moitié distance de l'ombilic et de la symphyse.

La hernie qui apparaît dans la région épigastrique est rarement médiane. Elle est déjetée latéralement, comme les orifices vasculaires, et plus souvent du côté gauche.

Elle est unique ; quelquefois double ; exceptionnellement triple et quadruple.

Dans deux cas cités par BERGER, il y avait trois et quatre tumeurs superposées.

GUSSENBAUER et LUCAS-CHAMPIONNIÈRE [1] ont cité plusieurs cas de hernie double.

L'orifice herniaire devient arrondi ; il perd sa forme losangique ; son contour est épais et fibreux.

Il est rare qu'il soit assez large pour admettre l'introduction du doigt ; le cas de TERRIER où il avait le diamètre d'une pièce de 5 francs est unique.

Sac herniaire. — Le sac herniaire est mince et peu volumineux. Son collet n'adhère presque jamais au pourtour de l'orifice fibreux, sauf lorsqu'il est très ancien. Comme l'a montré CHAMPIONNIÈRE, la graisse sous-péritonéale qui l'entoure facilite sa dissection, contrairement à ce qui se passe dans la hernie ombilicale [2].

Lipome herniaire. — Cette graisse sous-péritonéale qui double le sac, peut s'épaissir et constituer une sorte de lipome. Du reste, les rapports de ce lipome et du sac sont variables.

1° Le lipome est isolé : il constitue toute la tumeur ; il n'y a pas de sac herniaire derrière lui. Il s'agit donc d'une *hernie graisseuse.*

2° Le lipome contient un sac herniaire dans son intérieur. Ce sac est tantôt petit et vide ; tantôt il est assez étendu et

---

[1] CHAMPIONNIÈRE cite deux cas.

[2] Admis également par BERGER.

présente plusieurs diverticules (HUTCHINSON). Il peut enfin s'oblitérer et donner lieu à un kyste sacculaire (DUPLAY).

3° Le sac peut contenir de l'épiploon.

4° Le lipome herniaire n'existe pas [1].

Contenu du sac. — Parmi les organes contenus dans le sac, l'épiploon est celui qu'on rencontre le plus fréquemment. Il est du reste presque toujours adhérent aux parois du sac ; 17 fois sur 19 d'après LE PAGE.

On rencontre l'intestin grêle, seul ou avec l'épiploon ; le cæcum, le côlon transverse.

PIPELET jeune admit sans preuve anatomique la hernie de l'estomac. Il attribuait au pincement de cet organe les douleurs vives et les vomissements que le malade avait présentés. Or, sur deux malades qui avaient de pareils accidents, LAPEYRONIE et LITTRE ne trouvèrent pas à l'autopsie de hernie stomacale, mais une hernie du côlon. Dans un cas semblable, BERGER rencontra la veine ombilicale. LEBOEUF cite une deuxième observation de hernie de la veine ombilicale, et deux cas de hernie du ligament suspenseur du foie.

Le sac déshabité peut être rempli par du liquide et constituer un kyste sacculaire.

La tumeur herniaire est de petit volume et sessile. Elle se dissimule souvent derrière la graisse pariétale. Elle est grosse comme un pois ou comme une cerise. Quand elle est volumineuse, elle se pédiculise et retombe sur l'abdomen. Elle acquiert alors le volume des deux poings (TERRIER).

Ces tumeurs sont placées immédiatement sous la peau, doublées par une couche de graisse plus ou moins épaisse et en contact parfois avec des filets nerveux dont la compression explique les phénomènes douloureux si intenses et dont l'interprétation a été si discutée [2].

---

[1] TERRIER a décrit : 1° des lipomes sans sac herniaire ; 2° des hernies graisseuses entraînant à leur suite un sac contenant de l'épiploon ; 3° la hernie épiploïque sans lipome ; 3° la hernie contenant de l'épiploon et de l'intestin.

[2] Le hernie joue le rôle de tubercule sous-cutané douloureux.

Ces hernies sont assez fréquemment irréductibles. L'irréductibilité tient aux adhérences de l'épiploon avec le sac ou de l'épiploon et de l'intestin avec le sac. L'étranglement est rare, mais quand il se produit sa marche est rapide et la gangrène précoce.

Étiologie. — *Fréquence.* — Ces hernies sont fréquentes et plus fréquentes chez l'homme que chez la femme ; la proportion est de 120 chez l'homme et de 17 chez la femme (BERGER).

Elles n'existent guère que chez l'adulte. Les cas rapportés par COOPER, LE PAGE et WALTER, de hernie survenue chez les enfants en bas âge sont exceptionnels.

Influence des maladies. — Parmi les causes prédisposantes, les maladies organiques de l'estomac tiennent le premier rang, d'après WITZEL, et cela très probablement parce qu'elles font maigrir le malade.

La grossesse, d'après CHAMPIONNIÈRE, joue également un rôle très important. Elle écarte les muscles droits et élargit les ouvertures de la zone épigastrique. Cet auteur rapporte le cas d'une hernie qui apparut au cours d'une première grossesse, qui s'accrut considérablement au cours d'une deuxième. LE PAGE cite un autre cas de hernie qui apparut au sixième mois d'une troisième grossesse.

Traumatisme. — Le traumatisme agit de plusieurs façons.

a. Dans certains cas, il s'agit d'une plaie de la ligne blanche, compliquée de l'issue des viscères abdominaux à l'extérieur. Ces cas ne font pas partie de notre sujet.

b. Mais cette plaie de la paroi (plaie par coup de couteau, de baïonnette, etc.), s'est cicatrisée. Plus tard, à la suite d'un effort, d'un mouvement intempestif, la hernie apparaît. Dans ce cas, il faut invoquer la dilatation lente ou brusque du tissu cicatriciel.

c. Les contusions, les ruptures sous-cutanées de la paroi ont un rôle pathogénique identique. Dans ces cas, il s'est fait une déchirure de la ligne blanche, il s'est formé un orifice anormal, au travers duquel, le péritoine et la peau sont reliés l'un à l'autre par du tissu cicatriciel.

d. Les suppurations post-opératoires, les abcès de la ligne blanche, laissent à leur suite un tissu de nouvelle formation qui prédispose également à l'éventration.

A la suite de ces traumatismes, deux cas peuvent se présenter. Le péritoine a été respecté ou a été intéressé :

1° S'il a été respecté, la hernie le repousse et s'en coiffe. Cette variété herniaire a un sac.

2° S'il a été intéressé, il adhère aux bords du tissu nouvellement formé. Il ne suit pas les viscères dans leur migration. La hernie n'a pas de sac.

Exceptionnellement dans ce deuxième cas, si la hernie devenait très volumineuse, le péritoine finirait par être attiré derrière elle, par le tissu cicatriciel distendu. Le sac herniaire aurait alors un fond formé par la cicatrice, et un corps constitué par le péritoine adhérent à la cicatrice. Cette hernie mixte, qui ne doit se rencontrer que très exceptionnellement, est admise par LE FORT.

Rôle du lipome herniaire. — PELLETAN, CLOQUET, etc., ont bien compris le rôle du lipome herniaire, tel qu'on l'admet aujourd'hui, d'après CHAMPIONNIÈRE et TERRIER. La graisse sous-péritonéale molle, demi-fluide, mobile suit facilement l'impulsion des viscères. Adhérant au péritoine pariétal, elle l'entraîne lorsqu'elle se coule à travers les orifices de la ligne blanche ; elle crée ainsi un sac en miniature.

Elle pénètre dans les orifices fibreux de deux façons : 1° après avoir été refoulée par l'impulsion incessante des viscères abdominaux ; sa mobilité le lui permet ; 2° en se développant outre mesure, en formant la tumeur au niveau même d'un orifice pariétal, et en s'accroissant, dans l'intérieur d'abord, puis à l'extérieur de cet orifice. C'est ce qui nous explique que l'on trouve, au-devant du sac herniaire, soit une couche graisseuse étalée, soit une graisse pelotonnée, c'est-à-dire un véritable lipome.

Le lipome herniaire, ainsi engagé dans un des trous de la ligne blanche, a un double rôle :

1° Il entraîne derrière lui le péritoine pariétal, dans l'anneau, puis au-devant de l'anneau ;

2° Il distend l'orifice de la ligne blanche, en vertu même de son accroissement, et pour CHAMPIONNIÈRE ce serait même là le mécanisme général de la formation des hernies chez les obèses.

Par un mécanisme inverse, la disposition de la graisse pré-herniaire, chez les gens qui maigrissent, permet au sac de revenir dans l'abdomen. BUSQUET rapporte l'observation d'un malade qui, ayant maigri assez rapidement de 32 kilogrammes, vit disparaître une hernie épigastrique [1].

Dans l'exposé de ce qui précède, on doit se rendre compte que les viscères peuvent, à la suite d'efforts continus et violents, déprimer et refouler devant eux le péritoine pariétal et déterminer la formation d'un sac herniaire. C'est pour cela que la hernie épigastrique est surtout fréquente chez les hommes. On se rend compte aussi qu'elle peut s'établir insidieusement, liée qu'elle est au développement d'un lipome herniaire.

Mais pour céder à l'impulsion des viscères et à la traction des lipomes, elle doit trouver devant elle un orifice élargi ; c'est là une cause prédisposante que réalisent les grossesses antérieures et l'adiposité. C'est dire que la hernie épigastrique est presque toujours une hernie acquise.

Hernie congénitale. — Dans quelques cas très rares, l'orifice anormal est lié à un arrêt de développement. Les lames ventrales se sont incomplètement soudées et ont laissé subsister quelque fissure. La hernie est alors congénitale. COOPER, en effet, rapporte le cas d'un enfant qui vint au monde avec 8 hernies épigastriques. LE PAGE et WALTER citent un fait semblable chez un enfant de quatre mois.

---

[1] Mais les pelotons graisseux qui bouchent les orifices épigastriques en disparaissant chez les gens qui maigrissent, ouvrent ces orifices et permettent aux viscères de s'y engager. L'amaigrissement peut donc jouer un rôle double et inverse.

De pareilles hernies congénitales ne sont pas impossible *à priori*. Il faut toutefois les admettre avec réserve du moins jusqu'à ce qu'elles s'appuient sur des observations plus nombreuses.

Symptômes, complications, diagnostic. — La hernie épigastrique est généralement insidieuse ; elle reste longtemps tolérée. Quelquefois elle est annoncée par des douleurs très vives.

La tumeur herniaire a le volume d'un pois ou d'une noisette ; il est rare qu'elle soit aussi grosse qu'une pomme ou qu'une tête fœtale.

Quand elle est petite, la saillie qu'elle détermine doit être soigneusement cherchée, surtout lorsque le sujet est gras. Il faut faire lever le malade, l'examiner de profil, le faire tousser. On pourra percevoir ainsi un léger soulèvement de la peau. Ces précautions cliniques sont quelquefois indispensables. ARNAUD cite le cas d'une dame de la reine dont la hernie restait introuvable parce qu'on examinait la malade toujours couchée.

Quand la hernie est grosse comme un œuf, elle affecte une forme globuleuse, mais elle reste sessile ; plus grosse, elle se pédiculise et retombe sur le ventre comme une besace.

La tumeur est rarement médiane ; elle est presque toujours déjetée latéralement, principalement du côté gauche. Elle est tantôt molle et tantôt élastique. Elle se réduit spontanément, lorsque le malade se couche. Elle est réductible surtout à la pression, et détermine parfois une sorte de crépitation[1] très nette, comparée au frémissement hydatique ; cette crépitation est due probablement au frottement des lobes graisseux contre les bords de l'anneau.

Le doigt qui réduit la hernie s'engage dans un orifice à contour très net ; et si l'on fait asseoir le malade sur son lit, la pulpe digitale est serrée dans l'anneau qui se ferme au moment de la contraction des muscles abdominaux.

[1] Rapporté par LITTEN et LENHOFF.

Si l'on fait tousser le malade, le doigt sent l'impulsion de la hernie, et si on retire le doigt à ce moment, la hernie se reproduit.

Elle donne lieu quelquefois à des signes fonctionnels très accusés.

Douleurs. — Les douleurs sont très variables ; le malade éprouve une pesanteur ou des tiraillements à l'épigastre ; quelquefois ce sont des crampes très vives. Elles ne surviennent qu'après les repas, ou persistent dans l'intervalle pour redoubler d'intensité à ce moment. Dans le premier cas, elles sont intermittentes ; rémittentes dans le second[1]. Elles sont encore réveillées par la pression, par la toux, par les efforts de toute sorte, par les mouvements respiratoires. Elles gênent la marche, et obligent quelquefois le malade à se plier en deux. Les vomissements, l'ingestion des aliments procurent ordinairement un réel soulagement.

C'est toujours à l'épigastre qu'elles sont le plus vives ; elles s'irradient dans les lombes, le thorax, la paroi abdominale et affectent le caractère de douleurs en ceinture. Elles peuvent s'étendre jusqu'à la vessie et au rectum.

Troubles digestifs. — Le malade éprouve encore des nausées et des vomissements, qui se produisent à de longs intervalles. Quelquefois ils se montrent régulièrement aussitôt après le repas. Dans les cas graves, ils se répètent fréquemment, plusieurs fois par jour.

Les coliques, la constipation tenace, les diarrhées abondantes, et même sanguinolentes, peuvent accompagner les douleurs et les vomissements.

Quand les troubles digestifs s'accentuent et se généralisent, le malade perd l'appétit ou n'ose plus manger ; il est incapable de tout mouvement et est obligé de s'aliter. Il tombe dans l'hypochondrie et le marasme. Son visage est pâle, maigre, ses conjonctives sub-ictériques. Il en était ainsi chez un malade d'Agostinelli, qui avait jusqu'à 17 vomissements dans sa journée.

---

[1] CHAILLOUX distingue ces deux types.

Ces troubles fonctionnels ne sont pas dus, comme on le croyait, au pincement de l'estomac ; ils tiennent soit à celui du côlon, soit à celui de l'épiploon qui tiraille à son tour la grande courbure de l'estomac [1].

Dans quelques cas, où les douleurs et les vomissements sont très accentués, on ne trouve ni intestin ni épiploon dans le sac ; il n'existe qu'un simple lipome herniaire. Il faut admettre alors avec GUSSENBAUER, qui a bien insisté sur ces faits, que les branches perforantes antérieures des cinq derniers nerfs intercostaux et des nerfs abdomino-génitaux, sont pincées et comprimées par la tumeur graisseuse, qui joue le rôle d'un véritable « tubercule sous-cutané douloureux ». Les excitations nerveuses déterminent des douleurs d'abord, ensuite des vomissements qui nous paraissent d'ordre reflexe.

Ce qui rend assez plausible cette hypothèse, c'est que dans quelques cas, après une première opération, les hernies qui se sont reproduites, avaient cessé d'être douloureuses ; les branches nerveuses ayant été sectionnées au moment de la première intervention.

Ces troubles fonctionnels sont assez accusés pour égarer le diagnostic. On a pu croire à l'existence d'affections gastriques ou intestinales, trompé que l'on était par les vomissements et les hématémèses, les coliques et les diarrhées éprouvées par le malade. D'autrefois, on a cru qu'il s'agissait de crises gastriques liées à l'ataxie locomotrice.

Ces erreurs sont d'autant plus faciles à commettre que la hernie est petite et se dissimule sous la graisse abdominale. Il faut être prévenu de ces faits pour examiner très soigneusement les orifices de la ligne blanche. Le doigt sentira un petit ressaut, une légère saillie qui disparaît à la moindre pression ; il s'enfoncera dans un petit orifice. Cela suffit pour établir l'existence d'une hernie et expliquer tous les troubles fonctionnels.

Quand la hernie acquiert un certain volume, il faudra éli-

---

[1] EICHEL écrit : « Contrairement à ce que l'on admet en France, l'estomac n'y a jamais été rencontré ». Depuis PIPELET, et bien avant EICHEL, on n'admet plus en France la hernie de l'estomac.

miner les diverses tumeurs de l'abdomen, le fibrome principalement. La réductibilité spontanée ou provoquée de la tumeur, sa reproduction quand le malade tousse sont caractéristiques de la hernie.

Irréductibilité. — Mais la hernie peut être irréductible ; BERGER
l'a observé 12 fois sur 116 cas. Le siège que cette tumeur
occupe au-dessus de l'ombilic, le long du bord interne du
muscle droit, les renseignements donnés par le malade que la
grosseur entrait et sortait, feront penser qu'il s'agit d'une épiplocèle irréductible.

Étranglement. — L'étranglement est rare. CHAMPIONNIÈRE ne
l'a jamais rencontré. On admet que lorsque cet accident se
produit la gangrène et la perforation se montrent rapidement.
Si la hernie est petite et dissimulée sous la graisse abdominale,
la cause des accidents peut être méconnue, et l'on peut croire
à un étranglement interne ou à une péritonite perforante.

Traitement. — Les analogies entre les hernies de la ligne
blanche et la hernie ombilicale sont telles, que nous pourrions
répéter pour l'une ce que nous avons déjà dit pour l'autre.

Sauf les cas exceptionnels, la cure radicale est ici obligatoire
et cette opération doit être menée comme si il s'agissait d'une
petite hernie ombilicale.

Il existe souvent un petit lipome herniaire qui peut rendre
la découverte du sac plus délicate. Ce dernier doit toujours
être ouvert après avoir été isolé. son contenu doit être réduit
après quoi on met une ligature sur le pédicule du sac qui est
réséqué.

Le point le plus délicat est la fermeture de l'orifice herniaire.
Ici on peut mettre en usage les différents procédés que nous
avons décrits à propos de la hernie ombilicale ; mais il faut
rappeler que dans les hernies épigastriques, à la partie supérieure surtout, l'écartement des muscles grand droit rend leur
réunion assez difficile, aussi dans les hernies de moyen volume
se contentera-t-on de pratiquer un bon avivement aponévrotique
et de réunir les deux lèvres de la plaie ainsi faite par une

suture solide. Dans les cas difficiles, une suture à un seul plan au fil d'argent donnera peut-être de meilleurs résultats.

Rappelons à ce sujet les travaux de TERRIER (*Revue de chirurgie* 1889) et les dernières thèses de la Faculté de Paris dues à RION 1893, CHAILLOUX 1894 et LEBOEUF 1897.

Quand il y a contre-indication à l'opération, il faut faire porter un bandage qui sera semblable à celui conseillé pour la hernie ombilicale, et qui, il faut dire, est souvent mal toléré à cause d'abord de la sensibilité toute particulière de certaines de ces hernies, et aussi à cause de la difficulté qui existe à les maintenir en place.

III. — HERNIES POSTÉRIEURES

HERNIE LOMBAIRE

Ces hernies se produisent à la partie postérieure de l'abdomen, dans une région limitée ; en haut, par la 12° côte ; en bas, par la crête iliaque ; en dedans par la colonne vertébrale ; en dehors, par une ligne verticale abaissée de l'extrémité antérieure de la 12° côte [1] sur la crête iliaque.

Nous devons la première observation de ces hernies à GARENGEOT, et leur première description à J.-L. PETIT (1758), qui fixa leur siège, d'une façon trop exclusive, dans une région spéciale, le triangle de J.-L. Petit

Depuis, quelques travaux importants ont paru. Le mémoire de LARREY, présenté à l'Académie de médecine 1869 — ; le travail de BRAUN 1879 ; les thèses de ROMANESCU (Paris 1881) et de GRANGE (Lyon 1896) ; enfin la récente communication de BORCHART à la Société Berlinoise, 1900.

On compte environ 50 observations de hernie lombaire.

Anatomie pathologique. — La hernie sort à travers diffé-

---

[1] A 12 centimètres de la ligne des apophyses épineuses : la 12° côte est supposée longue.

rents points de la région lombaire. Ces points faibles sont les uns normaux, les autres anormaux. Les points faibles normaux sont : le triangle de J.-L. Petit ou lombaire inférieur, et celui de Grynfeldt ou lombaire supérieur.

Les orifices anormaux sont les uns congénitaux, les autres cicatriciels. Ceux qui sont cicatriciels ont succédé à une plaie ou à un abcès de la région. Ceux qui sont congénitaux tiennent à un arrêt de développement de la paroi.

Voici comment se répartit approximativement[1] le siège de ces hernies.

Hernies par les orifices normaux. — H. du triangle de J.-L. Petit, 13 cas.

H. du triangle lombaire supérieur, 2 cas.

Hernies par les orifices anormaux. — Abcès, 22 cas.
Traumatiques, 9 cas.
Arrêts de développement, 4 cas.

Hernies par les orifices naturels. — Nous rappellerons que le triangle de J.-L. Petit est limité en arrière par le bord externe du muscle grand dorsal, oblique en haut et en dehors : en avant, par le bord interne du grand oblique, oblique en haut et en dedans. Ces deux bords se réunissent plus ou moins haut, le plus souvent à 10 ou 12 millimètres au-dessus de la crête illiaque, qui constitue la base du triangle. Cette base est étroite, elle mesure 5 à 8 millimètres de longueur.

Ce triangle est à peu près constant ; il existe chez 77 p. 100 des sujets d'après LESHAFT. Mais chez les gens musclés, les deux muscles grand dorsal et grand oblique chevauchent dans toute l'étendue de la région lombaire et l'écartement triangulaire n'existe pas.

L'aire de ce triangle (fig. 78) est rempli de dedans en dehors par le feuillet postérieur du fascia péri-rénal ; l'aponévrose d'in-

---

[1] Le siège n'est pas indiqué dans toutes les observations : dans quelques-unes mêmes, l'indication est confuse : certains cas dits traumatiques par BRAUN, sont considérés par BORCHARDT comme secondaires à des abcès.

sertion du muscle transverse au sommet des apophyses transverses ; le muscle petit oblique. Cette aponévrose d'insertion du transverse et le muscle petit oblique sont les deux plans résistants que les viscères abdominaux rencontrent devant eux. Mais dans quelques cas, le bord-postérieur du petit oblique se trouve rapporté en dehors du triangle ; il ne ferme plus cet espace ; cela surtout lorsque son insertion à la 12º côte fait

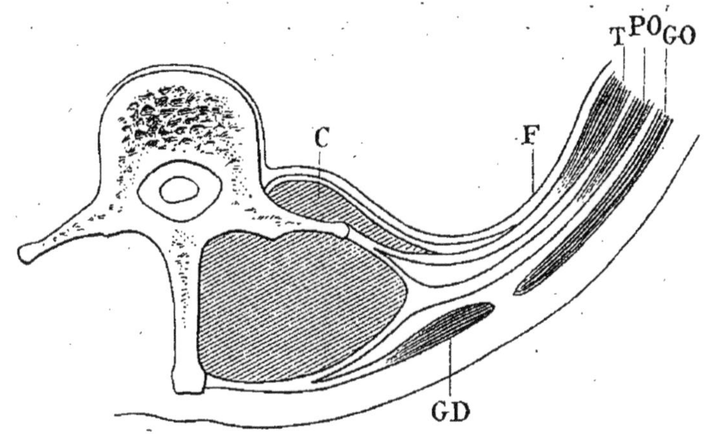

Fig. 78.

Aire du triangle de J.-L. Petit. Schéma imité de Poirier.

F. fascia périrénal. — G, D, grand dorsal. — G, O, grand oblique. — T, transverse. C, carré des lombes.

défaut. On conçoit alors, que ce triangle lombaire inférieur, défendu seulement par l'aponévrose du transverse, se laisse aisément traverser par les viscères abdominaux. Il les traverse en s'engageant probablement par l'orifice de sortie que suivent les branches postérieures des 2º et 3º nerfs lombaires[1]. GRYNFELDT d'abord sous le nom de lombo-costo-abdominal ; LESSHAFT ensuite, sous le nom de lombaire inférieur, ont décrit un deuxième triangle, situé au-dessus du précédent limité en avant, par le bord postérieur du petit oblique, oblique en bas et en dedans ; en arrière, par le bord externe du carré des

[1] C'est par ce triangle que sortent, en effet, les branches pos té rieures des deuxième et troisième nerfs lombaires.

lombes. Le sommet situé en bas est formé par la rencontre de ces deux bords ; la base est formée par la 12ᵉ côte et par le bord inférieur du petit dentelé postérieur et inférieur (fig. 79).

Ce triangle est plus large que le précédent ; il l'est d'autant plus lorsque le petit oblique manque d'insertion à la 12ᵉ côte.

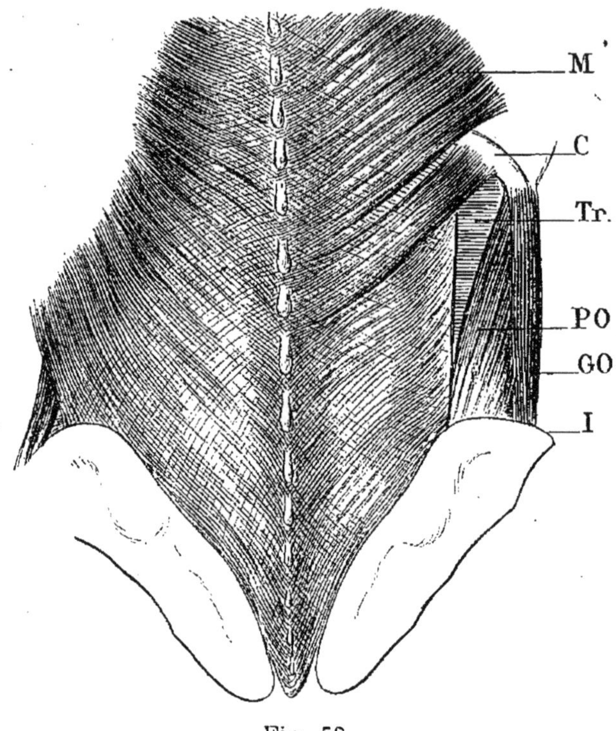

Fig. 79.

Triangle lombaire inférieur (d'après POIRIER).

I, crête iliaque. — G, O, grand oblique. — P, O, petit oblique. — Tr, transverse. C, 12ᵉ côte.

Il est fermé de dedans en dehors, par le fascia périrénal ; l'aponévrose d'insertion du transverse et celle du petit oblique soudées ensemble. Il est traversé par la branche antérieure de la dernière artère intercostale accompagnée d'une veine et d'un nerf. Cette région, qui manque de paroi musculaire, et qui est traversée par des branches vasculo-nerveuses, est un un point faible de la région lombaire.

Orifices congénitaux. — Nous n'insistons pas sur les arrêts de développement de la paroi. Il s'agit d'un arrêt de développement musculaire qui affaiblit la résistance de l'abdomen en ce point. Dans un cas cité par Wyss, les insertions postérieures du grand oblique, la moitié postérieure du petit oblique et une partie du transverse faisaient défaut; il y avait un large hiatus à travers lequel la hernie était apparue. Borchard rapporte un cas analogue chez un enfant de 15 mois. La hernie formait une volumineuse tumeur occupant tout l'espace compris entre la 12ᵉ côte et la crête iliaque.

Orifices accidentels. — Les hernies qui succèdent à une plaie ancienne ou à une suppuration[1] de la paroi entrent dans la classe des éventrations dont le mécanisme nous est connu. Ces éventrations n'ont pas de siège fixe La hernie sort soit à travers le grand et le petit oblique, c'est-à-dire très en avant; soit à travers le grand dorsal, ou la masse sacro-lombaire (Braun). Dans deux cas, il y avait eu nécrose du bord supérieur de l'os iliaque et à travers cette brèche osseuse, les viscères étaient apparus.

Sac herniaire. — Quelle que soit l'origine de la hernie, qu'elle se produise à travers des orifices normaux ou anormaux, le sac herniaire est immédiatement placé sous la peau: telle est la règle. Exceptionnellement, il est recouvert par un plan musculaire, appartenant le plus souvent à l'un des deux obliques.

Contenu de la hernie. — Ces hernies contiennent l'épiploon le plus souvent; rarement l'intestin grêle ou les côlons. Dans un cas, les deux reins faisaient saillie de chaque côté de la paroi; l'un des deux seulement paraissait s'engager dans un sac herniaire (Baret); ils s'y engageaient tous les deux dans le cas de Monro. Ces hernies lombaires ne sont quelquefois que de fausses hernies ou des hernies graisseuses, et dans ce cas, on ne trouve à la dissection ni sac, ni viscère abdominal, mais une grande accumulation de graisse déprimant la paroi. Ces

[1] Il s'agit le plus souvent d'un abcès froid ossifluent.

hernies graisseuses lombaires sans sac péritonéal ont été signalées par Marmisse. Le cas d'Hutchinson nous paraît s'y rapporter. Cet auteur, en disséquant une prétendue hernie lombaire supérieure, ne trouva en effet ni viscère, ni sac.

La hernie a la même fréquence à gauche et à droite : 8 à gauche, 6 à droite. Elle peut être bilatérale. Elle est plus fréquente chez la femme que chez l'homme 25/18.

Certaines attitudes vicieuses diminuent la résistance de la paroi et prédisposent aux hernies. Dans un cas rapporté par Berger, la hernie s'était formée chez un scoliotique et s'était formée du côté opposé à la déviation quoique les côtes et la crête iliaque fussent presque au contact.

Symptômes et diagnostic. — Les signes physiques de la hernie lombaire ne présentent rien de particulier. La tumeur est très apparente, sa réduction facile et l'orifice herniaire qu'elle traverse se sent aisément avec le doigt (fig. 80 et 81).

Les signes fonctionnels sont à peu près nuls; cependant on a signalé, très rarement il est vrai, des douleurs vives, des vomissements, des coliques, qui disparaissent après la réduction de la tumeur[1].

On a confondu la hernie lombaire avec un abcès par congestion, une hernie musculaire.

L'abcès par congestion est en général difficilement et incomplètement réductible, ce qui le distingue déjà de la hernie.

Lorsqu'au contraire la réduction est facile, on perçoit dans le ventre une deuxième poche qui augmente de volume et se tend quand la première se réduit. En outre, l'abcès lombaire est fluctuant.

Mais quand l'abcès est intramusculaire, et peu volumineux, la fluctuation est difficile à percevoir, et l'erreur facile à commettre. Cela nous explique celle de Caze ; celle de Dolbeau qui prit la hernie pour un abcès et l'incisa. Il s'ensuivit une fistule stercorale qui guérit spontanément.

---

[1] Faits de Cloquet, Marquez, Triponel, Grynfeldt.

La hernie musculaire ne se réduit pas à proprement parler, elle disparaît sans que le doigt perçoive un orifice herniaire.

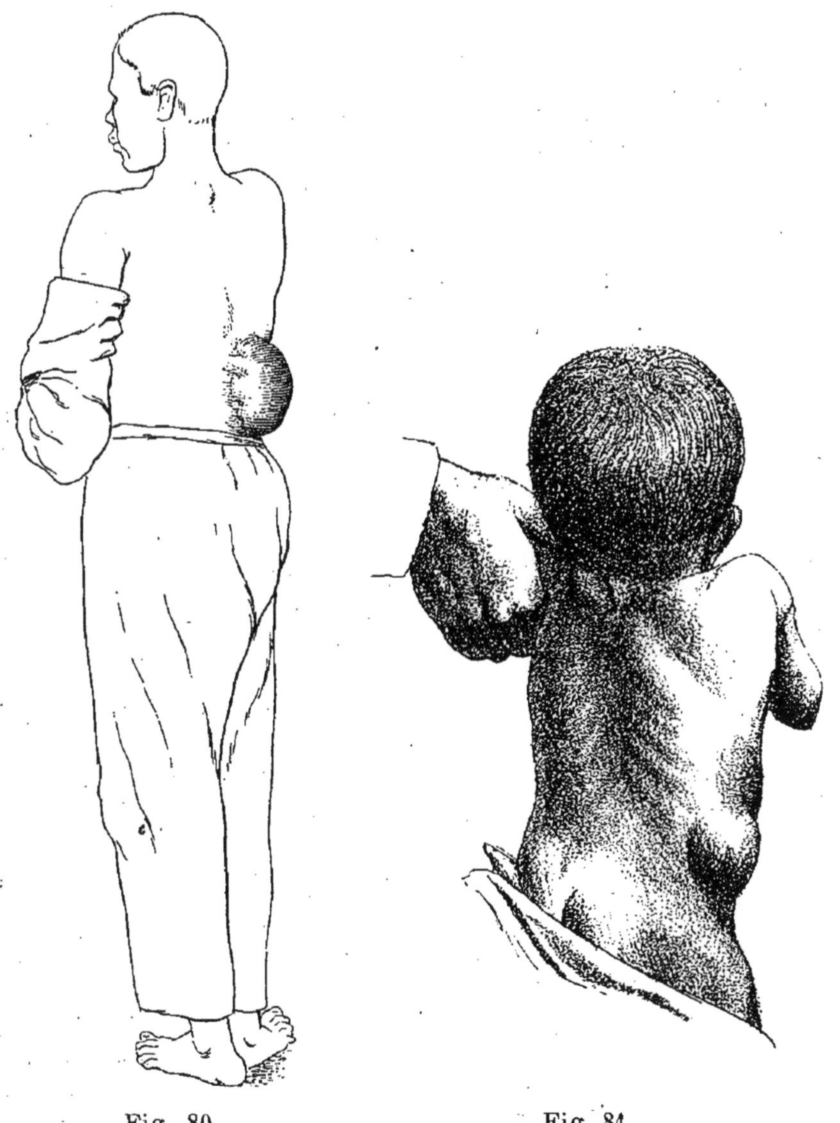

Fig. 80.   Fig. 81.

Étranglement. — La hernie lombaire est sujette à l'étranglement ; le fait est indéniable. Dans le cas de GARENGEOT, cet étranglement se termina par la mort. Dans celui de Rosaton, il se termina par la guérison après kélotomie. Grange signale 5 cas d'étranglement sur 45 cas de hernie lombaire.

Nous ne connaissons pas l'agent de l'étranglement. Nous supposons que le plus souvent il se trouve dans le sac, et qu'il est formé par une bride, comme le rapporte Hume ; ou qu'il peut être encore constitué par un volvulus. En tout cas, les larges dimensions de l'anneau et du collet rendent très rares les étranglements par les agents habituels.

Traitement. — *Bandages*. — La hernie étant réductible presque toujours, est susceptible d'être maintenue par un bandage. Il existe plusieurs variétés d'appareils destinés à la contention de la hernie lombaire. Un des plus connus est celui de Mac Ready ; il est destiné aux hernies bilatérales. Le port de ces appareils peut être conseillé, car la région lombaire est favorable à leur application. Néanmoins lorsque l'on aura le choix du traitement, il vaudra mieux proposer la cure radicale.

Cure radicale. — Cette cure radicale comporte les mêmes règles opératoires que dans les autres régions. Il est cependant un temps de l'opération qui mérite un soin spécial : c'est celui qui consiste à fermer l'anneau herniaire.

Nous avons vu que cet anneau est le plus souvent très large. Il est donc quelquefois difficile de rapprocher les plans musculaires et aponévrotiques au-devant de l'orifice herniaire : ce sont là en effet des obstacles, qu'Owen et Zucker notamment, ont rencontré dans leur pratique.

Dans ces cas-là, on essayera de rapprocher les plans les uns au-devant des autres et de les unir par des sutures étagées. S'il est impossible de les affronter, on tentera d'obturer l'orifice par un lambeau musculaire emprunté soit au grand oblique, soit au grand dorsal que l'on rabattra au-devant du trou. C'est là un excellent conseil que donne Berger : reconnaissons toutefois qu'il n'a pas encore été mis en pratique.

HERNIE ISCHIATIQUE OU FESSIÈRE

Nous donnons encore à la hernie ischiatique le nom de hernie fessière, parce qu'elle fait saillie dans cette région et qu'elle y pénètre par les divers orifices fessiers.

Son histoire est restée longtemps réduite à des publications isolées, quoique ces premières publications soient déjà très anciennes. Ce sont celles de PAPEN[1], 1750; de CAMPER, 1759, et surtout l'observation de JONES rapportée par A. COOPER[2] avec des détails anatomiques très précis.

Malgré la thèse de DENEUX parue en 1813, malgré les cas très intéressants publiés notamment par SCHREGER et MEINEL, se rapportant à des hernies congénitales et quelques autres encore dont la liste complète importe peu, la hernie ischiatique n'a commencé à intéresser les chirurgiens que dans ces dernières années, et dès lors en très peu de temps elle a suscité d'importants travaux.

C'est en 1890, l'observation de CHÉNIEUX, qui fait le sujet d'un rapport de ROUTIER à la Société de Chirurgie : le mémoire de VASSILIEFF paru dans la *Revue de Chirurgie* de 1891. La revue de SCHWAB dans les *Archives de médecine* 1892 ; celle de KOUSMINE dans la *Revue de Chirurgie* 1892 ; la thèse de BOCCARD 1895 et à l'étranger le mémoire d'HOCHENEGG[3].

Malgré toutes ces publications, le nombre de cas de hernie ischiatique est encore très restreint, 16 environ. Aussi toute étude sur ce sujet ne saurait-elle prétendre à être autre chose qu'une simple esquisse.

Anatomie pathologique, — TRAJET HERNIAIRE. — Trois orifices font communiquer normalement la fesse et le bassin. A

---

[1] Cette observation est peu précise et elle paraît se rapporter plutôt à une hernie périnéale qu'à une hernie fessière.

[2] *Loc. cit.*

[3] HOCHENEGG. Ueber sacrale hernien. *Wiener klin. Wochensch.*, 1896.

la partie supérieure de la grande échancrure sciatique, au-
dessus du muscle pyramidal, l'orifice des vaisseaux et nerfs
fessiers supérieurs. Plus bas, à la partie inférieure de la même
échancrure, au-dessous du muscle pyramidal, l'orifice du grand
et du petit sciatique et des vaisseaux ischiatiques et honteux
internes. Tout à fait en bas, la petite échancrure sciatique qui
laisse passer le muscle obturateur interne, les vaisseaux et
nerfs honteux internes et le nerf hémorrhoïdal.

Certains auteurs, VASSILIEFF, JABOULAY, entre autres, admettent que la hernie peut s'engager dans la fesse par ces trois
orifices. Il faut faire cependant quelques réserves : 1° la hernie
à travers la grande échancrure, au-dessus du muscle pyramidal est la règle ; 2° la hernie de la petite échancrure est
l'exception ; 3° la hernie de la grande échancrure, au-dessous
du muscle pyramidal n'est pas démontrée, car elle n'est pas
basée sur des faits anatomiques péremptoires.

Étudions les observations qui se rapportent à ces trois
variétés herniaires.

1° *Hernie de la partie supérieure de la grande échancrure sciatique : hernie sus-pyramidale.* — C'est la variété la plus fréquente : c'est celle dont les caractères anatomiques sont les
plus précis.

Si l'on étudie l'orifice herniaire par l'intérieur du bassin
(fig. 82), on voit qu'il est placé au-dessous de la branche postérieure de l'artère hypogastrique, au niveau du point où elle
fournit quelquefois l'artère obturatrice [1]. Il est également situé
entre le nerf lombo-sacré qui est en dehors et le deuxième
nerf sacré qui est en dedans. En avant et au-dessous se trouve
l'origine du grand nerf sciatique.

En dehors du bassin, le collet du sac resserré entre le bord
inférieur du moyen fessier et le bord supérieur du pyramidal
est cravaté en haut par les vaisseaux fessiers et le nerf fessier
supérieur (fig. 83).

Le fond du sac se développe entre les deux plans des mus-

---

[1] Cette artère est alors au-dessus du collet. Ce rapport est bien
indiqué dans le cas de JONES.

cles superficiels et profonds de la région, c'est-à-dire entre le grand fessier en arrière, et le pyramidal, l'obturateur interne. les jumeaux et le carré crural en avant. Il est encore en rap-

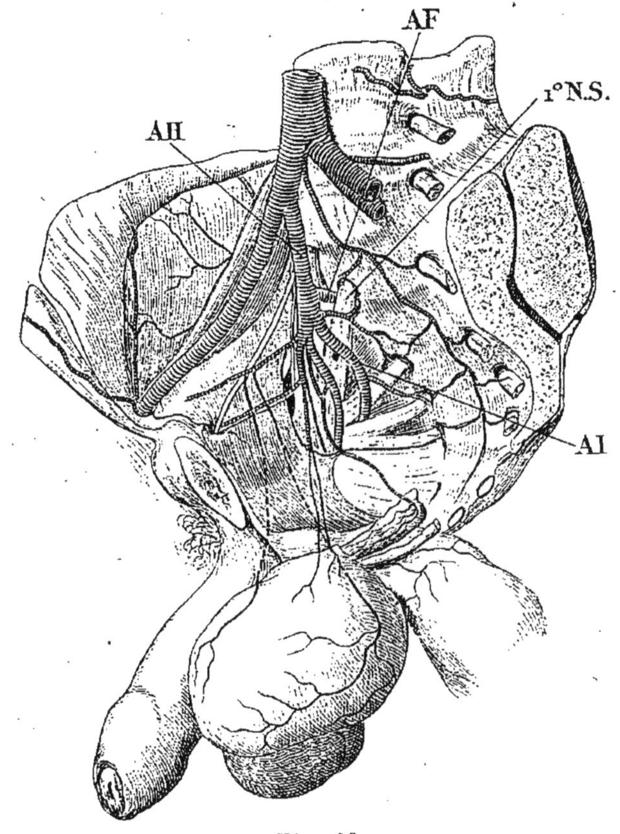

Fig. 82.
D'après POIRIER.

port[1] en avant avec les vaisseaux et nerfs de la région (Nerf sciatique, vaisseaux ischiatiques, etc.), qui parcourent la région fessière.

Volume. — Dans les cas de moyen volume, qui sont les cas habituels, la hernie ne dépasse pas le bord inférieur du grand

[1] Le fond du sac et non pas le collet.

fessier. Elle s'étale dans la fesse, la remplit et en se développant se porte vers l'anus.

La saillie qu'elle détermine en dehors recouvre l'orifice anal comme un véritable opercule.

Du reste, le volume de ces hernies est très variable.

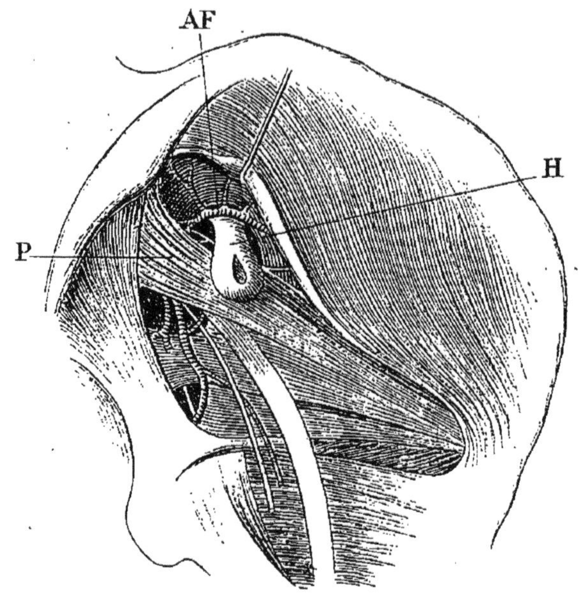

Fig. 83.

Hernie ischiatique.

V, fessière supérieure. — H, hernie. — P, pyramidal. — A, F, art. fessière.

Dans le cas de LANGER, il n'existait qu'une pointe de hernie contenant l'ovaire. Dans le cas de GARRÉ, le sac faiblement pédiculé, ne dépassait pas la face postérieure du pyramidal.

Par contre, dans certains cas extraordinaires de hernie volumineuse, la tumeur descendait jusqu'à mi-cuisse (KNUPPEL) ou jusqu'au creux poplité (SCHWAB et MONBOUYRAN).

2° *Hernie de la petite échancrure sciatique.* — Lorsque la hernie sort par la petite échancrure sciatique, elle est en rapport avec le tendon du muscle obturateur interne sur le dos duquel elle repose.

Elle est également en contact avec les vaisseaux et nerfs honteux interne qui sont probablement placés en dehors d'elle. Quoique ne sortant pas par le même orifice, l'artère ischiatique doit être également placée en dehors. Nous disons probablement, car nous ne connaissons qu'une seule observation de pareille hernie, celle de Schillbach. C'est trop peu pour vouloir préciser davantage les rapports de. la hernie.

3° *Hernie de la partie inférieure de la grande échancrure sciatique. Hernie sous-pyramidale.* — La plupart des anatomistes admettent que c'est là le point faible de la région fessière; que cet orifice doit être l'orifice préféré des hernies de la région; cela est admis notamment sans discussion par Poirier[1].

« Cet orifice ou canal sous-pyramidal est plus large, plus facilement dilatable que le canal sus-pyramidal des vaisseaux fessiers. Je crois, à l'encontre de Bourgery, qu'il constitue la voie la plus favorablement disposée pour les épanchements ou les hernies ischiatiques » (Poirier).

Richet va plus loin et donne les raisons qui *expliquent* la moins grande fréquence des hernies à travers l'orifice sus-pyramidal bridé par une forte aponévrose reliant et soudant les bords correspondants du pyramidal et du moyen fessier. Vidal de Cassis, admettait que le canal sous-pyramidal est le lieu d'élection des hernies ischiatiques. Vassilieff et Jaboulay sans aller aussi loin, admettent néanmoins l'existence de ces hernies.

On ne peut cependant baser la preuve de cette hernie que sur les deux cas de Jones et de Schreger.

Or le cas de Jones a été mal interprété. L'erreur, selon nous, provient de ce que Jones indique que le collet du sac est en rapport en avant avec le grand nerf sciatique, et ce rapport semble signifier que la hernie est sortie par le même trou que le nerf c'est-à-dire au-dessous du pyramidal. Mais ce rapport avec l'origine du grand sciatique est un rapport *intra-pelvien* et non un rapport *fessier*. Du reste, Jones ajoute plus loin que

---

[1] Anatomie descriptive, t. II, p. 199.

le sac était contourné en haut par l'artère fessière, ce qui indique bien sa vraie place, au-dessus du pyramidal.

Dans le cas de Schreger, vérifié à l'autopsie, la hernie serait apparue entre le muscle pyramidal et les muscles jumeaux. Il semble donc qu'il s'agisse d'une hernie sous-pyramidale. Mais vraiment l'auteur est trop laconique. Et rien n'empêche de croire que la hernie soit primitivement sortie par la petite échancrure, en suivant le bord supérieur de l'obturateur interne, et du jumeau, et qu'en arrivant dans la fesse elle se soit ainsi trouvée placée naturellement au-dessous du pyramidal. Ainsi donc, tout en reconnaissant que la hernie sous-pyramidale est possible, nous ne croyons pas que son existence soit démontrée.

Contenu de la hernie. — Il est représenté par l'intestin grêle, le gros intestin, l'épiploon. On a encore trouvé l'ovaire (Camper, Schillbach, Chénieux), et la vessie (Schreger, Schwab).

Étiologie. — Cette hernie est plus fréquente chez la femme que chez l'homme [1] : elle est plus fréquente à droite qu'à gauche : 10/4.

On l'observe à tout âge, même à la naissance (Schreger, Meinel, Porcyanco, Bezold) ce qui semble prouver son origine congénitale.

La congénitalité dans ce cas consisterait non pas dans l'existence d'un canal préformé, mais dans l'existence d'orifices naturels congénitalement élargis.

La hernie peut se produire sous l'influence d'efforts répétés. Exceptionnellement elle se montre à la suite d'un effort violent (cas de Crosslé et de Wassilieff). Cependant l'apparition brusque de la hernie à la suite d'un effort ne prouve pas que la hernie soit due exclusivement à cet effort et n'existât pas antérieurement.

Symptômes. — La hernie distend la fesse et constitue une

---

[1] Probablement à cause de l'évasement du bassin et de la largeur plus grande de l'orifice fessier supérieur.

tumeur sessile ou faiblement pédiculée du volume du poing. Elle est placée immédiatement en dehors de l'anus qu'elle recouvre et qu'elle masque légèrement. Le pli fessier est effacé.

Petite, elle n'est pas visible ; elle n'est pas non plus facile à déceler par la palpation ; volumineuse, elle distend la fesse et la cuisse. Dans le cas de Schwab, elle atteignait 62 centimètres de circonférence.

Nous n'insisterons pas sur ses autres caractères qui sont ceux de la hernie en général. Elle n'est véritablement gênante que par son volume. Les malades sont obligés de la réduire lorsqu'ils veulent aller à la selle ou qu'ils veulent s'asseoir. Remarquons encore, que dans ces cas, elle est en général incomplètement réductible.

Diagnostic. — Il est un certain nombre d'affections avec lesquelles on a confondu la hernie ischiatique : les myxomes, les lipomes, fibromes, les kystes de la fesse. C'est qu'en effet la hernie est chose rare. On n'apprécie pas sa réductibilité partielle ou totale, ni son augmentation de volume sous l'impulsion de la toux. Dans le cas de Schreger, on crut à un kyste, on l'excisa et le malade mourut.

On peut encore confondre la hernie avec un abcès ossifluent, mou et réductible comme la hernie, se produisant comme la hernie de la profondeur vers la surface. Il faudra se baser sur la fluctuation de la tumeur et sur les signes concomitants de tuberculose osseuse pour faire le diagnostic.

Lorsqu'on aura établi qu'on est en présence d'une hernie ischiatique, il faudra établir encore quel est son siège exact. En la réduisant, on notera le point précis où elle s'engage dans le bassin. On vérifiera s'il est sur une ligne étendue de l'épine iliaque postérieure et supérieure au bord supérieur du grand trochanter à l'union du tiers externe avec le tiers moyen. C'est là l'orifice d'élection de la hernie.

C'est ainsi que l'on se rendra compte si l'on a affaire à une hernie périnéale, ou à une hernie ischiatique et que l'on établira quelle est la variété de cette hernie ischiatique.

Étranglement herniaire. — L'étranglement se produit au niveau des canaux ostéo-fibreux. C'est un accident qui a été encore rarement observé. Les cas les plus nets (sont ceux de JONES, SCHILLBACH, MONBOUYRAN et SCHWAB). Celui de VASSILIEFF fut diagnostiqué sur le vivant, et guéri par le taxis. Mais il ne fut pas vérifié anatomiquement.

Dans les cas de JONES et de SCHILLBACH, l'étranglement fut méconnu.

Traitement. — On peut à la rigueur appliquer un bandage herniaire pour maintenir la réduction d'une hernie ischiatique et nous n'avons aucune raison de ne pas accepter le modèle à pelote proposé par JABOULAY. On ne soumettra cependant le malade à un pareil traitement que s'il s'agit d'un sujet épuisé, d'un vieillard chez lequel toute opération en général un peu sérieuse est contre-indiquée.

Pour exécuter la cure radicale de la hernie ischiatique deux voies se présentent au chirurgien : la voie abdominale et la voie fessière.

La voie fessière s'imposera dans la grande majorité des cas. D'abord parce qu'elle permet avant de commencer l'acte opératoire proprement dit, d'assurer son diagnostic, d'ouvrir le sac et de vérifier ses rapports avec le contenu (adhérences). Une pareille précaution n'est pas inutile et l'expérience nous apprend qu'on a pu ainsi éviter des accidents regrettables. C'est ainsi que SCHREGER pensant à un kyste trouva une hernie : que MEINEL croyant inciser un kyste, trouva une anse intestinale baignant dans le liquide du sac.

En outre, la voie fessière est une voie peu dangereuse. Elle n'entraîne pas le même pronostic opératoire qu'une opération prolongée en plein péritoine pelvien.

Enfin, elle est suffisamment directe. Et s'il n'était pas possible de découvrir assez largement l'anneau herniaire en réclinant le bord inférieur du grand fessier, il faudrait fendre ce muscle sur une partie de sa hauteur pour aborder à ciel ouvert le pédicule de la hernie.

Nous ne croyons donc pas que dans les hernies fessières

simples, c'est-à-dire non compliquées d'accidents, il soit indiqué d'ouvrir le ventre pour pratiquer la cure radicale de la hernie.

Il en est de même pour la hernie étranglée. Sans doute, le débridement se ferait peut-être avec plus de sécurité par la voie haute. Par cette voie, on a sous les yeux les vaisseaux qu'il faut ménager, et si on les blessait, leur ligature ou leur pincement se ferait plus aisément par le ventre que par la fesse. Malheureusement il y a un reproche capital-selon nous, à faire à cette voie, c'est que la dissection du sac infecté pratiqué en plein péritoine est pleine de dangers.

Cela seul nous fait rejeter la méthode. Néanmoins, nous reconnaissons que dans les cas douteux, lorsqu'il existe un étranglement et que l'on ne trouve pas d'une façon nette une tumeur ischiatique douloureuse à la pression, mieux vaut faire la laparotomie.

Ajoutons que, quelle que soit la voie que l'on adopte, il ne faudra pas se fier, pour débrider, aux règles données par WASSILIEFF. Il faudra débrider à ciel ouvert, après avoir récliné avec le doigt ou un instrument mousse les vaisseaux qui côtoient le collet du sac.

De pareilles interventions ont été pratiquées un petit nombre de fois. BLUM notamment fit la cure radicale d'une hernie fessière par la voie fessière. La guérison survint malgré la blessure de la vessie contenue probablement dans le sac et la création d'une fistule urinaire.

Dans un cas de hernie étranglée, VON HACKER fit la laparotomie et réussit à dégager une pointe de hernie ischiatique, mais son opéré succomba au bout de quelques jours.

En raison de ce petit nombre d'opérations, les règles thérapeutiques de cette hernie appartiennent actuellement plus à la théorie qu'à la pratique.

IV. — HERNIES INFÉRIEURES

HERNIES PÉRINÉALES

Définition. — Nous réunissons sous ce titre les hernies périnéales communes à l'homme et à la femme.

Chez l'homme, elles ne comprennent qu'un seul groupe : c'est la hernie périnéale proprement dite. Chez la femme, la présence du vagin et de la vulve modifie le type habituel de ces hernies et oblige de créer deux variétés anatomiques à côté de la hernie périnéale proprement dite : c'est la hernie vagino-labiale et la hernie vaginale.

Mais quel que soit le point variable du périnée vers lequel ces hernies se dirigent et apparaissent, elles ont deux caractères communs du plus haut intérêt. C'est d'abord de sortir du ventre à travers le cul-de-sac de Douglas ; c'est ensuite de traverser le plancher pelvien. Aussi leur a-t-on tour à tour donné avec juste raison les noms de : *Hernie du cul-de-sac de Douglas* (BERGER), *Hernies à travers le détroit inférieur* (MAC READY), *Hernies à travers le plancher pelvien* (BOCCARD) [1].

Il est juste de faire remarquer que les hernies vaginales se font au-dessus du releveur, qu'elles n'ont pas à traverser le plancher pelvien. Il semble donc qu'elle se séparent des hernies périnéales, telles que nous les concevons.

Mais au point de vue qui nous occupe, le vagin représente un orifice naturel placé au centre du plancher pelvien. C'est un opercule qui ferme plus ou moins solidement le vaste hiatus situé normalement entre chaque releveur. Et quand ces hernies vaginales apparaissent à la vulve ou hors de la vulve quoiqu'elles n'aient eu qu'à écarter chacune des deux moitiés du plancher musculaire et à refouler l'opercule vaginal, elles ont bien en réalité traversé le plancher pelvien.

[1] Thèse de Lyon, 1895.

En outre, comme les autres hernies périnéales elles sortent par le cul-de-sac de Douglas.

Ce sont là des raisons qui nous engagent à les comprendre dans l'unique chapitre des hernies périnéales.

Anatomie des hernies périnéales. — *Cul-de-sac de Douglas.* — Le cul-de-sac de Douglas dont le développement anormal, congénital ou acquis, constituera le sac des hernies périnéales, conserve habituellement une situation élevée, variable sans doute suivant les sujets, mais chez le même sujet variable suivant l'état de vacuité ou de réplétion de la vessie et du rectum.

Chez la femme, il dépasse en bas le fond du vagin et empiète environ de 2 ou 3 centimètres sur sa paroi postérieure.

Chez l'homme, il est placé à 2 centimètres au-dessus de la base de la prostate, à 5 ou 6 centimètres de l'anus. Mais il s'en éloigne de 7 à 8, quand la vessie est pleine et de 10 centimètres quand le rectum est distendu. (QUÉNU.)

A côté de ces variations physiologiques, il y a des variations individuelles qui tiennent aux anomalies de régression de ce cul-de-sac. On sait en effet que sur l'embryon féminin du troisième mois, le cul-de-sac descend jusqu'à l'aponévrose moyenne, c'est-à-dire jusqu'à la limite du vagin et de la vulve, et que, chez le nouveau-né, il occupe le tiers supérieur de la paroi vaginale.

Sur l'embryon masculin, au troisième mois, toute la face postérieure de la prostate est revêtue par le péritoine qui descend jusqu'à l'aponévrose moyenne. A la naissance, il recouvre encore la moitié supérieure de la prostate et les vésicules séminales en entier.

On voit donc, que pendant la vie embryonnaire, le cul-de-sac de Douglas constitue un canal assez long descendant jusqu'au contact du périnée. Mais ce canal, dont l'ascension se fait par étapes, ne régresse pas toujours. Il persiste partiellement ou complètement. Il constitue dans ce dernier cas un véritable sac herniaire préformé, analogue au canal vagino-péritonéal de la hernie inguinale, sac tout préparé à recevoir les viscères abdominaux [1].

Nous n'insisterons pas sur la description de ce cul-de-sac. Nous rappellerons qu'il se subdivise en deux compartiments superposés. L'un supérieur spacieux, c'est le cul-de-sac recto-utérin ou recto-vaginal ; l'autre inférieur étroit c'est la fossette de Douglas. Cette fossette est séparée du cul-de-sac par un orifice plus ou moins resserré, déterminé par la boucle des ligaments utéro-sacrés ou vésico-recto sacrés. L'étroitesse de l'orifice peut être une cause d'étranglement lorsque les viscères s'engagent du cul-de-sac dans la fossette : nous y reviendrons plus loin.

Le fond de cette fossette présente quelquefois des digitations droite et gauche, qui conduisent en dehors de la ligne médiane sur les côtés du vagin on du rectum. Cela nous explique que si ces hernies sont quelquefois médianes, elles sont plus souvent latérales.

Plancher pelvien. — Le plancher pelvien est fermé par le muscle releveur de l'anus et par l'ischio-coccygien, revêtus de leurs aponévroses. Ce plancher présente quelques points faibles, quelques fissures, qui se prêtent à l'issue des viscères.

C'est d'abord l'interstice normal qui existe entre le releveur de l'anus et l'ischio-coccygien ; ensuite, c'est celui qui existe entre l'ischio-coccygien et le coccyx. Ebner sur 60 sujets a constaté, 47 fois les fentes placées entre le releveur et l'is-chio-coccygien : et 21 fois celles qui sont placées entre l'is-chio-coccygien et le coccyx

Il peut encore exister des interstices plus ou moins lâches en plein muscle releveur. Scarpa l'avait maintes fois constaté. C'est même par ces points là que sortent les hernies périnéales du chien. Leur présence s'explique par ce fait que le releveur se décompose en plusieurs faisceaux (hubo-coccygiens, iléo-coccygiens) et que ces faisceaux eux-mêmes sont formés par des

---

[1] Pirogoff l'a vu descendre après la naissance, jusqu'à l'anus. Ziegenspeck sur 56 sujets a constaté que le cul-de-sac descendait deux fois jusqu'au milieu de la paroi vaginale.

fibres à peu près parallèles, ce qui rend plus facile leur écartement.

Enfin remarquons que le muscle releveur est large mais peu épais et qu'il peut se laisser distendre par les viscères sans pour cela se laisser traverser. De cet exposé il ressort que les hernies passent :

1° Entre le releveur et l'ischio-coccygien ;

2° Entre l'ischio-coccygien et le coccyx ;

3° A travers le releveur ;

4° En refoulant le releveur.

Étiologie des hernies périnéales. — La hernie périnéale est plus fréquente chez l'homme que chez la femme et on la trouve plus souvent à gauche de la ligne médiane qu'à droite.

On peut la considérer dans la grande majorité des cas comme une hernie congénitale liée à un développement anormal du cul-de-sac péritonéal et à l'existence d'hiatus anormaux plus ou moins larges du plancher pelvien.

Néanmoins ce ne sont pas toujours des hernies congénitales. Le plancher du bassin peut s'affaiblir ; les hiatus intermusculaires étroits et suffisants à la naissance peuvent s'élargir et s'affaiblir avec l'âge. Le péritoine peut descendre et se décoller des viscères pelviens. Mais il faut reconnaître que cette locomotion du péritoine doit être rare ; car, de toute l'étendue du bassin, c'est précisément au niveau de la vessie et du rectum chez l'homme, au niveau de l'utérus et du rectum chez la femme que ce péritoine est le plus adhérent.

Étudions maintenant les variétés herniaires périnéales.

Hernies du cul-de-sac de Douglas.

Mentionnons brièvement les hernies du cul-de-sac de Douglas, dont l'histoire ne repose que sur une seule observation, celle de Saniter.

Il s'agit d'un étranglement de l'intestin dans le fond du cul-de-sac vésico-utérin, étranglement siégeant au niveau de l'orifice, signalé plus haut, qui fait communiquer la fossette de

Douglas avec le fond même du cul-de-sac. Dans ce cas, le sac herniaire ne dépassait pas, ne traversait pas le plancher pelvien.

Le malade mourut et la cause de l'étranglement fut vérifiée à l'autopsie.

A la rigueur, on pourrait ranger un pareil cas parmi les hernies rétro-péritonéales. Mais comme il s'était produit dans le même sac que celui des hernies périnéales, nous devons le considérer comme une pointe de hernie périnéale plutôt que de le rejeter dans une classe à part.

Au point de vue clinique, ces hernies se présenteront au chirurgien avec les signes d'un étranglement interne. Néanmoins le toucher rectal ou vaginal pourra les atteindre, et par la tuméfaction que l'on sentira, par la vive douleur que l'on éveillera, on pourra fixer sinon la nature, du moins le siège de l'étranglement.

Hernie périnéale proprement dite chez l'homme.

ANATOMIE PATHOLOGIQUE. — *Siège.* — La hernie traverse le plancher pelvien en un des points que nous avons fixé plus haut. Elle pénètre ensuite dans le creux ischio-rectal et vient faire saillie sous les téguments superficiels, tantôt en avant de l'anus, entre l'anus et la racine des bourses (à droite ou à gauche du raphé) obs. de FISCHER : tantôt en arrière de l'anus sur l'un des côtés du coccyx (PAPEN).

Volume. — Ces hernies sont quelquefois très volumineuses. Dans le cas de Papen, elle descendait jusqu'au mollet. Elles contiennent l'intestin et l'épiploon principalement ; mais encore, l'utérus et les annexes, et la vessie. La cystocèle périnéale a été observée chez l'homme par PIPELET et COOPER, et chez la femme par VERDIER (2 fois).

SYMPTÔMES. — Cette hernie, toujours nettement appréciable, apparaît sessile ou pédiculée (SCARPA). Elle siège sur l'un des côtés de l'anus ou du coccyx, en avant ou en arrière de la ligne bi-ischiatique. Elle est molle à la palpation, réductible à la pression.

Elle ne gêne que par son volume ; elle peut alors apporter quelque obstacle à la défécation et à la station assise. Quand elle contient la vessie, elle détermine en plus quelques troubles urinaires, d'autant que cette cystocèle elle-même peut se compliquer de calculs (cas de A. COOPER).

Hernie périnéale chez la femme.

Les hernies périnéales qui apparaissent en arrière de l'anus sur l'un des côtés du coccyx, se confondent avec les hernies périnéales de l'homme : nous n'y reviendrons pas.

Quant à celles qui se font en avant, WINCKLER les distingue en trois classes :

1º Hernie postérieure entre le releveur et le grand fessier ;

2º Hernie moyenne entre le constricteur de la vulve et le transverse profond ;

3º Hernie antérieure entre le constricteur de la vulve et l'ischio-caverneux.

Cette division mérite quelques critiques.

La hernie postérieure est la même que celle que l'on voit, chez l'homme, se produire à travers le creux ischio-rectal en avant ou en arrière de l'anus.

Les hernies moyenne ou antérieure nous paraissent se distinguer très difficilement en clinique des hernies vaginolabiales. Et dans le cas de hernie vagino-labiale, le scalpel n'a pas encore établi les rapports de la tumeur herniaire avec les muscles du périnée, du moins avec des muscles comme le transverse profond. Nous ne retiendrons donc que les hernies périnéales proprement dites, analogues à celles de l'homme et les hernies vagino-labiales que nous allons maintenant décrire.

Hernie vagino-labiale.

On la nomme encore hernie postérieure de la grande lèvre ; on lui conserve celui de *pudenda hernia* que lui avait donné A. COOPER. C'est COOPER, du reste, qui a observé le premier cette hernie, et la description qu'il en donne est restée classique.

Anatomie pathologique. — *Siège*. — La hernie fait son apparition dans la grande lèvre en deux points : 1° à la partie posérieure, sur les côtés de la fourchette, aussi nomme-t-on encore cette variété, hernie postérieure de la grande lèvre ; 2° à la partie antérieure : c'est la variété moyenne ou antérieure plus fréquente que la précédente.

La variété postérieure ne diffère que très peu des hernies périnéales. Entre une tumeur qui fait son apparition un peu en avant et sur le côté de l'anus et une tumeur qui se montre de chaque côté de la fourchette, il n'y a pas grande différence anatomique. Néanmoins pour ne pas rompre avec les données classiques, et mettre de la confusion dans un chapitre des hernies encore peu connu, nous continuerons à distinguer les hernies périnéales proprement dites des hernies vagino-labiales, ou vagino-vulvaires (variété postérieure[1]).

Ce qui doit nous rendre très réservé dans la description de ces hernies, c'est que leur étude ne repose pas sur des autopsies et des dissections d'amphithéâtre. Elle ne s'appuie que sur quelques observations, la plupart du reste fort écourtées.

Voici cependant l'idée que l'on peut se faire de ces variétés herniaires.

Selon nous, la variété postérieure, celle qui fait saillie sur les côtés de la fourchette, appartient à la hernie périnéale proprement dite. En effet comme elle, elle apparaît dans le creux ischio-rectal. Mais au lieu de bomber directement vers la base du creux ischio-rectal, elle suit le prolongement antérieur de ce creux, c'est-à-dire le prolongement vulvaire. C'est la voie que suivent du reste certains abcès ischio-rectaux qui viennent s'ouvrir à la vulve : c'est la voie que suit aussi la hernie.

La variété antérieure, de beaucoup la plus fréquente, après avoir traversé le plancher pelvien doit apparaître immédiatement sur les côtés du vagin, le contourner et bomber à la partie antérieure de la grande lèvre.

---

[1] Le dernier cas appartient à Berger qui l'a communiqué en 1896 au Congrès de Chirurgie.

A. Cooper qui l'avait observée cliniquement avec beaucoup de sagacité écrit ceci :

« Elle occupe à peu près le centre de la grande lèvre, et s'étend au côté interne de l'ischion, dans la cavité du bassin. On la sent comme une boule dans l'épaisseur de la grande lèvre et si l'on introduit un doigt dans le vagin, on reconnaît qu'elle s'étend dans la cavité pelvienne, entre le vagin et l'ischion vers l'utérus où on cesse de la percevoir.

Berger, dans le cas qu'il observa, put assez bien préciser le siège de cet orifice qui était placé entre le constricteur du vagin et l'ischion. « Le doigt introduit par le rectum, et appuyant en ce point après réduction préalable de la hernie, empêchait cette hernie de se reproduire ».

Elles sortent, ainsi que nous l'avons dit plus haut, par le cul-de-sac de Douglas anormalement développé. Cela est admis sans conteste par la majorité de ces hernies vagino-labiales. Mais cela est-il vrai pour toutes ? Il faut ici faire quelque restriction.

Stolz avait admis, dans un cas personnel, que la hernie avait refoulé le péritoine au niveau de la face antérieure du ligament large, c'est-à-dire au niveau du cul-de-sac vésico-utérin.

Ce qui rend cette opinion très plausible, c'est que quelques-unes de ces hernies vulvaires renferment la vessie. Il en était ainsi dans les cas de Burn, de Rognetta, de Scarpa.

Il est en effet plus probable que la vessie avait basculé en avant, non pas en arrière. Mais cela n'est pas démontré ; nous faisons de fortes réserves sur ce point de l'anatomie pathologique de ces hernies qui manquent de base anatomique.

Symptômes et diagnostic. — En présence d'une tumeur de la grande lèvre, on est amené à chercher les caractères habituels de la hernie ; la réductibilité, l'impulsion à la toux, la sonorité, le gargouillement, etc. On éliminera ainsi les kystes ou les lipomes de la région [1].

---

[1] Dans un cas de *Masse*, Congrés gynécologique de Bordeaux, 1895, un lipome sous-séreux avait entraîné le cul-de-sac de Douglas et avait été la cause de la hernie.

La hernie reconnue, il faudra la distinguer des hernies du voisinage, qui font saillie dans la grande lèvre, principalement des hernies obturatrices et inguinales. La hernie inguinale se réduit en haut et en dehors au-dessus de l'arcade, c'est par là qu'elle se reproduit également. De même la hernie obturatrice affecte une direction différente; elle se réduit au-dessous de l'arcade, entre les 2 branches ischio-pubiennes, c'est par là aussi qu'elle réapparaît. De plus, elle donne lieu quelquefois au signe de ROMBERG.

ÉTRANGLEMENT. — L'étranglement a été observé une fois par A. COOPER qui le traita du reste avec succès par le taxis. Nous ignorons quel était exactement l'agent de l'étranglement. Nous supposons, sans aucune preuve, qu'il existait au niveau du collet du sac, c'est-à-dire au niveau de la partie normalement rétrécie du cul-de-sac de DOUGLAS.

HERNIE VAGINALE

Signalée d'abord par GARENGEOT, elle a été surtout bien décrite par A. COOPER.

En suivant le cul-de-sac de DOUGLAS, les viscères repoussent la paroi postérieure du vagin au-dessus du plan du releveur de l'anus, c'est-à-dire au-dessus du plancher pelvien. Ce prolapsus secondaire de la paroi vaginale porte encore le nom d'entérocèle vaginale, ou d'élytrocèle.

Plusieurs cas peuvent se présenter. La tumeur reste engagée dans le vagin ou bien elle sort hors de la vulve, constituant ainsi non seulement deux variétés anatomiques, mais encore deux formes cliniques bien différentes.

En outre, la paroi vaginale postérieure cède tantôt tout entière, tantôt sur un seul point. Si elle cède tout entière, elle est tout entière refoulée et double la face externe du sac. La tumeur est d'aspect sessile. Le péritoine, qui tapisse en dehors cette évagination de la paroi vaginale, constitue une cavité spacieuse, ne présentant pas trace de collet (cas de BERGER). Tantôt au contraire, il offre à sa partie supérieure, au niveau des replis de Douglas probablement, un collet assez étroit, qui peut devenir un agent d'étranglement (cas de Küster).

Dans d'autres cas, le vagin ne s'effondre que sur un seul point. La tumeur se pédiculise à ce niveau et peut pendre hors de la vulve. Il est probable que dans ces cas bizarres, la couche musculeuse du vagin, au lieu de se laisser déprimer et refouler, comme dans la variété précédente, a cédé en un point et s'est laissé perforer. Cela est probable, mais cela n'a pas été vérifié.

Symptômes et diagnostic. — La tumeur a des caractères physiques particuliers. Qu'elle sorte de la vulve ou qu'elle reste dans le vagin, qu'elle soit sessile ou pédiculée, c'est une tumeur molle, dépressible, et réductible. Elle est même réductible spontanément, quand on fait passer la malade de la position verticale à la position horizontale. Ajoutons cependant que cette réduction spontanée n'est presque jamais que partielle.

Quand la tumeur a été réduite, un doigt convenablement placé au niveau de son orifice de sortie l'empêche de se reproduire.

Ces symptômes, convenablement recherchés, faciliteront le diagnostic de cette affection qu'on a confondue avec des kystes, des lipomes, ou de simples prolapsus de la paroi vaginale.

Les kystes et les lipomes n'offrent pas la même mollesse à la palpation, surtout lorsque la malade est couchée. Ils se laissent bien déplacer, refouler en masse par la pression, mais ils ne sont pas, à proprement parler, réductibles ; en tout cas, il ne faudra pas se laisser tromper par cette fausse réductibilité. Dans le simple prolapsus de la muqueuse, les parois qui constituent toute la tumeur glissent l'une sur l'autre quand on les presse entre les doigts, sans que l'on sente aucune saillie intermédiaire.

Reconnaissons néanmoins que des erreurs ont été commises et que les hernies confondues avec des polypes du vagin ont été incisées (cas de Michelson et Lukin). Dans une autre observation, Gunz crut a un abcès : il l'incisa et la malade mourut de péritonite.

Complications. — *Étranglement*. — L'étranglement se produit au niveau du collet du sac, c'est-à-dire très haut, en pleine excavation pelvienne. C'est là un accident qui survint notamment dans les observations de Kuster, de Young et de G. Thomas. Dans les deux derniers cas, l'étranglement fut guéri par le taxis. Dans un cas cité par Pétroxiti, on crut a un abcès : on l'incisa et l'on donna issue à de l'épiploon sphacélé.

Dystocie. — Cette tumeur vaginale peut devenir un obstacle à l'accouchement. On cite les cas bien connus de Smellie qui put réduire la tumeur avant que la tête ne s'engage dans le vagin, et de Gottaï qui ne put opérer à temps la réduction. L'accouchement néanmoins put se faire, sans accidents, et la hernie, spontanément réduite, resta définitivement guérie.

Hédrocèles. — L'étude des hédrocèles devrait trouver sa place à la suite des élytrocèles. Le mécanisme de ces hernies est en effet identique. Les viscères qui font saillie dans le cul-de-sac de Douglas au lieu de se porter en avant et de refouler la paroi vaginale, se portent en arrière et refoulent la paroi rectale.

Ce qui caractérise ces hédrocèles, c'est qu'on les rencontre au cours du prolapsus rectal. Elles constituent au-devant de la tumeur prolabée une deuxième tumeur, confondue du reste avec la première, et dont le diagnostic n'est pas toujours évident.

Nous renvoyons l'étude de ces hédrocèles au chapitre *prolapsus rectal*.

Traitement des hernies périnéales. — Le traitement chirurgical a été très rarement appliqué aux différentes variétés de hernie périnéale. Aussi ne pouvons-nous que proposer et esquisser les méthodes opératoires qui nous paraissent leur convenir.

Pour aborder ces hernies, deux voies se présentent au chi-

rurgien : la voie haute ou abdominale, la voie basse ou périnéale.

LAPAROTOMIE. — La laparotomie médiane permet d'inspecter
et de vérifier avec le doigt le contenu et la profondeur du sac,
de réduire les viscères herniés. Cela fait, deux temps opératoires restent encore au chirurgien : 1° la fermeture du sac ;
2° la fermeture de l'orifice pelvien.

FERMETURE DU SAC. — On peut à la rigueur obturer le sac par
un simple surjet, adossant le péritoine rétro-utérin au péritoine
prérectal. On laisse ainsi au-dessous de la ligne de suture une
cavité séreuse qui peut devenir kystique, et on ne touche pas
au plancher pelvien perforé, c'est-à-dire à l'anneau herniaire.
Ce sont là deux reproches qui s'adressent à cette méthode
véritablement insuffisante.

Il vaut mieux exciser et réséquer complètement le sac. Pour
cela on circonscrira son orifice supérieur par une incision circulaire qui n'entamera que la séreuse. On décollera et on disséquera ensuite tout le cul-de-sac du péritoine ; et l'on terminera l'opération par une suture de l'incision circulaire de ce
péritoine.

FERMETURE DU PLANCHER PELVIEN. — Avant de suturer le péritoine excisé, il faudra tenter d'obturer l'hiatus musculo-apo-
névrotique du releveur ou de l'ischio-coccygien qui donnait
issue aux viscères abdominaux. On suturera les bords de cet
anneau herniaire soit par un surjet soit par points séparés.
Remarquons toutefois que cette suture sera le plus souvent
inutile dans le cas de hernie vaginale qui n'intéresse pas le
releveur. Dans un pareil cas de hernie pédiculée, G. THOMAS
réduisit d'abord le contenu de la hernie par le vagin et
retourna la paroi du sac dans le ventre, comme un doigt de
gant. Il fit ensuite la laparatomie, alla chercher le sac, et le
fixa aux lèvres de l'incision abdominale.

MÉTHODE PÉRINÉALE. — Cette méthode consiste à aborder la
hernie à travers les plans périnéaux qu'elle refoule. L'incision

sera donc, suivant le cas, périnéale proprement dite, périnéo-vulvaire ou vaginale.

Les plans superficiels ayant été incisés, on ouvrira le sac prudemment, on réduira les viscères, et on réséquera le sac, comme l'on fait dans une hernie ordinaire. On terminera l'opération par la fermeture du plancher pelvien. C'est-à-dire que l'on suturera l'orifice du releveur, ou de l'ischio coccygien qui aura livré passage à la hernie.

Mais des difficultés se présenteront à nous dans bien des cas.

1° L'orifice peut être très large, et le plancher absolument défoncé. On tentera néanmoins sinon d'oblitérer l'orifice, du moins de le rétrécir dans la mesure du possible.

2° Le releveur sera distendu, refoulé par la hernie mais non pas traversé. Dans ce cas, il n'y a pas d'orifice à fermer. On est en présence d'un muscle qu'il faudrait reconstituer; on tentera néanmoins de le plisser, de le froncer, de diminuer sa largeur par des surjets, sans grand espoir de le rendre plus solide.

3° Dans la hernie vaginale, le releveur n'est plus en cause[1]. C'est le vagin qui cède et qui cède de deux façons.

a. En se laissant perforer dans sa couche musculeuse. Il y a donc un orifice vaginal à proprement parler, et autour de cet orifice, une paroi relativement solide. Dans ce cas, on essayera de fermer cet anneau vaginal par une suture, ce qui ne nous paraît pas offrir une bien grande difficulté.

b. En se laissant refouler. Dans ces cas, Huguier avait proposé d'exciser la plus grande partie de la paroi postérieure du vagin, de rétrécir cette paroi postérieure, et de la réduire à sa plus faible largeur.

Benno Schmidt qui exécuta ce procédé n'en aurait retiré aucun bénéfice. Reid au contraire s'en montre satisfait. Cela prouve que les cas ne sont pas toujours pareils. Néanmoins le procédé mérite d'autant mieux d'être tenté, que nous sommes presque désarmés devant ces énormes effondrements vaginaux.

____

[1] Les deux bords sont néanmoins écartés.

A côté de ces cas types, il peut exister des cas particuliers qui modifieront nos règles opératoires. C'est ainsi que Berger ayant à traiter une hernie vaginale avec prolapsus utérin, fit une hystéropexie, remonta ainsi le cul-de-sac de Douglas indirectement, et termina par une colporrhaphie.

Bandages. Pessaires. — Les bandages ont été proposés par Garengeot et Scarpa. Divers modèles existent. Il faut avouer qu'ils représentent une thérapeutique de pis aller. Car ils ne sauraient avoir la prétention d'exercer quelque action sur l'orifice herniaire. Ils peuvent donc être utiles tout au plus pour contenir une hernie, c'est-à-dire pour l'empêcher d'augmenter de volume.

Il en est de même des pessaires qui ont été appliqués à la hernie vaginale.

On n'aura recours à ces moyens orthopédiques que lorsque l'état général du malade contre-indiquera toute opération.

V. — HERNIES SUPÉRIEURES

HERNIE DIAPHRAGMATIQUE

Les hernies qui se produisent à travers un orifice diaphragmatique portent encore le nom de : *Hernie phrénique, hernie thoracique, diaphragmatocèle,* [1] etc.

Nos traités de chirurgie n'accordent pas à ces hernies l'importance qu'elles méritent; c'est qu'en effet, leur diagnostic est presque toujours impossible ; et les méthodes chirurgicales qu'il convient d'appliquer à leur traitement sont encore à discuter.

Il convient cependant d'être fixé à cet égard, car cette infirmité est assez répandue. Aux 276 cas réunis dans le travail toujours consulté de Lacher, paru en 1880, il faut joindre 63 observations nouvelles que nous avons pu rassembler. En

---

[1] Il serait plus commode de l'appeler phrénocèle.

outre, un grand nombre de travaux ont paru, principalement
à l'étranger, depuis le magistral article de Boursier qui représente encore en France le travail le plus considérable qui a été
écrit sur cette question.

Historique. — On peut diviser en deux périodes l'histoire
bibliographique de ces hernies. La première s'étend jusqu'en
1880, date du mémoire de Lacher, qui rassemble et analyse
tous les faits et tous les travaux parus jusqu'à lui ; les premières observations d'A. Paré, de Fontanus, de Morgagni ; la
thèse d'Auzelly, le mémoire de Richard, la thèse si importante de Duguet sur la hernie congénitale (1865).

A l'étranger, nous citerons les thèses de Dreyfuss et de
Stierling. Tous ces travaux, y compris celui de Lacher, servent
de base à l'article de Boursier.

Dans cette période anatomo-pathologique, le grand souci des
différents auteurs est d'établir une bonne classification des
hernies diaphragmatiques. Les uns admettent trois catégories
de hernie ; congénitale, acquise ou graduelle, traumatique.
D'autres n'admettent que les deux variétés congénitale et
acquise. Nous verrons du reste que ce débat n'est pas encore
terminé.

Mais la thérapeutique de cette affection est à peu près nulle.
Boursier écrit : « Par sa situation profonde, la « hernie échappe
à tout traitement sérieux et efficace » ; et plus loin: « si l'é-
tranglement survient, il n'y a d'ordinaire rien à faire ».

Depuis cette époque, quelques tentatives chirurgicales ont
été faites ; nous les signalerons au chapitre du traitement. Nous
rappellerons seulement que Péan préconisa le premier et pratiqua la laparotomie sous-costale; que Bersmann-arsber,
Schwartz et Rochard ont préconisé au contraire la voie transpleurale.

INDEX BIBLIOGRAPHIQUE

Consulter pour la bibliographie jusqu'en 1884, l'article de Boursier.
in Dict. Dechambre, t. XXII, série 1. Parmi les principaux travaux
jusqu'à cette époque : Traité d'anat. path., J. Cruveilhier, t. I. —

A. Desprès. Art. Diaphragme. Dict. Jaccoud. — Duguet. Th. Paris, 1866. — Lacher. Ueber Zwerchfellshernien. *Deut. Archiv. für Klinische medizini*, 1880.

Depuis cette époque: en Allemagne, consulter : Waldeyer. *Deutsche Medezinische Wochenschrift.* 1884. Flöck. Dissertation. Bonn, 1885. Ueber einen Fall von Hernia diaphragmatica congenita. — Deinert. Dissertation. Wurtzbourg, 1887. — Thoma. Vier Falle von Hernia diaphragmatica. *Virchow Archiv. Band.* 1888. — Naumann. *Jahresbericht Virchow*, 1889. — Permann a Wallis. *Centr. f. Chir.*, 1890. — Frantz. Dissertation. Kiel. 1891. — Kaup. Dissertations Kiel, 1891. — Mayer. Dissertation. Berlin, 1891. — Frey. *Wiener Klinik Woch.*, 1893. — Schwalbe. Morphologische Arbeiten. 1898, Band VIII. — Schwalbe. *Münchener medizinische Wochenschrift*, 1899, N° 1. — C. Rauert. Dissertation, Frib-in-Brisgau, 1900.

AUTRES TRAVAUX

Th. de Delahousse. Paris, 1885. — Franceschi. *Bull. des sciences méd.*, 1885. — Schwartz et Rochard. *Rev. Chir.*, 1892. — Blum et Ombredanne. *Arch. gén. méd.*. 1896. — Bérard et Gallois. *Bull. méd.*, 1898, p. 117. — Jaboulay. Art. Hernie, in Traité chir. Ledentu et Delbet. — Leclerc. Contribut. à l'étude des hernies diaphragmatiques congénitales. Paris, 1901.

Dans cette deuxième période du reste surgissent de nombreux travaux. En France, ce sont les thèses de Boussac et de Meunier, celle de Grange, la revue générale de Blum et Ombredanne, à laquelle nous renvoyons pour l'étude des hernies traumatiques.

A l'étranger, les mémoires de Dietz, de Thomas et de Schwalbe : Les recherches embryologiques d'Uskow et de Waldeyer sur le développement du diaphragme ; enfin les thèses inaugurales récentes de Carl Rauert en Allemagne et de Leclerc en France.

Anatomie pathologique.

Division des hernies diaphragmatiques. — La plupart des auteurs s'accordent pour diviser les hernies diaphragmatiques en trois catégories : 1° les hernies congénitales ; 2° les hernies graduelles ou acquises, 3° les hernies traumatiques. Cette division, que nous devons à Després, est acceptée par Duplay et par Boursier.

Les hernies congénitales sont dues à un arrêt de développement partiel du diaphragme qui laisse subsister en plein muscle un hiatus plus ou moins large.

Les hernies traumatiques sont consécutives à une plaie ou à une rupture musculaire.

Les hernies acquises surviennent à la suite d'efforts répétés, après avoir dissocié les faisceaux musculaires ou dilaté les orifices normaux.

Cette division mérite d'être conservée.

Malheureusement les caractères anatomiques qu'on assigne à ces variétés herniaires manquent de précision, et l'on discutera longtemps encore dans certains cas avant de savoir si tel ou tel fait doit être classé dans les hernies congénitales ou traumatiques.

Aussi, contrairement à nos devanciers, ne séparerons-nous pas les chapitres anatomo-pathologiques de ces trois variétés herniaires ; nous ne ferons qu'un chapitre commun et nous reprendrons ensuite les quelques particularités qui différencient entre elles les diverses formes anatomiques de la hernie diaphragmatique.

Ces hernies sont constituées par la pénétration des organes abdominaux dans la cavité thoracique à travers le diaphragme. On n'admet pas depuis Cruveilhier, que les organes thoraciques se hernient dans la cavité abdominale, retenus qu'ils sont par l'aspiration constante qu'exerce sur eux le vide thoracique. Cependant dans les violents efforts, dans les contusions graves, la pression thoracique devient positive, et il n'est pas impossible, dans ces conditions qu'un fragment de poumon puisse sortir à travers le diaphragme déchiré et qu'il reste inclus dans cet orifice. Un fait rapporté par Beale semble prouver la réalité de cette pneumocèle abdominale. A l'autopsie d'un homme qui avait été écrasé par une voiture et qui avait présenté des signes de péritonite, on trouva entre la face supérieure du foie et la face inférieure du diaphragme, un abcès cloisonné dans l'intérieur duquel étaient deux fragments de poumon. Il est probable que ces fragments étranglés dans la fissure diaphragmatique s'étaient gangrenés et séparés du lobe pulmonaire correspondant.

ORIFICES HERNIAIRES. — Un certain nombre de hernies phréniques relèvent de la tératologie. Il s'agit alors d'un arrêt de développement qui porte sur la totalité ou la plus grande partie du diaphragme. Dans un cas cité par LACHER, le muscle était réduit à une simple bandelette semi-lunaire. Dautres fois, c'est une moitié du muscle qui fait défaut : BOURSIER en rapporte 12 cas dont 9 à gauche et 3 à droite. Ces faits, nous nous contentons de les signaler comme de simples curiosités.

I. — Dans les cas qui relèvent de la pathologie, l'arrêt de développement se limite à l'absence de quelques insertions musculaires, insertions costales, sternales ou vertébrales. On a noté en effet l'absence congénitale d'un pilier : celle des faisceaux qui s'insèrent à la 12e, 11e, 10e, côte ; quelquefois les insertions manquent jusque sur la 7e.

II. *Orifices en croissant.* — Habituellement ce sont les fibres, dont l'insertion est comprise entre l'apophyse transverse de la 2e lombaire et le sommet de la 12e côte, qui font défaut. Cet hiatus costo-lombaire porte le nom de *trou de Bochdalek*. A ce niveau, le cul-de-sac pleural s'adosse à la capsule adipeuse du rein ; il est du reste assez fréquent de constater la persistance de ce trou sans qu'il soit occupé par une hernie [1].

Le trou de Bochdalek a la forme d'un croissant limité en avant par les fibres propres du diaphragme qui d'arrière en avant convergent vers le centre phrénique ; en arrière par l'aponévrose du carré des lombes ; en dedans par le faisceau qui s'insère à l'apophyse transverse de la 2e vertèbre lombaire ; en dehors au faisceau qui s'insère sur la 12e côte [2].

---

[1] Aussi dans les opérations pratiquées sur le rein, la déchirure de la plèvre est-elle à craindre.

[2] Les faisceaux qui manquent s'insèrent normalement sur le ligament cintré.

Ces hernies en croissant, bien décrites par DUGUET, sont plus fréquentes à gauche qu'à droite (8/2).

III. *Orifices parasternaux.* — Ces orifices siègent de chaque côté du sternum, entre les fibres tendineuses d'insertion sternale et les premières fibres d'insertion costale [1]. Leur existence est normale mais il sont alors très étroits, et ils n'augmentent de largeur que lorsque le faisceau de la 7e côte vient à manquer.

Lorsque les fibres sternales font défaut, l'orifice devient médian. THOMA a insisté récemment sur les hernies qui se font en ce point.

IV. *Hernies par les orifices naturels.* — Elles ne se produisent guère que par le trou de l'œsophage et celui du grand splanchnique. Elles constituent ce qu'ADAMS appelle les *hernies vraies.*

Les cas bien nets de hernie par le trou du splanchnique se réduisent à deux (PLATNER et DE SAINT-ANDRÉ). Celles qui sortent par l'orifice œsophagien sont plus fréquentes (12 fois). Ces dernières sont habituellement congénitales et dans le cas de RUDOLPHI, le premier en date, on trouva sur un fœtus féminin la plus grande partie des viscères abdominaux traversant l'orifice œsophagien dilaté. Mais dans un cas curieux, cité par HYRTL, la hernie paraissait d'origine traumatique.

V. *Hernies en boutonnière. Par éraillure.* — Elles se font par des orifices anormaux qui siègent soit en plein muscle, — c'est ce qui se produit le plus souvent — soit en plein centre phrénique, soit enfin à la limite du muscle et du centre phrénique et cela presque toujours du côté gauche.

L'orifice est arrondi, ovalaire ou fissuraire. Les dimensions ne dépassent pas habituellement celles d'une pièce de 5 francs, mais elles peuvent acquérir celles du poing et même des deux poings (cas de RAUERT); du reste, il faut se rappeler que les orifices étroits peuvent laisser passer une grande quantité de viscères et donner lieu à une hernie très volumineuse.

---

[1] Cet orifice livre passage à la branche interne ou abdominale de l'artère mammaire interne.

Les bords de l'orifice sont blancs, lisses, réguliers ; dans les cas anciens, ils sont indurés et cartilagineux.

Sᴀᴄ ʜᴇʀɴɪᴀɪʀᴇ. — Le sac herniaire est formé par le péritoine sous-diaphragmatique entraîné dans la cavité pleurale, péricardique ou médiastine.

Hernies sans sac. — Habituellement, la hernie n'a pas de sac (248 hernies sans sac, 28 avec sac, Lᴀᴄʜᴇʀ), et dans ce cas, les viscères abdominaux sont en contact direct avec les organes du thorax. Cette disposition se réalise dans deux conditions différentes. Tantôt il y a eu une plaie du diaphragme [1] qui a divisé en même temps la plèvre et le péritoine diaphragmatiques ; tantôt, il s'agit d'un arrêt de développement qui a porté sur le muscle et sur les deux séreuses qui le recouvrent.

Hernies avec sac. — Le sac est formé soit par le péritoine seul, soit par la plèvre et le péritoine accolés.

Dans le premier cas, le sac est représenté par une seule enveloppe mince, dont le collet adhère au bord de l'anneau et dont le fond est tantôt libre, tantôt adhérent à la plèvre pariétale ou à la plèvre viscérale.

Quand le sac est double, il est formé par les deux séreuses péritonéale et pleurale accolées. Dans certains cas, ces deux feuillets ne peuvent être isolés ; il est impossible de trouver entre eux le moindre plan de clivage. D'autres fois ils adhèrent étroitement par leur base, mais ils sont isolables vers le fond, grâce à l'interposition d'un tissu cellulaire lâche. Tantôt enfin la dissection des feuillets est possible dans toutes leur étendue ; il existe alors entre eux une épaisse couche de graisse.

Cʀᴜᴠᴇɪʟʜɪᴇʀ a fait remarquer que dans quelques cas on rencontre entre les deux parois des fibres musculaires, des vaisseaux et des filets nerveux.

Il est exceptionnel que le péritoine et le péricarde s'adossent pour constituer un sac à double paroi. Tel était cependant le cas de Bᴀʀᴛʜ, dans lequel l'orifice herniaire était placé au-devant de l'orifice œsophagien.

[1] Cas de Rᴏʙᴇʀᴛ.

Le collet dans les cas anciens présente des stries longitudinales à l'intérieur du sac. Nous avons vu qu'extérieurement il est presque toujours adhérent au diaphragme. Il est toujours unique. Dans un cas de HABRON il était bilobé et ces deux lobes étaient dus à la saillie que la veine ombilicale herniée faisait à l'extérieur sur la paroi du sac.

ÉVENTRATIONS. — Dans certains cas, la hernie n'a pas d'orifice. Le diaphragme relâché se laisse refouler vers le thorax, mais non pas perforer. Les viscères herniés s'en font un revêtement musculo-fibreux qui double la paroi externe du sac.

Le muscle est aminci et pâle. En certains points les fibres musculaires ont disparu et sont remplacés par du tissu fibreux.

Dans deux cas rapportés par MARSH HOWARD et J.-L. PETIT, le muscle était réduit à peu près entièrement à une toile fibrocelluleuse.

ÉTAT DES ORGANES THORACIQUES. — La présence des organes herniés à l'intérieur de la cavité pleurale détermine des modifications de forme et de volume de cette cavité et entraîne un refoulement plus ou moins marqué du poumon.

Plèvre. — La cavité pleurale est agrandie par le refoulement de la paroi médiastinale. Les organes qui sont contenus dans sa cavité présentent avec elle des adhérences nombreuses ou rares, molles ou dures. Ces adhérences peuvent être si étendues qu'elles forment un véritable sac artificiel à la hernie. De plus, elles fixent par l'intermédiaire du sac la partie correspondante du diaphragme à la face interne des côtes et le fixent si bien que, dans les fortes inspirations, l'autre partie du muscle, étant seule à agir, peut se rompre.

On a signalé la présence d'épanchements pleuraux (CAMPENON) : cet épanchement peut être bilatéral (EDWARDS), et sanguinolent dans les hernies traumatiques (GIESE).

Poumons. — Le poumon refoulé vers la partie supérieure de la cavité pleurale diminue de volume et s'atélectasie. Dans les cas extrêmes, il peut être réduit aux dimensions d'une petite languette, d'un haricot, d'une noix (POZZI) ; aussi a-t-on prétendu qu'il pouvait manquer. Ces cas d'absence du poumon sont du reste contestés par Duguet ; il s'agirait, pour cet auteur, de poumons très comprimés et partant très réduits.

Dans les hernies de moyen volume, le poumon est un peu déplacé, mais la circulation de l'air n'est pas supprimée. Elle est gênée dans les parties déclives, mais cette gêne est compensée par une plus large circulation des lobes supérieurs atteints parfois d'emphysème vicariant.

Le poumon de l'autre côté peut être également emphysémateux, ou congestionné ; il peut être encore arrêté dans son développement (Duguet et Pozzi). Le plus souvent il est normal.

Cœur. — Le cœur est déplacé soit en arrière soit en haut. Dans un cas rapporté par Pozzi, il était repoussé contre la clavicule à laquelle il adhérait.

Notons encore la compression et le déplacement possible des autres organes du médiastin.

Thorax. — Les déformations thoraciques se manifestent surtout dans les hernies anciennes et volumineuses.

On a signalé :

a. Un élargissement et une dilatation de toute la base du thorax ; ou bien encore des dilatations partielles consistant :

b. En voussure latérale, portant sur les dernières côtes (Becker).

c. Une dépression du creux épigastrique.

d. Une dépression transversale du rebord thoracique. Cette dernière déformation serait due aux adhérences du sac et des cartilages costaux. A chaque mouvement respiratoire le sac attire à lui le cartilage et le subluxe en dedans.

Dans la majorité des hernies, on ne trouve pas de déformation thoracique.

Organes contenus dans la hernie. — Sur 330 cas, voici la proportion des organes herniés :

Estomac	187		Duodénum	48
Côlons	177		Cœcum	35
Intestin grêle	113		Pancréas	32
Epiploon	107		Rein gauche	2
Rate	78		Rein droit	1
Foie	60			

On voit d'après ce tableau que l'estomac et les côlons se rencontrent dans plus de la moitié des cas ; l'intestin grêle et l'épiploon dans un tiers des cas.

Estomac. — La hernie de l'estomac est totale ou partielle. Partielle, c'est le grand cul-de-sac, le pylore, la grande courbure que l'on rencontre.

Ce déplacement de l'estomac s'accompagne quelquefois de vices de position qui rétrécissent son calibre. C'est ainsi qu'il peut présenter une courbure brusque au niveau du cardia, lorsque l'organe a basculé et que le pylore s'est relevé en tournant autour du cardia comme charnière. Il peut encore se tordre sur son axe longitudinal.

Ces déviations sont souvent fixées par les adhérences de l'estomac aux parois pleurales. Il n'est pas rare, dans ces cas, qu'il ne se fasse un travail ulcératif de la muqueuse, et quelquefois des perforations.

Gros intestin. — C'est le côlon transverse qui est le plus fréquemment hernié ; viennent ensuite le côlon descendant et le côlon ascendant. Si l'orifice diaphragmatique est étroit, le côlon se dilate dans sa partie thoracique et reste vide et affaissé dans sa partie abdominale.

Epiploon. — L'épiploon peut former à lui seul la masse herniaire ; le plus souvent il coexiste avec l'estomac et le gros intestin. Il est fréquemment adhérent au niveau du collet et du fond du sac.

Dans un cas rapporté par BOUSSI [1] il coiffait l'anse du côlon hernié et lui formait un véritable sac surajouté analogue à ceux décrits par PRESCOTT-HEWETT.

Foie. — La hernie du foie a été soigneusement étudiée par LAMBRON, FAUCONNEAU-DUFRESNE, et par BOURSIER. Elle peut être totale ou partielle. Partielle, elle siège plus fréquemment à gauche qu'à droite [2]. Les deux segments hépatiques, abdomi-

---

[1] Soc. Anat., 1877.

[2] Seize fois à gauche, dix à droite. Stat. de BOURSIER.

nal et thoracique sont divisés par un sillon profond. Quelquefois ce sillon est congénital ; il n'est pas dû à la striction de l'anneau ; il s'agit dans ce cas d'un lobe hépatique surnuméraire (Saint-Ange). Exceptionnellement le lobe hernié est le siège d'une tumeur (Lepelletier).

Lorsque l'orifice herniaire est large, le foie peut sortir du thorax et y rentrer à chaque mouvement respiratoire.

Rate. — La hernie de la rate coexiste avec celle de l'estomac; isolée, elle est exceptionnelle.

Elle est totale ou partielle; quelquefois il s'agit d'une rate surnuméraire (Hueter).

Étiologie et pathogénie. — Le mécanisme de ces hernies diffère suivant qu'elles sont congénitales, acquises ou traumatiques.

Hernie congénitale. — La hernie congénitale se produit à plusieurs âges.

Elle se forme chez le fœtus : plusieurs enfants naissent avec une hernie diaphragmatique.

Elle se forme encore pendant les premiers jours de la vie, pendant la première année ; par contre, il est rare qu'elle se produise après un an. Plus tard, vers l'âge adulte, elle redevient aussi fréquente que dans l'enfance.

Ce terme de congénitalité a été plus discuté et plus détourné de son sens habituel dans les hernies diaphragmatiques que dans les autres hernies. Nous croyons qu'il faut l'appliquer à celles qui se produisent par un orifice anormal du diaphragme à la condition expresse que cet orifice soit préformé. C'est ainsi que la phrénocèle qui se produit par le trou œsophagien, orifice congénital mais non anormal, n'est pas forcément une hernie congénitale [1].

Cette définition étant acceptée, si nous comparons les hernies inguinale et diaphragmatique nous voyons que ce qui doit

---

[1] Nous avons vu plus haut qu'elle pouvait être acquise.

caractériser la congénitalité de ces deux affections, c'est dans la première, la persistance du canal vagino-péritonéal[1] ; dans la seconde, celle des hiatus phréniques anormaux que nous avons précédemment décrits.

En poussant plus loin l'analogie, nous voyons encore que le canal vagino-péritonéal ne devient dans certains cas le siège de hernie que longtemps après la naissance, soit spontanément, soit après un violent effort ; de même l'hiatus phrénique congénital ne livre souvent passage à la hernie qu'à l'âge adulte et dans les mêmes conditions. Dans aucun de ces deux cas néanmoins, la hernie ne mérite le nom de graduelle ou d'acquise; elle est congénitale, puisque l'anomalie, cause principale de la hernie, est congénitale.

Il en est de même de certaines hernies que l'on prétend bien à tort d'origine traumatique.

Les traumatismes, en effet, qu'ils soient thoraciques ou abdominaux, n'agissent bien souvent qu'en faisant pénétrer de force les viscères de l'abdomen dans un orifice phrénique préformé. Et cette hernie, rangée sous la désignation de traumatique, si l'on se rapporte aux circonstances qui ont précédé sa formation, mérite mieux le nom de congénitale puisqu'elle s'est faite à travers un orifice congénital.

Ce qui rendra discutable le classement de ces hernies, congénitale, graduelle ou traumatique, c'est qu'à l'autopsie, ou au cours d'une opération, il sera impossible dans bien des cas d'affirmer de quelle étiologie relève l'orifice herniaire considéré. Nous disons dans bien des cas, car dans certaines circonstances que nous avons établies plus haut, on peut s'assurer que la phrénocèle est congénitale. On se basera pour cela sur son siège même (orifice para-sternal, trou de Bochdalek). Mais si l'orifice siège sur un autre point, il faudra s'en tenir à d'autres caractères que nous allons énumérer, mais qui sont moins péremptoires.

1° Coexistence d'autres malformations phréniques (absence d'insertion musculaire, par exemple) ;

[1] Orifice normal, mais dont la persistance est anormale.

2° Coexistence d'autres anomalies de la cavité abdominale portant principalement sur l'intestin grêle ;

3° Coexistence de malformations d'ordre général. Parmi les plus fréquentes, Kohn relève sur 94 cas : le bec-de-lièvre (4 fois), la gueule de loup, le coloboma, l'ectopie testiculaire, le spina bifida, les rates surnuméraires, l'hypertrophie du foie en dehors de toute lésion organique de cet organe. Nous laissons de côté les cas de monstruosités (acéphales, etc.).

Comment se forment les orifices diaphragmatiques dits *préformés* ? Nous renvoyons aux traités d'embryologie pour l'étude du développement du diaphragme. Nous rappellerons que ce muscle est formé primitivement par deux masses mésodermiques latérales qui se mettent au contact l'une avec l'autre sur la ligne médiane.

Ces deux masses ferment en avant, c'est-à-dire dans sa partie ventrale, la cavité pleuro-péritonéale, qui reste encore largement ouverte en arrière dans sa partie dorsale. La partie inférieure de cette bande transversale, *septum transversum*, forme le foie ; la partie supérieure forme le muscle.

Le cloisonnement de la cavité pleuro-péritonéale, incomplet en arrière, s'achève dans un deuxième temps, grâce aux piliers d'Uskow. Ces deux piliers ou *crêtes pleuro-péritonéales*, l'une antérieure, l'autre postérieure, se soudent entre elles et cela de chaque côté ; puis, les deux membranes droite et gauche qui résultent de leur fusion viennent se souder transversalement vers la ligne médiane, autour de l'intestin antérieur (œsophage).

Les orifices normaux du diaphragme (orifices aortique, œsophagien, splanchnique, etc.) sont dus à ce que le cloisonnement ne se fait qu'après la formation de l'aorte, de l'œsophage, du splanchnique. Ces organes, interposés entre les *lames transverses* empêchent ces lames de se souder là où ils sont.

Cruveilhier admet que les orifices anormaux, futurs orifices herniaires, se forment d'une manière analogue. Les organes abdominaux entraînés et retenus dans la cavité thoracique empêchent les *masses transverses* de venir au contact. D'après cet auteur, c'est donc l'organe ectopié qui crée l'orifice herniaire [1].

Pour d'autres auteurs, pour DUGUET en particulier, l'orifice serait au contraire préformé; et ce n'est qu'après sa formation que le viscère ferait hernie.

Ces deux opinions n'apportent avec elles aucune preuve décisive. Nous ne nous attarderons pas à les discuter. Ce qu'il faut retenir de ces données sommaires d'embryologie, c'est que les orifices herniaires congénitaux ont existé normalement à un moment de la vie embryonnaire ; et que, pour une raison inconnue, ils ne se sont pas fermés. Comme la partie postérieure du diaphragme se forme la dernière, c'est en arrière que se trouvent le plus souvent les orifices herniaires. Comme le côté gauche du corps est celui qui est le plus souvent en retard dans son développement, c'est à gauche que les hernies siègent le plus fréquemment.

On a prétendu, qu'à droite, l'interposition du foie empêchait la pénétration des viscères abdominaux à travers le diaphragme ; que le poids exercé par la grosse tubérosité de l'estomac sur le côté gauche du muscle gênait et arrêtait son développement (GERBE), cela pour expliquer la plus grande fréquence des hernies à gauche.

Mais le foie a un volume égal des deux côtés, non seulement à la fin de la vie intra-utérine, mais à la naissance. Il doit donc s'opposer également au passage des viscères de chaque côté.

En second lieu, nous ne voyons pas comment la grosse tubérosité de l'estomac (si petite à cet âge) puisse avoir quelque action d'arrêt sur la partie gauche du diaphragme protégée du reste par le foie [2].

---

[1] De même que les viscères abdominaux ectopiés pendant la vie embryonnaire, créent l'exomphale, de même que le cerveau ectopié crée l'encéphalocèle, etc.

[2] On a remarqué que le côté gauche du diaphragme est le plus faible ; c'est lui qui formerait les orifices œsophagien et aortique. Il n'est donc pas étonnant que ce soit à gauche que se forment aussi les orifices anormaux (BOWDITCH). C'est là plutôt une constatation qu'une explication.

Hernies graduelles ou acquises. — Les hernies acquises se forment presque toujours à la suite d'efforts violents et répétés. D'après Schneider [1] il faudrait incriminer principalement les efforts qui se font dans le décubitus horizontal ou dans la position accroupie, les mêmes qui pour Sabatier favorisent l'apparition de la hernie ombilicale.

Ces efforts ont pour but d'écarter les fibres diaphragmatiques, de distendre cette éraillure et de créer à la longue un orifice plus ou moins large.

Mais cet orifice se crée-t-il réellement par ce mécanisme ? n'était-il pas préformé ? N'y avait-il pas à l'origine une fissure étroite, mais congénitale, que les efforts musculaires ont élargi, mais n'ont pas créé de toute pièce ? Tel est le point discutable et non résolu.

Dans d'autres cas, la hernie est due à un lipome herniaire, analogue aux lipomes épigastriques ou cruraux. Ils se rencontrent assez fréquemment derrière l'appendice xiphoïde.

Dans ce seul cas, on peut affirmer que la hernie est graduelle.

Hernie traumatique. — Les hernies traumatiques ne se rencontrent guère qu'à l'âge adulte et chez l'homme. Certaines professions y prédisposent (?) (soldat, marin, charpentier). Elles sont très fréquentes à gauche 36/38, et cela parce que le droitier expose plutôt le côté gauche (Lacher) : ou bien, parce qu'à l'âge adulte le foie protège le diaphragme à droite : ou bien parce que du côté droit ces hernies traumatiques sont souvent méconnues, la gravité de la plaie hépatique concomitante masquant celle du diaphragme.

Ces hernies surviennent dans deux cas très différents.

Dans un premier cas, il s'agit de plaie diaphragmatique [2] ré-

---

[1] Ces efforts exercent leur action sur la partie supérieure de l'abdomen. Si l'on entoure le ventre avec deux rubans métriques passant l'un à trois travers de doigt au-dessus du pubis, l'autre à trois travers de doigt au-dessus de l'ombilic et qu'on fasse faire un effort, si le malade est debout, le ruban inférieur se tend, le supérieur se relâche; c'est l'inverse qui se produit, si le malade est couché.

[2] Ces plaies siègent surtout entre la 5e et la 12e côtes en avant ou en arrière. L'expiration forcée y prédispose.

cente, plaie par instruments tranchants ou par balles ; d'une plaie du diaphragme par un fragment costal [1] ; ou bien encore d'une rupture musculaire à la suite d'une contusion thoraco-abdominale.

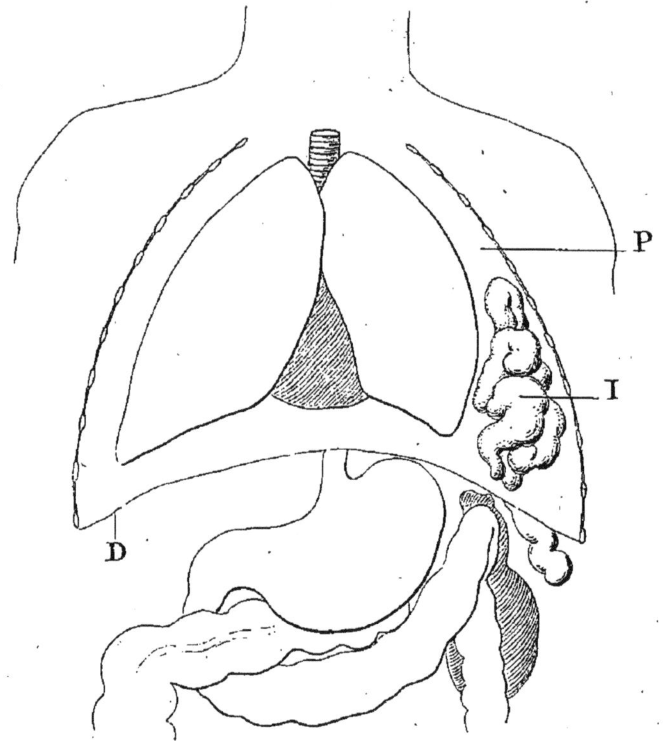

Fig. 84.

Hernie traumatique du diaphragme (d'après BLUM et OMBREDANNE).

P, cavité pleurale — I, intestin hernié. — D, diaphragme.

Quelle que soit la cause, le résultat est identique : il s'agit d'une division plus ou moins large des fibres musculaires variant d'une simple fente à un orifice ayant la largeur de deux travers de doigt [2].

[1] BLUM et OMBREDANNE en ont réuni 9 observations.

[2] La plaie peut être plus considérable, 12 centimètres de diamètre, cas de THIRIAR, 20 centimètres, cas d'OLIVET. A la suite d'un coup de

Ces hernies-là sont graves. En 1893, FREY, dans une statistique portant sur 33 cas, ne signale que 4 guérisons. La mort survint par étranglement 21 fois; par perforation stomacale, et issue des matières gastriques dans la plèvre, le péritoine et le péricarde, 5 fois; par pleurésie purulente, 2 fois; par hémorrhagie, 1 fois.

C'est là un premier type, nous dirons même le vrai type de la hernie traumatique.

Dans d'autres cas bien différents et dont l'interprétation est plus discutée, la hernie ne paraît pas se produire — du moins cliniquement — au moment même du traumatisme. Un temps assez long s'écoule après l'accident. Plus tard, à l'occasion d'un violent effort, d'une grossesse, ou spontanément, elle manifeste sa présence. Comment a-t-elle pu se former ? Peut-on affirmer que le traumatisme ancien soit la vraie cause de sa production ? Et si on l'admet, comment l'interpréter ?

Si la plaie a été large, les bords se sont cicatrisés sans se rejoindre et ont laissé persister une fente, un trou (POPP). Ou bien, si la plaie était étroite et s'est fermée, la cicatrice a pu se laisser distendre secondairement. Telles sont les hypothèses invoquées pour expliquer le mécanisme de cette deuxième catégorie de hernies traumatiques. Voici du reste une des observations que l'on considère comme très probantes.

Dans un cas rapporté par MURCHISON, un homme ayant subi un traumatisme violent du thorax mourut beaucoup plus tard de pneumonie. On trouva dans le côté droit du diaphragme un orifice ayant six pouces de diamètre, à travers lequel le foie s'engageait. La face supérieure du foie portait la trace de profondes cicatrices. L'on pensa qu'il s'agissait d'une rupture ancienne du foie et du diaphragme à la suite de laquelle la phrénocèle s'était produite.

De pareils faits resteront néanmoins discutables. Les uns les feront entrer dans la catégorie des hernies traumatiques

baïonnette dans le 5e espace intercostal, la moitié gauche du diaphr. fut emportée (DIETZ). Dans un cas de violente contusion, le diaphragme fut entièrement détaché.

en se basant sur l'existence d'un traumatisme ancien dont on retrouve des traces. Les autres les feront entrer dans le groupe des hernies congénitales en se basant sur ce que l'aspect extérieur de l'orifice ne diffère en rien d'un orifice congénital (CRUVEILHIER).

On a bien cherché des différences anatomiques. D'après CAYLA, les deux séreuses pleurale et péritonéale divisées par une plaie ne se continuent pas entre elles sur les bords de l'orifice musculaire. Ce caractère anatomique mérite d'être encore confirmé ; actuellement nous ne lui accordons pas grande valeur [1].

Symptômes. — Il est un certain nombre de hernies diaphragmatiques qui n'ont pas d'histoire clinique ; ce sont les volumineuses hernies congénitales incompatibles avec la vie ; ce sont encore les petites hernies bien tolérées, que l'on ne rencontre qu'à l'autopsie.

Il en est d'autres qui s'étranglent aussitôt qu'elles se produisent : nous retrouverons leur histoire au chapitre de l'étranglement. Nous aurons surtout en vue dans ce chapitre symptomatique les hernies congénitales bien supportées, et ne se compliquant pas d'accident grave.

SYMPTÔMES FONCTIONNELS. — Ce sont : des douleurs ; des troubles pulmonaires ; des troubles digestifs.

Douleurs. — La douleur est à peu près constante ; il est peu de malades qui ne ressentent de temps à autre quelque souffrance. Mais cette douleur a des caractères très variables. C'est une pesanteur vague ; une angoisse précordiale, des élancements en ceinture. Elle siège derrière le sternum, à l'épigastre, de chaque côté du thorax, dans l'intérieur du ventre. Spontanée la plupart du temps, elle s'exagère par la pression, elle se modifie encore après l'ingestion des aliments. Dans un cas de BOUSSI, elle apparaissait quatre heures environ après le repas.

[1] Nous croyons que ce défaut de parallélisme peut se rencontrer également dans les hernies congénitales.

Troubles pulmonaires. — La dyspnée est généralement peu marquée, en tout cas elle est habituellement tolérée.

Elle s'accompagne d'une toux sèche et fréquente. Le malade ne s'essouffle et ne suffoque que lorsqu'il fait quelque effort. Dans les cas très sérieux, la dyspnée est continue, et s'accompagne d'accès graves de suffocation. Tous ces troubles varient suivant l'état de compression du poumon et du cœur.

Certaines attitudes augmentent les troubles de la respiration tel le décubitus dorsal qui favorise sans doute la pression des viscères sur le poumon ; le décubitus sur le côté sain, qui ne permet au malade de ne respirer qu'avec le côté malade, comme dans la pleurésie.

L'ingestion des aliments au contraire calme les accès dyspnéiques. J.-L. PETIT avait signalé ce fait. OLIVET et BOURSIER ont cherché à l'expliquer. D'après BOURSIER lorsque la hernie stomacale est très petite, le seul poids des aliments suffit à la réduire. Par contre, il est d'autres cas où la dyspnée n'est jamais si marquée qu'après le repas (fait de BOUSSI).

Notons encore quelques signes plus curieux que fréquents.

La syncope, l'état cyanotique de la face, dû à la compression du cœur et des grosses veines du médiastin et qui a pu en imposer pour une persistance du trou de BOTAL ; le hoquet, le rire sardonique que l'on retrouve dans l'histoire des blessures du diaphragme.

Troubles digestifs. — Les troubles de la déglutition sont rares. Quelquefois le malade éprouve des sensations bizarres en avalant (sensation de froid intense dans le thorax après avoir avalé de l'eau). LEICHSTENSTERN a décrit une dysphagie que nous appellerons *paradoxale ;* dans ces cas la déglutition se fait mieux lorsque le bol alimentaire est gros, ou la quantité de liquide abondante.

La dysphagie absolue est exceptionnelle, elle est due à une sorte d'étranglement de l'œsophage (TRAIL).

La digestion est souvent laborieuse, quelquefois même douloureuse.

Dans les cas plus marqués, elle s'accompagne de nausées et

de vomissements ; nous ajouterons même que le vomissement est un symptôme assez constant. Il ne devient fréquent ou incoercible que dans l'étranglement. De même, la soif ardente, l'hématémèse sont des complications exceptionnelles.

Dans certains cas de hernie du côlon, il existait des alternatives de diarrhée et de constipation ; dans l'hépatocèle, Lambron a signalé des coliques hépatiques dues à des calculs biliaires.

Symptômes physiques. — *Inspection.* — En général, la déformation du thorax et de l'abdomen est nulle ; mais, lorsqu'elle existe elle a quelque valeur clinique.

L'émigration des viscères abdominaux dans le thorax se traduit en effet par deux ordres de symptômes. Tantôt par une rétraction de l'abdomen le long du bord inférieur du thorax, ou par un affaissement épigastrique ; — tantôt au contraire par une dilatation d'ensemble ou par une voussure limitée des fausses côtes. Ces deux catégories de déformations peuvent du reste coexister.

Dans quelques cas exceptionnels, la tumeur herniaire se dessine sous la peau. Il s'agit toujours de hernie traumatique. En voici quelques exemples :

« Un homme de 22 ans reçoit un coup de couteau du côté gauche. Suture de la plaie cutanée. Au bout de six heures on constate sur la ligne mammaire vers le neuvième espace intercostal, une *tumeur élastique du volume du poing* [1].

Dans d'autres cas, la tumeur herniaire apparaît lorsque la plaie est déjà cicatrisée.

Un portefaix fut atteint en 1870 d'une plaie pénétrante du huitième espace intercostal gauche. La plaie fut suturée et la hernie réduite. Mais la hernie se reproduisit plus tard et, en 1878, elle formait sous la peau une saillie ayant le volume du poing. Elle ne causait du reste aucune fatigue au malade [2].

---

[1] Borsuk. *Cent. f. chir.*, 1893. On peut ajouter une observation analogue de Serrano in *Gaz. med. Ital., Lomb.*, n° 23.

[2] Scalzi. *Jahresbericht Wirchow.* 1881, t. II.

Percussion. — On a noté, dans certains cas, qu'au niveau de la base du poumon, la sonorité était exagérée et présentait un caractère tympanique ; d'autres fois qu'il existait de la submatité ou de la matité avec abolition des vibrations.

Ces résultats fournis par la percussion varient en effet : 1° avec le siège même des viscères (intra-pleural, intra-médiastinal) ; 2° avec la nature des viscères herniés, les uns pleins (épiploon, foie, rate) ; les autres creux (estomac, intestin) ; 3° avec l'état de plénitude ou de vacuité de ces organes creux.

Du côté sain, la sonorité est normale.

Auscultation. — Les résultats fournis par l'auscultation sont également variables.

Le murmure vésiculaire est affaibli ou aboli. En général, la respiration est normale au sommet du poumon, faible à la partie moyenne, abolie à la base ; en ce point, la sonorité est tympanique (intestin) ; et à la palpation les vibrations sont abolies.

Il existe parfois des bruits anormaux (borborygmes, gargouillements, tintement métallique, etc.). On a noté encore l'existence de la succussion hippocratique sans égophonie (estomac, gros intestin). Ces bruits du reste se modifient d'un jour à l'autre, d'un moment à l'autre, principalement après l'ingestion des aliments.

Du côté sain, la respiration est quelquefois supplémentaire.

Les bruits du cœur sont généralement normaux. Si le cœur est déplacé, les foyers d'auscultation le sont aussi. C'est ainsi que lorsqu'il est refoulé en arrière les bruits deviennent sourds, lointains ; lorsqu'il est refoulé à droite, battements et souffles sont rapportés à droite du sternum.

Marche et complications. — Les hernies de moyen et de petit volume sont habituellement bien tolérées. Elles s'accompagnent de troubles fonctionnels peu marqués. Elles interdisent cependant les efforts violents, les professions pénibles. Et à la longue, elles gênent le fonctionnement du poumon et du cœur. La dyspnée devient alors plus grave, et la suffocation ou l'asphyxie emportent le malade. D'autres fois, la mort survient moins par les complications mécaniques que par des accidents inflammatoires, pleurésie, pneumonie, accidents auxquels les malades sont prédisposés. Mais la cause habituelle de la mort, c'est l'étranglement herniaire.

Étranglement herniaire. — Dans la majorité des cas, l'étranglement a lieu au niveau de l'anneau herniaire. Son mécanisme ne nous paraît pas différer de celui des hernies en général. A la suite d'un effort, une quantité plus considérable de viscères pénètre à travers l'orifice diaphragmatique et réalise l'expérience d'O'Beirne.

Le spasme musculaire même ne nous semble jouer qu'un rôle fort médiocre, peut-être même son rôle est nul. Les faisceaux musculaires en se contractant tirent également sur le bord de l'orifice; et ils le dilatent plutôt qu'ils ne le rétrécissent.

Dans la hernie traumatique l'étranglement a lieu presque toujours au moment où la hernie se produit. Nous avons vu que dans la statistique de Frey (1893), sur 33 cas de hernie traumatique la mort était survenue 21 fois par étranglement, c'est-à-dire dans les 2/3 des cas. C'est qu'en effet il s'agit alors d'une plaie musculaire, qui s'est laissée forcer au maximum sous l'influence de la poussée abdominale; et cette plaie, revenue sur elle-même en vertu de son élasticité, devient trop étroite pour laisser ressortir les viscères herniés; elle les étrangle [1].

Dans quelques cas plus rares, il s'agit moins d'un véritable étranglement que d'une occlusion par torsion ou par bride.

Symptômes de l'étranglement. — Nous ne reviendrons pas sur les symptômes communs à tout étranglement herniaire que l'on retrouve dans la hernie phrénique étranglée.

[1] Il est probable que dans ces cas-là, le spasme joue un certain rôle.

Nous insisterons sur ceux qui sont particuliers à cette hernie.

La dyspnée est précoce et d'emblée très marquée; la respiration rapide, courte, prend le type costal supérieur; le diaphragme s'immobilise.

Les douleurs abdominales très vives se localisent surtout à l'épigastre.

La soif est vive; le hoquet constant.

Dans la plupart des cas, le ballonnement du ventre manque (DESPRÈS); les vomissements fécaloïdes font également défaut, soit qu'ils n'aient pas le temps d'apparaître, soit que l'anse étranglée soit très rapprochée de l'estomac, ou formée par l'estomac lui-même; ou qu'il ne s'agisse pas d'intestin mais d'un autre organe.

On constate quelquefois les signes d'un épanchement pleural, quelquefois d'un pyopneumothorax.

La mort a lieu par septicémie, comme dans la plupart des hernies étranglées; elle a lieu encore par gangrène et par perforation. Dans ce cas, les matière fécales s'épanchent dans la plèvre ou dans le péritoine suivant le siège de la perforation. Notons enfin, les complications pleuro-pulmonaires graves par infection secondaire.

Dans quelques cas, les symptômes que nous avons indiqués manquent. C'est ainsi que la respiration continue à revêtir le type diaphragmatique; que le ballonnement peut être très marqué, surtout s'il existe une hernie du gros intestin [1].

Diagnostic. — La situation profonde de cette hernie la soustrait à nos moyens d'investigation habituels, notamment au plus important de tous, à la palpation. Aussi le diagnostic est-il la plupart du temps impossible, et nous ne connaissons que 7 cas où il ait été porté.

Dans un fait, rapporté par Bouilly [2], le malade qui avait roulé sous un tombereau présentait une dilatation très marquée

---

[1] Il en était ainsi dans l'observation de BÉRARD et GALLOIS.

[2] La constatation anatomique n'a pas été faite; cependant le type clinique de la hernie est évident.

du thorax du côté gauche, Le cœur était repoussé en haut ; la pointe battait au-dessus du mamelon. La moitié inférieure du thorax présentait une sonorité exagérée au niveau de laquelle la respiration était abolie.

Il faut, en effet, que les troubles fonctionnels pulmonaires ou digestifs attirent l'attention vers la hernie diaphragmatique pour y penser. Rappelons que ces troubles consistent dans l'essoufflement qui cesse après les repas ; la dysphagie paradoxale, la gêne de la digestion coïncidant avec une dyspnée habituelle sont des signes qui, lorsqu'ils sont très nets, demandent un examen complet du thorax et de l'abdomen.

La dilatation partielle du thorax coïncidant avec une dépression sous-costale ou épigastrique, l'abolition de la respiration coïncidant avec du tympanisme ; les modifications de la respiration ou de la sonorité suivant le moment de la journée, et après les repas, l'apparition de bruits anormaux... feront penser à une hernie diaphragmatique. Mais il est bien rare que tous ces signes soient très nets et se trouvent réunis.

Pour rendre plus démonstratives la percussion et l'auscultation des organes gastro-intestinaux contenus dans le thorax, on a préconisé quelques manœuvres que nous nous contenterons d'indiquer sommairement.

1° OLLIVET recommande d'ausculter le malade après le repas, surtout quand il a bu des boissons très abondantes ;

2° BOUILLY recommande l'emploi de poudres gazogènes ;

3° PETERS, l'emploi de lavements abondants ;

4° LIEBERMEISTER, MARAGLIANO, l'insufflation de l'air par le rectum ;

5° LEICHSTENSTERN, l'insufflation de l'air par la sonde œsophagienne. A mesure que l'air pénètre, l'oreille perçoit un bruissement dans le thorax, et la respiration du malade devient gênée ;

6° NUSSBAUM introduisant sa main très haut dans le rectum dilaté a pu par des tractions douces réduire une hernie colique étranglée.

Ces moyens d'investigation méritent sans doute d'être essayés ; mais ce qui les rend la plupart du temps illusoires, c'est qu'on ne croit pas être en présence d'une hernie diaphragmatique, et qu'on néglige de les utiliser.

On pense à une pleurésie aiguë, à un hydropneumothorax, à un épanchement péricardique, à une persistance du trou de Botal (erreur de MAILLARD). Le déplacement du cœur, la cyanose, les modifications stéthoscopiques font comprendre la possibilité de telles erreurs.

On pense en effet au diagnostic le plus probable, à l'affection qui est la plus fréquente et non pas à celle qui est exceptionnelle.

On a bien essayé d'établir des nuances entre les bruits stéthoscopiques relevés dans la hernie diaphragmatique et dans certaines maladies intrathoraciques qui ont été confondues avec elle. BOURSIER fait remarquer que la hernie d'un organe creux diffère de l'hydropneumothorax en ce que les vibrations et l'égophonie manquent. Sans doute; mais l'élément le plus important du diagnostie c'est de penser tout d'abord à la possibilité de la hernie; malheureusement on n'y pense presque jamais.

Traitement. — Nous avons en vue principalement le traitement des hernies diaphragmatiques étranglées, car en pratique le diagnostic des hernies non compliquées ne se posant pas, l'indication opératoire reste nulle. Cependant, si un pareil diagnostic était fait, si les symptômes fonctionnels présentés par le malade avaient quelque gravité, il faudrait intervenir et l'on interviendrait de préférence par la voie transpleurale.

Il reste néanmoins très douteux qu'un pareil diagnostic soit porté avec certitude pour que d'emblée le chirurgien, logique avec lui-même, propose l'intervention et décide d'opérer par la voie transpleurale. Nous croyons que le plus souvent, l'opérateur confirmera son diagnostic par la laparotomie exploratrice. Et s'il constate l'existence d'une hernie diaphragmatique, il essayera de la réduire, puis de fermer l'orifice phrénique par une suture. Le plus souvent, il lui sera impossible de terminer l'opération par le ventre. Il l'achèvera alors par la voie thoracique.

Le traitement de la phrénocèle étranglée comprend deux méthodes : 1° La réduction de l'anse avec ou sans résection, avec ou sans sutures ; — 2° L'anus artificiel d'emblée.

La réduction de l'anse herniée peut se pratiquer par deux voies, la voie abdominale et la voie transpleurale.

Laparotomie. — La réduction de l'anse étranglée par la voie abdominale présente de grandes difficultés. Il est rare d'abord que l'on puisse découvrir le siège de l'étranglement, qu'on puisse même reconnaître l'existence de la hernie. Dans un cas de Rochard, l'exploration méthodique de l'abdomen resta négative.

En outre, on est mal placé pour débrider l'anneau et surtout pour le fermer. Néanmoins deux fois cette opération exécutée par cette voie fut possible et fut heureuse (Blum-Raynart.).

Voie transpleurale (Schwartz-Rochard). — Il suffit de pratiquer une résection costale ou mieux un vaste lambeau en U, ostéo-musculo-cutané, comprenant la 9ᵉ côte et les 2 espaces intercostaux sus et sous-jacents. On incise ensuite la plèvre et l'on écarte alors les 2 lèvres de la plaie.

La hernie est sous les yeux, avec ou sans sac, sans sac presque toujours. Il faut alors débrider l'anneau qui l'étrangle, en guidant son bistouri le long du doigt qui s'insinue dans l'orifice herniaire.

On attire ensuite les organes herniés, et on vérifie l'état de leurs parois et, suivant cet état, on réduit ou on résèque. On comprend, sans qu'il soit besoin d'insister, combien la résection rend difficile et grave l'intervention.

Il faut ensuite fermer l'orifice diaphragmatique, en suturant ses deux lèvres préalablement avivées l'une à l'autre, ou bien, comme l'indique Lejars, si l'orifice est proche de la paroi, on suture son bord supérieur à la lèvre inférieure de l'incision pariétale.

Méthode mixte. — Dans la plupart des cas, avons-nous vu, le diagnostic de l'occlusion intestinale reste incertain. Il faudra donc vérifier d'abord par la laparotomie, la nature et le siège de l'occlusion, et s'il est impossible de terminer l'opération par le ventre, aborder l'anse étranglée par la voie thoracique. Cette méthode mixte est recommandée par LEJARS.

ANUS CONTRE NATURE. — C'est une opération de pis aller. On la pratiquera sur l'anse grêle la plus proche du cæcum, lorsque l'exploration du ventre aura été négative et qu'on n'aura pu découvrir la cause de l'occlusion.

Mais encore faudra-t-il que l'anse étranglée soit bas située, qu'elle appartienne au gros intestin ou aux derniers segments de l'iléon. Et ces conditions étant remplies, il est à craindre encore que les lésions septiques de l'étranglement ne continuent à évoluer et que la péritonite et surtout la pleurésie putride ne se déclarent et n'emportent le malade.

Lorsque le pyopneumothorax est constitué, on n'a plus qu'une ressource, c'est d'ouvrir la plèvre et de drainer [1] (observ. de BÉRARD et GALLOIS).

VI. — HERNIES INTERNES

HERNIES RÉTRO-PÉRITONÉALES

Division. — Les hernies internes, ou rétro-péritonéales, ou intra-péritonéales se divisent en quatre classes :
Hernies péri-duodénales :
Hernies péri-cæcales ;
Hernies intersigmoïdes ;
Hernies à travers l'hiatus de Winslow.
Réduite à quelques observations isolées, l'histoire de ces hernies ne prit corps qu'avec le mémoire de TREITZ en 1857. TREITZ toutefois ne comprenait pas dans le chapitre des hernies rétro-péritonéales les hernies de l'hiatus de Winslow.

[1] Que faut-il faire de l'anse mortifiée ? La suturer aux lèvres de la plaie thoracique, ou la réséquer ? En bonne logique l'un ou l'autre, plutôt que de l'abandonner dans le thorax.

Il est certain en effet que si l'on entend par hernies rétro-péritonéales les hernies qui se produisent dans les fossettes péritonéales de la paroi postérieure de l'abdomen, les hernies de l'hiatus de Winslow ne méritent pas ce titre, et devraient être décrites à part. Ce serait pousser un peu loin l'amour de la classification. Aussi préférons-nous substituer à ce terme peu explicite du reste et peu compréhensif de hernie rétro-péritonéale, celui de *hernie interne* assez couramment employé du reste, et décrire dans un seul chapitre les quatre variétés de hernies.

L'usage ne veut pas que l'on traite au chapitre des hernies internes, les hernies dites propéritonéales qui ont des connexions anatomiques trop étroites avec certains orifices herniaires (inguinal, crural, etc.). Elles ont été décrites du reste avec les hernies inguinales, crurales, etc.

Hernies duodénales ou hernies de Treitz.

Historique. — C'est le nom donné par JONNESCO aux hernies dites rétro-peritonéales qui se forment à droite ou à gauche de la 4ᵉ portion du duodénum. On les appelle encore rétro-péritonéales (TREITZ) mésogastrique internes (GRUBER) intermésentériques, intermésocoliques, duodéno-jéjunales (LEICHTENSTERN), etc...

L'histoire de ces hernies ne commence guère qu'en 1857, à partir du mémoire de TREITZ. Jusqu'à cette époque, elle se réduit à quelques observations encore éparses. Les noms de NEUBAUER et de BORDENAVE s'attachent aux deux premiers cas, qui furent publiés.

TREITZ[1] créa la hernie duodénale. Il rassembla les cas publiés avant lui, décrivit en détail la fossette duodéno-jéjunale, siège habituel de cette hernie, et précisa les rapports qu'elle affecte avec l'arc artério-veineux, dit arc de TREITZ. Enfin, il donna la première explication satisfaisante du mécanisme de ces hernies.

---

[1] TREITZ. Hernia retro-peritonealis. (Beitrag zur geschichte innerer Herniew. Prag. 1857.

Après lui, Lambl[1], Gruber[2], Waldeyer[3], Eppinger[4], Landzert[5], s'attachèrent à cette question : nous ne pouvons que mentionner leurs travaux. Nous renvoyons pour plus de renseignements au livre si documenté de Jonnesco[6].

Anatomie pathologique. Siège. — Il existe autour de la 4° portion du duodénum un certain nombre de fossettes périto-

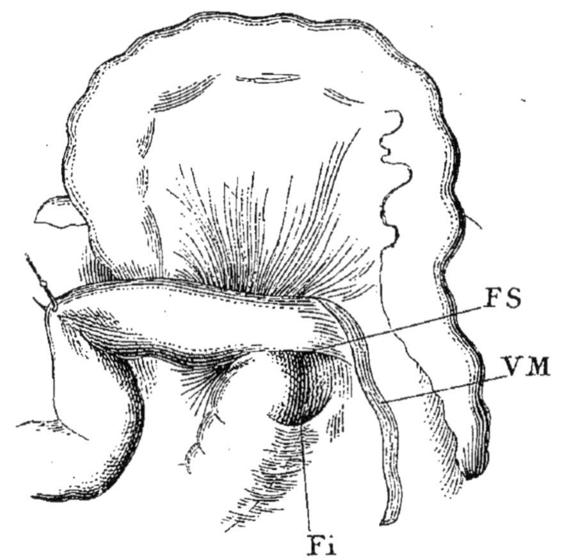

Fig. 85.

Fossettes duodénales supérieure et inférieure (d'après Jonnesco).

FS, fossette supérieure. — Fi, fossette inférieure. — VM, veine mésentérique inférieure.

néales. C'est : 1° la fossette duodénale inférieure la plus fréquente et qui répond à la fossette duodéno-jéjunale décrite par Treitz ;

[1] Lambl. *Und. Klin. Studien*, 1, 2, 1860-68.
[2] Gruber. *Saint-Petersburg med. Zeitschrift*, Bd. III.
[3] Waldeyer. Breslau, 1860.
[4] Eppinger. *Vierteljahrschrift fur die pract. Heilkunde*, 1870.
[5] Landzert. *Saint-Petersb. medecin. Zeitschirft*, 1871.
[6] Jonnesco. Hernies int. rétro-péritonéales. Paris, 1890.

2° la fossette duodénale supérieure vue par EPPINGER, et bien décrite par JONNESCO ; 3° la fossette mésocolique de HUSCHKE; 4° la fossette para-duodénale; 5° la fossette rétro-duodénale.

A la rigueur, une hernie peut se produire dans chacune de ces fossettes. En pratique, il est impossible de savoir exactement dans quelle fossette la hernie s'est développée et tout ce que l'on peut établir avec quelque précision, c'est si elle existe à droite ou à gauche de la 4e portion du duodénum.

Nous distinguerons donc deux variétés de hernies duodénales. Une hernie gauche, de beaucoup la plus fréquente, c'est la hernie de TREITZ : c'est celle que nous aurons surtout en vue dans notre description. Une hernie droite, exceptionnelle, et dont nous ne dirons que quelques mots.

VOLUME ET CONTENU DE LA HERNIE. — Ces hernies ont un volume variable. Les unes, très volumineuses, occupent presque tout l'abdomen et contiennent la plus grande partie de l'intestin grêle. Les autres petites contiennent à peine quelques centimètres d'intestin. Elles ont alors le volume d'un citron. Les chiffres extrêmes sont 5 centimètres (TREITZ) et 1^m50 (KRAUSS) d'intestin. Remarquons que la 1re portion du duodénum et la portion terminale de l'iléon ne sont jamais contenues dans la hernie.

L'intestin peut être dilaté, il peut encore être le siège d'adhérences soit des anses entre elles, soit des anses avec la paroi du sac.

L'aspect de la hernie varie suivant qu'elle est grosse ou petite.

Hernie grosse. Lorsqu'on a relevé l'épiploon, on trouve à la place que devraient occuper les anses de l'intestin grêle, un grand sac distendu, arrondi, à parois très minces, un véritable ballon; c'est le sac herniaire contenant de l'intestin grêle. Ce sac est encadré par les côlons, mais tandis qu'il touche le côlon descendant et la partie gauche du transverse, il est légèrement distant du côlon ascendant et du cæcum (fig. 86-87).

Lorsque la tumeur se développe, elle dépasse en haut le mé-

socôlon transverse et s'insinue soit entre le pancréas et l'estomac, soit derrière le pancréas. En bas, elle plonge jusque dans
le petit bassin ; à droite, tantôt elle recouvre le côlon descendant, tantôt au contraire, elle passe derrière lui de sorte que

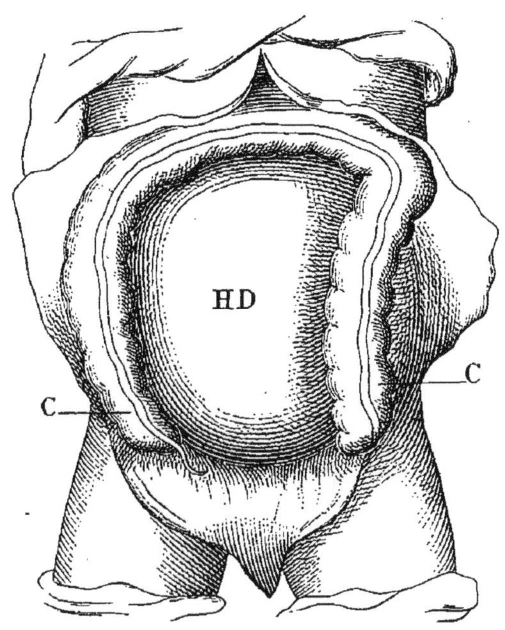

Fig. 86.

HD, hernie duodénale. — C, côlons.

dans ce dernier cas, le côlon croise en écharpe la face antérieure de la tumeur.

Hernie petite. — La tumeur arrondie ou aplatie a des rapports très précis avec la paroi postérieure de l'abdomen. Elle
est à gauche de la colonne vertébrale. Elle recouvre le psoas,
les vaisseaux rénaux et le bord interne du rein du côté gauche.
En haut, elle confine au bord inférieur du pancréas et à la
racine du mésocôlon transverse.

Quand la hernie s'accroît, c'est vers la gauche, en haut et en
bas qu'elle se développe.

Sᴀᴄ ʜᴇʀɴɪᴀɪʀᴇ. — Le sac herniaire est formé par une invagi-nation du péritoine pariétal. Supposons une fossette normale du péritoine. Enfonçons le doigt dans son intérieur en le diri-geant vers la gauche. Si le péritoine se laisse déplisser, nous

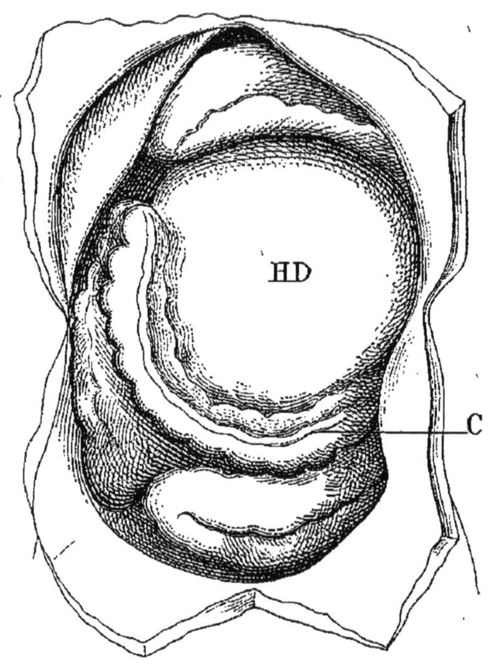

Fig. 87.

HD, hernie duodénale. — C, colons.

déterminerons la formation d'une sorte de doigt de gant. Ainsi se constitue le sac herniaire.

Il est facile de se rendre compte que ce sac n'est pas rétro-péritonéal, mais intrapéritonéal. Le feuillet qui tapisse sa face postérieure est simple et se continue avec le péritoine pariétal. Le feuillet qui tapisse sa face antérieure est double, comme on peut le voir sur nos schémas : il offre une lame interne et une lame externe. La lame externe, superficielle se continue à gauche avec le feuillet droit du mésocôlon descen-dant, et en haut avec le feuillet inférieur du transverse. La lame interne se continue au fond du sac avec le feuillet pos-

23.

térieur et par conséquent avec le péritoine pariétal. Ces deux lames du feuillet antérieur se continuent l'une avec l'autre sur le pourtour de l'orifice du sac (fig. 88).

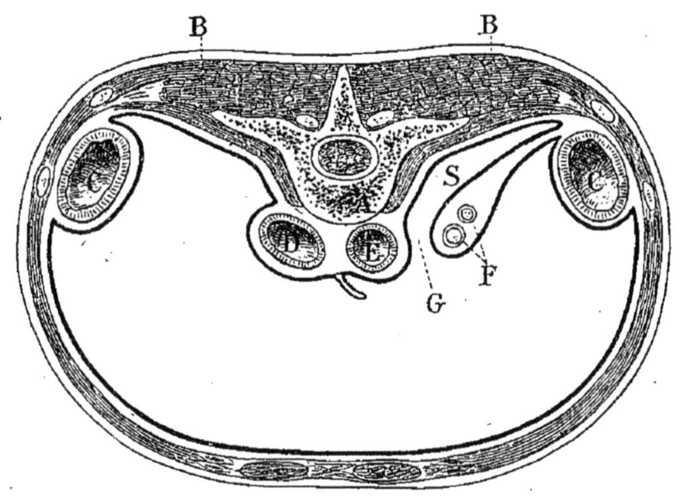

Fig. 83.

Hernie duodénale (schéma).

A, colonne vertébrale. — B, paroi postérieure de l'abdomen. — C, côlons. — D, veine cave inférieure. — E, aorte. — F, arc vasculaire de Treitz bordant le collet du sac. — G, collet du sac. — S, sac rétro-péritonéal.

Collet du sac. — L'ouverture du sac, placée à gauche de la colonne vertébrale, et sur la partie gauche de la hernie, regarde à gauche, tantôt un peu en avant, tantôt un peu en arrière. Elle est arrondie ou ovalaire et assez large pour laisser pénétrer deux ou quatre doigts. Quand la hernie est volumineuse, elle est reportée sur la partie postérieure du sac; elle est alors très difficile à découvrir.

On peut considérer son contour comme limité par 4 arcs, continus entre eux, arcs supérieur, inférieur, antérieur et postérieur [1].

L'arc antérieur est libre; il est mince, tranchant, résistant.

___

[1] Certains auteurs (Jonnesco) décrivent deux piliers antérieur et postérieur.

Il est constitué, ainsi que nous l'avons vu, par un double feuillet péritonéal. C'est lui qui joue le principal rôle dans les étranglements. Il est très dangereux à débrider, car il loge l'arc vasculaire de TREITZ.

C'est en effet avec cet arc vasculaire, artério-veineux, dit arc de TREITZ que le collet offre les rapports les plus importants.

Cet arc est constitué par le croisement à angle aigu de l'artère colique gauche supérieure avec la veine mésentérique inférieure.

L'artère colique supérieure monte obliquement vers la gauche. Distante d'abord du bord inférieur de l'orifice, elle se rapproche de son bord antérieur et croise alors la veine mésaraïque en passant au-devant d'elle. La veine mésaraïque oblique en haut et à droite, côtoie le bord antérieur puis le bord supérieur de l'orifice.

De sorte que le bord supérieur du collet est en rapport étroit avec la veine mésentérique inférieure ; le bord antérieur avec la veine mésentérique en haut, l'artère colique gauche en bas. Le bord inférieur est plus ou moins distant de l'artère colique gauche.

Pathogénie. — Deux théories essayent d'expliquer la formation de cette hernie. L'une est la théorie de TREITZ ; l'autre, la théorie de GRUBER-LANDZERT.

Théorie de Treitz. — La hernie se produit dans la fossette duodéno-jéjunale que TREITZ a décrite ; c'est là le point capital de la théorie.

Pour que l'intestin puisse s'engager dans cette fossette, il faut trois conditions préalables :

1° Que la fossette soit limitée par un rebord rigide qui maintienne béante l'ouverture. Cette condition est remplie, d'après TREITZ, lorsque l'arc artério-veineux est placé dans le bord libre, antérieur de la fossette ;

2° Il faut que la partie d'intestin (4e portion du duodénum) qui fait saillie dans l'intérieur de la fossette, ait une certaine mobilité. Cette mobilité existe, lorsqu'au sortir de l'orifice, la

4ᵉ portion du duodénum se continue immédiatement avec le jéjunum. Par contre l'anse est immobile lorsqu'avant de former l'angle duodéno-jéjunal, elle s'enfonce sous le feuillet inférieur du mésocôlon transverse qui l'attache contre la paroi postérieure de l'abdomen.

3° Il faut enfin que la fossette puisse s'agrandir, et pour cela que le tissu sous-péritonéal offre une certaine laxité et permette le décollement et le glissement du péritoine. Ce décollement, nous l'avons vu, se fait vers la gauche et se prolonge jusque sur les feuillets droit du mésocôlon descendant et inférieur du mésocôlon transverse.

Ces conditions préalables étant remplies, il faut encore une cause déterminante pour que la hernie se produise. Cette cause, c'est la mobilité même de l'intestin, mobilité normale ou mobilité acquise. Agissent en effet, d'après Treitz, dans la formation de ces hernies, tous les ébranlements du corps, la marche, la danse, l'équitation, etc.

Théorie de Gruber-Landzert. — Ce qui distingue principalement cette théorie de la précédente, c'est que la hernie ne se produit pas dans la fossette de Treitz, mais dans toute l'étendue du péritoine pariétal limité par un anneau vasculaire, formé en dedans par l'aorte abdominale et le tronc de l'artère mésentérique supérieure, en dehors par l'arc de Treitz. « Le péritoine s'invagine dans cet espace et forme sous les vaisseaux qui constituent sa limite externe un cul-de-sac, futur sac herniaire » Jonnesco.

Cette invagination péritonéale, indépendante de la fossette de Treitz, est souvent normale chez le nouveau-né, d'après Landzert.

Certaines constatations anatomiques de Gruber et de Landzert ont permis de reconnaître que la hernie se produit bien aux dépens de l'aire vasculaire en question, et ne se fait pas dans la fossette de Treitz.

Dans deux cas, Gruber constata sur la paroi postérieure du sac herniaire, l'existence d'une fossette, véritable *sac accessoire*, dont la situation correspondait bien à la fossette de Treitz.

Landzert trouva sur un cadavre une dépression péritonéale
assez profonde pour loger un citron. Cette dépression avait
toutes les apparences de la fossette de Treitz; le siège, la forme
de l'orifice, les rapports vasculaires, rien n'y manquait. Mais
sur la paroi postérieure du sac, il constata l'existence d'une
petite fossette limitée par deux replis semi-lunaires et répondant bien à la fossette de Treitz.

La conclusion s'impose. C'est que, si dans le fond du sac
herniaire, il y a une fossette rappelant celle de Treitz, c'est
que le sac herniaire n'est pas formé par la fossette de Treitz,
mais par le péritoine pariétal, compris dans l'anneau artériel
sus-indiqué.

Nous ferons remarquer, avec Jonnesco, que l'existence d'une
fossette accolée au sac herniaire, ne contredit pas l'hypothèse
de Treitz. Il existe en effet des fossettes péritonéales doubles
(Gruber, Waldeyer, Jonnesco). On comprend alors que l'une
de ces fossettes juxtaposées puisse recevoir l'intestin et former
le sac herniaire et l'autre rester vide et former un sac accessoire [1].

Hernie duodénale droite.

Jonnesco en rapporte 8 cas, dont 3 très douteux. C'est dire
leur extrême rareté. Il en existe encore un neuvième opéré
par Neumann [2].

La tumeur herniaire a son maximum de développement à
droite de la colonne vertébrale, entre la face inférieure du
foie et la fosse iliaque. Néanmoins elle dépasse la ligne médiane
et bombe du côté gauche de l'abdomen.

Elle est encadrée, comme la hernie gauche par les côlons.
Mais contrairement à ce qui se passe pour la hernie gauche,

[1] Nous n'avons pas fait mention de la théorie de Gosselin. Gosselin,
à l'occasion de la présentation faite par Parise à la Soc. de Chir.,
1852, prétendait qu'il s'agissait de la réduction en masse d'une
hernie. Parise prétendait au contraire que le sac est primitivement
formé dans le lieu qu'il occupe.

[2] Neumann. *Deut. Zeitsch. f. chir.*, XLVII, 5, 6, 1898.

c'est au cæcum, au côlon ascendant, et à la partie droite du transverse qu'elle est accolée.

Il faut attirer vers la droite le bord gauche de la tumeur pour voir l'orifice d'entrée de la hernie. Cet orifice se trouve donc sur la paroi gauche du sac. Il regarde à gauche, à gauche et en arrière. Il est placé au-devant de la colonne vertébrale, vis-à-vis la 3ᵉ vertèbre lombaire ou vers les trois dernières vertèbres lombaires. Son diamètre varie suivant les cas, mais il est toujours assez large pour laisser entrer et sortir facilement l'intestin.

Le sac est formé par un double feuillet. Le postérieur, simple, passe de gauche à droite sur la paroi postérieure de l'abdomen, au-devant de la veine cave, des vaisseaux rénaux, de l'uretère et du rein droit. Au fond du sac, il se replie pour se continuer avec le feuillet interne du mésocôlon ascendant et avec le feuillet antérieur.

Le feuillet antérieur est double. La lame interne se continue avec le feuillet postérieur, au fond du sac, et au niveau du collet se replie autour de l'artère mésentérique supérieure pour se continuer avec la lame externe. Celle-ci se replie vers la droite et se continue avec la lame externe du mésocôlon ascendant et en haut avec le feuillet supérieur du mésocôlon transverse.

L'orifice du sac est limité par un bord postérieur adhérent soulevé par l'aorte et par un bord antérieur libre, et formé par un double feuillet. Ce bord libre contient l'artère mésentérique supérieure et ses branches.

Cette hernie peut être très volumineuse.

Dans l'observation de G. MARCHAND, l'intestin grêle tout entier et son mésentère étaient contenus dans le sac. A la partie supérieure de l'orifice pénétrait la dernière portion du duodénum encore fixée par le feuillet postérieur du sac; à la partie inférieure sortait l'anse iléale qui abordait le cæcum (fig. 89).

Pathogénie. — Plusieurs hypothèses ont été invoquées pour expliquer la formation de cette hernie. Nous ne ferons que les citer.

Pour Gruber et Treitz, la hernie se forme dans la fossette duodéno-jéjunale anormalement située à droite de la colonne vertébrale.

D'après Landzert, c'est bien dans cette fossette que la hernie s'engage; mais la fossette est primitivement à sa place nor-

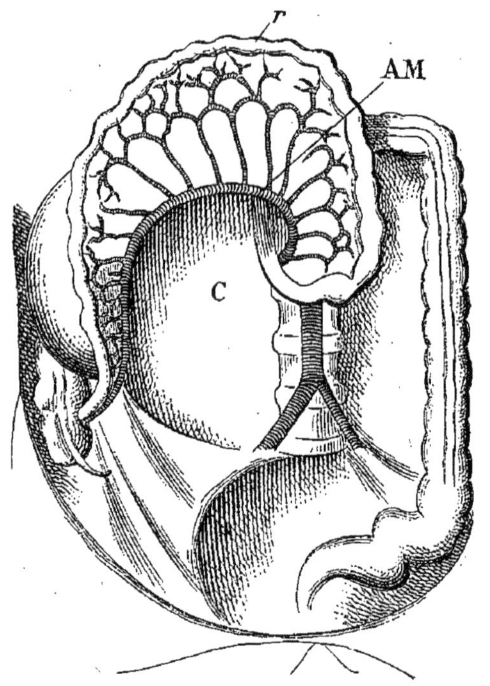

Fig. 89.
Hernie duodénale droite (d'après G. Marchand).

male. Elle est par contre très profonde, et son fond se dirige vers la droite.

De sorte que, d'après Jonnesco, l'angle duodéno-jéjunal, libre, mobile et mal soutenu, tombe dans cette fossette, la repousse en bas et à droite, derrière le mésentère.

Complications. — Les deux complications sont : la péritonite et l'étranglement.

La péritonite chronique constitue les adhérences dont nous

avons déjà parlé. Dans un cas, cité par JONNESCO, le cæcum attiré vers l'orifice du sac, était maintenu adhérent au-devant de lui et l'obstruait.

L'étranglement se produit au niveau de l'ouverture du sac (observations de BORDENAVE, BIAGINI, ZWAARDEMAKER, PEACOCK, QUÉNU). C'est le bord antérieur, libre et vasculaire de cet orifice qui agit en formant bride.

On a noté quelquefois l'existence d'une invagination ou d'un volvulus qui complique l'étranglement par le collet.

Hernie péri-cæcale.

On connaît encore cette hernie sous le nom de hernie de RIEUX qui en rapporte 3 cas dans sa thèse (Paris 1853). Avant lui, FAGES, WAGNER et SNOW avaient publié de semblables observations. Depuis, d'autres ont succédé. Néanmoins, la thèse de RIEUX reste, avec le mémoire de JONNESCO, le seul travail important sur cette question [1].

Variétés. — Il y a deux variétés de hernie péri-cæcale : la hernie rétro-cæcale, la plus fréquente : la hernie iléo-appendiculaire, dont il n'existe qu'un cas.

Autour du cæcum, comme autour du duodénum, on compte plusieurs fossettes péritonéales, dont la description n'est pas à faire ici, mais dont on peut se rappeler facilement la disposition, grâce au dessin ci-contre. Ce sont les trois fossettes cæcale supérieure, cæcale inférieure et rétro-cæcale.

C'est dans cette dernière que se produisent presque toujours les hernies péri-cæcales. C'est celle que nous allons décrire tout d'abord.

Hernie rétro-cæcale.

Quoique l'on rencontre quelquefois deux fossettes rétro-cæcales, l'une interne, l'autre externe, c'est presque toujours

---

[1] Il faut ajouter aux douze observations rapportées par JONNESCO, deux nouvelles, une de RIÈSE, Berlin, 1899 et une de KIRMISSON. *Soc. Chir.*, avril 1901.

dans l'interne, la plus fréquente, que siège la hernie. Cette
fossette forme derrière le cæcum une excavation, un entonnoir ouvert en bas, dont la base regarde en bas et à gauche;
le sommet se perd entre le côlon et le rein; la face antérieure

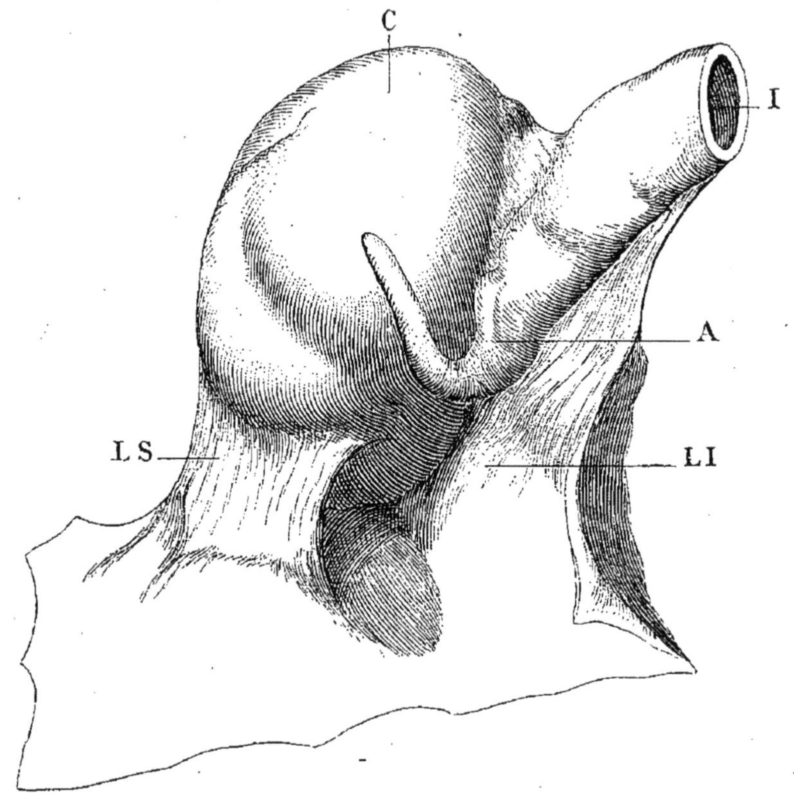

Fig. 90.

A, appendice. — I, iléon. — C, cæcum renversé en haut. — L, S, ligament
supérieur. — L, I, ligament inférieur.

correspond à la partie postérieure du cæcum et du côlon; la
face postérieure, au tissu cellulaire de la fosse iliaque. La paroi
gauche interne est formée par le repli mésentérico-pariétal ou
ligament inférieur du cæcum, qui représente la terminaison
du mésentère dans la fosse iliaque. La paroi droite, externe

est formée par le repli pariéto-cæcal ou colique, appelé encore, ligament supérieur du cæcum (fig. 90).

Sac herniaire. — Toute cette fosse rétro-cæcale est tapissée par le péritoine qui se porte du cæcum sur la fosse iliaque; il manque cependant sur la partie postérieure de la fossette. Là le tissu cellulaire qui revêt le fascia iliaca complète le sac herniaire; il se continue en haut entre les deux lames du mésocôlon.

Le volume du sac est variable. Il y a des hernies petites qui ne remontent que jusqu'à l'articulation sacro-iliaque, qui ne peuvent même recevoir que la moitié du petit doigt (deuxième observation de RIEUX). D'autres au contraire (ENGEL) comprennent tout l'intestin grêle, sauf la première portion du jéjunum et la dernière de l'iléon. Elles forment alors une volumineuse tumeur remplissant le côté droit du ventre, et repoussant le cæcum à gauche de l'ombilic.

Le collet forme quelquefois un anneau complet (observation de WAGNER), anneau représenté latéralement par le bord inférieur des deux ligaments du cæcum, en arrière par un repli transversal qui les unit en avant par un deuxième pli transversal qui apparaît sur la face postérieure du côlon. D'autres fois l'anneau est incomplet ou mal dessiné.

C'est au niveau du collet que se produit l'étranglement, accident fréquent relevé sept fois sur 12 cas.

La fossette rétro-cæcale est bien constituée, quoiqu'on en ait dit, pour être le siège d'une hernie. On a invoqué notamment sa direction verticale, son ouverture déclive, le peu de rigidité de son orifice, comme autant d'obstacles à la formation de la hernie. Cependant cette hernie existe.

C'est généralement à la suite de mouvements forcés de l'abdomen, et principalement lorsque le corps se plie brusquement en deux, que la hernie se produit.

Hernie iléo-appendiculaire.

Cette hernie se réduit au cas de SNOW. Il faudrait y ajouter, d'après TUFFIER, celui de MICHON, dont la pièce anatomique est exposée au musée Dupuytren.

Dans le cas de Snow[1], la poche avait les dimensions des deux pouces. Elle était limitée en avant par une membrane étendue transversalement de l'appendice à l'iléon et qui paraît être le repli iléo-appendiculaire. L'artère appendiculaire circonscrivait le collet.

Hernie intersigmoïde.

Nous n'en connaissons que trois observations : celle de Jomini[2], d'Eve[3] et de Lambret[4].

Pour découvrir la fossette intersigmoïde, il faut relever vers l'abdomen le côlon pelvien et son mésocôlon. On voit alors un orifice péritonéal situé au niveau et un peu à gauche du promontoire, arrondi et limité en bas par un pli séreux, à concavité supérieure. A la partie supérieure de cet orifice, on voit se dégager les 3 artères sigmoïdes et la mésentérique inférieure ; à la partie inférieure, l'iliaque primitive et l'uretère.

Le canal qui fait suite à cet orifice est presque vertical. Il a la forme d'un cône à base inférieure à sommet supérieur, remontant généralement jusqu'à la bifurcation de l'aorte (fig. 91).

On peut s'étonner que les anses intestinales s'engagent rarement dans cette fossette si bien préparée pour les recevoir. C'est qu'il existe un obstacle à cet engagement. Cet obstacle tient à la présence du mésocôlon pelvien qui retombe comme un voile au-devant de la fossette et en interdit l'accès. Mais lorsque, pour quelque raison, le mésocôlon est relevé vers l'abdomen[5], la pénétration des anses intestinales dans la fossette devient facile, et la hernie se produit.

[1] Snow. *London med. Gaz.*, 1846. Snow croyait que la hernie s'était étranglée à travers un orifice du mésentère. Il avait méconnu la fossette rétro-cæcale.

[2] Jomini. *Rev. med. Suisse Romande*, 1882.

[3] Eve. *British med. Journal*, 1885.

[4] Lambret. In thèse de Hérin (Lille, 1898). Des hernies internes rétro-péritonéales.

[5] Il est des cas où le côlon pelvien, au lieu de plonger dans le pelvis est normalement relevé dans l'abdomen.

Dans le cas d'Eve´ par exemple, le mésocôlon pelvien était vertical et laissait à découvert la fossette sigmoïde placée à sa gauche.

Le sac herniaire est entièrement péritonéal, la fossette étant

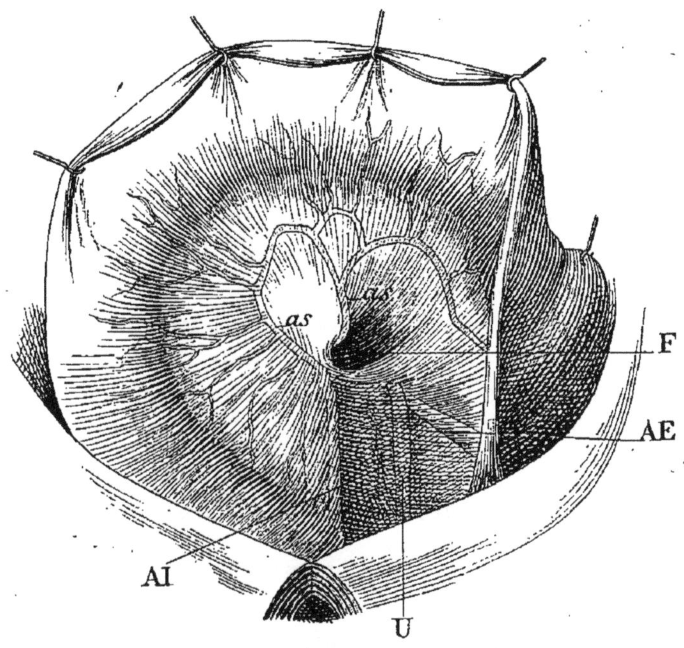

Fig. 91.

Fossette intersigmoïde (d'après Poirier).

A, S, artères sigmoïdes. — U, uretère. — A, E, art. iliaque externe. — A, art. hypogastrique. — A, M, art. mésentère inférieure.

tapissée normalement par le feuillet inférieur du mésocôlon pelvien, et par le péritoine pariétal.

La tumeur offre un volume et par conséquent un aspect variables.

Dans le cas de Jomini, à l'ouverture du ventre, on voyait à la place des anses intestinales, une tumeur grosse comme une « forte tête d'homme ». Elle était formée par une poche membraneuse, ouverte à gauche de la colonne vertébrale, à la hauteur des dernières lombaires. Elle contenait tout l'intestin grêle, sauf le tiers supérieur du duodénum, et les derniers centimètres de l'iléon.

Dans le cas d'Eve, la tumeur était plus petite. Elle renfermait une anse d'intestin ayant à peine 12 centimètres de long. L'anse herniée était également très courte dans le cas de Lambret.

L'orifice du sac offre également des dimensions variables (8 centimètres de diamètre ; un demi-pouce). Il est arrondi, ou ovalaire, à bord très net, épaissi et fibreux. Deux particularités sont propres à cet orifice.

D'abord son siège, situé au niveau de la dernière vertèbre lombaire, à gauche de la colonne vertébrale. Ensuite, ses rapports vasculaires déjà signalés. Dans le cas de Jomini notamment, on voyait un vaisseau émané de l'artère colique inférieure faire presque complètement le tour de l'orifice[1].

Dans les trois cas cités, la hernie était étranglée et se termina par la mort.

Hernie à travers l'hiatus de Winslow.

Ce fut Blandin qui rapporta le premier cas de hernie à travers l'hiatus de Winslow. Rokitansky, Chiene mentionnèrent brièvement des faits analogues. Mais la première observation détaillée est due à Majoli[1].

Actuellement on compte 8 cas de hernie dans l'hiatus de Winslow.

Anatomie pathologique. — L'orifice herniaire est formé par l'hiatus de Winslow, dont les rapports avec la veine cave inférieure en arrière, et le pédicule du foie en avant, sont trop connus pour que nous les rappelions. Cet orifice a son aspect normal le plus souvent ; quelquefois, il a des bords épaissis et congestionnés.

Le sac herniaire est formé par l'arrière cavité des épiploons

---

[1] Probablement l'artère sigmoïde droite.
[1] Majoli. *Rivista clinica de Bologna*, 1884.

plus ou moins distendue. Quand la hernie est volumineuse, le foie, la rate, l'estomac sont soulevés et déplacés.

Le contenu de la hernie est formé tantôt par l'intestin grêle, tantôt par le gros intestin. Intestin grêle (cas de BLANDIN, ROKITANSKY, MOIR, SQUARE, NOVELLO, TREITZ) ; gros intestin (cas de MAJOLI et de TRÈVES).

La hernie est presque toujours volumineuse. Dans le cas de SQUARE, il n'y avait que 20 centimètres environ d'intestin grêle engagé dans l'hiatus. Mais, dans le cas de BLANDIN, la hernie contenait presque tout l'intestin grêle. Elle contenait le cæcum, le côlon ascendant et une partie du côlon transverse dans le cas de TRÈVES, etc.

Dans tous les cas publiés, sauf celui de ROKITANSKY, réduit du reste à une note de 3 lignes, la hernie était étranglée. L'agent de l'étranglement était soit l'hiatus lui-même formant un anneau épais et inextensible, ou déterminant une coudure brusque (TRÈVES), soit un orifice accessoire, siégant dans le mésocôlon transverse, et dans l'épiploon gastro-hépatique (BLANDIN, TRÈVES). Cet orifice était artificiel et dû à la perforation des mésos.

Tous ces cas de hernie à travers l'hiatus de Winslow se sont terminés par la mort.

Profondément placé à la partie supérieure de l'abdomen, et recouvert par le côlon transverse et son méso, l'hiatus de Winslow semble mal préparé pour être le siège des hernies. Pour qu'elles se produisent dans son intérieur, il faut que les côlons aient un long méso, qui leur permette de flotter dans l'abdomen et de se détacher de l'hiatus. C'est ce qui existait dans quelques cas. Mais dans d'autres, cette disposition favorable n'existait pas, et il était difficile de dire pourquoi la hernie s'était déclarée chez ces sujets plutôt que chez d'autres.

Étiologie des hernies intra-abdominales en général. — Ce chapitre a été traité presque complètement en étudiant les hernies duodénales. Nous rappellerons que l'existence de fossettes péritonéales ou d'orifices intra-péritonéaux de grandeur anormale, et anormalement exposés, commande la formation de ces hernies.

Les traumatismes violents et répétés, les efforts, les secousses viscérales, la distension de l'intestin, la grossesse [1] ne jouent qu'un rôle accessoire. Ce rôle du reste manque dans beaucoup de cas qui se sont produits en apparence spontanément.

Il nous semble donc inutile de discuter, comme Treitz le faisait, si la hernie est congénitale ou acquise. Elle est toujours congénitale, car la malformation du sac herniaire est congénitalement préparée.

Malgré cela, la hernie se produit exceptionnellement en bas âge. C'est qu'en effet la plupart des fossettes herniaires n'acquièrent leur complet développement qu'assez tard. Sur 71 cas que nous avons soigneusement relevés, nous n'en trouvons que 9 chez les enfants, et 5 seulement avant un an. Dans la majorité des cas, la hernie se produit après trente ans, (40 observations).

Cette hernie est très rare chez la femme, nous l'avons rencontrée 12 fois seulement contre 59 chez l'homme.

Symptômes et diagnostic. — Les hernies rétro-péritonéales revêtent 3 formes cliniques bien établies par Jonnesco : une forme que nous appellerons dyspeptique, une forme d'occlusion chronique et une d'occlusion aiguë.

Forme dyspeptique. — Dans cette forme, les troubles digestifs sont peu marqués.

Les digestions sont difficiles et laborieuses. Il existe des douleurs vagues et des coliques. La constipation est très marquée.

Si la hernie est petite, on ne décèlera aucun signe physique. Si elle est volumineuse, il y aura une tuméfaction abdominale, assez nettement circonscrite, immobile, à sonorité claire.

Ces signes physiques et fonctionnels ne nous paraissent pas préciser suffisamment cette forme clinique, dont le diagnostic

[1] Une seule observation.

restera toujours incertain, aussi croyons-nous inutile de le discuter.

Forme à occlusion chronique. — Cette forme est beaucoup mieux définie, parce que les signes d'obstacle au cours des matières sont plus nets.

Le début est tantôt lent et insidieux et rappelle la forme précédente. Tantôt très brusque, comme s'il s'agissait d'une occlusion aiguë, dont les signes vont s'atténuant dans la suite.

Puis l'occlusion chronique se constitue. A ce moment, le mal procède par accès.

Au moment de l'accès, qui dure plusieurs jours, les douleurs sont vives, et affectent la forme de coliques. Elles siègent fréquemment au niveau même de l'étranglement. Les vomissements sont rares ; la constipation est absolue.

La tuméfaction du ventre est très marquée. Elle est nettement circonscrite ; elle est immobile, très douloureuse à la pression. La sonorité est peu marquée.

Quand l'accès diminue, les gaz et les matières reprennent leurs cours, les vomissements cessent, la tumeur diminue, tout en restant perceptible ; elle redevient sonore. Il persiste néanmoins une constipation assez tenace et une douleur assez vive et bien localisée.

Au bout d'un certain temps, l'accès devient plus long et l'occlusion aiguë se substitue à la chronique et emporte le malade.

La durée de cette forme a varié entre 30 et 53 jours.

On peut confondre cette hernie avec une obstruction par coprostase, une invagination chronique, une tumeur formant obstacle.

L'idée de coprostase sera écartée si l'on ne réussit pas à rétablir le cours des matières fécales. Du reste les accès d'obstruction suivis de rémission montrent bien qu'il ne s'agit pas d'une simple coprostase.

La tumeur intestinale procède bien comme l'occlusion chronique. Néanmoins sa période de début est plus longue, elle remonte à plusieurs mois. Or nous avons vu que l'occlusion chronique n'avait pas dépassé 53 jours. De plus, les accès d'occlusion sont moins marqués dans le cas de néoplasme.

L'invagination chronique nous paraît bien reproduire le tableau clinique de la hernie rétro-péritonéale. La seule différence, difficile à apprécier au lit du malade, c'est que la tuméfaction dans l'invagination affecte plutôt la forme d'un cylindre ou d'un boudin qu'on ne retrouve pas dans la hernie. De plus les selles dans l'invagination sont quelquefois sanguinolentes [1].

En somme, on voit que dans cette forme, si le diagnostic n'est pas toujours très précis, il peut être suffisamment approximatif. Ajoutons que dans un cas, STANDENMAYER fit un diagnostic complet et exact de hernie duodénale.

Forme d'occlusion aiguë. — Nous avons recherché si cette forme présentait une individualité propre : elle n'en a pas. Rien ne saurait la distinguer des autres variétés d'étranglement interne. C'est la même terminaison rapide.

JONNESCO, qui étudie longuement le diagnostic de ces hernies rétro-péritonéales étranglées, retient deux signes : le siège des douleurs et l'existence d'une tuméfaction.

Les douleurs en effet siègent le plus souvent dans le point où réside l'étranglement. La pression les provoque à l'ombilic ou dans l'hypochondre gauche, dans les cas de hernies péri-duodénales gauches : dans la fosse iliaque droite, dans les hernies péricæcales. Dans la fosse iliaque gauche, dans les hernies intersigmoïdes ; à l'épigastre dans la hernie de l'hiatus de Winslow.

Sans doute ce signe a quelque valeur pour nous renseigner sur le siège approximatif de l'étranglement. Mais il ne nous dit pas quelle est sa nature, s'il s'agit par exemple d'une hernie, ou d'une bride, ou d'une torsion, etc.

L'existence d'une tuméfactton circonscrite a été relevée par quelques auteurs.

[1] La tumeur interne comprime parfois la veine mésaraïque inférieure et détermine la production d'hémorroïdes, et d'une circulation veineuse collatérale de la paroi abdominale. (Cas de STANDENMAYER.)

Dans le cas de Biagini, il existait une tumeur volumineuse, piriforme, lisse, sonore, dans la fosse iliaque droite (hernie duodénale droite).

Dans ceux de Ridge et de Hilton, la saillie du ventre siégeait à gauche et au-dessus de l'ombilic (hernie duodénale gauche).

Elle siégeait à l'épigastre dan le cas de Trèves (hernie à travers l'hiatus de Winslow).

Il nous a semblé, d'après la lecture des observations, que cette tuméfaction circonscrite s'était rencontrée dans deux cas; lorsque les anses herniées étaient nombreuses, ou lorsque l'étranglement siégeait bas. Ce qui revient à dire que la circulation des matières était, dans ces deux cas, arrêtée sur une grande étendue de l'intestin. L'existence d'une tumeur ne doit donc pas signifier autre chose et encore faut-il faire quelque réserve, car il est des cas où l'obstacle siégeait bas sur l'iléon et où il n'existait pas de tumeur.

Du reste, un diagnostic aussi précis n'a pas grande importance en pratique. Ce qu'il importe d'établir surtout, c'est de savoir s'il y a ou non étranglement. Et ce diagnostic suffit pour commander une intervention chirurgicale. L'intervention à son tour complétera le diagnostic.

Traitement. — Les indications thérapeutiques des hernies internes sont étudiées avec celles de l'occlusion intestinale. Il n'est donc pas utile de les discuter à nouveau. Nous rappellerons seulement que lorsqu'on soupçonne l'existence d'une hernie rétro-péritonéale (et dans ce cas elle est toujours étranglée), on doit intervenir chirurgicalement.

Comment faut-il intervenir ? — Deux méthodes d'intervention se présentent à nous. L'une de nécessité ou de pis aller : c'est l'anus contre nature. Elle a ses indications générales, que nous n'avons pas à développer ici ; l'autre de choix, c'est la laparotomie avec réduction de l'anse étranglée, c'est celle-là que nous devons étudier.

Sur ce point, l'expérience chirurgicale ne nous apprend que

peu de choses. Il n'y a eu que 7 interventions[1], avec 4 morts.
Dans tous les cas après incision médiane de la paroi, on tenta
la réduction de l'anse étranglée par simple traction, 6 fois cette
manœuvre réussit.

Dans le cas de TREITZ, on ne put retirer une partie de l'anse
herniée de l'hiatus de Winslow, ni débrider cet hiatus qui était
l'agent de l'étranglement, si bien que le malade fut en somme
abandonné à son sort.

Dans le cas de RIESE, il fallut compléter la réduction par une
entérectomie partant sur une anse gangrenée.

Enfin, dans un autre cas rapporté par NEUMANN, il fallut
détordre un volvulus de l'intestin grêle qui compliquait l'étranglement. Nous avons déjà dit du reste que l'invagination pouvait également coexister avec une hernie.

Dans le traitement de ces hernies rétro-péritonéales deux
grandes difficultés peuvent se présenter à l'opérateur. La première, c'est de ne pas trouver l'orifice même de la hernie : la
deuxième c'est dans la réduction de l'intestin hernié. Ces deux
points nous paraissent mériter quelque discussion.

1° *Recherche de l'orifice herniaire.* — Lorsque la hernie est
volumineuse, elle forme un sac distendu qui emplit presque
tout le ventre. Le chirurgien ne s'y reconnaît pas tout d'abord.
Il voit un feuillet séreux qui recouvre et masque l'intestin. Il
l'incise prudemment, et les anses intestinales libérées se répandent à l'extérieur.

L'étranglement n'est pas levé pour cela : il reste encore une
anse serrée au niveau du collet. Mais après l'ouverture du sac,
le doigt qui explore sa cavité trouve facilement l'orifice et peut
le débrider.

Cette recherche de l'orifice herniaire quoique indirecte, et
toute de nécessité, sera très souvent la seule façon possible

---

[1] Trois sont rapportés par JONNESCO : ce sont ceux de RIDGE et
HILTON, 1854. QUÉNU, 1885. TREITZ, 1888. Nous avons pu en trouver
quatre autres. FOLLET, 1898 in thèse HÉVIN. NEUMANN, 1898, *loc. cit.*
RIÈSE, Berlin, 1899. KIRMISSON, Paris, 1901.

de procéder. QUÉNU l'a employée une fois, et réussit ainsi à trouver le collet.

On peut encore essayer de le trouver, en faisant basculer la tumeur herniaire, et en le recherchant au niveau de son siège anatomique, que l'on doit prévoir. Il faut pour cela, au cours de l'intervention, avoir fait le diagnostic de hernie interne, et de sa variété, duodénale, péricæcale, etc.

Lorsque la hernie est petite, ce n'est pas tant la recherche du collet que de la hernie elle-même qui présentera des difficultés. Dans ce cas, en effet, il faut penser d'avance à l'existence de cette hernie, et explorer tous les orifices herniaires connus. Il faudra déplacer le mésocôlon transverse en haut, dans certaines hernies duodénales; soulever le cæcum en avant, dans les hernies cæcales; relever le côlon pelvien et son méso, dans la hernie intersigmoïde; relever le foie dans la hernie à travers l'hiatus de Winslow.

Réduction de l'anse. — Nous avons vu que la simple traction de l'anse étranglée avait suffi à la réduire dans six cas. Mais la striction peut être telle que la réduction sera quelquefois impossible.

Dans ce cas, il faut débrider le collet. Ce débridement est facile, mais non sans danger. On se rappelle en effet les rapports vasculaires étroits des orifices herniaires (sauf pour la hernie cæcale).

En l'absence de pratique, BARDENHEUER donne théoriquement les conseils suivants :

Dans la hernie de l'hiatus de Winslow, inciser l'hiatus à droite et en arrière. Dans la hernie duodénale, débrider en bas, débrider également en bas dans la hernie intersigmoïde.

Ces différents débridements mettent théoriquement à l'abri des blessures vasculaires.

Il faudra le faire avec la plus grande prudence, et à ciel ouvert. Toucher du doigt le point qui doit être incisé de façon à sentir le moindre battement, et inciser millimètre par millimètre.

Dans quelques cas enfin, les adhérences de l'intestin et de la paroi du sac empêcheront toute réduction. Il faudra, lorsque le collet aura été élargi, tâcher de détruire ces adhérences, et détordre les anses qui étaient tordues.

Les complications habituelles de l'étranglement, c'est-à-dire la gangrène et les perforations, seront traitées comme il est indiqué au chapitre des hernies en général.

II

ÉTUDE DES HERNIES D'APRÈS L'ORGANE HERNIÉ

Dans cette seconde partie de notre ouvrage nous étudierons les particularités que revêt la hernie suivant l'organe qu'elle contient.

Nous ne dirons rien bien entendu des *entérocèles* car ce sont ces hernies que nous avons eues en vue dans tout ce qui a été dit précédemment au chapitre des généralités. Nous étudierons successivement :

I. *Les épiplocèles* ou hernies de l'épiploon.

II. *Les hernies du gros intestin;*

III. *Les hernies de l'appendice;*

IV. *Les hernies de la vessie ;*

V. *Les hernies de l'utérus ;*

VI. *Les hérnies des annexes* (ovaire et trompe).

ÉPIPLOCÈLE

Généralités. — *Siège.* — La hernie de l'épiploon se rencontre de préférence à l'ombilic, le long de la ligne blanche, à l'anneau inguinal et à l'anneau crural.

Dans les hernies inguinale et crurale, l'épiploon se montre surtout à gauche : [19 fois sur 20 ARNAUD : 3 fois sur 4 A. COOPER.]

Il n'est pas rare de rencontrer des hernies multiples de l'épiplocèle. [Hernie inguinale bilatérale. Epiplocèle inguinale et crurale.]

L'épiplocèle peut coexister avec la hernie de quelque autre

viscère, avec celle de l'intestin surtout ; cette entéro-épiplocèle est très fréquente. On rencontre encore l'épiploon, avec le gros intestin, la vessie, les organes génitaux. Ce n'est pas de ces hernies complexes que nous voulons nous occuper : c'est de la hernie épiploïque seule.

Age. — C'est un accident de l'âge adulte ; il ne se rencontre qu'exceptionnellement chez l'enfant. En effet, l'épiploon n'acquiert son entier développement qu'assez tard, et dans la première enfance, son bord inférieur atteint à peine l'ombilic.

Volume. — La tumeur ne dépasse guère le volume d'un gros œuf ; et quand elle a des dimensions moyennes, sa forme est non pas globuleuse, mais allongée et cylindrique. Les tumeurs petites sont très fréquentes.

Structure. — L'épiploon est peu modifié dans sa structure ; c'est à peine si dans les hernies anciennes, il se plisse au niveau du collet et s'enroule sur lui-même au fond du sac.

État du côlon et de l'estomac. — Les épiplocèles volumineuses et irréductibles peuvent abaisser l'estomac et le côlon transverse, et déformer secondairement ces organes.

Dans un cas de LAFAYE, 1749, l'estomac était tellement tiraillé et effilé qu'il avait le volume et la forme du gros intestin. VÉSALE rapporte un cas analogue. LOWES trouva un épiplocèle adhérent au testicule ; l'estomac était abaissé et le pylore touchait l'ombilic.

A. COOPER cite une observation dans laquelle l'épiploon était presque tout entier contenu dans un sac inguinal droit ; le côlon transverse était coudé et attiré jusqu'au contact de l'anneau inguinal profond. Quand on réduisit l'épiploon, le gros intestin reprit spontanément son calibre et sa forme primitives.

Complications de l'épiplocèle. — Les complications sont : l'épiploïte chronique : l'épiploïte aiguë, l'étranglement. — Étudions d'abord l'épiploïte chronique.

Épiploïte chronique. — Dans les cas d'inflammation légère, l'épiploon, quand on le sort du sac, ne s'ouvre plus en éventail, comme il le fait habituellement et la striction que lui imprime le collet persiste. Il est modifié dans sa forme : il a l'aspect d'une corde, d'une frange ratatinée et plissée. D'autres fois il est bosselé et présente des nodosités dures, que l'on perçoit à travers la peau. A la coupe, elles ont un aspect lardacé et comme squirrheux. On n'est pas du reste toujours sûr, au premier examen, qu'il ne s'agisse pas de néoplasme. Lucas Championnière a bien insisté, sur ces détails de structure ; et dans ces cas, l'examen histologique seul peut renseigner avec certitude.

Adhérences épiploïques. — Fréquemment l'épiplocèle présente des adhérences qui varient comme siège, étendue et solidité.

Elles unissent l'épiploon aux parois du sac, à l'intestin ou aux autres organes qui sont contenus avec lui dans le sac.

Ces brides molles au début, deviennent charnues, ou fibreuses. Elles peuvent être très abondantes et constituer avec les parois du sac, un véritable treillis qui rappelle la trame de certaines pleurésies aréolaires, ou de certaines symphyses pleurales. Récentes, elles saignent quand on les déchire ; anciennes, elles sont peu vasculaires.

Sacs épiploïques. — Elles donnent lieu parfois à la formation de sacs épiploïques signalés par Prescott Hewett. Dans ces cas, l'épiploon étalé à l'intérieur du sac herniaire, lui forme comme une doublure, et constitue un deuxième sac qu'on appelle sac épiploïque. Ce sac épiploïque peut contenir à son tour une certaine quantité d'intestin qui lui est presque toujours adhérent.

Comment cette disposition bizarre peut-elle se réaliser ? Pr. Hewett pensait que l'épiploon adhérent primitivement à toute la circonférence du collet, fermait ainsi l'ouverture du sac ; et que dans un deuxième temps, l'intestin refoulait cette

---

[1] *Soc. Chir.*, mai 1900. Discussion. L. Champ, Lejars, Potherat, Walter.

cloison épiploïque, la distendait, l'élongeait et l'appliquait ainsi à la face interne du sac herniaire depuis le collet jusqu'au fond. D'après Berger, l'épiploon s'engage primitivement dans le collet en se repliant sur lui-même sous forme de capuchon ouvert en haut ; mais sans adhérer au collet. L'intestin s'engage ensuite dans ce capuchon épiploïque et le fait glisser jusqu'au fond du sac.

Ces deux théories diffèrent peu ; d'après Hewett, l'épiploon d'abord adhérent se laisse distendre. D'après Berger, il n'est pas adhérent, il ne se laisse pas distendre ; il est simplement refoulé. Mais ces deux auteurs admettent que l'engagement primitif se fait non par un des bords, mais par une de ses faces ; comme si l'on plaçait une large feuille de papier au-dessus d'un entonnoir en verre ; et que la faisant entrer de force, on lui donnait ainsi la forme de l'entonnoir dans lequel elle s'engage. Cette disposition du sac épiploïque par rapport au sac herniaire rappelle celle d'un papier filtre par rapport à l'entonnoir.

Kyste sacculaire. — Il existe quelquefois une certaine quantité de liquide séreux dans l'intérieur du sac. Ce liquide est limpide et citrin ; il est analogue à celui de l'ascite. Il arrive dans certains cas, que l'épiploon adhère au collet et forme bouchon. La sérosité s'accumule au-dessous de ce bouchon épiploïque sans pouvoir repasser dans le ventre et donne lieu à un kyste sacculaire vrai (Duplay, Berger).

Épiploïte aiguë et épiplocèle étranglée. — Ces deux accidents des épiplocèles ayant des lésions anatomiques identiques, nous les rassemblons dans une même description.

L'épiploïte aiguë, du reste, en dehors de l'étranglement, a une étiologie très restreinte. Sans doute, on invoque les traumatismes accidentels, ou ceux du bandage : les poussées congestives d'une ancienne épiplocèle. Avouons plutôt que nous ignorons presque toujours la cause de ces épiploïtes aiguës non étranglées.

Torsion épiploïque. — Récemment, L. Championnière a dégagé une des causes de l'épiploïte aiguë en montrant le rôle assez fréquent que jouait la torsion de l'épiploon. Au cours de sa communication, Lejars, Potherat, Walther [1] et quelque temps après, CHAVANNAZ [2] et MICHAUX [3] ont rapporté des cas analogues de torsion épiploïque. Déjà, en décembre 1898, M. MONOD avait opéré un cas d'épiploïte herniaire hémorragique par torsion de l'épiploon. Ce cas est consigné dans la thèse de REYNIER (Paris 1899).

La torsion de l'épiploon [4] est donc une cause assez fréquente d'épiploïte. Elle se produit soit dans l'intérieur du sac, comme dans le cas Walther ; soit au-dessus du sac, immédiatement au-dessous du côlon transverse, comme dans le cas de L. CHAM-PIONNIÈRE et de LEJARS. L'épiploon peut se tordre 4 fois (LEJARS) et jusqu'à 6 fois sur lui-même (WALTHER MONOD).

Les lésions inflammatoires aiguës revêtent plusieurs formes : une forme suppurée, une forme congestive, une forme hémorragique, une forme gangréneuse.

Forme-suppurée. — L'épiploon est devenu grisâtre. Etalé en gâteau, ou ratatiné ; il présente des anfractuosités qui logent un peu de pus et constituent autant de petits abcès, déjà signalés par MALGAIGNE.

Le liquide du sac devient purulent. L'épiploon qui est resté dans le ventre peut participer à la suppuration et présenter des abcès ; le pus peut se déverser également dans le péritoine. Il est rare cependant que la péritonite se généralise ; les adhérences l'enkystent et constituent plutôt un abcès intra abdominal dont BENNO SCHMIDT a rapporté plusieurs observations. KLEMM a vu deux fois le pus contenu dans le sac se vider dans le cul-de-sac de Douglas.

Cette forme suppurée est la plus rare.

[1] Discussion, 15 mai 1900, n° 17.

[2] *Soc. Chir.*, 26 juin 1900. Rapport de BROCA.

[3] 27 nov. 1900. Présentation de pièces.

[4] Cette torsion peut être aiguë ou chronique. Le cas cité par CHA-VANNAZ est un cas de torsion chronique : de même le deuxième cas de POTHERAT.

b. *Forme congestive.* — C'est le premier degré de toutes les autres. L'épiploon devient épais, pâteux, violacé. Les veines sont tendues et pleines de sang noir. Des exsudats fibrineux se déposent à la surface. Les plis épiploïques s'agglutinent en gros paquets.

c. *Forme hémorrhagique*[1]. — C'est un degré plus avancé de la forme précédente : c'est celle que l'on rencontre presque toujours dans les cas de torsion aiguë déjà cités.

Tous les petits vaisseaux de l'épiploon sont distendus au maximum; ils exhalent une sérosité sanguinolente, une véritable hémorragie profuse. Le boudin épiploïque est noirâtre; il est le siège de collections sanguines enkystées. Son aspect rappelle celui d'un kyste ovarique tordu.

d. *Forme gangréneuse.* — Un degré de plus, et l'épiploon devient livide par places. Il se détache même en partie et tombe au fond du sac. Le liquide herniaire, séro-sanguinolent, exhale une odeur fécaloïde.

Ces épiploïtes aiguës peuvent se terminer par péritonite ou par formation d'un abcès qui s'ouvre à la peau de la région herniaire. Ces abcès, ainsi ouverts, ont été quelquefois suivis de l'élimination de l'épiploon sphacélé. Après cette élimination le moignon se recouvre très rapidement de bourgeons charnus et se cicatrise en restant adhérent aux lèvres de la plaie.

Epiplocèles irréductibles. — L'irréductibilité de l'épiplocèle tient à des causes diverses :

1º Elle tient aux adhérences;

2º Elle tient à l'étranglement ou à l'inflammation;

Nous avons insisté sur ces deux causes, nous n'y reviendrons pas.

3º A l'inflammation plastique simple.

L'épiploon en devenant fibreux, dur, en perdant toute

---

[1] HOCHENEGG a rapporté un cas analogue, mais la torsion fut soupçonnée mais non constatée au cours de l'opération.

élasticité se réduit difficilement, sans que les adhérences le retiennent dans le sac. Ce simple changement de consistance était même pour Pott l'obstacle le plus fréquent à la réduction. Il existe des cas très nets, rares il est vrai, où malgré la largeur relative de l'anneau et du collet, l'induration totale de l'épiploon rendait le taxis infructueux.

A. Cooper dit : « J'ai disséqué une épiplocèle inguinale droite, volumineuse qui depuis quinze ans était à l'état d'irréductibilité. A l'autopsie, on s'assura qu'aucune adhérence n'existait entre l'épiploon et le sac, mais que le premier était tellement tuméfié et altéré dans sa texture qu'il ne pouvait être réduit qu'au moyen d'un débridement de près de trois pouces à l'anneau inguinal. »

Irréductibilité par tumeurs. — Nous avons signalé quelques cas de tumeurs épiploïques[1]. Nous avons notamment relaté la présence des kystes et des lipomes. Nous ne dirons qu'un mot de la surcharge graisseuse de l'épiploon, cas très curieux, car les épiplocèles trop grasses pour pouvoir rentrer dans le ventre peuvent maigrir, ainsi qu'on l'a vu, après un hydrothorax par exemple, ou après une maladie fébrile[2] et redevenir à ce moment facilement réductibles.

Symptômes des épiplocèles. — L'épiplocèle ordinaire, non compliquée, est bien tolérée. Pas de douleurs, pas de coliques, accidents qui surviennent avec une acuité variable quand l'épiploon est enflammé ou étranglé.

Les signes physiques ont des caractères particuliers.

La tumeur est habituellement d'un volume modéré; elle est molle et pâteuse. Quand elle acquiert un certain volume, elle offre la consistance du lipome; il est exceptionnel, par contre, qu'elle en ait les lobulations visibles sous la peau tendue, ou perceptibles aux doigts. La tumeur est mate à la percussion.

---

[1] Voyez Tumeurs herniaires.
[2] A. Cooper. *Loc. cit.*

Épiploïte chronique. — Quand l'épiploon est atteint d'inflammation chronique, la hernie est ferme à la pression ; elle paraît noueuse et bosselée. Quand on la réduit, on détermine un certain froissement comparable au « bruit de chaînon ». Il nous paraît dû, moins à la collision de ces nodosités épiploïques les unes contre les autres, qu'à leur trottement sur les bords du collet du sac.

Lorsque l'épiploïte chronique est bien marquée, l'épiplocèle devient irréductible ; cette irréductibilité étant du reste partielle ou totale. Il est rare alors que la tumeur ne soit pas sensible, douloureuse même à la pression, ou bien lorsque le malade fait un effort violent.

Épiploïte aiguë. — L'épiploïte est rarement aiguë d'emblée : il y a là presque toujours quelques poussées d'inflammation chronique antérieure. Le malade raconte généralement que sa hernie rentrait difficilement : que le port du bandage devenait insupportable.

Puis, à la suite d'un effort violent, d'un choc, d'un écart de régime, les accidents éclatent.

La douleur est sourde, mais bien localisée : elle est exaspérée par la pression, par les efforts du malade, elle s'irradie alors dans les cuisses, vers les organes génitaux, ou dans l'abdomen. La fièvre est modérée : les vomissements nuls.

A la palpation, les muscles abdominaux sont tendus, mais dans le voisinage de la hernie seulement. Celle-ci forme une masse étalée, une plaque, un boudin dur, résistant mais irrégulier.

Quand l'inflammation est plus accentuée la fièvre s'élève, les douleurs s'accroissent. La peau s'immobilise, devient rouge et chaude. La tumeur est pâteuse, mais non rénitente. Les contours sont difficiles à préciser.

Dans tous les cas, l'irréductibilité est absolue.

Ces divers caractères cliniques se retrouvent dans la torsion ou dans l'étranglement de l'épiploon mais avec plus d'intensité et une marche plus rapide.

Torsion de l'épiploon. — **Étranglement.** — La douleur est brusque ; on la compare à celle d'un coup de couteau. La tumeur augmente de volume, elle est globuleuse, tendue, réni--tente, irréductible. La pression de l'abdomen au-dessus de la hernie permet de sentir une masse allongée, une véritable *corde* indurée qui se continue avec la masse herniée.

L'état général a faibli. La température reste basse au début, mais le pouls est rapide et fréquent : il atteint 100 pulsations. Le malade a quelques nausées. La constipation n'est pas absolue. Il y a émission de gaz et de quelques matières fécales.

Lorsque l'étranglement est très serré, il peut rappeler celui de l'intestin grêle ; c'est-à-dire que les vomissements apparaissent et peuvent être fécaloïdes : que la constipation devient absolue et ne s'accompagne pas d'expulsion de gaz. Ces cas graves sont exceptionnels.

Diagnostic. — *Entérocèle.* — L'épiplocèle est une tumeur mate à la percussion : au contraire, l'entérocèle est sonore. Cela seul suffit à les distinguer. Ajoutons que certaines hernies épiploïques donnent au doigt une sensation de lobulation qu'on ne retrouve pas dans les hernies de l'intestin.

Trompe. Ovaire. Appendice. — La hernie de ces divers organes est également mate à la percussion : la sensation qu'elle donne au doigt rappelle celle que donne l'épiplocèle. Il est donc très difficile de les différencier.

Mais ces hernies sont rares, et l'on ne songera à elles qu'en dernière analyse si les signes fonctionnels retrouvés dans la hernie sont très marqués. Elles sont en effet plus sensibles à la pression. Elles sont le point de départ de douleurs et de coliques que l'on ne retrouve pas dans les épiplocèles. Il faudrait du reste que ces épiplocèles fussent très petites pour que le diagnostic se posât avec une hernie de l'ovaire, de la trompe ou de l'appendice.

Lipome herniaire. — Les épiplocèles adhérentes, non enflammées, prêtent à quelques erreurs de diagnostic. C'est ainsi qu'on peut les confondre avec des lipomes, principalement avec des lipomes herniaires.

Ces deux tumeurs ont en effet des caractères identiques : la consistance, la lobulation. Cependant, si l'épiplocèle est partiellement réductible, on pourra par une pression soutenue faire rentrer dans le ventre une petite partie de la tumeur, que les efforts de toux pourront ensuite faire ressortir.

Mais si l'irréductibilité est complète, seuls, les renseignements précis fournis par le malade trancheront le diagnostic.

Il faudra savoir en effet si ce malade avait antérieurement une petite boule, une petite grosseur qui sortait et qui rentrait : qui, dans certains mouvements et dans certains efforts augmentait brusquement de volume. Si cela est, on conclura à une épiplocèle.

Kyste sacculaire. — Certaines épiplocèles, dont le sac contient du liquide et constitue un kyste sacculaire peuvent être confondus avec les autres kystes que l'on rencontre dans la région herniaire. Remarquons que la forme, le contour, la fluctuation des deux tumeurs sont identiques. Que de plus, l'abondance et surtout la tension du liquide empêchent de sentir dans l'intérieur du sac l'épiploon qui forme bouchon au niveau du collet. Le diagnostic restera donc incertain à moins que le malade n'affirme qu'il était antérieurement porteur d'une hernie, c'est-à-dire d'une tumeur qui entrait et qui sortait, qui augmentait et qui diminuait de volume.

Adénite aiguë. — Lorsque l'épiplocèle est enflammée, son diagnostic présente avec celui de l'adénite aiguë de grandes difficultés. Si on les considère à la région crurale, on voit que ces deux affections ont toutes deux des caractères inflammatoires nets : qu'elles sont bien limitées, mobiles sous la peau et sur les plans profonds, toutes deux irréductibles.

L'adénite cependant est de date récente. Ellle est liée à une plaie septique des organes périnéaux, de la fesse, du membre inférieur. Elle est irrégulière, on trouve autour d'elle d'autres ganglions, moins volumineux mais sensibles à la pression.

D'un autre côté, l'épiploïte présente un pédicule qui s'enfonce dans la paroi, au-dessous de l'arcade. En outre, lorsqu'on fait contracter l'abdomen ou la cuisse du malade, la tumeur devient fixe sur les plans profonds, tandis que l'adénite conserve une certaine mobilité.

Certaines épiplocèles enflammées, et contenues dans la paroi à l'état de hernies interstitielles ont simulé un abcès simple, une funiculite, une appendicite. De pareilles confusions ne se présentent que dans des cas très exceptionnels. C'est pour cela que nous ne faisons que les indiquer.

L'épiplocèle étranglée, l'épiplocèle tordue, peuvent quelquefois simuler un étranglement de l'intestin, mais dans ce dernier cas, la marche est plus rapide, les vomissements plus rapprochés et fécaloïdes : l'émission de gaz est nulle.

Du reste, dans les cas douteux, si l'état du malade est sérieux, il est indiqué d'opérer le plus vite possible. Par contre, si les signes d'inflammation sont très modérés, on pourra instituer un traitement médical, appliquer un pansement humide et attendre. Au bout de quelques jours, le diagnostic deviendra possible.

Traitement. — Le traitement des épiplocèles se confond avec celui des hernies en général; nous n'avons pas à y revenir. Il est néanmoins quelques particularités qui se rattachent à leur thérapeutique, sur lesquelles il nous faut insister.

Il est de règle courante, que dans la cure chirurgicale de l'épiplocèle, l'épiploon doit être attiré au dehors et excisé le plus haut possible. Il est ensuite lié, (ligature unique, ligature entre-croisée, ligature en chaîne ou bien encore ligature de plusieurs petits pédicules épiploïques).

Lorsque l'épiplocèle est étranglée ou tordue, il est indiqué d'intervenir chirurgicalement. On pratiquera l'excision de l'épiploon tordu ou étranglé, et cette excision portera le plus loin possible en tissu sain. On terminera l'opération par l'ablation du segment malade. Cette ablation sera rendue quelquefois difficile par l'étendue des adhérences. Si ces adhérences fusionnent l'épiploon avec le sac, on enlèvera épiploon et sac tout ensemble, sans chercher à les séparer préalablement.

L'épiplocèle enflammée est justiciable de la même opération. Cependant, si les symptômes ne sont pas très graves, il vaudra mieux soumettre le malade au repos, au régime lacté et à l'application locale de pansements humides ou de glace. On s'efforcera ainsi de faire refroidir les lésions, de façon à pouvoir tenter plus tard une cure radicale sans drainage.

Les épiploïtes gangréneuses ou suppurées, quelle que soit leur origine, seront traitées par l'ablation du segment enflammé, l'excision du sac, et le drainage.

La cure radicale des épiplocèles est une opération bénigne et l'excision avec ligature de l'épiploon ne paraît pas compliquer beaucoup l'acte opératoire. Cependant, on a signalé dans ces derniers temps un certain nombre d'épiploïtes consécutives à la cure radicale de ces épiplocèles et on les a attribuées à la résection et surtout à la ligature de l'épiploon. Sans doute la plupart de ces épiploïtes sont légères ; mais quelques-unes étaient graves et se sont terminées par la mort. De sorte que nous nous demandons si l'on n'a pas abusé de ces excisions d'épiploon : et dans les cas où l'épiplocèle est peu volumineuse et non compliquée, il vaut mieux s'en tenir à la réduction pure et simple sans excision, et par conséquent sans ligatures.

En tout cas, les épiploïtes post-opératoires constituent un accident inédit de la cure radicale des hernies épiploïques, nous croyons qu'il est utile de les décrire dans un chapitre spécial.

Épiploïtes consécutives à la cure radicale des épiplocèles.

L. CHAMPIONNIÈRE a signalé le premier les épiploïtes qui surviennent peu de temps après l'opération. Après lui, REYNIER en a signalé deux nouveaux cas à la Société de chirurgie 1895. Tout récemment, à la même société, les faits rapportés par MONOD (févr. 1899) ont suscité des communications diverses, et de nombreux chirurgiens, REYNIER, TUFFIER, POZZI, RECLUS, HARTMANN, GUINARD ont cherché à établir la pathogénie de ces accidents. Leur histoire du reste esquissée dans les articles de

Mencière et de Boeckel a fait le sujet des thèses de Roche et de Sauget [1].

On a distingué l'épiploïte plastique, l'épiploïte plastique avec adhérences, l'épiploïte suppurée : Il y a donc trois formes, légère, moyenne, et grave.

Épiploïte plastique, forme légère. — Les accidents éclatent, deux semaines, un mois après l'opération, le plus souvent lorsque le malade est déjà guéri. Dans le cas de Boeckel, les accidents se montrèrent trois ans après qu'on eut pratiqué la cure radicale.

Ils se révèlent par des douleurs siégeant dans le ventre du même côté que l'opération, douleurs sourdes, exaspérées par les mouvements et les efforts.

Les troubles digestifs sont assez marqués. Douleurs, coliques au moment de la digestion ; état de tension et de plénitude du ventre : constipation habituelle sans vomissements.

Le ventre est moyennement ballonné. Par la palpation, on trouve une tumeur de la grosseur du poing, haut située entre l'ombilic et les fausses côtes. Elle est facile à circonscrire. Elle est dure, résistante, mate, sensible à la pression.

Le pronostic de cette épiploïte est très favorable ; elle peut guérir sans intervention chirurgicale.

Epiploïte plastique avec adhérence. — Forme moyenne. — Les douleurs sont telles que, tout mouvement, tout effort, est presque impossible. Les troubles digestifs et la constipation sont plus marqués. Les vomissements sont assez fréquents après le repas.

La tumeur est volumineuse ; elle peut égaler une tête de fœtus. Elle remonte et disparaît sous les fausses côtes. Elle est dure, irrégulière à la palpation, mate à la percussion. Elle évolue pour ainsi dire sans fièvre, mais le traitement médical ne l'améliore pour ainsi dire pas. Aussi, doit-on se hâter

---

[1] Mencière. *Gaz. hebd.*, 1897. — Boeckel. *Rev. gyn.*, 1897. — Roche. Th. Montpellier, 1896. — Sauget. Th. Paris, 1899. — Lire encore : Duplay. *Clin. Chir.*, 1898.

d'opérer, car le malade, en proie à des douleurs vives et à des troubles digestifs très marqués, maigrit et perd ses forces.

Épiploïte suppurée. — *Forme grave.* — Il s'agit d'un véritable abcès intrapéritonéal.

Les douleurs sont extrêmement vives et étendues à tout le ventre : elles s'irradient à l'épaule, au testicule, aux membres inférieurs. Elles se localisent ensuite au siège même de l'abcès.

Le ventre est ballonné; la constipation tenace s'accompagne de l'émission pénible de quelques gaz. Le malade a des nausées et des vomissements bilieux et alimentaires. La fièvre atteint 38° à 39°. Le pouls est à 120, à 140. Le facies est grippé.

La palpation révèle une tumeur molle, pâteuse, difficile à circonscrire au début. Plus tard, elle fait corps avec la paroi ; elle est mate à la percussion. Il est même possible de sentir sa résistance et sa fluctuation.

Cette forme est grave, avons-nous dit. Elle s'est terminée en effet dans quelques cas par la péritonite et par la mort. Dans d'autres cas plus heureux, la collection purulente s'est ouverte dans le côlon et l'estomac, et le pus a été rendu soit par les selles, soit par les vomissements; la guérison s'en est suivie. D'autres fois enfin, la collection s'est ouverte à la peau et est restée quelque temps fistuleuse.

L'élément le plus important du diagnostic, c'est la notion de l'opération qui a été faite. C'est la relation qui doit exister entre cette opération et les accidents qui viennent de se déclarer. Dans les cas douteux, c'est en s'appuyant sur ces antécédents que RECLUS et MONOD firent un diagnostic exact.

Néanmoins lorsque ces épiploïtes surviendront plusieurs années après l'opération, comme dans le cas de BOECKEL, les commémoratifs n'auront pas grande valeur ; car les épiploïtes post-opératoires surviennent quelques semaines après l'intervention.

Nous ne voulons pas discuter ici les diagnostics qui peuvent se présenter à l'esprit lorsqu'on se trouve en présence de pareilles complications. Nous nous contenterons de citer les erreurs qui ont été commises. Rappelons que Boeckel crut à un cancer de l'épiploon ; que d'autres fois, l'on crut à une tumeur du foie, à une tumeur de la rate, à une tumeur de l'estomac.

Lorsque les symptômes inflammatoires sont bien marqués, on pense à une pelvi-péritonite et à une appendicite.

Ce sont les fils de soie employés à la ligature des pédicules épiploïques qui sont la cause de ces inflammations post-opératoires. Mais comment ces fils de soie ont-ils été eux-mêmes infectés ? C'est là un point sur lequel les avis diffèrent.

Les uns admettent une infection primitive (Hartmann). Cela veut-dire que le fil de soie est resté infecté, parce qu'il a été mal stérilisé. Les gros fils, les fils tressés, ont dans leur trame de petites vacuoles, où séjournent les micro-organismes et que la stérilisation n'atteint pas. Aussi en pratique, faut-il se servir de fils très petits étreignant des pédicules épiploïques multiples et très étroits. (Quénu.)

II. L'infection est secondaire, mais précoce. (Reynier.)

Le fil était aseptique : il est devenu septique. Il l'est devenu au contact des pédicules épiploïques eux-mêmes infectés.

On peut admettre encore qu'il l'est devenu au contact des doigts de l'aide ou de l'opérateur.

III. L'infection est secondaire, mais tardive (Duplay, Boeckel.) L'infection se produit par voie sanguine, elle vient d'un point éloigné de l'organisme. Le corps étranger fixe l'infection.

Certaines épiploïtes guérissent par le traitement médical, c'est-à-dire, le repos, la diète, la simple application de glace ou de compresses humides sur le ventre.

Mais dans la majorité des cas, la laparotomie s'impose. Or le traitement varie suivant que l'épiploïte est plastique ou suppurée.

Épiploïte plastique. — Il faut sectionner et lier les adhérences, réséquer la masse épiploïque en tissu sain et enlever

la portion malade. Telles sont les règles générales. Mais en pratique que de difficultés [1].

L'épiploon rétracté vers l'estomac et le côlon est fusionné
quelquefois avec ces organes, et si l'on voulait enlever tout le
mal, il faudrait faire des résections stomacales et intestinales.
Mieux vaut s'arrêter assez tôt ; cela du reste peut suffire à amener la guérison (cas de MORESTIN). Malheureusement cela ne
suffit pas toujours, et GUINARD trouvant les anses intestinales
agglutinées et ne pouvant les dévider, fut obligé de pratiquer
un anus artificiel.

Épiploïte suppurée. — Il ne faut pas se contenter d'évacuer
l'abcès, il faut aussi enlever le fil. Il faut aseptiser le fond de la
cavité suppurée et la drainer.

HERNIE DU GROS INTESTIN

Historique. — ARNAUD, J. L. PETIT ont rapporté des exemples
de hernie du gros intestin. Mais SCARPA eut le mérite de montrer
que ces hernies sont presque toujours adhérentes et que ces
adhérences au sac ne sont formées « *par aucun lien contre
nature* » mais sont des « *adhérences charnues naturelles* » c'est-
à-dire « les mêmes liens qui fixaient l'intestin dans la cavité
abdominale ».

Le mécanisme de ces hernies et de leurs différentes variétés
anatomiques a donné lieu à des discussions retentissantes
auxquelles se rattachent les noms de GOSSELIN, HUGUIER, SAPPEY,
DURET, etc. Ces discussions ne pouvaient aboutir que le jour
où les rapports des côlons et du cæcum avec le péritoine
seraient définitivement fixés. Ces rapports sont actuellement
bien connus grâce aux recherches de BARDELEBEN, TRÈVES et
TUFFIER [2].

Aussi sommes-nous à même de comprendre plus aisément,

---

[1] In thèse de SAUGET. *Loc. cit.*

[2] TUFFIER. *Arch. gen. méd.*, 1887 et Thèse de son élève de TREIGNY,
1887.

la formation et la disposition des diverses variétés de hernie du gros intestin. Elles ont du reste été étudiées en détail principalement par HARTMANN [1] puis par BOIFFIN. Elles ont inspiré les thèses assez récentes de DESBORDES [2], MAYO [3] et MOUTON [4].

Nous verrons, en étudiant le traitement de ces hernies, les recherches que leur thérapeutique a suscitées.

Anatomie pathologique et pathogénie. — Rappelons brièvement les rapports du gros intestin avec le péritoine.

Côlons ascendant et descendant. — A droite et à gauche, le côlon ascendant et le côlon descendant sont appliqués directement par le péritoine contre le tissu cellulaire des régions lombaire et iliaque sans interposition de méso.

Dans quelques cas, 26 p. 100 à droite et 36 p. 100 à gauche, ces deux côlons sont rattachés à la paroi par un méso court.

Très exceptionnellement ils peuvent avoir un méso long, et flotter librement dans le ventre.

Cæcum. — Le cæcum est entouré complètement par le péritoine ; il est libre dans la fosse illiaque ; la main peut en faire le tour [5]. Il n'est rattaché à la paroi que par le méso du côlon ascendant, et par la terminaison du mésentère.

Quelquefois le cæcum a un méso court. Ce méso n'est que la suite du méso du côlon ascendant qui se continue sur le cæcum. Le cæcum n'est plus libre et la main ne peut en faire le tour.

Très exceptionnellement, le cæcum a sa face postéro-externe appliquée directement contre le tissu cellulaire de la fosse iliaque, par le péritoine pariétal [6].

---

[1] HARTMANN. *Prov. méd.*, 1887.

[2] Th. Paris, 1896.

[3] MAYO. Th. Paris, 1897.

[4] MOUTON. Th. Lille, 1899.

[5] Comme elle peut faire le tour de la pointe du cœur dans la cavité péricardique.

[6] Cette disposition était considérée autrefois comme normale.

Côlon ilio-pelvien. — Le côlon ilio-pelvien présente deux segments bien différents.

1° Un segment iliaque, rectiligne, fixe, appliqué sur la paroi iliaque par le péritoine pariétal, n'ayant pas par conséquent de méso; ou bien rattaché à la paroi par un méso court. (10 p. 100 des cas JONNESCO.) Ce segment iliaque se comporte en somme comme le côlon descendant, sauf qu'il possède un méso moins souvent que le côlon descendant;

2° Un segment pelvien, ancien S iliaque des classiques, très mobile et pourvu presque toujours d'un très long mésentère.

Ces données anatomiques sont utiles à se rappeler pour comprendre les dispositions diverses du sac herniaire.

Mécanisme de la hernie. — Mais voyons d'abord de quelle façon se produit la hernie du gros intestin.

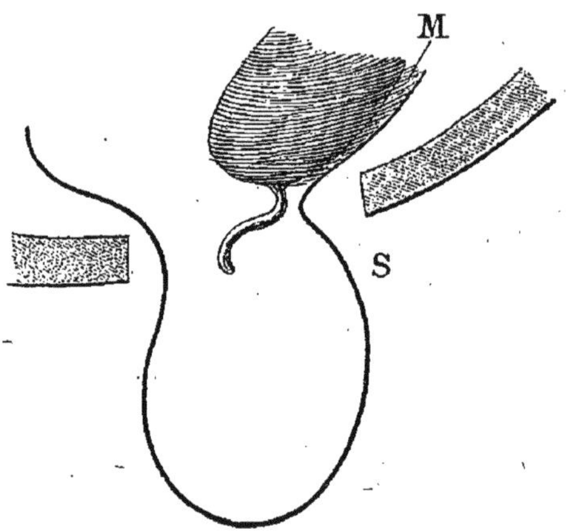

Fig. 92.

Schéma. Hernie par glissement du cæcum.

M, méso-côlon. — S, sac.

Elle se produit de deux façons, par glissement et par bascule ou renversement.

Hernies par glissement. — Le gros intestin descend, glisse le long de la paroi abdominale, et dans le trajet herniaire, avec sa couverture péritonéale, c'est-à-dire tantôt avec un méso plus ou moins long, tantôt sans méso. Il conserve donc dans le sac herniaire, avec le péritoine, les mêmes rapports qu'il avait dans le ventre (fig. 92, 93, 94).

Est-ce le péritoine qui glisse le premier, grâce à la laxité du tissu sous péritonéal ? Est-ce le gros intestin qui pesant de

____
[1] Ligaments supérieur et inférieur du cæcum de TUFFIER.

tout son poids sur son enveloppe séreuse l'attire à sa suite ? Ce point n'est pas tranché.

Après ce glissement, le gros intestin présente avec le sac des rapports variables.

1° L'intestin est libre dans la cavité du sac et sa réduction est facile.

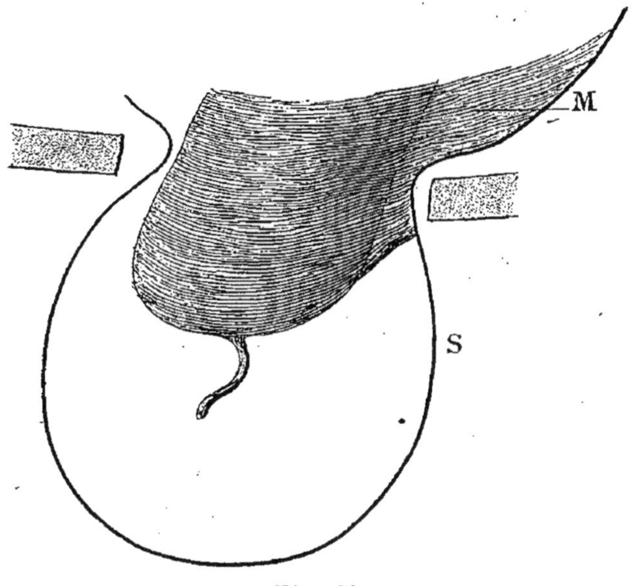

Fig. 93.

Schéma. Hernie par glissement. Le cæcum est dans le sac.

Les hernies du côlon pelvien pourvues d'un long méso : celles du cæcum lorsque le côlon ascendant a également un long méso expliquent la possibilité de ces hernies qui se comportent comme celles de l'intestin grêle [1].

2° L'intestin est libre dans la cavité du sac mais sa réduction reste incomplète.

Ces cas se rapportent à certaines hernies du cæcum prin-

---

[1] Nous avons opéré cette année une hernie volumineuse contenant la terminaison de l'intestin grêle, le cæcum et l'appendice, le côlon ascendant, et une partie du transverse. La hernie était parfaitement réductible, grâce à l'extrême longueur des mésocôlons

cipalement, dans lesquelles le méso du côlon ascendant a glissé jusqu'au niveau du collet. Le cæcum est libre sans doute dans le sac, mais lorsqu'on veut lui faire repasser le collet, il y est retenu par l'insertion même du méso.

L'intestin est attaché à la paroi du sac par une « adhérence charnue naturelle, c'est-à-dire par un méso.

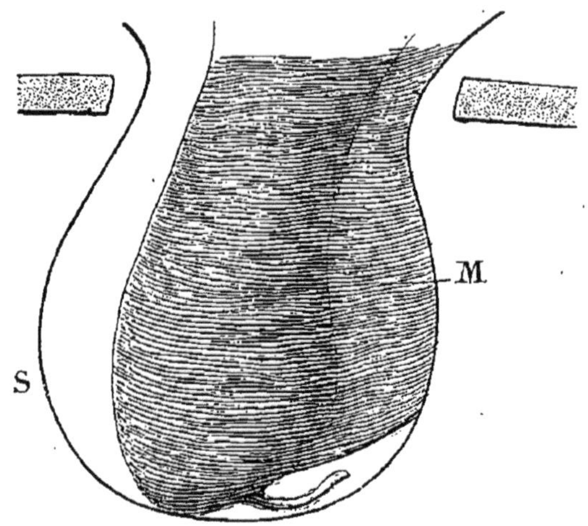

Fig. 94.

Schéma. Hernie par glissement. Le cæcum est au fond du sac.

Si le méso est long et inséré haut, l'intestin pourra être réduit en partie, mais il ne deviendra jamais libre dans la cavité abdominale, puisqu'il est retenu dans le sac par son méso, aussi la hernie se reproduira-t-elle aussitôt. Il est clair que cette ébauche de réduction ne pourra pas se produire, si le méso, même long, descend jusqu'au fond du sac.

D'autrefois, le méso est court. La réduction ne sera même pas partielle ; elle sera impossible.

D'autrefois l'intestin n'aura même pas de méso. Le péritoine le recouvre sur les deux tiers de sa circonférence ; mais l'autre tiers dépourvu de séreuse est en rapport avec le tissu conjonctif du trajet herniaire.

Ces rapports différents de l'intestin avec les mésos et avec le sac ont fait décrire plusieurs variétés de hernie.

1° Les hernies avec sac complet ;

2° Les hernies avec sac incomplet;

3° Les hernies sans sac.

Laissons de côté pour le moment cette dernière variété et occupons-nous des deux premières.

Hernies avec sac complet. — Elle est réalisée par la hernie du cæcum, et du côlon pelvien.

Le sac herniaire a sa disposition habituelle, et dans son intérieur le gros intestin est libre ; c'est-à-dire que rien ne le rattache à la paroi du sac. Il se comporte donc comme une entérocèle ordinaire.

Lorsque le méso du côlon qui fait suite dans le ventre à la portion du côlon hernié s'insère haut, loin du collet, la réduction de la hernie est facile et sa reproduction difficile.

Lorsque le méso s'insère près du collet, la réduction est difficile et la reproduction se fait aussitôt.

C'est là une hernie sans adhérence charnue naturelle : c'est la première étape de la hernie.

Dans une deuxième étape, bien plus fréquente, le cæcum ou le côlon sont rattachés à la paroi du sac par un méso. Ce méso s'arrête haut, c'est-à-dire ne descend pas au fond du sac. Dans une troisième étape, le méso descend au fond du sac.

Le méso est long ou court, il contient les vaisseaux et nerfs de l'intestin. Il constitue l'adhérence charnue naturelle. Il est la cause de l'irréductibilité de la hernie. Et cette adhérence ne saurait être sectionnée, car il faudrait couper avec elle les vaisseaux nourriciers de l'intestin, c'est-à-dire vouer l'intestin au sphacèle.

Hernie avec sac incomplet. — Dans cette variété, après ouverture du sac, on trouve l'intestin non pas dans le sac, mais derrière la paroi du sac qu'il soulève.

Le péritoine recouvre les deux tiers de la circonférence de l'intestin, l'autre tiers est dépourvu de séreuse et en rapport avec le tissu cellulaire du trajet herniaire ; cette face reçoit les vaisseaux coliques.

Au niveau des points où la séreuse viscérale abandonne

l'intestin, elle se continue à droite et à gauche avec le péritoine du sac herniaire.

On suit cette disposition sur le schéma ci-contre (fig. 95).

En réalité le sac n'est pas incomplet. Le sac a la disposition qu'il a toujours. Il n'est ouvert qu'au niveau du collet. Ce qu'il y a d'incomplet ce n'est donc pas lui, c'est l'enveloppe séreuse

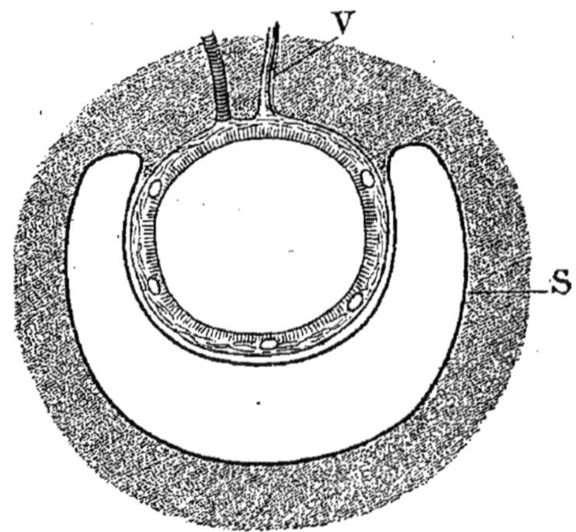

Fig. 95.
Schéma.

V, vaisseaux de l'intestin. — S, sac.

de l'intestin hernié. La désignation est donc défectueuse, il suffit d'être prévenu.

Ce qu'il importe au chirurgien, c'est de savoir si l'intestin affecte avec le sac qui le recouvre des rapports constants ? malheureusement non.

Pour BERGER, le sac est toujours en arrière de l'intestin : c'est-à-dire qu'au moment de l'opération, si l'on a incisé la partie antérieure de la tumeur, on rencontre l'intestin dépourvu de séreuse, on est donc très exposé à le blesser.

La lecture des observations montre toutefois que l'intestin est souvent en arrière et en dehors du sac, et que l'incision habituelle fait pénétrer d'abord dans le sac herniaire, c'est-à-dire qu'elle permet d'aborder l'intestin, par sa face revêtue de séreuse.

Ajoutons que dans ces deux variétés herniaires, avec sac complet, ou incomplet, l'intestin grêle et l'épiploon peuvent se rencontrer avec le gros intestin.

Hernies par bascule. — *Hernies sans sac.* — Les hernies qui se produisent par le mécanisme de la bascule sont très rares. Elles avaient été vues par BLANDIN et par NÉLATON, et auparavant par SCARPA. Mais c'est TUFFIER qui les a très bien décrites dans ces derniers temps et qui a vulgarisé leur connaissance.

Dans une hernie par bascule du côlon ascendant ou du cæcum, ce n'est plus le cæcum qui descend le premier comme dans la hernie par glissement; c'est le côlon ascendant qui se plie en deux au niveau de sa face postérieure ou au niveau de sa face externe[1] (fig. 96).

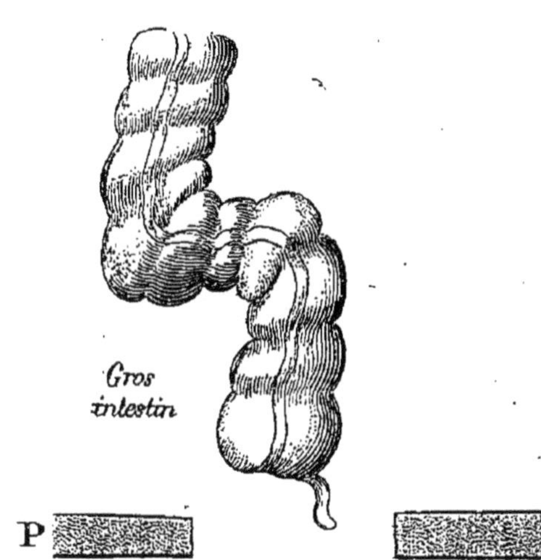

Fig. 96.
Schéma. Hernie par bascule (1er étape).

Le segment qui est au-dessus du pli descend le premier et entraîne avec lui le segment qui est au-dessous du pli, c'est-à-dire le cæcum et l'appendice.

Le segment, qui descend, glisse derrière le péritoine qui le recouvrait incomplètement (côlon sans méso). Elle glisse sans entraîner son péritoine et descend dans le trajet herniaire sans péritoine (Hernie sans sac).

Le cæcum a suivi le mouvement de descente, mais il a culbuté. Son segment supérieur, celui qui est continu avec le côlon, est descendu le premier : le fond du cæcum, tout à

---

[1] Bascule suivant un axe longitudinal (SCARPA, BAUMETZ) ou suivant un axe transversal (BLANDIN, NÉLATON).

fait en l'air reste au-dessus de l'anneau. Jusqu'ici la hernie
n'a pas de sac, mais si le fond du cæcum descend, le péritoine qui lui adhère très intimement l'accompagnera. Et la
hernie aura à sa partie supérieure un sac .

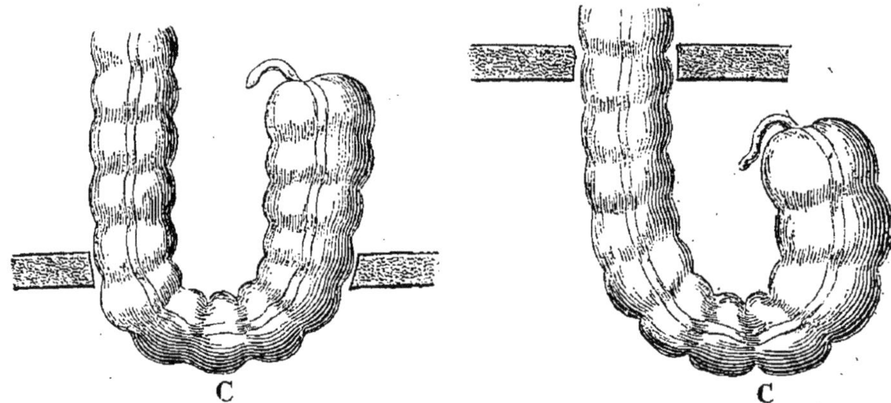

Fig. 97.
Schéma. Hernie par bascule
(2ᵉ étape).

Fig. 98.
Schéma. Hernie par bascule
définitive.

La hernie offre deux parties. Une partie représentée par le
côlon ascendant dépourvue de séreuse : une partie représentée
par le cæcum, recouvert de péritoine, péritoine qui se continue au niveau de l'anneau avec le péritoine abdominal.

Dans ce deuxième cas il y a donc un sac. La hernie rentre
dans la catégorie de celles qu'on désigne : hernies avec sac
incomplet. En réalité, comme nous le faisons remarquer
plus haut, le sac est complet.

Ce n'est pas seulement le cæcum, mais encore l'S iliaque
qui se hernie par le mécanisme de la « bascule ».

Il est très probable cependant que du côté gauche, ce n'est
pas l'S iliaque proprement dit qui bascule le premier : c'est le
côlon descendant, et la partie tout à fait supérieure de l'S
iliaque. Si le côlon pelvien suit la descente, sa descente ne sera
que secondaire, et si elle se produit, la hernie aura un sac.

Donc, la caractéristique habituelle de ces hernies par bascule
c'est de ne pas avoir de sac, du moins dans leur premier degré

et ce degré est celui qui se réalise le plus fréquemment. La paroi musculaire de l'intestin contracte des adhérences avec le tissu conjonctif du trajet herniaire. Les vaisseaux de l'intestin l'ont suivi. Ils rampent à sa surface et dans le tissu conjonctif ambiant. Ces adhérences inflammatoires et les adhérences naturelles représentées par les vaisseaux empêchent la réduction de la hernie.

Mais ce qui produit encore l'irréductibilité de cette hernie, c'est le changement de rapports des viscères, du côlon et du cæcum par exemple. Il faut, si l'on veut réduire, faire rentrer non pas le cæcum d'abord puis le côlon, mais inversement, le côlon en premier lieu, c'est-à-dire réduire d'abord l'organe qui s'est hernié le premier.

Contenu. — Les viscères herniés sont en quantité plus ou moins grande : la hernie est habituellement volumineuse.

Le cæcum est l'organe qu'on rencontre le plus souvent, presque toujours à droite. Tuffier a montré que les hernies du cæcum sont assez fréquentes à gauche.

Symptômes et diagnostic. — *Signes fonctionnels.* — Ces hernies sont assez souvent suivies de coliques survenant par crises, obligeant quelquefois le malade à s'aliter (obs. de Des-bordes, Mayo).

Elles s'accompagnent fréquemment de constipation prolongée avec ou sans débacles diarrhéiques, cela surtout dans les hernies cæcales.

La défécation du malade est assez particulière. Le hernieux presse sur sa tumeur pour faciliter l'expulsion des matières. (Campenon, Mayo). Après la défécation, la tumeur diminue. Mais cette diminution de volume peut tenir selon nous moins à l'expulsion des matières et des gaz qu'à la réduction spontanée d'une partie de la tumeur.

Signes physiques. — La tumeur est habituellement volumineuse.

Elle est sonore à la percussion : réductible partiellement ou totalement ; quand par hasard elle est réductible, elle se reproduit aussitôt. A la palpation, elle peut procurer suivant les cas la sensation de grosses bosselures (SCARPA), de masses pâteuses (BERGER), de nodosités représentant les franges épiploïques (TERRIER), une crépitation neigeuse (FROELICH).

L'injection d'eau ou de gaz par le rectum accroît le volume de la hernie, surtout s'il s'agit d'une hernie de l'S iliaque. La tumeur devient mate, si c'est de l'eau, ou plus sonore et plus tendue si ce sont des gaz que l'on a injectés. Dans un cas, PÉRIER a pu faire de cette façon le diagnostic de hernie du gros intestin.

Ces signes que nous venons d'énumérer sont en réalité difficiles à percevoir ; aussi, à part quelques cas exceptionnels, ne pourrons-nous la plupart du temps que soupçonner la hernie du gros intestin.

Accidents des hernies du gros intestin. — Pronostic. Leurs accidents habituels sont :

1º L'accroissement progressif que les bandages arrêtent difficilement ;

2º La contention difficile si l'on arrive à les réduire ;

3º L'irréductibilité habituelle, partielle ou totale ;

4º L'étranglement.

Étranglement. — L'étranglement peut être aigu, comme dans les entérocèles.

Il peut quelquefois être chronique et présenter l'évolution suivante.

La tumeur augmente de volume, et devient tendue. Elle est douloureuse. Le malade ne rend pas de gaz et vomit. Cet état assez alarmant dure quelques heures, quelques jours. Puis les vomissements cessent, et le cours des matières se rétablit. Ces accidents peuvent se produire quoique l'anneau soit large. Il s'agit alors non pas d'étranglement vrai, mais d'obstruction stercorale.

Ces hernies presque toujours volumineuses constituent une réelle infirmité. Elles sont douloureuses et sujettes à des coliques. Leur contention par un bandage est difficile ou impossible soit par l'insuffisance du bandage, soit par les douleurs qu'il provoque.

Traitement.

Le traitement varie suivant que ces hernies sont ou ne sont pas adhérentes.

Traitement des hernies non adhérentes. — Dans certains cas très rares, l'anse du gros intestin est pourvue d'un long méso. Elle est facilement réductible dans l'abdomen, et sa disposition anatomique est identique à celle d'une anse d'intestin grêle herniée. Son traitement sera donc le même que celui des entérocèles ordinaires : nous l'avons exposé plus haut en détail. Nous n'y reviendrons pas.

Traitement des hernies adhérentes. Hernies par glissement. — Ces hernies par contre sont irréductibles. Aussi est-il formellement indiqué de les opérer, si l'âge et l'état général du malade ne s'y opposent pas.

Mais ce traitement chirurgical présente de sérieuses difficultés.

Sans doute le plan opératoire est le même que celui que l'on applique à la cure des entérocèles. Il comporte en effet : 1° l'incision des téguments superficiels; 2° l'ouverture du sac ; 3° la résection du sac ; 4° la réduction de l'intestin ; 5° la fermeture de la paroi. Mais les temps principaux de cette opération, c'est-à-dire, l'ouverture du sac, la résection du sac, et la réduction de l'intestin présentent une exécution très compliquée. Aussi les décrirons-nous successivement, en insistant sur leurs difficultés et leurs dangers.

1° *Ouverture du sac.* — Il faut chercher le sac, dit-on, en avant et en dehors pour la hernie inguinale gauche, en avant et en dedans pour la droite. Le sac étant reconnu et ouvert, on agrandit prudemment la première ouverture pour vérifier son contenu.

Il arrive malheureusement que dans quelques cas, on passe

à côté du sac et que l'on tombe directement sur la paroi du gros intestin dépourvue de séreuse. Dans ce cas, si l'on poursuit sa recherche dans la même direction, on ouvre fatalement le côlon. Sans doute, la paroi de l'intestin est plus épaisse et plus charnue que celle du sac ; elle a une coloration rouge : elle saigne quand on l'incise. Ce sont là autant de caractères distinctifs qui préviendront le chirurgien de l'erreur qu'il va commettre. Et cependant plusieurs chirurgiens des plus avisés, n'ont reconnu l'intestin qu'après l'avoir ouvert et après avoir vu couler le liquide intestinal.

Dissection et résection du sac. — La dissection du sac présente un grand danger, c'est la blessure, la déchirure des vaisseaux coliques. Ces vaisseaux représentent les liens qui empêchent l'intestin de rentrer. On est tenté de les sectionner. On les sectionne quelquefois sans le vouloir.

C'est à mesure que le décollement des deux feuillets séreux se rapproche des bords adhérents de l'intestin que le péril augmente. Ajoutons encore, que de ces deux feuillets, il en est un, le postérieur principalement, qui est au contact des vaisseaux. C'est lui qui les recouvre ; et c'est en décollant le feuillet que la blessure des vaisseaux se produit.

Il faut donc arrêter le décollement assez loin des bords de l'intestin et ne réséquer la séreuse que loin de ces bords.

Réduction de l'intestin. — Dans la cure chirurgicale d'une entérocèle ordinaire, on réduit d'abord l'intestin, puis on dissèque et on résèque le sac.

Ici, avant de réduire l'intestin, on dissèque d'abord le sac ; on le résèque ensuite partiellement ; et alors seulement, on s'efforce de réduire le gros intestin, après l'avoir décollé.

Ce décollement constitue le temps capital de l'opération. S'il n'est pas complètement exécuté, la hernie restera irréductible.

Il faut décoller la paroi intestinale qui reçoit les vaisseaux coliques. Ces vaisseaux rampent dans le tissu celluleux périsacculaire, avant d'aborder le côlon. C'est à eux que le doigt ou l'instrument mousse se heurtent quand on veut le libérer.

Cette libération, même méthodiquement conduite, est-elle toujours possible ? BERGER pense qu'elle est rarement possible. CAMPENON, plus optimiste, pense qu'elle est possible dans presque tous les cas : c'est du reste ce chirurgien, qui, dans la thèse de MAYO, a étudié et exposé ce temps délicat de l'opération avec le plus de méthode.

LAMBRET (in thèse de MOUTON [1]) pense que ce décollement est *toujours* possible. Il suffit, dit-il, de trouver le plan de clivage. Et lorsqu'on est arrêté par un tissu scléreux résistant, ou par des brides vasculaires, il ne faut pas s'obstiner à décoller dans le même plan, il faut gagner le large, en se rapprochant plutôt des téguments sous-cutanés.

Il ne nous est guère possible d'être aussi affirmatif que LAMBRET. Néanmoins nous admettons qu'en modifiant la direction des décollements, à mesure que l'on se heurte à un nouvel obstacle, on finit par trouver un bon plan de clivage. Et telle opération qui paraissait d'abord impossible, devient tout d'un coup d'une grande facilité par ce changement de manœuvre.

Est-ce vrai pour tous les cas ? C'est ce que nous ne pouvons pas affirmer.

Hernio-laparotomie. — Il faut pousser ce décollement en dehors de la région herniaire, jusque dans la fosse iliaque, si l'on veut que la réduction de l'intestin soit aisée et que cette anse intestinale occupe son ancienne position; si l'on veut qu'elle ne soit pas pelotonnée derrière la paroi, exposée par conséquent à la coudure et à l'occlusion. Mais pour qu'un décollement aussi étendu s'exécute facilement, il est indispensable de prolonger l'incision cutanée vers le haut, d'ouvrir en somme la cavité abdominale, de pratiquer ce qu'il est convenu d'appeler une hernio-laparotomie.

Résultats opératoires. — Telle est l'opération dans ses grandes lignes. Quels résultats a-t-elle donnés? Les opérations qui ont été pratiquées de 1885 à 1895 n'ont pas été heureuses.

____

[1] MOUTON. Th. Lille, 1899.

Sur 11 cas rapportés par Froelich [1] il n'y eut que deux cas suivis de succès (Terrier, Hartmann); par contre il y eut 4 échecs opératoires, 3 cas guéris mais suivis de fistules stercorale ou d'anus contre nature : deux cas enfin, où l'on fut obligé d'exciser l'anse herniée parce que l'on ne pouvait la réduire.

Cette statistique défavorable ne peut, selon nous, s'appliquer aux opérations de ces dernières années. Et nous croyons, que le décollement de l'intestin étant mieux connu et mieux réglementé, on opère avec plus de succès les hernies du gros intestin sans qu'il nous soit possible de soutenir cette opinion par une statistique.

La guérison, est-elle définitive ? Il est à craindre que les succès ne soient quelquefois que temporaires. Car la méthode opératoire, telle que nous l'avons exposée, est très insuffisante; nous ajouterons même, peu rationnelle.

Il est certain, en effet, qu'après avoir fait rentrer l'intestin à *force* dans le ventre, et avant de fermer la paroi, il y aurait encore quelque chose à faire. Et d'abord, la résection du sac, et la ligature des bords de la séreuse sectionnée exposent à la coudure intestinale si l'anse intestinale est un peu longue. En outre, le refoulement de l'intestin derrière la paroi expose réellement cet intestin à l'occlusion, comme cela se produit dans les hernies rétro-péritonéales. Enfin, lorsque tous les accidents sont évités, on peut craindre encore que la récidive ne se produise, car l'intestin privé de son méso, n'est plus rattaché et fixé à la fosse iliaque. Tels sont les désidérata de cette opération.

Ils ont déjà préoccupé certains chirurgiens, qui, dans ces derniers temps, ont préconisé quelques procédés opératoires pour les supprimer.

Procédé de Lambret. — Lorsque l'anse intestinale est très longue, il est à craindre qu'en la réduisant derrière le péritoine pariétal, on ne détermine quelque coudure « en ame-

---

[1] Froelich. *Gaz. hebd.*, 23 avril 1899.

nant un véritable chiffonnement comparable à ce qui se passe dans la fermeture d'un éventail ».

Aussi prolongeant l'incision inguinale vers le haut, et ouvrant délibérément le ventre, Lambret fixe les deux bandes séreuses, qui restent encore de chaque côté de l'intestin, au péritoine de la paroi antéro-latérale de l'abdomen, et cela par deux séries de 5 à 6 points de suture. L'anse intestinale, ainsi fixée, affecte la forme d'un S très arrondi.

Il s'agit en somme d'une véritable colopexie.

Procédé de Morestin. — Morestin fixe également l'intestin à la paroi, mais après lui avoir refait un méso.

Pour cela, il ne faut pas réséquer le sac, après l'avoir disséqué ; mais, lorsque l'intestin et le sac ont été réduits, on ouvre la cavité abdominale sur le bord externe du droit. On fixe ensuite les deux feuillets du méso-côlon l'un à l'autre avec quelques fils de soie qui passent dans l'intervalle des vaisseaux coliques, en évitant de les étreindre dans l'anse des fils. Enfin l'on suture la base du méso à l'aponévrose iliaque dans la partie la plus reculée de la fosse iliaque.

Procédé de Savariaud. — Le procédé de Savariaud est moins compliqué que les deux précédents. Il nous paraît d'une élégante simplicité.

Après avoir ouvert le sac herniaire et vérifié son contenu, Savariaud décolle en masse le sac, l'intestin et ses vaisseaux. Il recoud le sac par un surjet et le refoule ainsi fermé dans la fosse iliaque, en le repoussant, en l'invaginant en doigt de gant. Il faut avoir soin au préalable de décoller le péritoine de la fossse iliaque, mais cela fait, ce retournement du sac s'accomplit avec la plus grande facilité.

Du reste, sur un cadavre porteur d'une hernie du gros intestin, Savariaud a pu s'assurer, lorsque la réduction a été faite, que l'S iliaque et son méso avaient repris dans le ventre leur situation normale.

Nous ne pouvons encore nous prononcer sur tous ces procédés qui n'ont pas encore été pratiqués sur le vivant. Nous approuvons néanmoins ces diverses tentatives opératoires qui

ont pour but de compléter l'opération ancienne de la hernie
du gros intestin, en remettant cet intestin à la place et dans la
situation même qu'il occupait dans le ventre et de l'y fixer. Ce
sont là autant de chances pour éviter les occlusions post-opératoires ou les récidives.

Entérectomie. — L'entérectomie suivie d'entérorrhaphie
circulaire a été pratiquée deux fois par JULLIARD qui réséqua
de nombreux centimètres de gros intestin. Cette opération ne
saurait être jamais qu'exceptionnellement indiquée ; comme
nous l'avons dit plus haut, parce que même après résection,
la récidive peut être à craindre, si cette résection ne porte pas
jusque sur les segments intestinaux qui sont au-dessus de la
hernie, c'est-à-dire jusque dans le ventre. En effet, après l'opération, l'anse suturée, si elle n'a pas été décollée suffisamment,
touche le collet et est toute prête à redescendre. JULLIARD s'en
serait cependant bien trouvé.

Traitement des hernies par bascule. — Le traitement de
ces hernies est exécuté comme celui des hernies par glissement. Toutefois la réduction du sac et de l'intestin, lorsque
le temps du décollement a été terminé, doit se faire avec méthode. Il faut en effet réduire d'abord le segment intestinal
qui est au fond du sac, et terminer en faisant rentrer celle qui
est au niveau du collet. En un mot, si le côlon ascendant et
le cæcum sont dans le sac, il faut réduire d'abord le côlon
ascendant, et le cæcum ensuite. Il faut réduire en premier le
segment intestinal qui est descendu le premier ; il faut réduire
en dernier celui qui est descendu le dernier.

HERNIES DE L'APPENDICE ILÉO-CÆCAL
APPENDICOCÈLES

On divise habituellement ces hernies en : hernies isolées de
l'appendice ou appendicocèles et hernies simultanées du cæcum
et de l'appendice ou cæco-appendiculaires.

Les hernies du cæcum et de l'appendice sont étudiées avec les hernies du cæcum. Aussi croyons-nous inutile de créer deux classes de hernies de l'appendice. Nous n'aurons donc en vue dans ce chapitre que l'étude de l'appendicocèle proprement dite.

Historique. — Quoique les affections cæco-appendiculaires soient toutes d'actualité, les premières observations et les premiers travaux touchant la hernie appendiculaire sont déjà anciens. Parmi les premiers cas publiés isolément, il faut citer ceux de Morgagni, Hévin[1], Amyaud[2], Morse, etc., et parmi les premières études d'ensemble celles de Merling, de Javamelli[3], et principalement celle de Cabaret[4], qui fit paraître en France une revue importante sur la hernie crurale de l'appendice cæcal.

Depuis lors, les écrits se multiplièrent. Mais parmi tous ces travaux, le plus documenté, celui qu'il faut encore consulter, c'est celui de Brieger[5].

Ce qui frappa dès le début les premiers observateurs, ce furent les accidents d'inflammation et d'étranglement qui compliquent si fréquemment l'appendicocèle. Après la première observation de Hévin, Schwenk en 1805 et Frichster en 1806 publièrent et commentèrent plusieurs de ces cas. Et de nos jours, Osty et Naquet viennent de consacrer à l'appendicite herniaire deux thèses importantes.

Ces appendicites herniaires ont dès leur première apparition forcé la main du chirurgien. Hévin le premier intervint dans un cas d'étranglement crural. Mais son opération fut incomplète. Il avait cru à un pincement latéral. L'autopsie lui montra qu'il s'agissait de l'appendice gangrené.

En 1836, Tiedmann[6] opéra avec succès un cas d'appendico-

---

[1] Hévin. Cours de Pathologie et de Thérapeut. chir., 1785.

[2] Amyaud, Morse, 1802.

[3] Javamelli. *Annali universali di Osmondi*, 1856.

[4] Cabaret. *Journal des connaiss. méd. chir.*, 1842.

[5] Brieger. *Arch. f. klin chir.*, 1893.

[6] In Thèse de Merling. Heidelberg, 1836.

cèle étranglé. En 1837 et 1838, Charyau[1] et Cabaret pratiquèrent une semblable opération.

Dans ces dernières années, le nombre des opérations s'est considérablement accru. En France notamment, Walther, Monod, ont fait publier plusieurs de ces cas dans les thèses de leurs élèves.

On voit donc que la hernie de l'appendice possède à l'heure actuelle une histoire assez complète : et cependant nos traités de chirurgie n'en font qu'une courte mention ; la plupart même n'en parlent pas. Cela tient à ce que les études sur l'appendicocèle, autrefois très clairsemées, ne se sont multipliées et n'ont donné lieu à des travaux d'ensemble que dans ces dernières années. Voici du reste quelques indications bibliographiques sur ce sujet.

Charnais, thèse de Lyon, 1886. Sauvage, thèse de Paris, 1893. Rivet, thèse de Paris, 1893. Alti, thèse de Paris, 1893. Bariéty, Paris, 1894. Briançon, thèse de Paris, 1897. Segelmann, Mézangeau, Schultz, thèses de Paris, 1899. Osty, Naquet, thèse de Paris, 1900.

Nous citerons encore, l'article de M. Ledentu paru dans les *Cliniques* de 1892, celui de Bajardi, dans le *Spérim. ser. clinica* 1896 et celui de Taillefer, dans l'*Indépendance médicale*, 1897.

Étiologie et pathogénie. — Cette hernie acquiert son maximum de fréquence chez la femme $\frac{44}{19}$ et à l'âge adulte : ou du moins c'est à cet âge qu'éclatent les accidents graves, et que la hernie se révèle. On la trouve néanmoins à tout âge et nous avons retrouvé 13 cas d'appendicocèle au-dessous de treize ans et 9 après soixante ans ; cela sur un total de 108 observations.

Plusieurs causes favorisent la production de l'appendicocèle. C'est la longueur excessive de l'appendice qui dépasse assez souvent 16 centimètres et atteint, rarement il est vrai, 25 à 30 centimètres ; c'est sa situation anormalement basse qui le

---

[1] Charyau. *Journal de la Soc. de Med. Nantes*, 1837.

rapproche des orifices inguinaux et cruraux : c'est enfin sa grande mobilité, comparable lorsque le méso-appendice est long, à celle de l'intestin grêle.

On conçoit que, lorsque ces conditions se réalisent et que les orifices pariétaux sont larges et faibles, l'appendice ait tendance à s'engager dans les trajets herniaires.

Dans quelques cas plus rares, il est entraîné à la suite d'autres organes. A la suite du cæcum ; mais il s'agit alors d'une hernie cæcale, plutôt que d'une hernie appendiculaire. A la suite de l'épiploon qui lui est adhérent, il est difficile néanmoins de dire lequel des deux organes a entraîné l'autre. A la suite du testicule, qui adhérent à lui (cela s'est rencontré dans quelques cas) l'a entraîné dans sa migration vagino-péritonéale.

Hernie congénitale. — On a distingué les hernies congéni- tales et les hernies acquises de l'appendice.

L'existence de la hernie congénitale s'appuie : sur quelques cas observés dès la naissance ; sur la fréquence relative de cette maladie dans le bas âge[1] ; sur les adhérences de l'appendice et du testicule et sur la persistance du canal vagino-péritonéal.

En dehors de ces cas, il sera difficile, dans la pratique, d'éta- blir si telle hernie est congénitale ou acquise.

Anatomie pathologique. — *Siège.* — C'est principalement dans le trajet inguinal que l'on rencontre l'appendice hernié. On le rencontre encore dans le canal crural. Dans la hernie diaphragmatique, ombilicale (cas cités notamment par Reclus, Quénu, et Michaux) enfin dans la région obturatrice (cas de Nicaise).

Voici du reste un tableau comparatif :

Hernie inguinale, 63 cas ;

Hernie crurale, 28 cas ;

Hernie ombilicale, 5 cas ;

Hernies diaphragmatiques ; ?

Hernie obturatrice, 1 cas.

[1] Toute hernie de l'enfance n'est pas forcément congénitale.

Ces hernies (sauf les diaphragmatiques et les ombilicales), siègent presque toutes du côté droit. Cela s'explique par la situation même du cæcum et de l'appendice à droite. Mais on les rencontre quelquefois à gauche (4 inguinales et 1 crurale).

Ces faits plus rares s'expliquent soit par la longueur excessive de l'appendice, soit par la situation basse ou pelvienne du cæcum ; soit par son siège anormal du côté gauche.

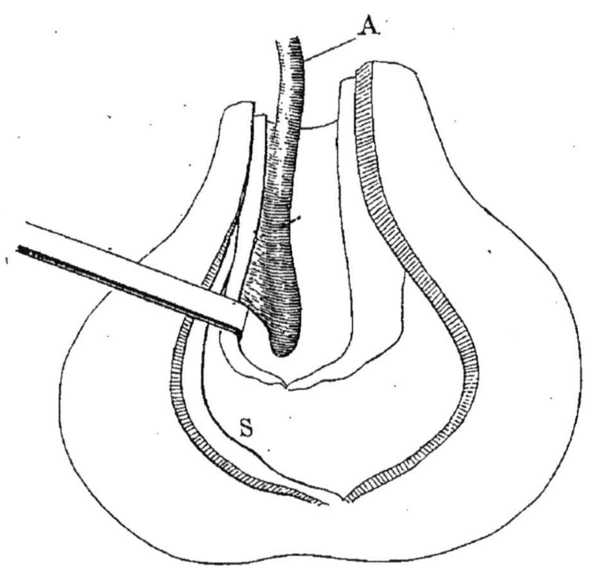

Fig. 99.

Hernie de l'appendice à double sac. Le premier kystique complètement clos ; le second ouvert dans le péritoine.

L'appendicocèle a toujours un sac [1]. Dans quelques cas, l'extrémité libre de l'appendice est seule herniée. D'autrefois tout l'appendice est engagé et entraîne avec lui une partie du cul-de-sac cæcal : c'est cette dernière variété qui a été nommée cæco-appendiculaire.

Signalons à titre de curiosité un cas d'appendicocèle crurale

[1] Certaines hernies sans sac sont des hernies concomitantes du cæcum et de l'appendice. L'observation de POLLOSSON, in Thèse CHARNOIS, rentre dans cette catégorie.

enkystée, rapporté par Demoulin [1] et dont nous reproduisons un dessin (fig. 99).

La tumeur est composée de deux sacs emboîtés l'un dans l'autre; mais ne communiquant pas l'un avec l'autre. Le premier sac, kystique et fermé, contenait 700 grammes de liquide séro-sanguinolent : c'était un véritable kyste sacculaire. Le deuxième sac, contenu dans le premier et baignant dans le liquide kystique, contenait l'appendice iléo-cœcal, relié à la paroi du sac, par son méso. M. Campenon nous a fait observer un cas à peu près semblable. L'appendice plié en deux (sa pointe et sa base étant restés dans le ventre), était contenu dans un sac crural. Au-devant de ce sac, était un autre sac, mais vide.

Symptômes. — Les signes fonctionnels de la hernie appendiculaire n'ont rien de caractéristique : les douleurs, les coliques qu'on leur attribue se retrouvent dans les autres hernies.

La tumeur constituée par l'appendicocèle est peu volumineuse. Elle est mate à la percussion.

Elle donne à la palpation la sensation d'un cordon dur, mobile sous le doigt : ce cordon présente la grosseur d'une plume d'oie, d'un crayon, d'un doigt. Cette palpation détermine assez souvent une vive douleur ou quelques coliques.

La tumeur est réductible, tantôt complètement, tantôt incomplètement, c'est-à-dire qu'elle se reproduit aussitôt qu'on l'a fait entrer dans le ventre. D'autres fois l'irréductibilité est complète. Il existe alors des adhérences à la paroi du sac, à l'épiploon; il en existe même au testicule et à l'ovaire. Ajoutons que lorsque la réduction se fait, elle a lieu sans gargouillement.

A la toux, la tumeur herniaire ne grossit pas ou très peu : C'est là un caractère assez important de ces hernies.

Diagnostic. — Ces symptômes sont difficiles à constater;

[1] *Soc. Chir.*, 28 novembre 1900.

ils se trouvent rarement réunis. Aussi peut-on dire que l'appendicocèle est presque toujours une trouvaille opératoire. Néanmoins certains chirurgiens auraient fait un diagnostic exact (REYNIER, VESLIN, VERDIER).

Une hernie petite, mate à la percussion, donnant au doigt l'impression d'un cylindre allongé et mobile, n'augmentant pas de volume sous l'influence de la toux, doit faire penser à une hernie de l'appendice.

Néanmoins, ces signes mêmes étant constatés, d'autres affections peuvent encore simuler l'appendicocèle. Ce sont : l'épiplocèle, le lipome pré-herniaire, l'adénite, le kyste du cordon; chez la femme, la hernie de la trompe et de l'ovaire.

Cette dernière affection est rare; et nous reviendrons sur son diagnostic quand nous traiterons les hernies des organes génitaux.

L'*épiplocèle* est beaucoup plus fréquente. C'est à elle que l'on pense tout d'abord. Elle constitue généralement une tumeur lobulée : elle se reproduit avec facilité; elle ne roule pas sous le doigt comme l'appendicocèle.

Le *lipome* pré-herniaire est irréductible : il donne la sensation d'une tumeur arrondie et lobulée plutôt que d'un cordon.

L'*adénite* présente à peu près les mêmes caractères d'irréductibilité, de tumeur arrondie ou ovoïde. Elle est plus lisse et s'accompagne d'augmentation de volume plus ou moins marquée des ganglions voisins.

Le *kyste du cordon* est également lisse, arrondi, irréductible. De plus, il est fluctuant. Mais quand il est petit, il est simplement dur et élastique et sa fluctuation ne se retrouve plus.

Ces caractères permettront de distinguer les affections susmentionnées et l'appendicocèle. Encore faut-il, nous le répétons, que ces caractères soient assez nets.

Complications.

Les deux complications de la hernie appendiculaire sont : l'inflammation et l'étranglement.

Étudions d'abord l'appendicite herniaire.

Appendicite herniaire. — L'inflammation de l'appendice relève des causes ordinaires de l'appendicite en général. Et il nous semble inutile de reprendre toutes les discussions que cette étiologie a suscitée. Ajoutons cependant que les corps étrangers sont ici une cause fréquente des accidents inflammatoires (aiguille, noyau de cerise, arête de poisson, scybales, os, dent de chat, etc.). En second lieu, que la situation superficielle de cet organe qui l'expose aux froissements et aux compressions, (compression du bandage, striction exercée par l'anneau) le prédispose plus aux inflammations que lorsqu'il est dans le ventre.

Lésions de l'appendicite herniaire. — Ces lésions se présentent à des degrés divers et affectent plusieurs formes. La plus fréquente c'est l'appendicite ordinaire exsudative. Viennent ensuite : la forme pyo-stertorale et l'appendicite chronique.

Appendicite ordinaire, simple, exsudative. — Elle répond à l'appendicite catarrhale. Elle donne lieu à un épanchement d'un liquide plus ou moins abondant, citrin ou louche et contenant des flocons fibrineux.

Le sac congestionné et dépoli à sa surface interne, contient parfois des fausses membranes épaisses qui le rendent difficile à reconnaître.

L'appendice se présente avec des aspects divers. Tantôt il est augmenté de volume et turgescent, tantôt il constitue un petit cordon mou, friable, perdu au milieu de fausses membranes ou de l'épiploon, et dans ce dernier cas, il est difficile à reconnaître et plusieurs chirurgiens en l'enlevant avaient cru exciser un fragment d'épiploon (GUERSANT FILS, *Gaz. des Hôp.*, 1881),

Le contenu de l'appendice est formé par du mucus, du pus, ou de la sérosité, ce qui lui donne un aspect kystique. Dans la paroi, ce qui domine c'est la folliculite et la périfolliculite. Les microbes ordinairement rencontrés sont le colibacille seul ou associé, le staphylocoque et le streptocoque [1].

---

[1] Nous renvoyons pour plus de détails à l'anatomie pathol. de l'appendicite.

Forme pyo-stercorale. — L'inflammation s'étend aux parties molles et leur donne l'apparence d'un phlegmon herniaire ; une escharre se forme en un point des téguments et les liquides s'ouvrent à l'extérieur.

Le sac contient des gaz à odeur stercorale, un liquide brunâtre où flottent des débris analogues à des matières fécales, ou bien un pus franc, phlegmoneux, mêlé à des gaz.

Le sac lui-même est souvent fort difficile à reconnaître. Il se présente parfois sous l'aspect d'une enveloppe verdâtre, perforée, qui ressemble à s'y méprendre à l'intestin sphacélé. L'appendice présente une ou plusieurs perforations ; il peut être gangrené en totalité.

Forme chronique. — La forme chronique est surtout marquée par des adhérences qui attachent l'appendice à l'épiploon, à l'intestin contenu dans le sac, ou bien aux parois du sac.

Cette appendicite herniaire peut subir quelques poussées aiguës et aboutir à la formation d'un phlegmon herniaire, qui s'ouvre à l'extérieur et laisse après lui une fistule. Cette fistule siège au centre d'une masse dure, irrégulière, adhérente aux parties profondes et à la peau. Elle ressemble à s'y méprendre à une adénite tuberculeuse fistuleuse. Elle donne issue à un liquide séro-purulent qui va diminuant de plus en plus sans se tarir complètement.

Symptômes de l'appendicite herniaire. — L'appendicite herniaire a une évolution clinique variable.

Le début de l'affection est rarement brusque et dramatique comme cela se rencontre dans l'appendicite ordinaire. Le malade est porteur d'une hernie qui plusieurs fois s'est montrée douloureuse et a engendré des coliques assez vives. D'autres fois, il y a eu de petites poussées franches d'appendicite.

La douleur est le premier symptôme. Elle siège au pédicule herniaire et s'irradie à tout le ventre. Elle se calme les jours suivants et se localise autour du mal.

Les vomissements sont tardifs : ils ne se montrent guère que le lendemain : ils sont alimentaires et bilieux. Les selles sont conservées et les gaz ne sont pas complètement supprimés. On conçoit que suivant la violence de la péritonite herniaire, le malade ait des évacuations insignifiantes ou nulles. L'état général est grave : le malade est faible, abattu : le facies est grippé. Le pouls est petit, rapide. La température est élevée.

La tumeur herniaire extrêmement sensible à la pression est tendue, chaude : la peau est légèrement rosée et dans les formes phlegmoneuses elle participera à l'inflammation. La tumeur est mate : elle présente une sonorité superficielle, lorsque la perforation existe. Malgré tout, le météorisme est limité et le ventre n'est tendu et douloureux que dans le voisinage de la tumeur.

Abandonnée à elle-même, la maladie se termine par septicémie et par péritonite, c'est-à-dire par la mort.

Dans d'autres cas, nous assistons à l'évolution d'un phlegmon herniaire.

La peau est rouge, œdématiée; la fluctuation est manifeste : puis le pus s'ouvre à l'extérieur. Il est mêlé de sang et de matières fécales : son odeur est extrêmement fétide.

A ce moment, les phénomènes généraux s'amendent. La fièvre a disparu, la diarrhée cesse. Les douleurs deviennent supportables.

L'écoulement stercoral persiste quelques jours; dans les cas heureux, il se tarit : la plaie bourgeonne et cicatrise. Dans d'autres cas, il persiste une fistule.

Fistule appendiculaire chronique. — Cette fistule donne lieu à un écoulement séro-purulent, à quelques gaz, à un peu de matières fécales. Elle est petite et siège au centre d'une masse indurée d'apparence inflammatoire.

Étranglement de l'appendice. — L'étranglement de l'appendice a un mécanisme identique à celui de l'intestin grêle ou de l'épiploon. Il se produit presque toujours au niveau du collet.

Certains auteurs (Th. d'Osty) pensent que l'étranglement peut encore avoir lieu au niveau des diaphragmes; ou bien encore que l'appendice peut se tordre[1] dans le sac. Ces deux sortes d'accidents sont possibles, mais nous ne les trouvons pas mentionnés dans les diverses observations.

Si nous reconnaissons que l'étroitesse de l'anneau ou du collet prédispose dans une certaine mesure aux poussées d'appendicite, il nous faut reconnaître aussi que les poussées d'appendicite favorisent l'étranglement, en rendant l'appendicite adhérent et turgescent.

Cette appendicite *préalable* serait même pour certains auteurs la condition *sine quâ non* de l'étranglement; de sorte que l'étranglement appendiculaire ne constituerait pas une complication à part, mais un accident dépendant de l'appendice. Cette idée est soutenue notamment par OSTY.

Cependant l'étranglement pur et simple de l'appendice existe. Certains chirurgiens, BRIEGER, JOVANNELLI[2] se sont contentés de débrider le collet du sac, et de réduire l'appendice : et la guérison a eu lieu. En outre, si dans quelques cas l'appendicite herniaire rappelle l'étranglement, dans d'autres, elle présente une marche différente et variée. De sorte que, pour la commodité de notre exposé nous décrirons à part ces deux ordres d'accidents, tout en faisant remarquer que dans la pratique, il est à souvent impossible de les distinguer, et que tous deux exigent une intervention chirurgicale.

Lésions de l'étranglement appendiculaire. — Les lésions de

---

[1] Dans deux cas, de GUINARD et de MAYDL, l'appendice engagé dans le sac s'était replié en anse, de telle sorte que la partie convexe de l'anse était dans le sac, et les deux extrémités de l'appendice étaient dans le ventre. Dans ces deux cas, l'accident prédominant n'était pas dû à la coudure, mais à la striction exercée par l'anneau.

[2] BRIEGER. 3 cas. — JOVANNELLI. 1 cas. Nous avons opéré avec notre maître Quénu une malade atteinte d'étranglement crural de l'appendice. Les signes douloureux dataient de huit jours. Il n'y avait pas eu de vomissements : les gaz et les matières passaient par l'anus. Malgré cette absence de symptômes caractéristiques, l'appendice était tellement serré qu'il n'était plus réduit qu'à sa tunique péritonéale. *Bullet. soc. chir.*, 15 juillet 1903.

l'étranglement s'identifient à celles de l'inflammation. Lorsque l'étranglement est bien net, il existe au niveau de l'appendice un sillon plus ou moins marqué, mais très reconnaissable. Certains auteurs (OSTY en particulier [1]) prétendent que ce sillon se forme secondairement, c'est-à-dire lorsque l'appendice était déjà enflammé. Il faut reconnaître toutefois que ce sillon n'existait que dans les cas seuls où l'étranglement était bien marqué cliniquement et qu'il n'existe pas dans les cas habituels d'appendicite herniaire.

Les plaques de gangrènes siègent soit au niveau du sillon, soit au-dessous : quelquefois à la pointe (cas de THIÉRY). Elles peuvent être multiples. L'appendice peut être gangrené en totalité, et se détacher du cæcum. Lorsque l'étranglement porte sur le corps même de l'appendice, la partie située au-dessus du sillon est d'apparence normale ; la partie située au-dessous est seule malade. Ce qui prouve bien qu'il s'agit plutôt dans ces cas de lésions relevant de l'étranglement que de l'appendicite. Dans notre cas, étudié histologiquement par QUÉNU, toutes les tuniques étaient sectionnées, sauf la tunique péritonéale, et cela au niveau du sillon d'étranglement. Malgré cela, il n'y avait pas trace d'inflammation sur le reste de l'appendice.

REMARQUE. — La striction étroite de l'appendice ne détermine pas fatalement des lésions inflammatoires ni même des lésions d'étranglement quoique la lumière du canal appendiculaire soit complètement effacée et le segment sous-jacent transformé en cavité close. GUINARD a rapporté à la Société de chirurgie (1896) une importante observation qui vient à l'appui de cette remarque. On voit sur la pièce qu'il a enlevée au cours d'une cure radicale de hernie crurale que l'appendice présente une double striction et deux cavités closes. Cependant cet appendice n'avait traduit sa présence ni par des signes d'inflammation ni par des signes d'étranglement. Il était simplement irréductible.

---

[1] Faits très nets de GUILLEMAIN. In Th. OSTY et de SCHMID. In Th. de NAQUET.

Ce qui explique pour Guinard que cet étranglement soit resté silencieux, c'est qu'il avait épargné les vaisseaux du méso-appendice. Ce méso était à peine engagé dans l'anneau herniaire : il était graisseux : il avait donc échappé à la striction. Nous ajouterons : il faut aussi que cette striction ne se produise pas brusquement.

Symptômes de l'étranglement appendiculaire. — Nous n'insisterons pas outre mesure sur les symptômes de l'étranglement appendiculaire, ces signes leur étant communs avec ceux de l'étranglement en général. Nous dirons seulement quelques mots des particularités cliniques les plus importantes.

Le début est habituellement précédé de quelques accidents légers de la hernie. Il s'agit de quelques douleurs avec coliques, s'accompagnant d'anorexie, de constipation incomplète ; ou bien il s'agit d'une hernie qui était devenue irréductible et douloureuse les jours précédents..... Puis le tableau de l'étranglement apparaît tantôt très aigu, tantôt atténué. En général, quelques-uns des signes fonctionnels de l'étranglement font défaut (ils manquaient 22 fois sur 42 cas. Th. de Rivet). Ces signes qui manquent si souvent sont les vomissements et l'arrêt des matières et des gaz. Remarquons néanmoins que les vomissements ainsi que la suppression des matières intestinales peuvent avoir lieu comme dans l'étranglement de l'intestin grêle et obscurcir d'autant le diagnostic.

Les signes locaux qui traduisent la péritonite herniaire n'ont rien de bien spécial. La tumeur est tendue, et manifestement enflammée. La peau participe à cette inflammation.

Il y a donc deux formes cliniques habituelles de l'étranglement. L'une très aiguë qui se montre comme un étranglement intestinal ordinaire. L'autre plus atténuée, dans laquelle les vomissements sont rares ou font défaut : dans laquelle l'évacuation des gaz et des matières persiste.

Diagnostic de l'appendicite et de l'étranglement appendiculaire. — Quoique nous ayions décrits dans des chapitres séparés l'inflammation et l'étranglement de l'appendicocèle, notre opinion est que ces deux complications ont trop d'analogie entre elles pour que dans la pratique on puisse aisément les différencier l'une de l'autre. Nous dirons même plus : la difficulté commence plus tôt. Elle ne consiste pas à établir s'il s'agit d'un appendice enflammé ou d'un appendice étranglé. Elle consiste à dire, si les accidents graves qui compliquent une hernie, appartiennent bien à une hernie de l'appendice. Et déjà, ce simple diagnostic nous paraît présenter des difficultés insurmontables. Sans doute, Rivet, Javamelli, Sond, ont fait le diagnostic d'appendicocèle étranglé. Mais comme ils ont guéri leurs malades à la suite d'un simple taxis, on est en droit de se demander si leur diagnostic était exact.

Les affections avec lesquelles on a confondu l'appendicocèle enflammé ou étranglé sont : l'entérocèle étranglée : l'épiplocèle étranglée, la salpingite étranglée, l'adénite aiguë.

Un premier point qu'il faudra établir par l'étude des commémoratifs, c'est que le malade était bien antérieurement porteur d'une hernie. Il est certain que si sur ce point les renseignements sont nets, les accidents graves qui se sont subitement déclarés ne sont pas ceux d'une adénite simple. Mais nous faisons remarquer aussitôt que l'appendicocèle latente jusque-là, sera très souvent méconnue et que les commémoratifs seront vagues, presque toujours.

S'il est bien démontré qu'antérieurement le malade avait une hernie, le diagnostic ne sera pas encore très facile et plusieurs questions se poseront encore.

S'agit-il d'une entérocèle étranglée? En général quand l'appendice est en cause, les vomissements ne sont pas fécaloïdes, il n'y a pas suppression absolue des selles et des gaz. Aussi lorsque ces symptômes manquent, peut-on éliminer l'entérocèle. Mais quelquefois ces signes existent. Quoiqu'il s'agisse seulement de l'appendice, quoique le cours des matières ne soit pas réellement arrêté, les réflexes sont tels qu'on peut avoir le tableau complet de l'occlusion ou de l'étranglement. Dans ce cas, le diagnostic est impossible.

D'autre part, dans le pincement latéral de l'intestin, les vomissements fécaloïdes peuvent manquer; les gaz et les matières peuvent circuler. Comment penser dans ces cas-là que l'appendice soit en cause? Peut-être en se rappelant que le pincement constitue une tumeur toute petite : que l'appendicocèle enflammée ou étranglée est plus volumineuse? Cette différenciation nous paraît bien risquée.

La même incertitude existe quand il s'agit d'une épiplocèle étranglée. Si la hernie épiploïque n'est pas volumineuse, elle se confondra absolument avec l'appendicocèle; nous dirons même plus, il faudra conclure en faveur de l'épiplocèle qui est beaucoup plus fréquente que l'appendicocèle.

Dans la hernie de la trompe, le toucher et le palper combinés montreront que les douleurs ont plutôt une localisation et une irradiation pelviennes..... signe bien fragile.

En somme le diagnostic est à peu près impossible. Cela nous explique les erreurs commises par des chirurgiens avisés : par THURMANN qui crut dans un cas à une tumeur du testicule; par WALTHER qui crut à une funiculite.

Nous croyons inutile de pousser plus loin notre diagnostic et de nous demander s'il s'agit d'accidents d'inflammation ou d'étranglement puisque nous avons vu qu'il y a une difficulté insurmontable à affirmer que c'est l'appendice hernié qui est le point de départ de ces accidents.

Sans doute, si les accidents graves ont été lents à s'établir et qu'ils se soient établis progressivement, s'ils ont été précédés de prodromes inflammatoires nets, (douleurs vagues, coliques, sensibilité vive à la pression) on pensera qu'il s'agit plutôt de phénomènes inflammatoires. Par contre, une douleur vive et brusque suivie de vomissements précoces, l'absence de gaz et de selles, l'absence de fièvre, — sont plutôt des signes d'étranglement. — Mais quel est l'organe étranglé ou enflammé dans l'un ou dans l'autre de ces cas? Voilà ce qui restera difficile à établir si l'appendicocèle n'a pas été antérieurement soupçonnée.

Traitement. — La fréquence et la gravité des complications qui surviennent au cours de l'appendicocèle ordinaire feraient un devoir au chirurgien de traiter toujours cette affection par la cure opératoire si le diagnostic était fait à l'avance. Mais ordinairement ce diagnostic n'est pas posé; c'est ce qui nous explique que certaines appendicocèles aient été traitées par les bandages. Du reste, VERDIER aurait guéri au bout de trois ans par un simple traitement un jeune enfant chez lequel il avait fait le diagnostic de hernie appendiculaire.

La difficulté extrême qu'il y a à porter un diagnostic exact fait, qu'en pratique, l'on peut dire que les indications opératoires de l'appendicocèle sont les mêmes que celles des autres hernies.

Cure chirurgicale de l'appendicocèle simple. — Lorsqu'on pratique cette opération, deux questions se posent : 1° faut-il réséquer l'appendice ou le réduire tout simplement ? 2° comment le réséquer.

1° *Il faut réséquer l'appendice.* — Il y a d'excellentes raisons pour le faire. C'est d'abord que l'appendice long, mobile, et bas situé, a une tendance invincible à s'engager dans la paroi. En outre, les accidents qui compliquent l'appendicocèle sont si redoutables qu'il faut profiter de l'acte opératoire, pour les prévenir.

On pourrait objecter que cet acte opératoire même est aggravé. En réalité l'opération n'est pas grave. Et dans les 20 cas publiés dans la thèse de NIVET, il n'y eut aucune mort.

2° *Comment faut-il réséquer l'appendice?* — Après l'ouverture du sac, il faudra détacher les adhérences s'il y en a. On attirera ensuite l'appendice dans la plaie, on l'examinera et on pratiquera son ablation. Pour cela, nous ne recommanderons aucune règle spéciale. Les uns se contentent d'une simple section au thermocautère. Les autres pratiquent une manchette séro-musculaire que l'on rabat sur la tranche muqueuse.

Certains achèvent l'opération en enfouissant l'appendice soit dans le cæcum, soit dans le méso-appendice, c'est notre pratique. REYNIER enfin enfouit ce pédicule appendiculaire sous le péritoine pariétal au pourtour de l'anneau.

Traitement de l'étranglement herniaire. — Le traitement
de l'étranglement herniaire, doit être chirurgical. L'analyse
des observations nous montre, en effet, que dans deux cas soumis uniquement au traitement médical, la mort a eu lieu ; que
dans un certain nombre de cas où ce traitement médical a
précédé l'acte chirurgical, il a laissé le mal s'aggraver et a com-
promis les chances opératoires [1]. A ces faits nous ajouterons
quelques considérations. C'est que dans les cas graves, le chirurgien ignore presque toujours si ce n'est pas l'intestin lui-
même qui est étranglé ; or ce doute constitue une raison de
plus pour intervenir. C'est que les cas légers, justiciables à
première vue du traitement médical, peuvent devenir graves
les jours suivants et se terminer par sphacèle (obs. de WALTHER
entre autres) ; que dans ces cas-là du reste, la herniotomie
paraît avoir moins de gravité que la laparotomie. Il nous
semble que toutes ces raisons tirées des faits et du raisonne-
ment plaident en faveur d'une intervention chirurgicale et
d'une intervention hâtive.

Comment intervient-on ? — Nous avons recherché dans 63 observations bien prises comment les chirurgiens étaient interve-
nus et quels avaient été les résultats de leurs interventions. Nous
laisserons de côté bien entendu les temps opératoires qui ont
trait aux incisions des enveloppes herniaires, aux pansements ;
de même nous ne ferons que signaler quelques difficultés opératoires qui tiennent aux adhérences de l'appendice. Dans
quelques cas, l'appendice ne put être trouvé au cours de
l'opération ou fut enlevé sans être reconnu. D'autres fois,
l'inflammation était tellement diffuse qu'il fallut faire deux fois
la section du cordon et la castration.

En dehors de ces cas particuliers, trois modes d'intervention
ont été employés. Le premier, le plus commun, est la résection
de l'appendice après ligature ; le deuxième, la réduction de l'appendice après débridement ; le troisième, l'incision simple du
sac.

[1] In DUBLIN. *Méd. journal*, 1841. — MERLING. Th. HEIDELBERG, 1826.

Résection de l'appendice. — Après ouverture du sac, l'appendice est attiré dans la plaie et réséqué. Cette résection du reste est faite de différentes façons qu'il est inutile de rappeler.

Quelle est la valeur de cette résection ?

La résection a été pratiquée 28 fois; elle a donné 5 morts et 23 guérisons dont deux avec fistules stercorales : ces fistules se sont du reste fermées spontanément.

Les cas de mort peuvent être attribués en grande partie au retard que l'on a mis à opérer, à un traitement médical trop prolongé. En effet, dans un cas on opéra le quatrième jour, après le début des accidents ; une fois, le cinquième jour, une fois le sixième, une fois le neuvième [1]. Dans ces cas-là, la mort survint par péritonite, par congestion pulmonaire, par collapsus.

Réduction de l'appendice. — Il s'agit de réduction de l'appendice après ouverture du sac. Dans un seul cas (Puchets), la réduction eut lieu sans ouverture du sac, avec succès. Cette conduite ne doit pas être imitée.

Dans tous les autres, l'appendice examiné ne fut pas jugé assez malade pour être réduit. Sur 14 cas, il y eut 10 guérisons et 4 morts. Or, dans un de ces derniers cas, l'appendice prit adhérence à la paroi abdominale et détermina secondairement une coudure du gros intestin (Quénu). Dans un autre, l'étranglement se reproduisit immédiatement après la herniotomie ; on fit une laparotomie suivie de réduction et de résection de l'appendice. Mais la malade, âgée de soixante-trois ans, mourut de congestion pulmonaire (Bouglé et Dartigues) [2].

Il est certain néanmoins que la réduction pure et simple a quelques succès à son actif. Mais il faut remarquer qu'elle n'a été pratiquée que dans les cas où l'appendice paraissait sain ou très peu malade et que du reste ces derniers, qui paraissaient bénins au moment de l'opération, ont quelquefois été mortels.

[1] Dans un cas, nous manquons de renseignements.

[2] Dans le troisième cas, la mort tint à un volvulus concomitant de l'intestin grêle : dans le quatrième, nous manquons d'indications.

Incision simple. — Lorsque l'incision simple a été pratiquée, il s'agissait de phlegmon pyo-stercoral. Dans 6 cas, l'on se contenta d'ouvrir, de déterger et de drainer, sans s'occuper de l'appendice, qui s'élimina sans doute spontanément. Dans deux autres cas, il était gangrené en totalité et libre dans le sac ; on n'eut qu'à le cueillir et l'enlever.

Sur ces 8 cas, il y eut 5 guérisons, dont deux avec fistules stercorales qui se fermèrent spontanément et 3 morts.

Remarquons que dans ces 3 cas terminés par péritonite, l'appendice fut laissé volontairement ou non dans le sac.

Traitement de l'appendicite herniaire. — Deux modes opératoires ont été employés dans l'appendicite herniaire, l'incision simple et la résection de l'appendice.

L'incision simple a donné une guérison et une mort : dans ce dernier cas, l'incision pratiquée deux fois, avait été insuffisante.

La résection fut pratiquée 9 fois avec 9 succès. Dans un seul cas, il se produisit une fistule qui guérit spontanément.

HERNIE DE LA VESSIE

C'est à D. Sala (1520), d'autres disent à F. Plater (1550), que nous devons la première observation de hernie vésicale. Mais c'est Verdier (1753), qui réunissant une vingtaine d'observations isolées écrivit le premier mémoire important sur cette question.

Ce sujet du reste a tenté beaucoup de chirurgiens, et les travaux qu'il a inspirés sont trop nombreux pour que nous les analysions tous ; nous nous contenterons d'énumérer ci-dessous les principaux d'entre eux.

Kröxlein. — *Arch. fur. clin.*, 1896. Duret, Variétés rares de la hernie crurale. Thèse Paris 1883. Monod et Delagenière, *Rev. chir.*, 1889. Lejars, *Rev. chir.*, 1893. Demoulin, *Union méd.*, 1893. Jaboulay et Villard, *Lyon médical*, 1895, Pr. Brunner, Ueber Harn blasenbrüche. *Zeitschrift fur chir.*, 1898. Ales-

SANDRI, *Annales des maladies des organes génito-urinaires* (traduction) 1901 (n°s 1. 2. 3.).

Anatomie pathologique. — On sait que la vessie peut se hernier chez la femme à travers l'urèthre ou bien encore en refoulant la paroi antérieure du vagin (cystocèle vaginale). Ces variétés-là sont étudiées avec les prolapsus génitaux.

C'est à la région inguinale que la cystocèle [1] est plus fréquente. (70 inguinales et 12 crurales, JABOULAY [2].) Mais contrairement à ce qui se produit pour les autres hernies, c'est par la fossette interne ou moyenne, c'est-à-dire en dedans des vaisseaux épigastriques que la cystocèle s'engage dans la paroi inguinale. D'autres fois, la cystocèle pénètre par l'orifice externe, en dehors de ces vaisseaux.

On la rencontre ensuite à la région crurale [3] et, fait bizarre, presque toujours du côté droit. Les autres variétés de cystocèle sont beaucoup plus rares. Nous nous contenterons de les énumérer : cystocèles périnéales (6 cas); cystocèle obturatrice, ischiatique, cystocèle de la ligne blanche (2 cas douteux et un très net opéré par HELFERICH).

Cette hernie est pour ainsi dire toujours unilatérale, droite ou gauche avec une fréquence à peu près égale (79 à droite, 73 à gauche). On a cité cependant quelques cas de hernie double.

Hernie bilatérale. — Ces cas, au nombre de huit sont en partie très discutables. Trois en effet, ont été diagnostiqués cliniquement, mais non pas vérifiés, ni au cours d'une opération, ni d'une autopsie.

Dans le cas de Sébileau, la vessie ne fut attirée dans la plaie que lorsqu'on eut poussé très loin la dissection du sac en l'attirant dans la plaie.

---

[1] Statistique déjà ancienne.

[2] IMBERT. Cystocèle inguin. *Ann. mal. org. gén. ur.*, 1896.

[3] Cystocèle crurale. GUÉPIN. *Rev. Chir.*, 1893. — SCHOONEN. *Rev. Chir.*, même année.

Du reste, dans les autres observations, on a plutôt affaire à des pointes de hernie vésicale qu'à des hernies vraies [1].

Volume. — Le volume de la cystocèle est très variable. Quelquefois la paroi vésicale forme un simple pli dans l'intérieur du sac. Elle coïncide alors avec une entéro-épiplocèle et c'est au cours de l'opération seulement que l'on reconnaît la présence de la vessie.

D'autres fois, la vessie est volumineuse et remplit les bourses.

Sac herniaire. — Le sac herniaire, formé par le péritoine pariétal évaginé, présente, suivant les cas, une disposition très différente. Aussi distingue-t-on :

1° Des cystocèles sans sac [2] ;

2° Des cystocèles avec sac incomplet ;

3° Des cystocèles avec sac complet.

Cystocèle sans sac (DURET) *extra-péritonéale* (JABOULAY). — Lorsqu'on ouvre le trajet herniaire, au lieu de rencontrer un sac, on tombe directement sur la vessie, dont la paroi est peu distincte du tissu conjonctif de la région. Aussi méconnaît-on souvent son existence et l'ouvre-t-on délibérément mais sans s'en douter au cours d'une cure radicale.

C'est généralement la paroi antéro-latérale qui se présente dans le trajet herniaire, presque toujours dans la région inguinale, très rarement dans la région crurale (2 cas de AÜE et de JABOULAY). D'après JABOULAY, cette variété de hernie sans sac serait plus fréquente qu'on ne le croit. Il en a rencontré quatre cas à l'amphithéâtre. Il est probable que ne présentant pas de signes fonctionnels et ne s'accompagnant pas d'entérocèle ou d'épiplocèle, puisqu'elle n'a pas de sac, elle a plus de chances que les deux autres de passer inaperçue.

Dans cette variété herniaire, c'est la face antérieure ou les faces latérales non péritonéales qui s'engagent les premières

---

[1] Observations récentes de SOULIGOUX. *Arch. gén. méd.*, 1898 et d'ALESSANDRI, *loc. cit.*, et JABOULAY.

[2] Ces désignations nous sont personnelles.

27.

dans le trajet inguinal. Mais à mesure que la vessie descend, il faut encore qu'elle se dépouille de son enveloppe séreuse toujours très adhérente au sommet ou sur la face postérieure.

Dans quelques cas cependant, le péritoine se laisse aisément décoller; d'après Jaboulay et Villard c'est lorsque la couche graisseuse péri-vésicale devient très marquée.

Ce sont ces cas qui favoriseraient la formation de cette première variété de cystocèle.

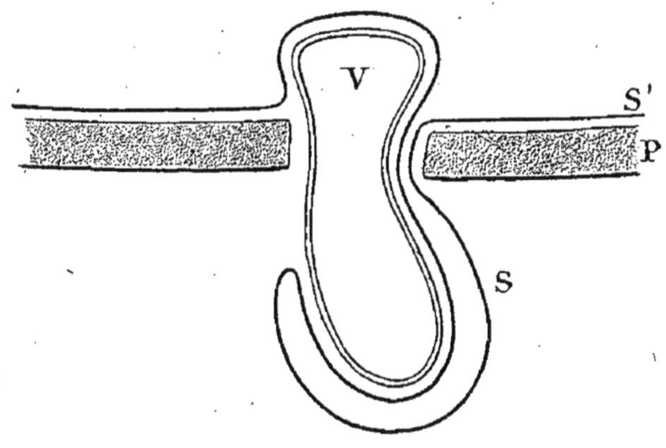

Fig. 100.

(Schéma) Hernie avec sac incomplet.

P, paroi abdominale. — V, vessie. — S, sac. — S', péritoine pariétal.

Cystocèle avec sac incomplet. — *Entéro-cystocèle avec sac séreux incomplet* (Duret); *Cystocèle para-péritonéale* (Jaboulay). — Mettons d'abord en évidence les trois caractères de cette variété herniaire (fig. 100).

1º La vessie herniée a l'une de ses faces, la face postérieure et externe qui n'est pas revêtue de péritoine, tandis que la face interne et antérieure a conservé son revêtement péritonéal.

2º De cette deuxième face, le péritoine vésical se replie sur la paroi du trajet herniaire et se continue au niveau de l'anneau avec le péritoine pariétal; péritoine herniaire et péritoine viscéral forment donc un sac continu adossé à la partie antéro-interne de la vessie.

3º Dans ce sac, l'épiploon ou l'intestin font presque toujours hernie, et sont situés par conséquent en avant et en dedans de la vessie.

De sorte que si l'on incise les téguments en dedans de la tumeur, on trouve successivement :

1° Le sac herniaire.

2° La vessie revêtue du péritoine.

Tandis que si l'on incise en dehors, on tombe directement sur la vessie, non revêtue de péritoine et sans avoir rencontré de sac.

Ce sac péritonéal placé au-devant de la vessie est tantôt très petit et vide, tantôt très profond et déborde la vessie en bas. Il contient alors une grande quantité d'épiploon et d'intestin.

Pour que cette hernie puisse se produire, il faut que la séreuse vésicale très adhérente reste fixée à la vessie et suive la vessie dans son déplacement.

Cystocèle avec sac complet (fig. 101 et 102). — Cystocèle avec intussusception de la vessie (Duret); cystocèle par bascule de la vessie (Krönlein); cystocèle intrapéritonéale de la vessie (Jaboulay).

Cette variété est très rare[1]; elle est toujours inguinale; la tumeur qu'elle forme est volumineuse.

On trouve dans le trajet herniaire un sac péritonéal qui ne présente rien de particulier. Il contient de l'intestin et de l'épiploon en assez grande quantité. Il renferme aussi une partie de la vessie entièrement revêtue de péritoine. Ce péritoine se continue au niveau du collet avec le péritoine du sac herniaire. La vessie n'est donc plus, comme dans la variété précédente, en dehors du sac, mais dans le sac.

On admet que la vessie bascule la tête la première, et s'engage d'abord par son sommet. Ce mouvement de bascule serait aidé et même déterminé par le poids d'une entéro-épiplocèle antérieure, qui ferait glisser d'abord le sac herniaire, attire-

---

[1] Observations de Kronlein, Leroux, Jaboulay et Villard, Walther. In Thèse de Bourbon, 1892.

rait ensuite le péritoine du sommet de la vessie, pour la faire enfin basculer [1].

Or, si la vessie continue à descendre, elle ne peut plus le faire qu'en s'invaginant dans son propre péritoine ; dans ce cas, la cystocèle restera quand même intra-péritonéale [2].

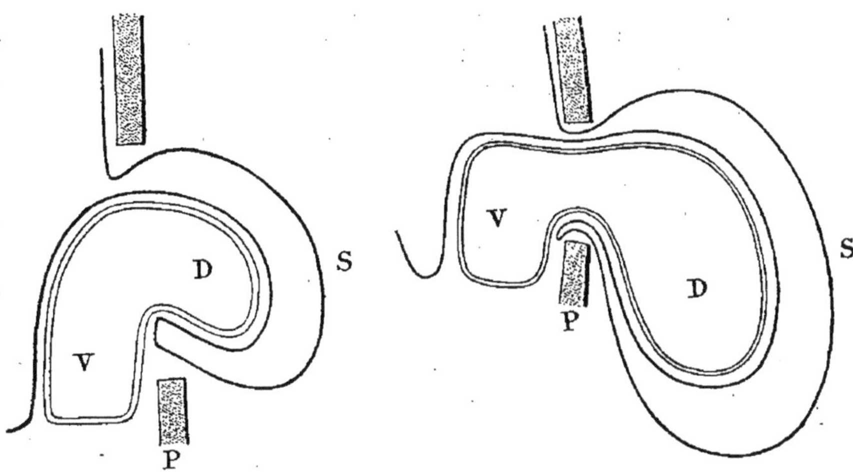

Fig. 101.

Hernie avec sac complet.

1º temps de la bascule. — S, sac. V, vessie. — D, diverticule de la hernie. — P, paroi.

Fig. 102.

Schéma. Hernie avec sac complet.

2º temps de la bascule. — S, sac. V, vessie. — D, diverticule de la hernie. P, paroi.

Contenu de la hernie : état de la vessie. — La vessie ne représente pas le seul organe contenu dans le sac herniaire. On rencontre quelquefois l'intestin grêle et l'épiploon : on a rencontré aussi le cæcum et l'appendice (THIRIAR) ; la trompe (LEJARS) ; la trompe et l'ovaire (RAYMOND).

De plus, la vessie peut encore entraîner avec elle : la pros-

---

[1] LEROUX trouvant le sommet de la vessie adhérent à l'épiploon pensait que c'était l'épiploon qui avait fait basculer directement la vessie.

[2] G. MARCHAND pense que sous l'influence de taxis répétés, il se forme des adhérences entre la vessie et le péritoine. Dans ce cas, la vessie présente un revêtement séreux plus étendu comme si elle s'était roulée et enroulée dans la séreuse.

tate (Jaboulay et Villard), l'ouraque (Verdier et Krönlein) ;
les uretères (Leroux, Imbert, Becker, Gelpke, Reichel, Vivenza).
Dans le cas d'Imbert, il n'y avait que l'uretère droit.

Il est exceptionnel que la vessie soit tout entière dans le sac
herniaire, et le fait de Jaboulay où toute la vessie et la prostate étaient herniées, reste unique.

Il n'y a presque jamais qu'une portion de la vessie qui soit
herniée. Ce diverticule vésical se renfle et se distend dans le
trajet herniaire, et la vessie prend dans son ensemble l'aspect
d'une gourde. L'orifice de communication des deux poches est
généralement assez étroit. Le diverticule herniaire peut être
très volumineux. Dans le cas de Leroux, il contenait plus d'un
litre d'urine. Du reste, la partie intra-abdominale de la vessie
est également augmentée de capacité, dans la plupart des cas ;
nous y reviendrons.

La paroi vésicale est diminuée d'épaisseur. Elle est flasque
et peu contractile. Malgré cela, ses faisceaux musculaires
paraissent hypertrophiés et la surface interne se hérisse de
colonnes et de cellules. L'orifice de communication entre les
deux poches vésicales est variable. En général, il est perméable
et le malade peut, en exerçant une pression sur la poche herniaire, achever de vider la vessie.

Dans quelques cas, l'orifice de communication s'oblitère.
L'urine ne peut plus sortir ; la tumeur devient douloureuse ;
elle s'engoue ou elle s'étrangle.

Complications herniaires. — *Étranglement. Engouement.* —
Nous ne séparerons pas ces deux accidents, parce qu'il est
difficile de les distinguer en pratique. Ils tiennent à la striction exagérée de l'anneau herniaire, qui creuse un sillon profond entre les deux poches vésicales et empêche l'urine de
refluer de l'une dans l'autre.

Il est probable que ces deux états ne sont qu'un même accident à des degrés divers. Dans l'engouement, les signes aigus
disparaissent quand on a vidé complètement la vessie. Dans
l'étranglement au contraire, les accidents ne cessent pas car
l'évacuation ne peut se faire, quelles que soient les pressions que

l'on exerce sur la cystocèle. Mais si on la ponctionne et qu'on évacue l'urine, les signes de l'étranglement disparaissent aussitôt. Cette ponction, MORAND la fit avec succès ; et VERDIER la recommandait. En second lieu, dans l'étranglement les désordres anatomiques sont plus marqués. La vessie est gonflée, noirâtre. Il existe même des ecchymoses et des hémorrhagies de la muqueuse, et dans les cas très graves, des plaques de sphacèle.

Irréductibilité. — La hernie vésicale est irréductible sauf dans la variété de cystocèle avec sac complet. Dans les deux autres cas, si la réduction a lieu, elle n'est que partielle. C'est dans ces deux variétés de hernie, sans sac, et avec sac incomplet que l'on observe aussi l'étranglement.

Les urines contenues dans la poche herniée, participent aux variations de l'urine vésicale. Elle est tantôt claire et tantôt limpide ; tantôt louche et infectée. Elle contient souvent des calculs.

Lithiase de la cystocèle. — Ces calculs sont quelquefois appréciables pendant la vie. Dans le cas de J.-L. PETIT, on les sentait en palpant la hernie, et leur faible volume leur permit de sortir par l'urèthre. Habituellement ils sont méconnus, et SALA, auquel nous devons la première observation de cystocèle, ne découvrit le calcul qu'à l'autopsie.

Ces pierres peuvent donner lieu à des accidents. Dans les observations de GROSS et de POTT, elles avaient obturé l'orifice de communication, et donné lieu à des symptômes d'engouement.

Dans deux observations citées par NIEL, elles avaient déterminé des phénomènes de cystite suppurée. Le diverticule herniaire s'ouvrit à l'aine et les calculs s'éliminèrent à l'extérieur. La fistule se referma spontanément.

Étiologie et pathogénie. — *Sexe.* — La cystocèle se rencontre principalement chez l'homme (115 hommes, 29 femmes sur 144 cas).

Age. — C'est une affection de l'âge adulte et de la vieillesse.

Elle est exceptionnelle dans l'enfance. On n'en compte que 6 cas qui soient apparus entre deux ans et demi et douze ans.

Causes déterminantes. — Les causes qui agissent en poussant la vessie vers les orifices herniaires, sont les tumeurs pelviennes et les efforts abdominaux. Les tumeurs pelviennes n'ont été signalées que chez la femme. Un cas de grossesse (LEVRET), un cas de fibrome utérin (LEJARS) ; un kyste hydatique du petit bassin (PERRIN) ; un kyste dermoïde de l'ovaire (HOLLANDER).

L'action de ces tumeurs s'explique facilement. En s'accroissant elles tendent à prendre la place de la vessie, et la repoussent d'une façon continue et progressive vers la paroi et les orifices de la paroi.

L'effort, la *chasse abdominale*, a un rôle à peu près analogue. Ce sont les viscères abdominaux qui, sous l'action du diaphragme, repoussent la vessie.

Ce rôle de l'effort était capital pour NÉLATON, non pas l'effort brusque et violent, mais l'effort continu et répété, tel qu'il se retrouve principalement chez les constipés[1] et surtout chez les prostatiques et les rétrécis. Très fréquemment, les malades atteints de cystocèle sont sujets depuis longtemps à des troubles vésicaux se traduisant principalement par des mictions fréquentes et répétées.

Causes prédisposantes. — Ces causes déterminantes, disons-le vite, n'agissent que sur des vessies prédisposées. Les prédispositions tiennent : 1º à la dilatation pathologique de la vessie ; 2º à la lipocèle prévésicale ; 3º à l'existence d'une entéro-épiplocèle ; 4º à l'existence de diverticules vésicaux.

1º *Dilatation de la vessie*[2]. — VERDIER avait insisté le premier sur cet état de la vessie qui est non seulement distendue et

---

[1] Pour certains, la constipation agirait comme un ballon rectal.

[2] La vessie dilatée recouvre par ses bords les fossettes inguinales interne et moyenne (MONOD et DELAGÉNIÈRE) ainsi que l'anneau crural (BONOMO).

dilatée, mais dont la paroi amincie est flaccide, et a perdu sa
contractilité. Les maladies antérieures de l'urètre et de la
prostate, la sénilité, préparent cet état pathologique.

La dilatation vésicale a pour effet d'amener la vessie au contact des orifices herniaires; la perte de sa contractilité l'empêche de revenir sur elle-même[1].

Elle prolonge alors son contact avec la paroi, ou bien si elle
se trouve engagée déjà dans le trajet herniaire, elle n'a plus de
tendance à s'en dégager.

Cette dilatation vésicale est une des causes prédisposantes
les plus importantes de la cystocèle. Il faut reconnaître cependant qu'elle n'existe pas dans tous les cas. Certaines cystocèles
avaient des parois très épaisses et très musclées (cas de Perrin, Pilz, Garonsanni). Dans le cas d'Imbert, la couche musculaire était épaisse de 3 centimètres.

Lipocèle prévésicale: — L'accumulation de graisse au-devant
de la vessie herniée, la coexistence de véritables lipomes ou
lipocèles prévésicaux, avaient été notés par Verdier, et par
Lucas Championnière.

Monod et Delagénière ont considéré cette masse de graisse
comme la cause la plus efficace de la cystocèle.

D'après ces auteurs, la lipocèle se rencontre sur la face
antérieure, mais surtout sur les parties latérales de la vessie,
au niveau du cul-de-sac latéral du péritoine, là où la pression
de la vessie distendue contre la paroi abdominale est minima.

Il faut en effet pour que la lipocèle puisse agir que la vessie
soit déjà distendue, c'est-à-dire qu'elle soit déjà au contact des
orifices herniaires. Le lipome, qui est en continuité avec la
graisse prévésicale et avec celle de la paroi, fixe la vessie distendue contre la paroi. Bien plus, en augmentant de volume,
il s'insinue dans l'orifice herniaire, et attire avec lui un repli
vésical. La cystocèle est alors constituée.

Si le cul-de-sac latéral du péritoine est adhérent à la paroi

---

[1] Lorsqu'on détermine une cystocèle expérimentale en attirant la
vessie dans le trajet inguinal, si l'on remplit la vessie d'eau, la poche
herniée se réduit et s'élève de 3 à 5 centimètres au-dessus du pubis.

abdominale et ne se laisse pas attirer, la cystocèle n'aura pas
de sac. Si au contraire ce cul-de-sac latéral suit la cystocèle, il
constituera un petit sac herniaire, vide d'abord, habité ensuite,
et la cystocèle aura un sac, mais un sac incomplet.

Retenons le mécanisme invoqué par MONOD et DELAGÉNIÈRE.
C'est le lipome qui crée la cystocèle, et constitue le sac herniaire. L'entéro-épiplocèle, qui coexiste quelquefois, n'est que
secondaire.

JABOULAY et VILLARD font également jouer un rôle important
mais différent à la nappe graisseuse prévésicale ; nous disons
nappe graisseuse, car la graisse ne s'accumule pas toujours
sous forme de lipocèle : elle forme quelquefois une couche
égale et continue.

Cette couche de graisse ne saurait avoir le rôle d'agent fixa-
teur ou tracteur de la vessie, comme les lipomes herniaires.
Elle n'a qu'un simple rôle de glissement.

A l'état normal, le péritoine est facilement décollable de la
face antérieure et de la face latérale de la vessie. Il l'est très
peu sur la face postérieure et sur le sommet.

Mais d'après JABOULAY et VILLARD, il existe des cas anormaux
où le décollement de la séreuse est facile ; c'est précisément
lorsque la graisse s'accumule anormalement entre le péritoine
et les parois de la vessie.

C'est le péritoine qui, fixant normalement la vessie contre
la paroi abdominale, s'oppose le plus efficacement à ses
déplacements. Mais si dans certains cas le péritoine cesse
d'être adhérent à la vessie, s'il se laisse décoller de cet organe,
cet organe ne sera plus soutenu et fixé ; il émigrera facilement
vers les points où les efforts abdominaux le pousseront[1].

Tel serait, d'après ces auteurs, le rôle joué par l'accumulation de la graisse sous-péritonéale.

Ce rôle, que remplit la graisse prévésicale, si important

---

[1] Par contre, si l'on détermine expérimentalement la fixation du
péritoine vésical, à la vessie ou au péritoine pariétal, et qu'on
cherche à évaginer le péritoine pariétal dans un trajet herniaire, la
vessie suit le péritoine évaginé (ALESSANDRI).

pour quelques auteurs, n'est cependant pas capital et dans beaucoup de cystocèles, ne saurait être invoqué. La couche graisseuse prévésicale est inconstante ; elle manquait dans bien des cas, 12 fois sur 19 d'après LEJARS ; elle n'existait que 54 fois sur 180 cas d'après BRUNNER. C'est dire que dans bien des cas, il faut chercher en dehors des lipocèles les causes de la hernie vésicale.

Rôle de l'entéro-épiplocèle. — Certains auteurs, KRONLEIN en particulier, admettent que l'intestin ou l'épiploon peuvent par leur propre poids, en faisant descendre le sac herniaire, attirer à sa suite le péritoine vésical et la vessie. Il faut pour cela que le péritoine vésical soit très adhérent à la vessie pour ne pas se laisser décortiquer, ou bien qu'il y ait déjà des adhérences entre la vessie et le sac herniaire.

Cette locomotion de la vessie sous l'influence d'une entéro-épiplocèle préexistante est basée sur deux ordres de faits.

On a remarqué en effet que la cystocèle se montrait quelquefois après une ancienne cure radicale suivie de récidive. On admet alors qu'il s'est produit après l'opération des adhérences entre le péritoine pariétal, qui formera le nouveau sac herniaire et la vessie. De pareilles cystocèles post-opératoires ont été signalées par CURTIS, LANZ, KUMMER, BONOMO, HUGEL.

D'autres faits montrent encore que la vessie peut se déplacer quand on tire sur le péritoine pariétal. C'est ainsi que dans les cures radicales, au moment où l'on dissèque le sac, on amène quelquefois la paroi vésicale dans la plaie. Cela est fréquent surtout chez les enfants et BROCA insiste sur ce point. Cela prouve que l'opérateur a bien disséqué son sac et l'a disséqué assez haut. Chez l'adulte, de pareils faits ont été rapportés par DEMOULIN, et par SÉBILEAU. Ils ont été consignés dans la thèse de PICQUET.

Récemment LAMBRET [1] a essayé, sur le cadavre, d'attirer la vessie dans la plaie inguinale, en exerçant des tractions sur le péritoine pariétal. Il a pu ainsi la faire descendre dans une proportion de 5 fois sur 20.

---

[1] LAMBRET. *Gaz. hebd.*, 1899.

Ces faits montrent bien que sous l'influence de la traction péritonéale la vessie peut être amenée dans un trajet herniaire. Et ce que l'opérateur ou l'expérimentateur arrivent à produire, le poids des viscères herniés, l'entéro-épiplocèle préexistante peut le réaliser à son tour.

Diverticules vésicaux [1]. — Nous rappelons que la vessie partiellement herniée prend la forme d'une gourde ; les deux renflements correspondent l'un à la portion vésicale contenue dans le ventre, l'autre à celle contenue dans le trajet herniaire : le sillon circulaire qui les sépare répondant au collet.

On donne encore le nom de diverticule à ce renflement herniaire, mais on sous-entend que ce diverticule est secondaire et artificiel, qu'il n'existait pas avant la formation de la hernie.

Certains auteurs pensent qu'à côté de ces diverticules secondaires, il y en a de vrais ou de primitifs, qui existent avant la formation de la hernie, et qui expliquent même sa formation. Cette hypothèse a été reprise et développée tout récemment par ALESSANDRI.

Il y a deux sortes de diverticules vrais : il y a des diverticules congénitaux et des diverticules acquis.

Ces diverticules congénitaux qui existent en dehors de toute affection vésicale, et qui représentent seulement une malformation de la vessie, sont tellement développés dans certains cas, qu'on les a pris pour des vessies doubles, triples ou multiples. Ce qui est inexact, car ils ne sont pas munis d'un uretère propre [2].

Nous n'avons pas à rassembler ici tous les cas de diverticules congénitaux : nous en rapporterons cependant quelques-uns [3].

[1] L'histoire des diverticules vésicaux vient d'être traitée dans l'excellente thèse de A. DURRIEUX : Les diverticules de la vessie. Paris, 1901. Nous y renvoyons le lecteur.

[2] Ce qui existe au contraire pour les véritables vessies doubles ou multiples.

[3] PÉAN, chez une jeune fille de quinze ans souffrant d'incontinence d'urine depuis sa naissance, trouva dans la paroi vaginale antérieure

Les diverticules acquis se produisent chez des gens âgés, dont la vessie est malade depuis longtemps, et qui présente cet état pathologique connu sous le nom de : *vessie à colonnes et à cellules.*

Les cellules vésicales en se laissant distendre prennent un accroissement considérable et constituent un ou plusieurs diverticules : nous disons accroissement considérable, car on a vu des diverticules dépasser cinq ou six fois le volume de la vessie (cas de CASAUBON rapporté par CIVIALE), et nous disons plusieurs diverticules, car ils peuvent être tellement nombreux que la vessie prend l'aspect d'une véritable grappe de raisin (cas de CIVIALE). Ces diverticules acquis, créés par la distension des cellules, ont une paroi très mince, pauvre en fibres musculaires, facile par conséquent à se laisser dilater et incapable de se contracter et de revenir sur elle-même. Les diverticules congénitaux plus rares, ont au contraire une paroi musculaire mieux prononcée et partant plus contractile.

On comprend aisément comment ces diverticules produisent la cystocèle. Leur développement exagéré les amène au contact d'un orifice herniaire : la distension par l'accumulation d'urine et les efforts abdominaux les engagent dans le trajet; leur peu de contractilité les empêche d'en sortir.

Cette théorie, basée sur une disposition anatomique de la vessie, est séduisante. Néanmoins elle ne nous paraît pas encore suffisamment étayée. Il est difficile en pratique d'affirmer qu'un diverticule vésical hernié soit primitif et non point secondaire à la cystocèle. ALESSANDRI rapporte dans son travail quelques exemples qu'il considère comme probants[1]. Nous sommes moins convaincus.

une protubérance de la grosseur d'une noix. L'opération montra que la muqueuse de ce diverticule se continuait avec celui de la vessie. ROUTIER, STRAUSS, GANGGREN, ZACHINON ont publié des cas analogues.

[1] Lire pages 175, 176, 177, *loc. cit.*, les observations résumées de PILZ, de KUMMER, de BECKER, etc. Rien ne démontre que les diverticules trouvés dans la hernie soient primitifs. Le deuxième cas de BECKER serait plus démonstratif que les autres. Dans ce cas, le kyste

Résumé.

Nous venons d'analyser longuement les causes les plus habituellement invoquées pour expliquer la cystocèle, et nous les avons suffisamment discutées, pour que nous nous contentions de résumer brièvement la pathogénie de cette affection.

Il n'y a pas de cause unique de la cystocèle, et parmi les hernieux, il faut établir plusieurs catégories.

1° Une première catégorie comprend les gens qui avaient une vessie déjà malade. La distension anormale de la vessie l'amène au contact des orifices herniaires, d'autant plus facilement que l'allongement du col vésical et de l'urètre prostatique[1], qui existe quelquefois, rend cet organe plus mobile.

C'est dans cette catégorie de cas que se rangeraient les malades en possession de diverticules acquis, diverticules qui rendraient plus facile encore l'accolement de la vessie à la paroi et aux orifices herniaires.

Comme nous le disions quelques lignes plus haut, les efforts abdominaux, principalement ceux de la miction, obligent la vessie à pénétrer dans le trajet herniaire; et, le défaut de contractilité vésicale empêche la cystocèle de se réduire spontanément au moment des mictions, c'est-à-dire au moment où la vessie revient sur elle-même et tend à redescendre vers le plancher pelvien.

2° Dans une deuxième catégorie, nous rangerons les malades qui n'avaient pas antérieurement d'affection chronique de la vessie. Ici trois cas se présentent à nous.

a. Si le diverticule herniaire est bien marqué et a des parois bien musclées on peut admettre que l'on soit en présence d'un diverticule congénital et que ce diverticule soit la cause de la cystocèle.

qui était à la partie interne du sac avait « la forme d'une saucisse, de la grosseur d'un doigt ». Cette forme bizarre pourrait bien être primitive (?).

[1] DUPLAY, KRONLEIN.

b. Si le diverticule herniaire est mal marqué, et qu'il existe un lipome ou une nappe graisseuse pré-herniaire, on peut invoquer les théories mises en avant par Monod ou par Jaboulay.

c. S'il existe une entéro-épiplocèle concomitante, très développée, on pourra attribuer la cystocèle à l'entéro-épiplocèle.

3° Dans une troisième catégorie, les cas sont complexes et les causes de la cystocèle paraissent multiples : vessie antérieurement malade et dilatée; diverticule vésical; accumulation anormale de graisse, entéro-épiplocèle.

Quelle est, dans ce cas, la cause prédominante et la première en date?

Cela doit varier pour chaque cas particulier et cela sera bien difficile à établir par le chirurgien.

Nous ne croyons pas utile de décrire à part la pathogénie de la cystocèle chez la femme car les mêmes causes interviennent : lipocèles, diverticules, entéro-épiplocèles antérieures, distension vésicale.

Seules les causes de la distension diffèrent. Il ne faut pas invoquer en effet la dysurie des rétrécissements de l'urèthre ou de l'hypertrophie prostatique. Mais on peut invoquer celle qui est due à la grossesse, aux fibromes, aux kystes, tumeurs qui agissent encore en repoussant la vessie vers le trajet herniaire. Ces causes de dilatation sont rares. C'est pour cela probablement que la hernie est rare chez la femme.

Symptomatologie et diagnostic.

Signes fonctionnels. — Quelques-uns sont fréquents mais n'appartiennent pas seulement à la cystocèle. Ce sont :

Les envies fréquentes d'uriner.

Les mictions involontaires se produisant à la suite d'un effort, d'un accès de toux par exemple. Les urines troubles ou sanguinolentes relèvent encore autant d'une cystite antérieure ou d'un calcul que de la cystocèle elle-même.

D'autres symptômes au contraire appartiennent bien à la

cystocèle, mais ils sont tellement rares qu'on peut les regarder comme purement théoriques.

C'est d'abord la miction dite en deux temps.

Dans un premier temps, facile et normal, le malade vide sa vessie; dans un deuxième, long, malaisé, douloureux, le malade vide sa poche herniaire. Il ne peut souvent la vider qu'en prenant des attitudes bizarres, ou en pressant avec ses mains sur sa hernie.

On peut encore rechercher ce signe en faisant d'abord uriner le malade devant soi, puis en essayant de réduire sa hernie. On provoque alors une nouvelle envie d'uriner.

Ce sont ensuite les troubles mécaniques de la miction.

Il s'agit d'une dysurie particulière qui cesse ou se reproduit suivant l'attitude que prend le malade.

C'est ainsi que certains malades ne peuvent uriner ou urinent mal debout, et qu'ils pissent facilement lorsqu'ils sont couchés (cas de JUSTO).

Signes physiques. — La cystocèle constitue une tumeur, le plus souvent arrondie et globuleuse. Sa consistance varie suivant les mictions. Vide, elle est molle et s'aplatit sous les doigts; pleine, elle est rénitente, et élastique ; quelquefois même fluctuante.

Elle est mate à la percussion. Elle est, suivant les cas, réductible ou irréductible soit partiellement soit totalement.

Le cathétérisme vide la cystocèle qui s'aplatit et diminue de volume à mesure que l'urine coule.

Par contre si l'on injecte un liquide aseptique dans la vessie, on peut voir la cystocèle se gonfler pendant l'injection.

Dans quelques cas, après que l'on a introduit une sonde métallique dans la vessie, on peut sentir à travers les téguments herniaires le bec de l'instrument.

À mesure que l'on fait injecter du liquide dans la vessie, si l'on pratique le toucher rectal et le palper hypogastrique combinés, on n'arrive pas à sentir le globe vésical se distendre entre ses doigts. C'est qu'en effet le liquide au lieu de se collecter dans le segment abdominal de la vessie passe dans le diverticule hernié (signe dit de Güterbock).

Nous nous hâtons d'ajouter que ces signes physiques sont la plupart du temps aussi théoriques que les signes fonctionnels.

C'est ce qui nous explique que la cystocèle ait été si souvent méconnue en clinique.

La plupart du temps les symptômes caractéristiques n'existent pas, et l'on confond la cystocèle avec une hernie ordinaire.

On là confond d'autant mieux qu'il existe en même temps une entéro-épiplocèle qui seule retient l'attention.

Cette absence des signes propres à la cystocèle a été cause quelquefois que l'on ait volontairement éliminé le diagnostic de cystocèle, alors que on y avait déjà pensé.

C'est ainsi que chez le malade de Monod, les douleurs en urinant et les mictions légèrement sanguinolentes avaient fait soupçonner une hernie de la vessie. Mais comme, en vidant la vessie avec une sonde, la tumeur herniaire ne diminuait pas ; et qu'en injectant du liquide dans la vessie, la cystocèle ne glonflait pas, on écarta ce diagnostic.

En somme, les troubles ordinaires de la miction ressentis par un malade, porteur d'une hernie, doivent nous engager à rechercher les autres signes d'une hernie vésicale. Et alors même que ces signes resteraient négatifs, la prudence exige qu'au cours de l'opération, on pense à la possibilité d'une hernie vésicale [1].

Symptômes de l'étranglement. — La vessie étranglée reproduit les symptômes graves de l'entérocèle ou de l'épiplocèle étranglés. Il ne s'agit pas, bien entendu, des cas où l'épiploon et l'intestin coexistant avec une cystocèle, sont le siège

---

[1] ALESSANDRI rapporte un tableau assez curieux. Il note que : dix-huit fois le diagnostic de cystocèle fut porté mais sans confirmation opératoire ou nécropsique.

Dans cinq cas seulement le diagnostic fut réellement exact : MONOD et DELAGENIÈRE, ROTH, DELAGENIÈRE, BONOMO, DURANTE.

de l'étranglement ; mais des cas très nets où l'on a constaté au cours de l'opération que la cystocèle seule était étranglée.

Quelquefois les signes de l'étranglement sont modifiés et témoignent plutôt d'un simple engouement. Malgré les douleurs et les vomissements, le malade peut évacuer des gaz et des matières ; et les symptômes graves cessent après un cathétérisme évacuateur. Il en était ainsi dans le cas de SUE.

Traitement.

Indications opératoires. — I. Certaines cystocèles peuvent supporter un bandage ; celles surtout qui sont réductibles, qui ne sont pas douloureuses, et qui ne s'accompagnent pas de troubles urinaires.

C'est là une catégorie de cas dont le diagnostic ne sera jamais fait, et que l'on aura par conséquent à traiter comme les hernies ordinaires. Les indications d'opérer ou de s'abstenir ne changent donc pas.

Si l'âge, le mauvais état du malade, ou la coexistence de quelque maladie chronique s'y opposent, on proposera un simple bandage, qui, nous l'avons dit, sera supporté. Dans les cas contraires, on interviendra.

II. Certaines cystocèles même non diagnostiquées exigent par contre l'intervention opératoire.

Ce sont les hernies douloureuses, les hernies qui s'accompagnent de troubles urinaires, les hernies irréductibles en partie ou difficiles à contenir par un bandage, les hernies étranglées. Mais dans ces cas-là, j'insiste, l'on n'intervient pas contre une cystocèle, mais contre une hernie compliquée pour faire cesser des accidents douloureux ou des troubles fonctionnels pénibles ou pour lever un étranglement.

III. Enfin l'on soupçonne une cystocèle. Qu'elle soit grave ou bénigne, il faut intervenir, parce que les cystocèles bénignes peuvent devenir graves.

Traitement opératoire. — Dans ce chapitre, quelques points méritent notre attention : 1º comment reconnaître la vessie herniée ; 2° comment traiter la vessie herniée ; 3° comment traiter les complications de la cystocèle.

A. *Comment reconnaître la vessie herniée ?* — Ce n'est pas seulement en clinique que le diagnostic de cystocèle est difficile ; il l'est également au cours de l'acte opératoire, à tel point que certains chirurgiens n'ont pu reconnaître la vessie qu'après l'avoir ouverte.

Aussi différents moyens ont-ils été proposés pour reconnaître cet organe. Résumons-les.

a. L'existence de la graisse prévésicale.

b. Une tuméfaction arrondie qui soulève la paroi du sac, après que le sac a été ouvert.

c. Une hernie dont le collet est en dedans des vaisseaux épigastriques.

d. Un organe ayant une vascularisation bien marquée et régulièrement distribuée[1].

Ces diverses indications doivent du moins nous faire soupçonner la vessie, et obligent le chirurgien prudent à se conduire comme s'il était en présence de cet organe.

Dans un cas de hernie inguinale, nous avons rencontré au cours de l'opération un lipome herniaire gros comme une noix qui avait pénétré dans le trajet herniaire en dedans des vaisseaux épigastriques. Il était par conséquent hors du cordon et à sa partie interne. Cette double exception nous fit soupçonner la présence de la vessie. Elle était en effet derrière le lipome, et en tirant sur lui, on attirait la vessie dans la plaie. C'était elle que l'on réduisait derrière la symphyse pubienne, et qu'une injection intra-urétrale distendait.

e. On a encore proposé de faire une injection d'eau boriquée par l'urètre et d'essayer de distendre la tumeur herniaire.

f. Ou bien d'introduire un cathéter métallique dans la vessie et chercher à sentir le bec de l'instrument au fond de la plaie, à travers la paroi vésicale.

[1] BERNAY. *Lyon méd.*, 1895.

Ces moyens ne sont pas faciles à constater car l'orifice de communication peut être étroit et laisse passer difficilement le bec d'une sonde et même une injection d'eau.

g. On est allé jusqu'à inciser la couche externe des fibres musculaires pour reconnaître la disposition réticulaire de la couche moyenne. Mais, le plus souvent la paroi musculaire n'existe plus ou est très amincie.

h. Enfin l'*ultima ratio* consisterait à inciser la vessie et à voir l'urine sortir. C'est là un moyen que l'on emploie quelquefois sans le vouloir, mais il nous semble que dans le doute, il vaut encore mieux croire que c'est la vessie, sans l'inciser, que l'inciser pour savoir si c'est elle.

Comment traiter la vessie herniée? — Trois procédés sont en présence. La réduction, la résection et l'incision.

Incision. — A vrai dire l'incision ne saurait nous arrêter. Bourbon, sous l'inspiration de Monod et Delagenière, propose d'inciser la portion de vessie herniée, pour la reconnaître, et l'évacuer ; puis la suturer et la réduire.

Nous ne voyons aucun avantage à cette manière de faire qui complique inutilement l'acte opératoire. Du reste, Delagenière a renoncé à cette pratique et la repousse actuellement.

Réduction simple. — La réduction de la hernie et la fermeture complète du trajet, tel est le traitement de choix. C'est celui que l'on appliquera, quand on le pourra.

Il n'est pas en effet toujours possible de réduire la vessie. Elle est trop volumineuse et a perdu droit de domicile : le diverticule rigide ne veut pas rentrer ; le péritoine vésical est retenu au niveau du collet par celui du sac avec lequel il se continue ; la vessie a contracté des adhérences inflammatoires.

Il faut en tout cas essayer de réduire quelles que soient les difficultés. On a été parfois obligé de décoller le péritoine pelvien sur une large étendue, et de creuser ainsi une véritable niche à la vessie (Bonomo). Dans un autre cas, Fummi fit la laparotomie médiane et sectionna le muscle grand droit du côté droit pour pouvoir réduire la vessie herniée presque en totalité.

Résection[1]. — La résection ne nous semble donc qu'un pis-aller. On ne doit l'employer que lorsqu'on se trouve en face de certaines complications :

Lorsque le prolapsus vésical est irréductible et forme un vrai diverticule qui ne rentre pas ou se reproduit aussitôt.

Lorsque les parois de la cystocèle sont friables, très altérées, que l'on craint pour leur vitalité, à plus forte raison, lorsqu'elles sont gangrenées.

Comment traiter la cystocèle compliquée. — Les complications contre lesquelles on a à intervenir sont : l'étranglement, la cystite ordinaire ou calculeuse.

Cystocèle étranglée. — Il faut débrider à ciel ouvert et s'assurer de l'état de la paroi vésicale. Si la paroi est en bon état, on se contentera de réduire. Si elle est en mauvais état, il faudra la réséquer et suturer. On placera pendant quelques jours une sonde à demeure.

Si la plaie est infectée, il vaudra mieux ne pas réunir complètement et drainer. Si la vessie est malade, si les urines sont troubles ou purulentes, si l'on craint en outre que la suture ne tienne pas, on fistulisera la vessie en suturant le bas de la plaie vésicale, aux bords de la plaie cutanée. On pratiquera la cystostomie.

Cystocèle enflammée. — Le traitement de la cystite banale a lieu par les moyens usuels. La cystite entre en ligne de compte, parce qu'elle rend dangereuse la suture de la cystocèle après incision ou résection. Donc, pareille complication se produisant, on jugera s'il faut drainer ou tamponner largement la plaie vésicale sans réunir ; ou bien s'il faut la fistuliser.

Lorsqu'il existe des pierres dans la vessie et dans le diverticule, on les enlèvera après incision. Si les parois du diverticule

[1] Elle a été exécutée avec succès par DELORME, THOMPSON, GAROM-PAZZI.

sont en mauvais état, on fera la résection du diverticule[1].

Une complication dont le traitement a été très discuté, c'est la blessure de la cystocèle produite par le chirurgien au cours de l'acte opératoire.

Blessure de la cystocèle. — Nous avons montré que la vessie était souvent méconnue au cours de l'intervention. Nos meilleurs chirurgiens l'ont blessée sans le vouloir ; d'autres l'ont incisée délibérément pour la reconnaître.

Comment traiter ces blessures de la cystocèle ? Deux cas très différents se présentent à nous. Dans l'un la blessure est reconnue pendant l'opération ; dans l'autre, la blessure n'a été reconnue qu'après l'opération.

a. *La blessure a été reconnue.* — Autrefois on fixait les bords de la vessie aux bords de l'incision extérieure avec l'espoir d'établir une fistule urinaire.

Actuellement le traitement de choix, c'est la suture étagée. Ce fut L. CHAMPIONNIÈRE[2] qui la pratiqua le premier deux fois avec succès.

Si la suture est impraticable, par suite de la friabilité de la paroi vésicale, on se contentera de tamponner et de drainer la plaie opératoire, en plaçant en même temps une sonde à demeure.

BERGER propose, lorsque la blessure est intrapéritonéale, de drainer largement la plaie. Cela est inutile dans bien des cas, surtout si la paroi vésicale est en bon état. Dans ce cas, POSTEMSKY, LANZ et CURTIS ont eu une réunion par première intention.

La blessure n'a pas été reconnue. — Les cas diffèrent entre eux : aussi le traitement doit-il varier.

a. La vessie fut prise pour un sac herniaire et suturée. Il n'y avait qu'à laisser la fistule s'établir : ce qui fut fait.

---

[1] POTT avait lié et réséqué le diverticule calculeux ; son malade guérit après fistulisation.

[2] In thèse BOURDON. 1er cas : guérison par première intention. 2e cas : guérison après fistule.

28.

b. La vessie a été comprise dans une ligature et réséquée.

Dans un cas, Reverdin s'aperçut dès le lendemain de cet accident, en examinant histologiquement la tranche de ce qu'il croyait être le sac herniaire et qui appartenait à la vessie.

Il se contenta de mettre une sonde à demeure et le malade guérit après avoir eu une fistule urinaire.

Quelquefois on ne s'aperçoit qu'assez tard de la faute opératoire[1]. L'heure des accidents graves étant passée, il faut attendre.

Berger propose les règles suivantes :

1° On croit après l'opération que la vessie a été blessée. Désunir la plaie, la tamponner, placer une sonde à demeure.

2° Il y a quelques jours après un écoulement d'urine par la plaie — même conduite.

3° Il y a des signes d'épanchement intrapéritonéal. Faire la laparotomie ; essayer de suturer et drainer.

Les plaies de la cystocèle même quand elles sont méconnues et qu'elles ne sont pas traitées, ne sont pas fatalement mortelles. Quelques faits cités plus haut prouvent qu'elles peuvent guérir spontanément, ou après fistulisation.

Dans un cas, Pott enleva sans s'en rendre compte une grosse poche vésicale contenant des calculs. Il la pédiculisa, la lia et la sectionna. Le malade eut une fistule urinaire qui guérit après quinze jours.

Cependant il faut considérer cet accident comme grave et le traiter comme tel.

Sur 76 cas de blessure de la vessie au cours de la kélotomie, il y a eu 16 morts sur 59 guérisons. Ce qui est une mortalité élevée. Huit fois on ne fit aucun traitement, il y eut 4 guérisons et 4 morts.

---

[1] Jaboulay et Villard s'en aperçurent parce que leur malade avait de vives douleurs vésicales et qu'ils soupçonnaient du reste avoir lié la vessie. Le malade guérit sans intervention.

Un malade de Girard eut un calcul au centre duquel était le fil à ligature.

Six fois, on se contenta de tamponner et de fistuliser la plaie vésicale, il y eut 4 guérisons et 2 morts [1].

Enfin sur 53 cas de sutures, il y eut 44 guérisons et 9 morts.

A la suite de 25 interventions secondaires et tardives pour plaies de cystocèles, il y a eu 17 guérisons et 8 morts, c'est-à-dire un tiers d'insuccès.

La suture a été faite 5 fois avec 3 guérisons et 2 morts.

La sonde à demeure a été placée 5 fois avec succès.

La réouverture et le drainage avec ou sans fixation de la vessie trois fois avec 2 morts et une guérison.

Enfin dans 11 cas, on ne fit aucun traitement. Il y eut 8 guérisons et 3 morts.

Il est vrai que dans ces cas, les accidents furent nuls la plupart du temps.

HERNIE DE L'UTÉRUS

C'est à Brunner [2] que nous devons le travail le plus important sur les hernies de l'utérus. Cependant quelques communications intéressantes ont paru depuis. Ce sont celles de Roux et de Schwartz [3], de Beckel [4], Rosanoff [5], Defontaine [6], Legueu [7], etc. Tous ces travaux épars, ont été rassemblés par Ogé dans sa thèse (Paris, 1900).

Nous étudierons d'abord la hernie de l'utérus non gravide ; puis l'hystérocèle gravide

Anatomie pathologique. — *Siège*. — Nous possédons 26 cas

---

[1] Dans un de ces cas, Prjanischnikow réincisa sur la ligne médiane la vessie et la draina en tamponnant la plaie latérale. Mort.

[2] Brunner. *Beitr. zur klin. chir.*, 1889, p. 259.

[3] Roux, Schwartz. *Congr. fr. Chir.*, 1897 et 1892.

[4] Boeckel. *Gaz. méd.*, Strasbourg, 1892.

[5] Rosanoff. *Arch. für klin. Chir.*, 1895.

[6] Defontaine. *Arch. prov. Chir.*, 1895, n° 5.

[7] Legueu. *Soc. anat.*, avril 1897.

[8] *Loc. cit.*

de hernie de l'utérus ou d'hystérocèles non gravides, dont 20 siègent à la région inguinale, 2 à la région crurale, 1 à l'ombilic, à la région obturatrice.

A l'aine, où l'hystérocèle est très fréquente, la hernie occupe surtout le côté gauche ; et quoiqu'il semble paradoxal que cette hernie puisse être bilatérale, le fait existe : il a été observé par Roux et par Schwartz. Il s'agissait d'utérus bicornes ; chaque corne utérine s'était herniée séparément.

Organes herniés. — L'utérus n'est jamais seul ; il est accompagné par la trompe, l'ovaire et même par l'épiploon et l'intestin.

1° Mais ce que l'on observe surtout, c'est la hernie de l'utérus, de la trompe et de l'ovaire du même côté. L'on peut voir encore ;

2° Les deux ovaires et l'utérus dans le même sac (Bylicki, Defontaine).

3° L'utérus et les deux trompes (Brunner, il y avait aussi l'ovaire droit).

4° L'utérus et les annexes avec l'intestin ou l'épiploon (très fréquemment).

Le ligament large descendu avec l'utérus adhère quelquefois à l'orifice herniaire.

État de l'utérus. — Quoiqu'il puisse avoir un développement normal, il est fréquemment le siège de malformations : utérus unicorne, utérus bicorne, bifidité étendue de l'utérus (Schwartz, Roux). Ces malformations s'étendent quelquefois au vagin. Cet organe en effet peut être incomplètement développé ; sa partie supérieure était réduite à l'état de cordon dans le cas de Legueu. Il peut encore être imperforé.

Les malformations étaient telles dans les cas de Brohl et de Boeckel, que les sujets paraissaient être du sexe masculin. Celui de Brohl avait un pénis : celui de Boeckel avait un utérus, une trompe et un testicule avec son épididyme et son canal déférent.

Le déplacement de l'utérus modifie sa forme et ses dimensions. Il s'étire et s'allonge ; et on l'a vu acquérir jusqu'à

14 pouces de longueur. Il se place surtout en antéflexion prononcée, ou en latéroversion du côté hernié.

Enfin, il subit un mouvement de torsion tel que la corne
herniée se place en avant, et la corne opposée en arrière.

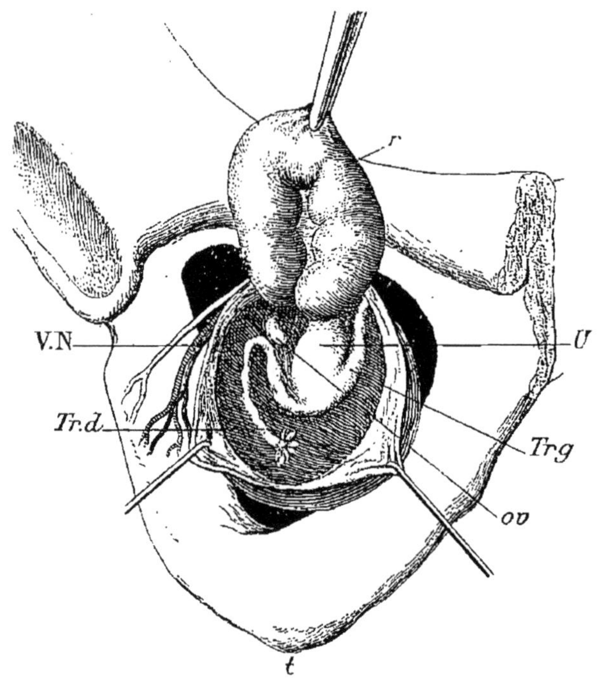

Fig. 103.

Hernie obturatrice de l'utérus des deux trompes et de l'ovaire droit
(BRUNNER).

Il est rare qu'il soit frappé de maladie, et le cas de SCHMIDT,
dans lequel un myome s'était développé dans le corps de l'utérus, reste unique.

Sac herniaire. — Le sac herniaire est constant ; mais l'utérus
n'est pas toujours revêtu de péritoine sur toute son étendue.
Son segment inférieur en est privé (LINHART). De plus, la
séreuse qui revêt habituellement le corps et le fond de l'organe peut être séparé de la tunique musculaire ; c'est là une

question d'adhérences plus ou moins intimes qui varie avec les sujets.

Hernie de l'utérus gravide. — On a observé 8 cas de hernie inguinale, 7 ventrales, 4 ombilicales, 1 à travers l'échancrure ischiatique.

La hernie de l'utérus gravide est totale ou partielle. Partielle en effet, il s'agit de la hernie d'une corne utérine (trois fois à droite, une fois à gauche) dans la région inguinale. Totale, tout le segment supérieur de l'utérus est dans la hernie ; la tumeur est très volumineuse (fig. 104). Dans le cas de Rektorzik, elle descendait jusqu'au genou.

La grossesse peut arriver à terme ; il s'agit alors d'hystérocèles ombilicales (observations de Léotaud et Murray) et dans le cas de Bell, la mère et les deux jumeaux furent sauvés.

L'évolution normale de la grossesse est interrompue : 1° soit par un accouchement spontané, cas de Saxtorph et de Murray (ce dernier au huitième mois ; l'enfant et la mère survécurent).

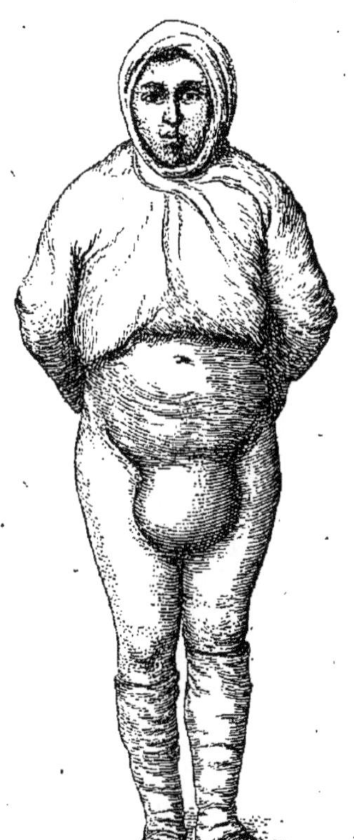

Fig. 104.
Hernie inguinale de l'utérus gravide (d'après Rosanhoff.

2° Par un avortement provoqué (cas de Scanzoni : guérison de la mère : mort de l'enfant).

3° Par une opération chirurgicale (cinq opérations césariennes : une opération de Porro ; un forceps).

Sur 19 cas [1], il y eut 2 morts de la mère, 6 morts de l'enfant.

[1] Vinay. Traité des maladies de la grossesse et des suites de couches, 1894, p. 128.

Les deux morts de la mère sont dues à l'opération césarienne qui dans ces cas sauvèrent l'enfant. Les six morts de l'enfant sont dues : trois enfants mort-nés ; deux tués par la craniotomie ; un par l'opération césarienne.

Étiologie et pathogénie. — La hernie de l'utérus s'observe à tout âge ; d'un à sept mois dans le cas de DEFONTAINE ; à soixante-onze ans dans le cas d'OGÉ.

On admet généralement que l'hystérocèle est secondaire soit à une hernie de l'ovaire soit à une entéro-épiplocèle.

Dans le premier cas, l'ovaire entraîne l'utérus derrière lui ; ce qui tend à le prouver, c'est que dans les cas d'ovariocèle ordinaire, la matrice est antéfléchie ou latéroversée, allongée ou remontée ; en un mot, elle est toujours modifiée dans sa forme et dans sa situation par la traction que l'ovaire exerce sur elle. Un degré de plus dans cette traction se réalise-t-il, et l'utérus s'engage à la suite de l'ovaire dans le sac herniaire.

2° Ce que fait l'ovaire, une entéro-épiplocèle peut le réaliser mais par un mécanisme un peu différent. CRUVEILHIER admet que sous l'influence de la poussée viscérale, le péritoine pariétal descend dans la hernie, entraîne le ligament large, lequel entraîne à son tour l'utérus et les annexes.

3° La bifidité de l'utérus est une prédisposition évidente à la hernie. Les cornes utérines sont dirigées sinon attirées vers l'anneau inguinal par le ligament rond. Il est possible du reste, lorsqu'il existe des malformations utérines, qu'il existe en même temps un sac préformé, qui facilite l'engagement de l'utérus dans le trajet herniaire.

Dans le mécanisme de l'hystérocèle gravide, il faut distinguer deux cas ;

1° L'utérus est déjà hernié, et la grossesse se produit secondairement. Cela nous semble la règle dans les hernies inguinales ; et sur ce point, l'observation de SCANZONI est très probante.

2° L'utérus est déjà gravide, et la hernie se produit à ce moment-là.

Le mécanisme est difficile à expliquer dans le cas de hernie inguinale ; et il faut admettre que l'hystérocèle se produit dès le début de la grossesse, quand l'utérus n'est pas encore très volumineux. Il doit en être de même dans les hernies ombilicales.

Dans le cas de hernie ventrale, au contraire, la ligne blanche naturellement large dans l'état de grossesse cède facilement à la pression de l'utérus gravide. On a vu certains fibromes de l'utérus, érailler la ligne blanche et venir faire saillie sous la peau. Il n'est donc pas étonnant que l'utérus en gestation arrive au même résultat, alors que ligne blanche est moins résistante, et que les muscles droits sont plus effacés.

Cette hernie ne se fait pas toujours graduellement. Dans un cas cité par HAGNER, la hernie se produisit brusquement au cours du travail. Il s'agit là d'une véritable hystérocèle de force, absolument comparable aux prolapsus aigus de l'utérus.

Symptômes. Diagnostic. — La hernie de l'utérus est une infirmité douloureuse. Les sensations de pesanteur dans le bas-ventre et de tiraillements dans la région lombaire, voilà ce que la malade éprouve le plus fréquemment. Ces douleurs sont accrues au moment des règles et se traduisent sous forme de coliques extrêmement vives, telles qu'on les retrouve dans les cas de dysménorrhée.

Le coït est impossible même dans certains cas : mais ces cas doivent être très rares, nous avons vu en effet que nombreuses étaient les observations d'hystérocèles gravides.

La tumeur utérine est plus ou moins volumineuse. Elle donne la sensation d'un corps dur, dont la forme rappelle celle de la matrice. Elle est mate et habituellement irréductible. Ce qui peut encore faire penser qu'on est en présence de l'utérus, c'est que le col de l'utérus est élevé, inaccessible même, que le fond du vagin s'élève, s'agrandit et s'incline du côté de la hernie. Lorsqu'on peut sentir le col utérin par le toucher vagi-nal et que les manœuvres exercées sur la hernie lui impriment des mouvements, le diagnostic devient évident.

Cependant certains hystérocèles ont été méconnus : on les a pris pour l'ovaire, l'épiploon, l'intestin herniés. Ajoutons cependant que les erreurs ont été surtout commises dans le cas d'étranglement.

Quand l'utérus est gravide, la tumeur herniaire augmente progressivement de volume ; sa consistance devient moins ferme, plus dépressible. On sent à travers la paroi les parties fœtales. En même temps les signes habituels de la grossesse deviennent plus certains.

Lorsque les contractions douloureuses de l'utérus apparaissent, la main placée sur la tumeur perçoit les changements de forme, etc.

Pronostic. — L'utérus non gravide hernié est susceptible d'étranglement. L'utérus gravide hernié, exposé à l'avortement et aux présentations vicieuses. Il s'agit donc d'une infirmité qu'il faut à tout prix faire cesser.

Traitement. — Il y a 2 cas à considérer ; 1º l'utérus n'est pas gravide : 2º l'utérus est gravide.

UTÉRUS NON GRAVIDE. — Le traitement chirurgical s'impose le plus souvent puisque la hernie est irréductible. En outre, après avoir réduit par le taxis l'utérus dans le ventre, on le laisse exposé aux vices de position, et on n'aura fait que substituer une infirmité à une autre infirmité.

Mieux vaut donc opérer, si la malade ne présente pas quelque contre indication.

Deux opérations se présentent au chirurgien : 1º la réduction sanglante ; 2º l'hystérectomie.

1º *Réduction sanglante.* — C'est le traitement de choix, à condition que l'utérus ne soit atteint d'aucune affection sérieuse. Et après avoir ouvert le sac, on le réduira dans le ventre.

Nous croyons que dans certains cas, il sera bon de le fixer à la paroi. Ce complément opératoire aura pour but, de prévenir une nouvelle hernie de l'utérus, de prévenir quelque vice de position (déviations, prolapsus).

Hystérectomie. — Si la réduction est impossible après ouverture du sac, si l'utérus présente quelque affection sérieuse ou quelque déformation qui le rende inutile à la fonction, s'il existe enfin une imperforation du vagin, mieux vaut l'enlever.

L'UTÉRUS EST GRAVIDE. — Ce chapitre appartient à l'obstétrique. Rappelons néanmoins que pendant la grossesse, et principalement pendant les premiers mois, on peut essayer de réduire la hernie et de faire porter une ceinture à la malade. Mais on a quelquefois la main forcée et plusieurs interventions ont été faites. On trouve dans le tableau suivant, emprunté à ADAMS, mais modifié par nous, les opérations qui ont été faites et leurs résultats.

NATURE DES OPÉRATIONS	DATE de la grossesse.	RÉSULTATS		NOM DE L'OPÉRATEUR
		Mère.	Enfant.	
Opération césarienne.	début	mort	sauvé	SENNERT.
Opération césarienne.	3º mois	guérison	mort-né	LEDESMA.
	4º mois	mort	mort-né	RECKTORZICK
	6º mois	mort	sauvé?	FISCHER.
	fin grossesse	mort	vivant	POL.
Amput. de Fovro. . .	début	guérison	mort-né	WINCKEL.
Forceps	9º mois (travail)	guérison	sauvé	HAGNER.
Avort. provoqué . . .	début	guérison	mort-né	SCAUZONI
Accouch. spontané. .	5º mois	guérison	sauvé?	ROUSSET.
	8º mois	guérison	sauvé	MURRON.
Réduction-bandage . .	début	guérison	sauvé	RUYSCH.
	6º mois	guérison	sauvé	FREY.
	8º mois	guérison	sauvé	LÉOTAUD.
	8º mois	guérison	sauvé	BUTLER.
	9º mois	guérison	sauvé	BELL.
	9º mois	guérison	sauvé	OLLIVIER.

HERNIE DES ANNEXES
(OVAIRE ET TROMPE)

C'est à SORANUS d'Ephèse que l'on doit la première observation de hernie de l'ovaire ; et c'est à DENEUX, 1813, que nous devons le premier travail d'ensemble sur cette question. Depuis, une série de travaux se sont succédé. Nous citerons parmi les plus importants : la thèse de LOUMAIGNE, 1869 : la revue d'ENGLISH[1], 1871, basée sur 38 cas; celle de PUECH[2], qui contient 65 observations. PUECH du reste reprit plusieurs fois cette question, novembre 1878, juin 1879 ; et ses travaux ont servi de base à tous ceux qui ont été écrits après lui.

A l'étranger, nous citerons encore les monographies de BARNES[3], 1882, sur la physiologie de l'ovaire hernié : celle de MANÉGA[4] de Naples, 1894, avec cinq observations personnelles; le mémoire de BIERMER[5] dans le *Centrabl. für Gynec.*, et la thèse inaugurale de MOSER (Berlin, 1898).

En France, les thèses de WIBAILLE, Paris 1874; de THOMAS, 1887; et de BOUDAILLE, 1890, l'importante revue de Lejars[7] sur les néoplasmes de l'ovaire hernié, 1889, et l'article publié dans la *Revue de chirurgie*, 1873, sur les hernies isolées de la trompe. La thèse de DE VAUCHER, Lyon 1895 ; le travail de MENCIÈRE[8], 1897, sur la hernie de l'ovaire chez les jeunes enfants ; enfin la thèse d'OGÉ sur les hernies de l'utérus et des annexes, Paris 1900.

Anatomie pathologique.

La hernie de l'ovaire (ovariocèle, ovarioncie), siège dans les régions suivantes.

[1] ENGLISCH. *Oesterr. med. Jahrb.*, 1871, Heft III, p. 335.

[2] PUECH. (*Ann. gynéc.*, 1878 et 1879); ovaires et leurs anomalies. Paris, 1873.

[3] BARNES. *Ann. gynéc.*, 1883.

[4] MANÉGA. *Riforma medica.* Naples, 1894.

[5] BIERMER. *Centrabl. für Chir.*, 1897.

[6] MOSER. Th. Berlin, 1898. Des hernies de l'ovaire.

[7] LEJARS. *Gaz. hôpitaux*, 1889.

[8] MENCIÈRE. *Rev. mensuelle des mal. de l'enfance*, 1897.

Hernie ischiatique. — Elle est très rare ; elle constitue le premier cas publié par Papen de Gottingen, cas contesté par Berger ; dans ce cas, il existait un sac herniaire[1] ; et l'ovaire prolabé était situé au voisinage du sac, mais ne pénétrait pas dans sa cavité.

Dans une deuxième observation publiée par Halles et Camper, l'ovaire droit était sorti par l'échancrure ischiatique ; le gauche faisait saillie à l'ombilic.

Enfin Chénieux de Limoges 1895 a communiqué à la Société de chirurgie l'histoire d'une femme qui portait dans la fesse droite une volumineuse tumeur ovarienne.

Hernies obturatrices. — Elles sont plus fréquentes (cas de Rust, Chiène, Blasius, Kiwish, Picqué, Gusenthal[2]).

Hernie crurale. — Sur 106 cas cités par Puech, il existait 14 cas de hernie crurale. Cette hernie est presque toujours unilatérale : nous ne connaissons que celle de Otte[3] qui soit bilatérale.

Hernie inguinale. — C'est de beaucoup la plus fréquente : 88 cas sur 106, d'après Puech. Si nous ajoutons à ces 106 cas, 21 observations nouvelles consignées dans la thèse d'Ogé, nous arrivons au chiffre de 109 hernies inguinales sur 123 ovariocèles en général. La proportion des hernies inguinales est donc très élevée.

La hernie inguinale bilatérale est également fréquente. Puech en avait rassemblé 28 observations. Sur 21 observations nouvelles, nous trouvons 3 cas de hernie bilatérale : ce sont ceux de Barnes, Parker et Wiart[4]. La hernie est plus fréquente du côté gauche ; tous les auteurs sont d'accord à ce sujet ; et nous même sur 18 cas de hernie unilatérale, nous n'avons rencontré que 4 cas où elle siègeait à droite.

Contenu de la hernie. — Le contenu de la hernie est variable. C'est :

a. L'utérus avec la trompe et l'ovaire. Nous avons étudié cette variété dans le chapitre de l'hystérocèle.

---

[1] Le fait qu'il y avait un sac herniaire doit nous faire compter ce cas au nombre des hernies ischiatiques.

[2] *Wiener med. press,* p. 1000, 1893.

[3] Otte. *Berlin, Klin. Woch.,* 1887, p. 435.

[4] Wiart, Launay. *Soc. anat.,* 1897. Chacun une observation.

b. L'ovaire et la trompe.

c. L'ovaire seul.

d. La trompe seule.

e. L'ovaire ou la trompe avec un autre viscère.

Hernie de la trompe et de l'ovaire. — La hernie de la trompe et de l'ovaire est la variété qui nous paraît la plus fréquente. 10 fois sur 21 cas ; mais nous ajoutons immédiatement que cela nous paraît vrai surtout dans le jeune âge ; chez l'adulte, il nous semble que les hernies de l'ovaire seul l'emportent sur toutes les autres variétés. Lorsque les deux organes se trouvent ensemble dans le même sac, l'ovaire se présente toujours en avant et en bas, d'après Lockwood[1]. Si cette position est la règle, elle nous paraît présenter des exceptions. D'abord dans la plupart des observations, les rapports réciproques des deux organes ne sont pas précisés. En outre, ces rapports quand ils sont indiqués sont variables : c'est ainsi que le pavillon de la trompe occupe la partie déclive du sac (WIART) : qu'elle est située en avant de l'ovaire (MENCIÈRE). Néanmoins parmi les cas les plus récents que nous avons rassemblés, 3 fois sur 21, la trompe était située au-dessous et en arrière de l'ovaire comme l'a indiqué Lockwood.

Hernie de l'ovaire. — Cette hernie est fréquemment double ; mais dans ce cas, la trompe accompagne presque toujours l'ovaire ; et les hernies doubles de l'ovaire seul, sont exceptionnelles.

Dans la région crurale, il n'en existe du reste qu'un seul cas (OTTE) . or, dans cette région, la trompe n'accompagne presque jamais l'ovaire hernié. Le cas de CLOQUET rapporté dans l'atlas de BOIVIN et DUGÈS est une exception.

Hernie de la trompe (fig. 106). — La hernie isolée de la trompe se rencontre rarement. LEJARS en a réuni 8 cas ; BERGER en signale trois autres, ceux de A. BROCA [2], KOUSMINE [3], GOPEL [4]. Il faut y

---

[1] LOCKWOOD. *Brit. Med. Journ.*, 1896, p. 1142.

[2] IN MENCIÈRE.

[3] KOUSMINE. *Rev. chir.*, 1895.

[4] GOPEL. *Centrabl. für Chir.*, 1896.

ajouter deux observations de WIART: dans l'une, la hernie était bilatérale.

Elle est plus fréquente dans la région crurale, 8 fois sur 14 ; plus fréquente aussi à droite qu'à gauche. D'après BERGER, dans tous les cas où elle siégeait à gauche, le malade était adulte. Cependant dans un cas de WIART, il s'agissait d'un enfant de six mois.

Hernies complexes de l'ovaire et de la trompe. — D'autres viscères peuvent accompagner l'ovaire et la trompe herniés; c'est tantôt une anse d'intestin (6 fois, PUECH) : l'épiploon (4 fois) ; la vessie (cas de LEJARS).

Sac herniaire. — L'ovaire et la trompe ont toujours un sac. Ce sac offre quelquefois des caractères de congénitalité (diaphragmes , rétrécissements, etc.).

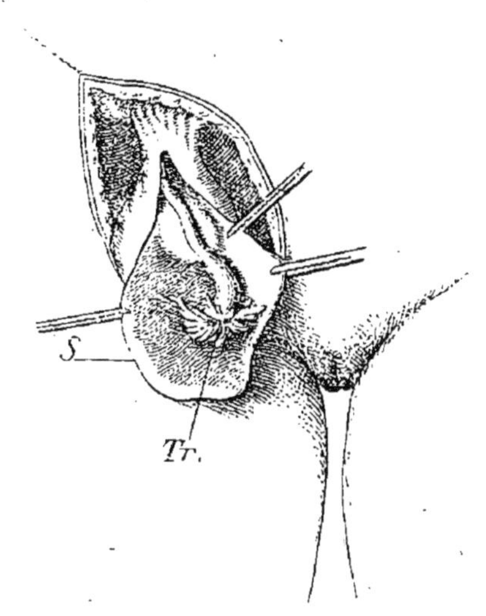

Fig. 106.

Hernie inguinale de la trompe (LEJARS).

S, sac. — Tr, trompe. On voit derrière le sac une cystocèle inguinale.

État des organes herniés. — D'après PUECH, on trouverait sur les organes herniés, notamment sur l'ovaire, toutes les maladies possibles. Cependant, il faut faire remarquer tout d'abord, que ces organes sont assez fréquemment sains, et conservent leurs fonctions. C'est ainsi que l'examen histologique a pu montrer l'intégrité de la zone ovigène ; et que dans quelques cas, les règles étaient normales.

Bien mieux, la fécondation est possible, et la grossesse peut arriver à terme. Les faits de WIDERSTEIM, RIZZOLI, OLSHAUSEN ; ceux de BEIGEL et de MAKEIG, qui ont trait cependant à des hernies bilatérales, l'attestent.

Cependant la migration de l'ovule fécondé peut être arrêtée et donner lieu à des grossesses extra-utérines. Les faits de SCANZONI et de Geney, semblent le prouver. Berger, il est vrai, les met en doute. Mais le cas de Geney nous paraît exact. Il est dit expressément « qu'une honneste dame fut conduite par son amant chez ce chirurgien. Au cours de l'opération, après avoir incisé les téguments, on rencontra un sac animé de battements ; on l'ouvrit et on retira un fœtus long d'un demi-pied ». Malherbe et Jordan ont du reste publié des cas semblables. Dans le dernier, il s'agissait d'une grossesse tubaire inguinale, d'où l'on put extraire un fœtus de trois mois environ.

Les traumatismes continuels dont les organes souffrent quand ils sont herniés, nous expliquent qu'ils soient le siège de petits épanchements sanguins intraparenchymateux ; qu'ils soient scléro-kystiques (5 fois sur 38 cas, English) ; enfin qu'ils soient fréquemment diminués de volume.

Les altérations peuvent être plus graves encore. Nous nous contentons de les signaler. On peut rencontrer :

Des kystes hydatiques, des kystes dermoïdes (3 cas) ; un adénome kystique ; un angio-sarcome ; du cancer (cas remarquable de Guersant : une fillette de trois ans dont les deux ovaires herniés étaient cancéreux).

La trompe participe, mais moins fréquemment, aux altérations de l'ovaire. On a trouvé : un kyste du pavillon (Werth), un kyste séreux du corps de la trompe (Dolbeau), un gros kyste para-ovarien annexé à la trompe kystique elle-même (Walter et Kousmine) ; dans ce dernier cas, la tumeur contenait deux litres.

La tuberculose herniaire est assez rare. Nous n'avons pu en retrouver que deux observations, celles de Puech et de Mencière. (Dans ce dernier cas, il existait des granulations tuberculeuses sur l'ovaire et sur la trompe.)

On voit donc que des affections variées frappent les organes génitaux de la femme, quand ils sont herniés. Il y a là une véritable prédisposition pathologique de ces organes tout à fait comparable aux prédispositions morbides du testicule ectopié.

Inflammation et étranglement herniaires. — Aux affections chroniques qui atteignent l'ovariocèle, il faut ajouter

aussi les complications inflammatoires aiguës et l'étranglement.

Inflammation. — L'ovaire et la trompe peuvent présenter
des lésions suppuratives qui s'étendent au péritoine et qui
transforment une simple péritonite herniaire en péritonite
généralisée mortelle. Il en fut donc ainsi dans les deux cas
de Dolbeau et de Courty.

En général l'inflammation n'est pas si grave ; les lésions se
cantonnent dans le sac. Dans un cas de Lejars, le pavillon de
la trompe laissait sourdre du muco-pus ; mais le péritoine abdominal était resté sain. Tout s'était passé comme dans une
salpingite ordinaire. Ajoutons, du reste, que l'inflammation
paraît être une complication inévitable de la trompe herniée [1].

Étranglement. — L'étranglement siège habituellement au collet du sac, comme dans toute hernie. Il peut être provoqué par
des brides fibreuses situées à l'intérieur du sac (Balleray) ou
en arrière du sac, dans l'abdomen (Jaboulay).

Les annexes peuvent encore subir un étranglement par torsion, torsion tout à fait comparable à celle qu'elles subissent
lorsqu'elles sont dans le ventre.

Les organes dans ces cas présentent plusieurs degrés d'altérations. A un degré avancé, la trompe peut être noirâtre et
fétide, et laisser sourdre du pus par le pavillon (Legueu) ; ou
bien, être le siège d'une inflammation légère. Dans le cas de
Manéga, il existait une simple hémorrhagie parenchymateuse.
La gangrène vraie n'a pas été observée.

Malformations concomitantes. — Les malformations des
organes génitaux sont assez fréquentes : on les trouverait dans
1/3 des cas environ d'après Puech 32/103. On a observé :

Hermaphrodisme féminin,   13 cas.
Utérus unicorne ou bicorne,   4 —
Absence ou atrophie de l'utérus, 16 —

---

[1] Cas de Broca, Kousmine, Gapel, Guinard, Dudefoy, Ravanier,
Reymond, Monod.

La coexistence de ces malformations avec une hernie tubo-ovarienne prouve l'origine congénitale de cette hernie.

Étiologie et pathogénie. — L'ovariocèle se constate à tout âge ; sur 21 cas, nous trouvons 10 ovariocèles avant dix ans ; et 11 après. Ces chiffres ne nous disent pas, si certaines ovariocèles de l'adulte n'existaient pas pendant l'enfance. Mais il n'est pas douteux, et la lecture des observations nous l'atteste, que quelques-unes de ces hernies sont apparues très nettement à l'âge adulte pour la première fois.

Effort. — Dans certains cas même, elles se sont montrées après un effort violent. Cela se passe en général de la façon suivante. Une malade qui n'avait jusqu'alors aucune infirmité, éprouve à la suite d'un mouvement forcé, une sensation de déchirure à l'aine et constate quelque temps après une grosseur dans la même région. Il en fut ainsi dans le cas rapporté par BRÜNNER et par OGÉ.

Allongement congénital du ligament large. — Que l'ovaire et la trompe puissent pénétrer dans un sac herniaire, cela n'a rien d'inexplicable. Placés tous deux dans le bord libre du ligament large, ils en partagent la mobilité. Cette mobilité du reste peut être anormale. Dans ce cas la trompe a une longueur excessive. On sait qu'à la naissance, cet organe paraît très long par rapport à l'ovaire et à l'utérus : qu'il présente des flexuosités marquées, exagérées même dans quelques cas, comme FREUND l'a fait remarquer. Cet allongement congénital de la trompe nous explique qu'elle devienne plus mobile et qu'elle puisse se rapprocher plus facilement des orifices inguinaux et cruraux. KOUSMINE a vu que leur partie moyenne n'était distante normalement que de 14 millimètres de l'anneau inguinal, et de 13 millimètres de l'anneau crural, or, si peu que leur longueur s'accroisse, elle viendra se mettre en contact direct avec les orifices herniaires.

Allongement acquis du ligament large. — L'allongement ou la mobilité excessive du bord supérieur du ligament large ne sont pas toujours congénitaux ; ils peuvent être acquis. Toutes les tumeurs qui entraînent et distendent le repli ligamenteux obtiennent ce résultat. Et parmi les tumeurs les plus fréquentes, il faut citer surtout la grossesse, dont CONRAD a bien montré les effets qu'elle détermine sur l'appareil ligamenteux utérin. Il suffit, en effet, que ces organes de soutien ou de fixation, soient démesurément allongés et que leur involution reste défectueuse, pour que cet allongement devienne permanent et qu'il permette les déplacements anormaux de l'utérus, de l'ovaire ou des trompes.

Glissement du ligament large. — Enfin, le péritoine pelvien peut être entraîné dans un sac herniaire à la suite d'une enté-rocèle. Il faut pour cela que le sac primitif s'agrandisse considérablement au dépens du péritoine pelvien entraîné à sa suite dans le trajet herniaire, et traînant lui-même par derrière le ligament large, ses ailerons, la trompe et l'ovaire. Pour CRUVEILHIER, c'est même de cette façon que s'établissent presque toujours les hernies de ces organes, véritables hernies par glissement absolument comparables à certaines hernies de la vessie.

Depuis les travaux de DENEUX et de PUECH on incrimine l'insertion vicieuse du gubernaculum ovarien. Mais on n'indique pas en quoi consiste cette insertion vicieuse, ni comment elle peut agir.

Voici d'après nous, comment l'on pourrait comprendre un pareil mécanisme:

Insertion vicieuse du gubernaculum et malformations congénitales. — Rappelons que le ligament rond postérieur, le ligament de l'ovaire et le ligament rond forment un cordon unique, plusieurs fois coudé, une première fois au niveau du pôle externe de l'ovaire, une deuxième fois au niveau de l'angle utérin.

1° Si le ligament rond postérieur se relâche et s'allonge, l'ovaire pourra s'abaisser. Mais comme ce ligament est un cordon vasculaire, il est probable que son relâchement n'est que secondaire.

2° Si l'angle d'union formé par le ligament de l'ovaire et par

le ligament rond antérieur, au lieu de se faire sur la corne utérine, se fait sur la trompe, l'ovaire n'étant plus fixé à l'utérus,
ou lui étant insuffisamment attaché, *prendra de la corde* et
pourra s'abaisser. Mais, on n'a pas signalé ce genre d'insertion
vicieuse. Cependant on a cité assez fréquemment l'existence
d'utérus bicornes, d'utérus atrophiés, on a même cité l'absence
d'utérus.

Dans ces trois cas, l'insertion de l'ovaire était bas située : le
ligament de l'ovaire était devenu long (de toute la longueur
de la corne utérine dans le cas d'utérus bicorne ; de toute la
longueur qui manque à l'utérus quand l'utérus est atrophié).
Enfin quand l'utérus est absent, l'insertion doit se faire directement à l'orifice inguinal.

Dans les deux premiers cas, la hernie de l'ovaire est facilitée,
dans la troisième, elle lui est presque imposée, par un gubernaculum adulte qui le dirige non plus vers l'axe du bassin, mais
vers le canal inguinal.

Ces données étiologiques nous montrent en somme que la
hernie de l'ovaire peut être congénitale ou acquise. Elle sera
congénitale, s'il existe une longueur excessive du ligament
large liée le plus souvent à la longuenr excessive de la trompe,
à la présence d'un utérus bicorne ou atrophié ; s'il existe une
insertion défectueuse du gubernaculum, le sac herniaire étant
bien entendu préformé.

Elle sera acquise, lorsque le ligament large restera allongé
après une involution gravidique défectueuse ; ou quand elle
succédera à une entéro-épiplocèle. L'apparition de la hernie
après un effort violent ne démontre pas que cette hernie
soit acquise ; au contraire, pour qu'elle puisse se produire
si longuement, il faut que le sac soit déjà préalablement
formé.

Quant à fixer la fréquence de l'une ou de l'autre de ces
deux variétés congénitale ou acquise cela est fort difficile. Les
caractères de congénitalité se retrouvent rarement bien marqués dans la pratique. On se basera surtout sur l'existence de
malformation concomitante de l'utérus et des annexes ; sur la
présence de diaphragmes ou de valvules dans l'intérieur du sac ;

mais souvent ces caractères faisant défaut, on ne pourra pas affirmer que la hernie soit congénitale.

Aussi l'opinion de DENEUX disant que sur 86 cas, il a trouvé 54 hernies congénitales, 16 douteuses, 16 accidentelles, doit être acceptée avec réserve ; elle est peu intéressante à discuter.

Il nous paraît également inutile de savoir si c'est la trompe qui entraîne l'ovaire à sa suite (CRUVEILHIER) ou si c'est l'ovaire qui entraîne la trompe. On ne peut tirer aucune conséquence de leur situation respective dans le sac herniaire, puisque ces rapports varient ; et qu'en outre l'ovaire peut se hernier sans la trompe et la trompe sans l'ovaire.

Symptômes. — *Douleurs*. — Il est rare, même lorsque l'ovaire est atrophié, qu'il ne soit pas sensible à la pression.

Ces douleurs à la pression sont quelquefois très vives. On les a comparées à celles que détermine la striction du testicule. Elles peuvent, dans les cas aigus, s'irradier à tout le bassin. Il est exceptionnel que la pression ovarique détermine des sensations voluptueuses.

Ces douleurs sont également spontanées. Dans ce cas, elles sont une cause d'infirmité. C'est ainsi que certaines malades ne pouvaient plus se coucher sur le côté sain ; qu'elles ne pouvaient se baisser et s'accroupir ; qu'elles boitaient en marchant ; et qu'enfin elles ne pouvaient avoir de rapport sexuel (cas de REIGEL).

La période des règles aggrave encore cette sensibilité, ou la rend insupportable si elle était très légère.

Palpation. — La palpation de la tumeur herniaire fait reconnaître un petit corps arrondi, ovoïde, ayant quelquefois la forme et le volume d'un haricot[1] ; sa surface est souvent irrégulière ; on perçoit comme une sorte de cordon pédiculé au-dessus de lui.

Il est mobile à la pression ; quelquefois même il est réductible. Mais cette réductibilité est rarement complète et tout ce

---

[1] Il est quelquefois atrophié ; d'autres fois quand il est kystique ou atteint de dégénérescence, il est très volumineux.

que l'on peut dire, c'est que l'ovaire se laisse refouler au-dessus des orifices herniaires ; mais la pression de la main sur le ventre suffit à le faire ressortir. Cette réductibilité du reste est assez rare : d'après Berger, on la trouverait dans 45 p. 100 des cas chez l'enfant : et 15 p. 100 chez l'adulte.

Toucher vaginal et palper combinés. — Le toucher vaginal montre que le col utérin est dévié du côté sain ; que le fond de l'utérus s'incline du côté de la hernie. Si l'on cherche à replacer le col utérin dans sa direction normale, le mouvement se transmet à l'ovaire ; de même si l'on cherche à abaisser le col utérin, l'ovaire se déplace. Ces caractères physiques ont été signalés par Deneux, et discutés surtout par Puech. C'est en se fondant sur eux que Tricomi put dans trois cas sur cinq porter un diagnostic exact. Cependant, ils manquent quelquefois ; on comprend très bien que l'allongement du pédicule qui relie l'utérus à l'ovaire, rende indépendants l'un de l'autre les déplacements de ces deux organes.

Modification pendant les règles. — Pendant les règles, les douleurs peuvent s'accroître, et s'exaspérer. La tuméfaction même devient plus considérable, les douleurs abdominales très vives, l'augmentation de volume de la hernie coïncidant avec la période menstruelle, sont caractéristiques de l'ovariocèle.

Cependant ces modifications s'observent en dehors des époques ; Barret de Nazaris les a vues survenir tous les quinze jours, chez une femme qui était à l'âge de la ménopause. Du reste, de simples frictions exercées sur la hernie, peuvent les produire. Dans un cas cité par Loumaigne, « la pression de l'ovaire, le rendait dur, turgescent et uni, au lieu de flasque « et inégal qu'il était ».

Diagnostic. — Les signes qui caractérisent l'existence de l'ovaire hernié sont inconstants. Cela nous explique que cette hernie ait été méconnue ; et qu'on l'ait confondue avec une adénite (Pott. Lassus) ; avec un kyste (Guersant) ; avec un lipome (Luck) ; avec une anse d'intestin grêle ou une épiplocèle, erreurs fréquentes.

Une erreur, singulière au premier abord, et impossible à commettre, en apparence, consiste à prendre l'ovaire pour un testicule. Cette confusion nous semble en effet impossible lorsque les organes génitaux externes sont bien conformés. Rizzoli cependant a signalé cette méprise.

Cette méprise est plus excusable, dans les cas de pseudo-hermaphrodisme, dans les cas d'hypospadias périnéo-scrotal.

Dans ce cas, les sujets ont un scrotum divisé qui simule les grandes lèvres ; ils ont une vulve en miniature, avec laquelle ils ébauchent quelque vague coït : leur verge rudimentaire simulant un clitoris hypertrophié.

Dans chaque repli vulvaire, on trouve alors un corps arrondi et sensible à la pression : est-ce le testicule qui est en place ou l'ovaire qui s'est déplacé? La question s'est plusieurs fois posée. On y répondra lorsqu'on aura pu caractériser le sexe de l'individu qui presque toujours, est du sexe masculin. (Cas de Coste, Debout, Lefort.)

Dans un cas personnel, observé dans le service du Pr Duplay, une hermaphrodite, ayant vécu jusqu'alors en fille publique, entrait avec une tuméfaction douloureuse de la grande lèvre. L'inspection rapide des organes génitaux faisait croire qu'il s'agissait réellement d'une femme; mais un examen plus complet nous montra que la vulve se réduisait à un cul-de-sac peu profond, que de nombreux pénis avaient suffisamment excavé et qu'ils avaient infecté récemment puisqu'il y avait une blennorrhagie aiguë. Il s'agissait en somme d'un hypospade dont le périnée congénitalement divisé avait été infecté; et dont l'infection s'était transmise de l'urètre au testicule, qui simulait au premier abord un ovaire hernié. Circonstance intéressante, cette pseudo-femme nous raconta qu'elle avait été laparotomisée un an auparavant à Bruxelles, et qu'on lui avait enlevé l'ovaire ou plutôt le testicule gauche.

Le diagnostic de l'ovariocèle étranglée ne pourra guère se poser, que lorsqu'on saura qu'avant l'accident, il existait une hernie de l'ovaire ; sinon, on pensera à une épiplocèle et même à une entérocèle étranglées. L'issue encore possible des matières fécales et des gaz, qui persiste dans le cas d'ovariocèle étran-

glée, ne constitue pas un symptôme sur lequel on pourra
compter. Et en pratique, on se conduira toujours comme s'il
s'agissait d'un étranglement de l'intestin ou de l'épiploon. Cette
conduite sera d'autant mieux justifiée que dans le cas d'ovariocèle, l'étranglement peut ne pas porter sur l'ovaire ou la
trompe, mais sur l'intestin, qui est dans le sac; et que, lorsqu'il porte sur l'ovaire ou sur la trompe, il peut déterminer
une péritonite mortelle.

Les salpingites herniaires ont des symptômes variables, suivant les formes anatomiques qu'elles affectent. Dans quelques
cas, il s'agit d'une volumineuse tumeur kystique [1] ne déterminant que très peu de signes fonctionnels. D'autres fois, elles
simulent une entérocèle ou une épiplocèle étranglées; mais
dans le cas de salpingite aiguë, l'issue des gaz et des matières
fécales est possible.

Traitement. — Le traitement orthopédique a donné d'assez
bons résultats. La plupart des hernies annexielles cèdent en
effet au taxis et sont maintenues sans douleur par les bandages.
Et lorsque ce traitement a été appliqué pendant l'enfance, il
a fourni quelques cas de guérison définitive.

Mais le plus souvent, c'est l'acte opératoire qui sera indiqué,
non seulement parce qu'on le considère comme le traitement de
choix, mais encore parce qu'il y a des indications formelles
d'opérer. C'est la hernie qui se réduit mal; c'est la pression du
bandage qui est mal supportée, ou qui détermine de vives
douleurs ; ce sont enfin les annexes elles-mêmes qui sont
atteintes d'inflammation, de dégénérescence ou d'étranglement.

Le traitement chirurgical consiste : 1° dans la réduction
simple des annexes ; 2° dans leur ablation.

La réduction simple ne convient qu'au cas où les annexes
ne présentent aucune altération. Il faudra donc vérifier soigneusement le contenu de la hernie avant de le réduire dans
le ventre.

---

[1] Dans le cas de KOUSMINE elle remontait jusque dans la fosse
iliaque.

Si l'ovaire était très petit et manifestement atrophié, et si la malade avait passé l'âge de la puberté, il vaudrait mieux enlever l'organe sain en apparence. Car cet organe réduit dans le ventre restera arrêté dans son développement ; ses fonctions resteront nulles ; enfin, il sera plus exposé que les organes adultes aux dégénérescences. Cependant, cette conduite préconisée par certains chirurgiens ne doit pas être absolue : elle doit dépendre avant tout de l'âge de la malade, et il ne faut enlever l'ovaire qu'après vingt-cinq ans, c'est-à-dire lorsque toute chance de développement ultérieur sera perdue.

Dans les cas d'étranglement, si les lésions sont récentes et très peu marquées, on pourra essayer de réduire. Mais, pour cela, il faut être bien certain que les lésions annexielles sont plutôt d'ordre mécanique que d'ordre inflammatoire. Et si l'on a le moindre doute, mieux vaudra pratiquer l'extirpation.

C'est dire qu'en somme, l'extirpation sera le traitement le plus communément employé.

Ce sera dans certains cas, un traitement difficile, lorsqu'il s'agira d'annexites suppurées et adhérentes. Malgré tout, il faudra faire une opération complète.

Il faudra repousser les traitements palliatifs anciennement employés c'est-à-dire la ponction pratiquée par BÉRARD : l'incision simple pratiquée par DOLBEAU. Car, en agissant ainsi l'on n'aura fait que prévenir les accidents aigus ; mais le mal continuera à évoluer. Ces opérations même peuvent ne pas réussir : elles peuvent être suivies de fistule annexielle (TURGIS) c'est-à-dire d'issue du sang des règles par la fistule abdominale.

Grossesse tubaire. — C'est encore l'ablation qui convient aux rares cas de grossesse tubaire herniée. Nous rappellerons que JORDAN et MALHERBE en ont rapporté deux observations. Celui de JORDAN se termina par la mort.

TABLE DES MATIÈRES

PREMIÈRE PARTIE
HERNIES EN GÉNÉRAL

GÉNÉRALITÉS SUR LES HERNIES

DEUXIÈME PARTIE

HERNIES EN PARTICULIER

2° ÉTUDE DES HERNIES D'APRÈS L'ORGANE HERNIÉ

ÉVREUX, IMPRIMERIE DE CHARLES HÉRISSEY